U0245698

"十四五"时期国家重点出版物出版专项规划项目

"儿科疾病诊疗规范"丛书

儿童眼科疾病诊疗规范

中华医学会儿科学分会 组织编写

人民卫生出版社

·北京·

图书在版编目（CIP）数据

儿童眼科疾病诊疗规范 / 梁建宏主编 . —北京：
人民卫生出版社，2024.1
ISBN 978-7-117-35995-5

Ⅰ. ①儿… Ⅱ. ①梁… Ⅲ. ①小儿疾病－眼病－诊疗
Ⅳ. ①R779.7

中国国家版本馆 CIP 数据核字（2024）第 031535 号

人卫智网	**www.ipmph.com**	医学教育、学术、考试、健康，
		购书智慧智能综合服务平台
人卫官网	**www.pmph.com**	人卫官方资讯发布平台

儿童眼科疾病诊疗规范
Ertong Yanke Jibing Zhenliao Guifan

主　　编：梁建宏
出版发行：人民卫生出版社（中继线 010-59780011）
地　　址：北京市朝阳区潘家园南里 19 号
邮　　编：100021
E - mail：pmph @ pmph.com
购书热线：010-59787592　010-59787584　010-65264830
印　　刷：北京瑞禾彩色印刷有限公司
经　　销：新华书店
开　　本：889×1194　1/32　印张：16.5
字　　数：459 千字
版　　次：2024 年 1 月第 1 版
印　　次：2024 年 4 月第 1 次印刷
标准书号：ISBN 978-7-117-35995-5
定　　价：99.00 元

打击盗版举报电话：010-59787491　E-mail：WQ @ pmph.com
质量问题联系电话：010-59787234　E-mail：zhiliang @ pmph.com
数字融合服务电话：4001118166　E-mail：zengzhi @ pmph.com

编写委员会

总 主 编　桂永浩　王天有

副总主编　孙　锟　黄国英　罗小平　母得志　姜玉武

主　　编　梁建宏

副 主 编　程　湧　马　翔　项道满　张自峰

编　　者（按姓名笔画排列）

丁小燕　中山大学中山眼科中心

马　翔　大连医科大学附属第一医院

王雨生　空军军医大学西京医院

朱　丹　内蒙古医科大学附属医院

李　莉　首都医科大学附属北京儿童医院

李明武　北京大学人民医院

李晓清　北京大学第一医院

吴慧娟　北京大学人民医院

张　钦　北京大学人民医院

张文芳　兰州大学第二医院

张自峰　空军军医大学西京医院

陈　宜　中日友好医院

陈志钧　南京医科大学附属儿童医院

项道满　广州医科大学附属妇女儿童医疗中心

梁建宏　北京大学人民医院

程　湧　北京大学人民医院

序 言

第2版"儿科疾病诊疗规范"丛书是在深受欢迎的2016版基础上,本着高质量、高水平、同质化服务儿科人群的宗旨,由中华医学会儿科学分会率领全国儿科资深专家共同编写。

儿童保健和儿科医疗技术的发展日新月异,新理念、新技术、新方法不断涌现,尖端技术和设备不断更新。与此同时,我国有待进一步完善的儿科医疗资源和同质化的医疗质量需要与时俱进、相对统一的行业诊疗规范,并由此规范诊疗行为,缩小和消除不同地域、不同机构和不同医师之间存在的儿科医疗水平和服务效率的差距,提升临床诊治效果和降低诊疗费用。该诊疗规范同时可以作为卫生和健康管理机构培训和评价儿科医师岗位胜任力的宝贵资源。

在第1版所涉及的儿科临床领域基础上,该版的修订新增了儿童消化系统疾病、神经系统疾病、皮肤病、眼科疾病、罕见病、康复和儿科临床营养支持治疗这7个领域的诊疗规范,以及分别扩充了儿童保健和发育行为这两个领域。旨在有利于儿科医师跟踪和应对儿科世界的变化发展、疾病谱的变迁与医疗模式的调整、多维度医疗保健服务模式的建立以及慢性病与慢性病管理等。充分体现了儿科服务对象在行为习惯、社会条件以及环境状况等方面的因素将通过多维度复杂的相互作用对疾病产生影响。该版的修订突出了专业核心能力,并使之与主要实践环节相结合,加入相对成熟的新技术、新方法。在内容丰富的基础上,努力提升系统性、实用性和可读性。为了体现诊治思路且便于快速领会,特别更新突出了诊疗流程图。

使用该套丛书的儿科专业人员,在规范儿科临床服务的同时,可以借此学习儿科以及相关学科国内外新理念、新理论和新技术等新进展。可在一定程度上有助于儿科医疗工作者确定符合客观条件、符合社会需要的日常服务标准及研究方向,有助于选定具有学术意义、学术创新的研究课题,且与国家对儿科临床医学人才的专业素质要求相一致。期待本套丛书成为各级儿科从业人员日常学习和参考的案头工具书,为儿科学科发展起到积极的促进作用!

桂永浩　王天有

2023 年 3 月

前　言

　　视觉健康直接影响一个国家的人力资源素质和个体的生活质量。我国政府历来重视国人的视觉健康问题，投入巨大的人力、物力来开展防治盲和低视力的工作。最近几年，严重影响视觉健康的青少年近视问题，已受到前所未有的重视，并从国家层面系统化地开展对青少年近视防控的攻坚战。而在0~3岁的婴幼儿期，最大的视觉健康问题是如何对致盲和致低视力眼病的有效防控。婴幼儿常见的致盲和致低视力眼病主要包括早产儿视网膜病变、视网膜母细胞瘤、家族性渗出性视网膜病变、眼内感染性疾病、先天性白内障、眼外伤、先天性青光眼、眼眶病、屈光不正性弱视、眼球发育异常、角膜疾病等。这些眼病中很大一部分的治疗时间窗有严格要求，有的甚至只有1~2周时间。另外，视网膜母细胞瘤等眼部恶性肿瘤不单会严重破坏视力，还会对生命造成极大威胁。可幸的是根据现有的医疗技术，如果能做到早期发现、规范治疗，这些眼病大多数是可防可治的。

　　儿童眼病并不是成人眼病的简化版，其解剖、病理和临床体征都有着特殊性。由于儿童眼病的特殊性，治疗方法和检查手段也不完全相同，例如成年人白内障术后随访不需要多年，但儿童白内障术后需要长时间随访，包括弱视的发现和矫正。撰写本书的目的就是将儿童眼病的发病特点、诊疗规范向从事儿童眼病的眼科医务工作者和其他读者进行介绍及推广。为使读者能够读得明白，用得方便，特别绘制了疾病的诊疗流程图。

　　在编写中,各位编者、审稿专家付出了大量的心血,在此表示衷心的感谢!本书出版之际,恳切希望广大读者在阅读过程中不吝赐教,欢迎发送邮件至邮箱 *renweifuer@pmph.com*,对我们的工作予以批评指正,以期再版修订时进一步完善,更好地为大家服务。

梁建宏
2023 年 10 月

目　录

第一章 眼睑疾病

第一节 上睑下垂

【概述】

上睑下垂（blepharoptosis）是指双眼自然平视时上睑位置异常降低，可为单侧或双侧。轻者影响外观，重者遮盖部分或全部瞳孔，可能引起视力障碍。

【病因】

目前主要分为神经源性、肌源性、腱膜性、机械性和假性上睑下垂。神经源性上睑下垂常见原因为 Horner 综合征、动眼神经麻痹和 Marcus Gunn 等。肌源性上睑下垂可以是先天性，也可以是后天性的。先天性上睑下垂主要由于动眼神经核或上睑提肌发育不全，有遗传性；后天性者主要是重症肌无力、肌强直综合征和进行性肌营养不良。机械性上睑下垂常见于外伤、眼部肿瘤侵犯或手术等原因。

【诊断】

1. 临床表现

（1）先天性上睑下垂：单眼或双眼发生（图 1-1，图 1-2），下垂侧眉毛高竖，以额肌皱缩补偿上睑提肌功能的不足，患侧额部皮肤有明显横行皱纹。如为双眼，患者常需抬头仰视。先天性上睑下垂常合并其他先天异常，如内眦赘皮、斜视、小睑裂及眼球震颤等。可分轻、中、重三种：自然睁眼平视时，轻度上睑下垂上睑缘遮盖角膜上缘超过 3mm；中度下垂遮盖角膜 1/2；重度下垂超过角膜 1/2 或遮盖全角膜。

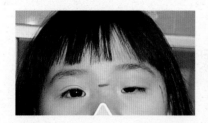
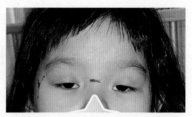

图 1-1 单眼先天性上睑下垂　　　　　图 1-2 双眼先天性上睑下垂

（2）获得性上睑下垂：多有相关病史或伴有其他症状，如动眼神经麻痹型上睑下垂常可伴有其他动眼神经支配的眼外肌麻痹，因此可产生复视；交感神经损害有 Horner 综合征；上睑提肌损伤有外伤史；重症肌无力所致的肌源性上睑下垂具有晨轻暮重的特点，可用新斯的明试验进行诊断。

2. 术前评估

（1）检查双眼视力及矫正视力，判断有无屈光不正及弱视。

（2）检查双眼眼外肌有无障碍，有无 Bell 现象，让患者咀嚼观察有无瞬目反射。

（3）测量原位时睑裂高度及眼睑下垂量，判断上睑下垂的程度。

1）睑缘反射点距离 1（margin reflex distance 1，MRD1）：从上睑缘到角膜反光点的距离。该测量应在第一眼位，患儿注视光源。正常距离为 4~5mm。在严重上睑下垂中，反光点可能被眼睑遮挡，MRD1 则为零或负值。

2）睑缘反射点距离 2（margin reflex distance 2，MRD2）：患儿注视光源时从角膜反光点到下睑缘的距离。正常距离为 4~5mm。

3）提上睑肌功能：指压眉弓去除额肌功能，测量上睑缘从向下注视时到向上注视时的距离。睑缘活动度 4mm 以下者表示肌力很差，5~7mm 为中等，8mm 以上为良好。

（4）新斯的明试验，排除重症肌无力。

【鉴别诊断】

1. 某些综合征所引起的上睑下垂，如小睑裂综合征。此病为常染色体显性遗传或散发性遗传性综合征,相关的眼睑异常包括上睑下垂、反向内眦赘皮和睑裂狭小。

2. 由于斜视(特别是下斜视)、慢性眼表疾病或眼内炎、眼外肌麻痹、外伤或中毒等所致的假性上睑下垂。

【治疗】

1. 治疗原则

(1) 治疗方法取决于不同的病因和疾病的严重程度,以及眼睑位置对视功能的影响。手术方式的选择除了取决于上睑下垂的程度,还要参考提上睑肌的功能状况。

(2) 任何类型的屈光不正或弱视必须尽早治疗。

(3) 如果不影响视力,外观影响也不明显,则可定期观察,直到患儿长大一些。如果影响视力,则需进行手术治疗。

(4) 先天性上睑下垂不伴有上直肌麻痹者(Bell 现象阳性)以手术治疗为主。

(5) 获得性上睑下垂(因神经系统疾病或其他眼部或全身性疾病所致的上睑下垂)应先进行病因治疗或药物治疗,无效时再考虑手术治疗。

2. 手术治疗

(1) 手术时机:儿童先天性上睑下垂视程度决定手术时间,一般以 3~5 岁手术为宜。严重的双眼上睑下垂,可提早至 1 岁左右全麻下手术。单侧上睑下垂如果遮盖瞳孔严重影响视力,为避免弱视,也可提前至 2 岁左右手术。

(2) 手术方案:上睑提肌肌力中等以上者宜行上睑提肌缩短术。上睑提肌肌力差者或完全肌无力者可行额肌瓣或额肌腱膜瓣悬吊术,也可以利用上睑提肌与上直肌联合筋膜鞘的手术进行治疗。

▷ 附:上睑下垂的诊治流程图

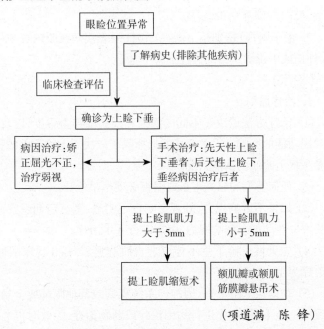

（项道满　陈　锋）

第二节　眼睑闭合不全

【概述】

眼睑闭合不全(lagophthalmus)又称兔眼,指上下眼睑不能完全闭合,导致部分眼球暴露的情况。

【病因】

1. 最常见原因为面神经麻痹后导致眼睑轮匝肌麻痹,引起上睑退缩,下睑松弛外翻,使上下睑不能完全闭合,眼球随之失去保护。

2. 外伤与眼病等,例如瘢痕性睑外翻。其他原因为眼眶容积与眼球大小比例失调,如甲状腺病性突眼、先天性青光眼、角巩膜葡萄肿和眼眶肿瘤引起的眼球突出。

3. 全身麻醉或重度昏迷时可发生暂时的功能性眼睑闭合不全。少数正常人睡眠时睑裂也有缝隙,但角膜不会暴露,称为生理性兔眼。

【临床表现】

1. 轻度眼睑闭合不全时,因闭眼时眼球反射性上转(Bell 现象),下方球结膜暴露,引起结膜充血、干燥、肥厚和过度角化。

2. 重度眼睑闭合不全时,因角膜暴露,表面无泪液湿润而干燥,导致暴露性角膜炎,甚至角膜溃疡。

3. 大多数眼睑不能紧贴眼球,泪小点也不能与泪湖密切接触,引起泪溢。

【诊断】

根据眼睑的改变和眼球暴露的状况,可以诊断。

【鉴别诊断】

睑外翻:指睑缘向外翻转离开眼球,睑结膜常有暴露,是引起睑裂闭合不全的一种情况。

【治疗】

1. 首先应针对病因进行治疗。例如瘢痕性睑外翻者应手术矫正。甲状腺病性突眼时可考虑紧急放射治疗垂体及眼眶组织,减轻组织水肿,制止眼球突出。否则可考虑眶减压术。有必要针对眼睑闭合不全进行个性化的修复和治疗。对于年老体弱的患者,应采取最简单有效的手术恢复眼睑闭合功能,而对于年轻、手术耐受能力强的患者,可以采取综合手段进行治疗。

2. 在病因未去除前,应及早采取有效措施保护角膜。轻度患者结膜囊内可涂抗生素眼膏,然后牵引上下睑使之互相靠拢,再用眼垫遮盖,或用"湿房"保护角膜。上睑下垂术后眼睑闭合不全患者采用角膜绷带镜治疗效果明显。绷带镜具有保护眼膜的作用,从而形成稳定的泪膜,保证基底膜的完整性与眼表湿度,进而让角膜上皮细胞得到有效保护,避免受眼睑闭合等外部刺激;绷带镜还可以让患者已经暴露的角膜得到覆盖,能够有效避免眼睑与角膜之间的摩擦;绷带镜还能够让患者的上皮化速度加快,从而让角膜缺损修复作用具有一定的有效性。

3. 针刺疗法可能对部分面神经麻痹患者有效。

> 附:眼睑闭合不全的诊治流程图

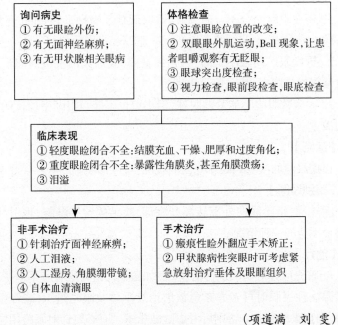

询问病史	体格检查
① 有无眼睑外伤;	① 注意眼睑位置的改变;
② 有无面神经麻痹;	② 双眼眼外肌运动,Bell 现象,让患者咀嚼观察有无眨眼;
③ 有无甲状腺相关眼病	③ 眼球突出度检查;
	④ 视力检查,眼前段检查,眼底检查

临床表现
① 轻度眼睑闭合不全:结膜充血、干燥、肥厚和过度角化;
② 重度眼睑闭合不全:暴露性角膜炎,甚至角膜溃疡;
③ 泪溢

非手术治疗
① 针刺治疗面神经麻痹;
② 人工泪液;
③ 人工湿房、角膜绷带镜;
④ 自体血清滴眼

手术治疗
① 瘢痕性睑外翻应手术矫正;
② 甲状腺病性突眼时可考虑紧急放射治疗垂体及眼眶组织

(项道满 刘雯)

第三节 先天性睑内翻

【概述】

先天性睑内翻(congenital entropion)是指出生后睑缘向眼球方向卷曲的一种眼睑位置异常。达到一定程度时,部分甚至整排睫毛及睑缘皮肤可倒向眼球,造成角膜损伤。

该病较为罕见,具有遗传倾向,男女发病比率均衡,亚洲儿童发病率较高。通常由于眼发育不良导致,包括下睑缩肌发育不全、睑板结构异常、睑板前眼轮匝肌过度发育及睑板部分垂直性缺损。先天性睑内翻以下睑内侧多见。患儿幼年时,睫毛短而柔软,对角膜损伤较小,随患儿年龄增长,睫毛变长、变硬,若此时下睑位置仍未发育至正常位置,依然存在倒睫,则角膜损伤会加重。可合并下睑赘皮、内眦赘皮、先天性小眼球、眼球内陷。

【诊断】

1. 症状 畏光、流泪、摩擦感、异物感、眼痛、视力下降。患儿可表现为见阳光不睁眼，或者见到强光趴在家长身上（家长有时以为患儿害羞）。

2. 体征 患儿可出现下颌内收、低头翻眼视物、眯眼视物等习惯。查体见睑缘增宽、圆钝、结膜化，睑缘内卷、睫毛触及球结膜及角膜。结膜充血，角膜点状上皮损伤、角膜浸润、角膜溃疡，甚至角膜新生血管、角膜瘢痕等。

3. 辅助检查 角膜荧光素钠染色可见病灶处点状、片状着染。

【鉴别诊断】

1. 原发性婴幼儿型青光眼 早期可仅表现为畏光、流泪，但通常有眼压升高及眼球增大。持续的高眼压会引起角膜上皮水肿，随病情发展角膜及角巩膜缘不断增大，最终后弹力层及内皮细胞层破裂，形成 Haab 纹。此时，患儿畏光、流泪症状突然加重，因眼部疼痛哭闹、烦躁，并埋头以躲避光的疼痛刺激。

2. 先天性泪道阻塞 由于鼻泪管末端的 Hasner 瓣发育不良所致，表现为流泪增多，长期泪液浸渍或继发感染亦可导致畏光等角膜刺激症状出现，通常伴有分泌物增多。泪道冲洗具有一定诊断作用，患儿接受泪道冲洗或泪道探通后，症状缓解或消失。

【治疗】

1. 保守治疗 先天性睑内翻随年龄增长，鼻梁发育，部分可自然改善。在此期间可采取下拉下睑、胶布粘贴至消除倒睫对角膜的刺激。

2. 手术治疗 若随着年龄增长，睫毛内翻仍未消失，角膜刺激症状明显，角膜荧光素染色呈点状或大片着色，5~6 岁可考虑手术。

（1）眼轮匝肌切除联合皮肤睑板固定术：距睫毛下方 2mm 平行于睑缘从泪小点颞侧起画一条线至外眦，或超出倒睫范围外 5mm 处，沿此线切开皮肤及眼轮匝肌至睑板，切除一条新月形皮肤及眼轮匝肌，6-0 可吸收线穿过睑板缝合切口。皮肤与睑板下缘的固定可使睑缘向外反转,从而矫正睑内翻。可通过调整缝线来调整外翻的程度,术后注意下泪小点位置是否紧贴眼球表面。该术式是治疗先天性睑内翻的有效术式。

(2) 缝线矫正法:5-0 双针丝线从下眼睑穹窿部结膜进针,穿过睑板到眼睑皮肤面全程褥式缝合 1~3 针,皮肤面结扎处放棉絮或者手套圆边一小段拉紧结扎,术后下睑达到轻度外翻,7~10 天拆除缝线,此时下睑深层组织和浅层组织粘连形成瘢痕,可帮助保持睑缘位置。该术式操作简单,但复发率较高,可用于无法接受开刀的患者的姑息性治疗。

➤ 附:先天性睑内翻的诊治流程图

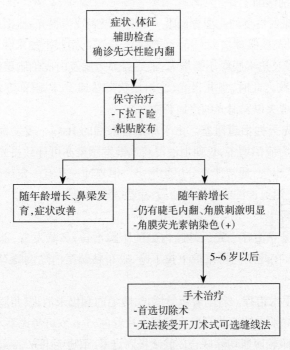

（项道满　刘　兵）

第四节 睑 外 翻

【概述】

睑外翻(ectropion)是指各种原因导致的睑缘向外翻转离开眼球壁,通常发生在下眼睑,睑结膜不同程度地暴露在外,常合并睑裂闭合不全。

根据致病原因及严重程度不同,可表现为溢泪、眼干、结膜充血肥厚甚至角化,严重时可发展成角膜溃疡和视力损伤。

治疗是基于纠正导致外翻的潜在病因,总是从用人工泪液、凝胶和药膏润滑开始,通常需要手术修复来恢复眼睑正常的位置、形态和功能。

【病因】

1. 按发生机制 分两类:

(1)眼睑水平张力减弱,如退行性、麻痹性、痉挛性睑外翻。

(2)眼睑组织缺损,存在异常的垂直方向张力牵拉眼睑,如瘢痕性睑外翻。

2. 按基本病因 分五类:

(1)先天性睑外翻:单独存在的少见,多同时伴有小睑裂等先天异常或系统性病变,如21-三体综合征,为常染色体显性遗传病。先天性上眼睑外翻更加罕见,多数不伴有眼部或全身异常。

(2)瘢痕性睑外翻:较常见,发生在小儿睑部创伤、烧伤、化学伤、爆炸伤、眼睑炎症、溃疡、坏疽、Stevens-Johnson综合征、眼睑手术等致局部皮肤瘢痕性收缩的基础上。

(3)痉挛性睑外翻:较少见,小儿皮肤富有弹性,急性炎症时眼轮匝肌部分痉挛可造成眼睑局部向外翻转。

(4)麻痹性睑外翻:小儿少见,由于特发性、产伤、感染(带状疱疹、小儿麻痹症、腮腺炎、巨细胞病毒等)各种原因导致面神经麻痹,眼轮匝肌收缩功能丧失,肌力下降或收缩功能丧失致睑缘外翻,仅限于下睑。

（5）退行性睑外翻：老年人眼轮匝肌功能减弱、眼睑皮肤及内外眦韧带松弛，或下睑缩肌断裂。

【诊断】

诊断依据：根据典型的眼部体征，如眼睑外翻及暴露的结膜干燥、充血、肥厚、角化，结合典型的溢泪、眼干、畏光等症状来初步诊断，并通过详细询问病史和辅助检查寻找可能的病因。

1. 临床表现

（1）轻度：仅有睑缘离开眼球，由于破坏了眼睑与眼球之间的毛细管作用而导致反复溢泪，局部皮肤湿疹。

（2）重度：睑缘外翻，部分或全部睑结膜暴露在外，使睑结膜长期充血、干燥、肥厚，久之呈现角化，泪点离开泪湖引起持续溢泪，下泪点外翻提示全眼睑缘外翻。更严重时，伴眼睑闭合不全，角膜失去保护，发生角膜上皮损伤、暴露性角膜炎，甚至形成角膜溃疡、穿孔，严重危害视力。

2. 相关检查

（1）评估眼睑外翻程度，有无炎症、皮肤病、瘢痕等，有无小睑裂等先天异常。

（2）检查结膜病变的部位、性质、程度。

（3）角膜荧光素染色、泪膜破裂时间、泪液分泌试验，检查角膜损伤情况。

（4）检查双眼视力及矫正视力。

（5）检查有无面神经麻痹。

（6）病因相关的实验室检查、影像学检查。

【治疗】

在症状没有得到控制前，均需通过药物治疗保护角结膜。对于存在原发疾病者需要针对原发病进行治疗。症状严重的睑外翻患者需要通过手术治疗重建组织结构，手术成功的关键是术前正确识别潜在的病因。

1. 药物治疗

（1）角结膜润滑、营养剂：常用的有人工泪液、重组人表皮生长因子滴眼液、复方硫酸软骨素眼用凝胶、维生素 A 棕榈酸酯眼用凝胶等。

（2）合并角结膜感染用抗生素滴眼液：如左氧氟沙星滴眼液、加替沙星滴眼液等。

（3）晚上有角膜暴露的危险时，可用胶带封上眼睑，或治疗性接触镜持续保护角膜。

2. 手术治疗

主要是通过手术的方法恢复眼睑的正常生理位置和功能，避免出现严重角膜病变，不同类型患者可能需要不同的手术方案。

（1）先天性睑外翻：一般建议暂时观察，少数病例生后 3~4 周内自行消失。合并睑裂闭合不全者，结膜囊内应经常滴抗生素滴眼液，睡前应涂多量眼膏以防角结膜干燥，避免感染。对于不能自行缓解者，可择期行眼睑全层的横径缩短术。

（2）痉挛性睑外翻：应去除炎症性病因，必要时绷带加压包扎至痊愈。

（3）麻痹性睑外翻：积极治疗原发病，可用眼膏保护角膜和结膜，必要时作暂时性睑缘缝合术。

（4）瘢痕性睑外翻：应行手术治疗。手术必须在炎症彻底控制、瘢痕挛缩稳定后进行。外翻较轻、不影响睑裂闭合者，可行单纯睑皮肤瘢痕切除术；外翻较甚、影响睑裂闭合者，应将瘢痕组织切除，眼睑复位，皮瓣移植修复皮肤缺损创面。V-Y 矫正术适用于下睑中央轻度外翻而瘢痕不严重者；Z 成形术适用于垂直瘢痕引起的轻度睑外翻；游离植皮术适用于瘢痕组织大、外翻严重的患者，供皮区的选择依次是上睑、耳后、锁骨上窝，面积较大的缺损可考虑上臂内侧和大腿内侧。新生儿鱼鳞病的睑外翻是属于严重的瘢痕性外翻，可能需要早期植皮以防止角膜溃疡和眼穿孔。

> 附:睑外翻的诊治流程图

```
┌─────────────────────────┐
│ 专科检查                  │
│ (1) 评估眼睑外翻程度       │
│ (2) 检查结膜病变程度       │
│ (3) 检查角膜损伤情况       │
│ (4) 检查视力             │
└─────────────────────────┘
          │
┌─────────────────────────────────────┐
│ 诊断                                  │
│ (1) 轻度睑外翻:反复溢泪                │
│ (2) 重度睑外翻:结膜充血肥厚角化,眼睑闭合不全│
│ (3) 严重并发症:暴露性角膜炎,角膜溃疡     │
└─────────────────────────────────────┘
          │
┌─────────────────────────────────────┐
│ 非手术治疗                             │
│ (1) 角结膜润滑、营养剂:人工泪液、凝胶和眼膏 │
│ (2) 治疗性接触镜                       │
└─────────────────────────────────────┘
          │  病因评估
┌──────────────────────────────────────────────────────────┐
│ 手术治疗                                                    │
│ (1) 先天性睑外翻:先暂时观察,择期行眼睑全层的横径缩短术。         │
│ (2) 痉挛性睑外翻:去除炎症性病因,绷带加压包扎。                 │
│ (3) 麻痹性睑外翻:治疗原发病,必要时暂时性睑缘缝合术。            │
│ (4) 瘢痕性睑外翻:炎症彻底控制后手术治疗,轻度外翻行单纯睑皮肤瘢痕切除术、│
│     V-Y 矫正术、Z 成形术,严重外翻行瘢痕组织松解、皮瓣转位修复或游离植皮术│
└──────────────────────────────────────────────────────────┘
```

(项道满　刘 恬)

第五节　先天性睑裂狭小综合征

【概述】

　　先天性睑裂狭小综合征又称为先天性小睑裂综合征,或睑裂狭小-上睑下垂-倒向型内眦赘皮综合征(blepharophimosis-ptosis-epicanthusinversus syndrome,BPES),是一种少见的常染色体显性遗传病,偶有散发病例,其主要致病基因是位于 3 号染色体长臂 2 区 3 带上的 *FOXL2* 基因。

【临床表现】

1. 先天发病,双眼受累。

2. 睑裂横径小　正常睑裂横径 25~30mm,而这些患儿睑裂横径通常为 18~22mm,病情严重者甚至仅为 13mm。

3. 内眦间距过宽　正常内眦间距 35mm 左右,这些患儿内眦间距通常大于 40mm。

4. 上睑下垂　双眼提上睑肌肌力严重不足,导致眼睑上提功能严重受限,表现为双眼重度上睑下垂。

5. 反向内眦赘皮　双眼内眦反向性赘皮,由下睑向上睑延伸,内眦部呈现新月形外观。

6. 除眼睑畸形外,该病患儿中弱视、斜视、屈光不正的发生率明显高于普通人群,并可能合并泪腺脱垂或泪腺发育不全。

7. 临床分型　分为两种:Ⅰ型可累及其他器官,尤其是女性患者易出现卵巢功能早衰而不育,而男性生育功能正常;Ⅱ型仅累及眼部,不影响其他器官。

【专科检查】

1. 视力及屈光状态检查。

2. 眼前节检查。

3. 眼底检查。

【诊断标准】

根据典型的临床表现,即睑裂狭窄、上睑下垂、倒向内眦赘皮,以及内眦间距过宽四联症,即可诊断先天性睑裂狭小综合征或先天性小睑裂综合征。

【鉴别诊断】

主要和单纯的先天性上睑下垂进行鉴别。单纯先天性上睑下垂仅表现为提上睑肌肌力不足导致的上睑下垂,不伴有睑裂横径小、反向内眦赘皮、内眦间距过宽的情况。

【治疗原则】

1. 该病严重影响患儿眼部外观,可能导致视力发育及心理发育受到影响,目前手术是解决该病眼部畸形的唯一方法。

2. 手术时机及方式　该病患儿的眼睑手术需要改善水平和垂直两个方向的问题,两个方向的张力存在互相干扰对抗的情况,这使得同期手术难以获得良好效果。通常分2期手术治疗:1期行内眦间距缩短联合赘皮矫正伴或不伴外眦成形术,手术时间一般选在2岁以后进行;2期行上睑下垂矫正术,因此类患儿提上睑肌肌力往往严重不足,多选用借助额肌肌力的手术方式,如额肌悬吊式、额肌筋膜悬吊术等,手术时间多在3岁以后进行。

3. 其他治疗　对于存在明显屈光不正、弱视的患儿,视功能方面的矫正可早于手术治疗,以获得更好的治疗效果。

➢ 附:先天性睑裂狭小综合征的诊治流程图

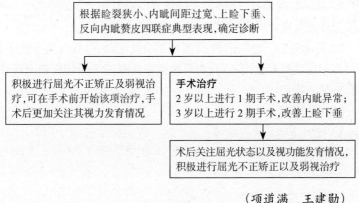

（项道满　王建勋）

第六节　倒睫与乱睫

【概述】

倒睫(trichiasis)与乱睫(aberrant lashes)是指睫毛生长异常,触及眼球的不正常情况。倒睫指睫毛规律地向内生长,乱睫指睫毛不规则生长。

【病因】

引起眼睑畸形的各种原因,均能造成倒睫或者乱睫。

1. 先天性　婴幼儿及儿童倒睫多数为下睑皮肤过多、内眦赘皮、鼻梁发育不全、睑缘及睑板前轮匝肌肥厚等先天发育原因所致;乱睫可由先天畸形引起。

2. 继发性 倒睫与乱睫继发于睫毛毛囊的炎症和瘢痕,如睑缘炎、睑腺炎、睑烧伤、睑外伤、沙眼等,形成瘢痕后牵引睫毛倒向角膜造成倒睫或者乱睫。

【临床表现】

1. 倒睫多少不一,有时仅 1~2 根,有时全部向后或不规则生长,触及眼球、角膜,患眼出现疼痛、眼痒、畏光、流泪、眨眼、揉眼、眯眼、持续性异物感等不适。

2. 倒睫长期摩擦眼球、角膜,可致结膜充血、血管新生,角膜浅层混浊、角膜上皮角化,重者可引起角膜溃疡。

【诊断】

1. 外眼常规检查 手电筒侧照即可发现倒睫或乱睫。多数患儿合并内眦赘皮、鼻梁低平、肥胖等特征,检查下睑时,患儿需向下注视,方能发现睫毛是否触及角膜。

2. 裂隙灯检查 可见不规则生长的睫毛,部分睫毛向后触及角膜,对应角膜可见浅层混浊、血管新生、角膜上皮角化,重者可见角膜溃疡。

【鉴别诊断】

1. 倒睫应与下睑赘皮鉴别。前者睑缘本身向内卷曲,而后者下睑内侧有一条多余的皮肤皱襞,这一皱襞可以将下睑内侧的睫毛向内牵拉与角膜和结膜接触,但睑缘本身并不内翻。

2. 乱睫通过眼科检查较易明确诊断。

【治疗】

治疗的主要目的是消除异常睫毛并提高患者的舒适度。

1. 儿童倒睫应早期诊断,由于婴幼儿时睫毛细软,一般无明显刺激症状,对婴幼儿多主张保守疗法,局部牵拉眼睑,尤其熟睡时牵拉倒睫侧睑缘,使对侧睑缘及睫毛阻隔在倒睫或乱睫与眼球之间。可使睫毛外翻、缓解暂时不适;3 岁内部分儿童可随生长发育逐渐减轻或自愈。

2. 对于 3 岁以上合并角膜损伤、视力下降或存在眼球刺激症状者可以给予眼球润滑剂,并应及早手术治疗。

（1）仅 1~2 根倒睫,可机械性拔除,但机械性拔除是暂时的,2~3 周内睫毛会再生。

（2）电解法破坏毛囊并拔除,或可在显微镜直视下将毛囊切除。

（3）微型冷冻器对切开的毛囊进行冷冻,–20℃的治疗持续时间应小于 30 秒,以免过度冷冻使睑缘变薄并损伤邻近的正常结构。

（4）倒睫数量较多者应行睑内翻矫正术,如下睑穿窿皮肤缝线术、部分皮肤 + 眼轮匝肌切除术、内眦赘皮矫正 + 部分皮肤 + 眼轮匝肌切除术等。

➢ 附:倒睫及乱睫的诊治流程图

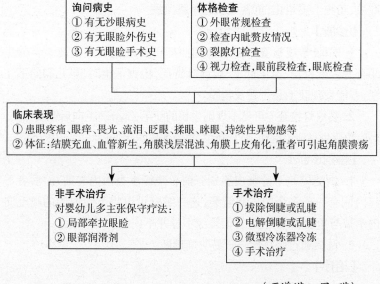

（项道满 周 瑾）

第七节 单纯疱疹性睑皮炎

【概述】

单纯疱疹性睑皮炎(herpes simplex palpebral dermatitis)是由单纯疱疹病毒Ⅰ型感染引起的眼睑皮肤炎症,可出现特征性眼睑皮损。病毒通常潜伏于人体内,在上呼吸道感染、紧张、劳累等因素导致身体发热或抵抗力降低时可活跃并引发感染,因此该病易复发。

【临床表现】

大多数患儿有发热、疲倦等前驱症状。病变可侵犯上、下睑及眶周皮肤,但多发生于下睑部位。病灶与三叉神经下支分布范围相吻合。初发时眼睑部出现簇状半透明小泡组成的疱疹,伴刺痒及烧灼感。疱疹内含透明黄色液体,约在1周内干涸,结痂脱落后皮肤可见轻度色素沉着,不留下瘢痕。如发生在睑缘部位,可表现为眼睑糜烂溃疡,亦有可能蔓延到角膜引起病毒性角膜炎。

【诊断】

根据前驱症状及特征性眼部表现可做出诊断。病变基底刮片,常证实有多核巨细胞,Giemas染色可显示典型嗜酸性病毒包涵体。此外,血清病毒抗体滴度测定、免疫荧光电子显微镜、免疫过氧化物酶染色、酶联免疫法、补体结合试验等均可帮助明确诊断。

【鉴别诊断】

1. 带状疱疹病毒性睑皮炎 由水痘-带状疱疹病毒感染引起,病变多发生于三叉神经第一支分布范围,头部、额部及上下睑均可受累,但不越过颜面中线;病变处皮肤剧烈神经痛,可向头部延伸;疱疹内液体可由透明变浑浊,两周后结痂脱落,因病变达真皮层,愈后留下永久凹陷性瘢痕,并有色素沉着。眼睑带状疱疹常引起眼部并发症,以浅层角膜炎和虹膜睫状体炎多见。

2. 接触性皮炎 眼睑皮肤过敏性炎症,有过敏原接触史,表现为眼睑痒、烧灼感,以及多样化的眼睑皮肤损害,如红斑、丘疹、水疱和渗出等,可伴发过敏性结膜炎或鼻炎。病变有自限性,去除病因可痊愈,不接触过敏原则不复发。

3. 眼睑肿物 据文献报道单纯疱疹性睑皮炎在部分免疫缺陷病患儿中可表现为快速增长的眼睑肿物,肿物切除后易复发,抗病毒治疗后病灶消失。组织病理学检查可帮助明确诊断。

【治疗】

1. 局部用药 发病初期可局部皮肤可涂甲紫溶液,并涂氧化锌软膏或抗生素软膏,以加速干燥结痂过程。结膜囊内可滴阿昔洛韦或更昔洛韦眼药水,预防病变侵犯角膜。如角膜受累,则按单纯疱疹性角膜炎治疗。

2. 全身治疗　全身症状明显、高热患儿,应卧床休息,加强护理,退热降温,全身抗病毒药物治疗。可给予阿昔洛韦 10~15mg/(kg·d),分 5 次口服,疗程 5 天;也可口服抗病毒口服液 10ml,每天 3 次。

单纯疱疹性睑皮炎如治疗及时,愈后较好,较少引起眼部严重并发症,但易复发,患儿应注意预防感染,加强身体抵抗力。

➤ 附:单纯疱疹性睑皮炎的诊治流程

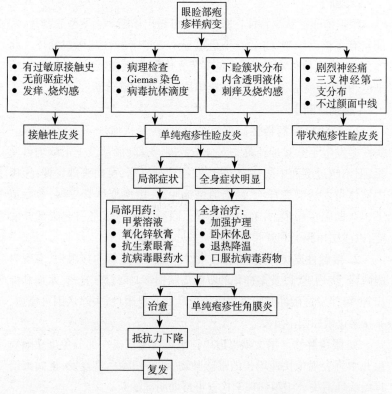

（项道满　蔡晓晓）

第八节　接触性睑皮炎

【概述】

接触性睑皮炎(eyelid dermatitis)是眼睑皮肤对某些致敏原所产生的过敏性炎症,也可以是头面部皮肤过敏反应的一部分。发病前多有致敏原接触史或既往发作史,起病可以呈急性、亚急性或慢性。自觉眼部痒及烧灼感,伴有眼睑红肿、疱疹、丘疹、水疱、皮肤粗糙、脱屑等多种形式的眼睑病损,有时伴有黏膜肥厚、充血、水肿。可伴发其他过敏性疾病,如过敏性结膜炎、鼻炎。

【病因】

儿童常见的致敏原为眼局部应用的抗生素(新霉素和杆菌肽等)、表面麻醉剂、阿托品等制剂。次为香精、防腐剂等(如湿巾、防护乳膏、液体皂和洗发剂等)。与眼睑接触的许多化学物质,如护肤品、清洁产品的添加剂、化学防晒霜和眼镜架等,也可能为致敏原。全身接触某些致敏物质或某种食物也可发生。有时接触致敏原一段时间后才发病,如长期应用阿托品或毛果芸香碱后。

【诊断】

接触性睑皮炎的诊断依据:①致敏原接触史或既往发作史。②自觉眼部痒、烧灼感。③多种形式的眼睑病损:急性者眼睑红肿,皮肤出现丘疹、水疱或脓疱,伴有微黄黏稠渗液,不久糜烂结痂、脱屑,有时睑结膜肥厚充血;亚急性者,症状发生较慢,但常迁延不愈;慢性者可由急性或亚急性湿疹转变而来,眼睑皮肤肥厚粗糙,表面有鳞屑脱落,呈苔癣状。

需要详细询问病史,了解外用药、化妆品、穿戴、兴趣爱好、度假活动等情况,过敏原检测、斑贴试验和血清 IgE 测定有助诊断。

【鉴别诊断】

接触性睑皮炎需与引起眼睑红肿、疱疹等相似表现的疾病鉴别:

1. **蜂窝织炎**　为深部真皮和皮下组织的感染,表现为皮肤红斑、水肿和皮温升高,常伴有淋巴管炎和区域淋巴结炎症。蜂窝织炎患者常有发热和白细胞增多,无致敏原接触史。

2. 眼睑水疱性病变 应考虑到单纯疱疹病毒(herpes simplex virus, HSV)或带状疱疹。存在头痛和发热等前驱症状,患侧眼部、前额疼痛或感觉减退,水疱性皮损分布与三叉神经支配区域对应,可合并充血性结膜炎、葡萄膜炎、巩膜外层炎和角膜炎。无致敏原接触史。

【治疗】

接触性睑皮炎有自限性,去除病因即可痊愈,治疗的关键是立即停止接触致敏原。如果患者同时应用多种药物,难于确认何种药物引起过敏时,可暂停所有药物。

急性期可用生理盐水或3%硼酸溶液冷湿敷眼睑皮肤病损;局部应用皮质激素滴眼液和眼膏有助于减少渗出。眼睑皮肤渗液停止后,可涂敷糖皮质激素眼膏,但不宜包扎。

反应严重时可口服泼尼松或抗组胺类药物。

➤ 附:接触性睑皮炎的诊治流程图

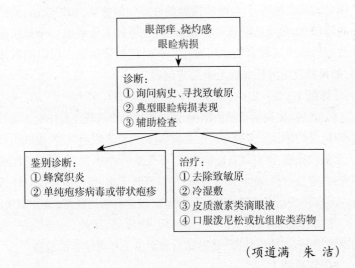

（项道满 朱 洁）

第九节 睑 缘 炎

【概述】

睑缘炎(blepharitis)是指睑缘部皮肤黏膜、睫毛毛囊及睑板腺等组织的亚急性或慢性炎症,为临床常见疾病,一般双眼发病,呈慢性、复发性临床过程。由于炎症累及睑缘部位的不同,睑缘炎可分为前睑缘炎、后睑缘炎(主要表现为睑板腺功能障碍)和混合型睑缘炎。后睑缘炎和混合型睑缘炎常导致不同程度的泪液功能障碍、相邻眼表组织的炎症。睑缘炎可以单独的疾病形式存在,也可为全身或眼部其他疾病临床表现的一部分,如 Stevens-Johnson 综合征、脂溢性皮炎及酒渣鼻等。

【病因】

目前,睑缘炎的病因仍不清楚,一般认为由多病因共同作用而导致,如感染(细菌、病毒、真菌或寄生虫感染)、免疫及代谢(如睑板腺功能障碍 MGD)等。

1. 研究发现睑缘炎患者睑缘部和结膜囊细菌的检出率高于正常人。细菌产生的脂酶可使睑板腺脂质分泌物发生改变,胆固醇含量增加,从而有利于细菌的进一步生长与繁殖。细菌还可以通过其毒性作用、对组织的直接侵袭、引发组织炎症反应,以及免疫反应导致睑缘炎的发生。

2. 常见病毒包括单纯疱疹病毒、水痘-带状疱疹病毒、传染性软疣病毒及寻常疣病毒等,可能是睑缘炎的病因之一。

3. 真菌导致的睑缘炎并不多见,主要见于长期应用免疫抑制、糖皮质激素或广谱抗菌药的患者,常合并全身真菌感染,多为念珠菌感染。

4. 寄生虫,尤其是蠕形螨可能是睑缘炎的另一原因。螨虫的侵袭以及其代谢产物可导致毛囊或睑板腺阻塞,诱发炎症反应。

5. 过敏反应也可为睑缘炎的病因,包括特应性皮炎和接触性皮炎相关的睑缘炎。

6. 眼部长期使用化妆品也可能是导致睑缘炎的病因之一,尤其是劣质化妆品其所含的有害重金属元素(铅、汞等)对睑缘皮肤产生刺激;或化妆品所含的致敏物质,可使过敏体质患者发生皮肤过敏反应。

7. 全身性疾病,如酒渣鼻、脂溢性皮炎及慢性移植物抗宿主病等,可导致继发性睑缘炎。眼局部其他疾病如干眼、睑板腺囊肿、结膜炎和角膜炎,可间接影响睑缘组织,引起睑缘炎。此外,空气污染、过于干燥的环境因素等与睑缘炎的发生也有一定关系。

【诊断】

迄今为止,睑缘炎的分类尚无统一标准。可按照解剖部位分类或病因分类。按照解剖部位分类是目前比较公认且常用的方法。分为以下三类:

1. 前睑缘炎 炎症主要累及睫毛根部和毛囊,最常见的为葡萄球菌性睑缘炎和脂溢性睑缘炎。

(1)葡萄球菌性睑缘炎:多见于年轻女性,典型特征包括:睑缘充血或毛细血管扩张、睫毛根部鳞屑、结痂,当炎症急性加重时,可发生睑缘溃疡。葡萄球菌分解物和炎性细胞凝结在睫毛根部形成鳞屑,随睫毛的生长,可环绕睫毛形成环形鳞屑,与沿睫毛长轴形成的袖套样柱状结痂不同,袖套样柱状结痂常见于睑缘毛囊蠕形螨感染。体征较其他类型前睑缘炎患者更为明显,部分患者易反复发作睑腺炎、轻中度结膜炎、点状角膜上皮病变、角膜边缘浸润或溃疡、角膜新生血管或泡性角结膜炎。

(2)脂溢性睑缘炎:与睑脂分泌过强有关,患者年龄偏大,平均在50岁左右,无明显性别差异,多数患者同时伴有面部、额及眉部和头皮部的皮肤脂溢性皮炎。临床症状相对较轻,前睑缘常充血、有脂样鳞屑,约1/3患者伴有干眼、15%患者可出现反复点状角膜上皮糜烂。

2. 后睑缘炎 炎症主要累及睑板腺及其腺口。多由于睑板腺功能障碍所致。睑板腺功能障碍多见于成年及老年人,临床上有高分泌型、低分泌型和阻塞型三种,后两种临床更为常见。体征包括:睑缘充血或毛细血管扩张,睑缘形态的变化,睑板腺分泌物的改变,睑脂排出困难,睑板腺腺体的减少、缺失或萎缩。

3. 混合型睑缘炎 前后部睑缘均受累。患者同时具有前睑缘炎和后睑缘炎的临床表现。全睑缘炎可以是在发病初始期,前后部睑缘就同时受累,也可以是前睑缘炎或后睑缘炎炎症的蔓延、发展而成。

儿童睑缘炎并非少见,多会继发角结膜病变,发病年龄4~7岁,多双眼发病,不对称,且患儿多有复发性睑板腺囊肿或睑缘炎、睑腺炎病史,高达 73%。可表现为前睑缘炎、后睑缘炎或混合型睑缘炎,复发率高达 40%。常继发角结膜病变,初期病变位于下周边角膜,随病情发展至中央或旁中央角膜病变。

【鉴别诊断】

1. 病毒性角膜炎 多单眼发病,且睑缘多无明显炎症。

2. 细菌性结膜炎 单眼或双眼发病,以睑、球结膜充血为主,伴有结膜囊分泌物,睑板腺及睑缘多无明显受累。

【治疗】

1. 治疗原则 尽量避免危险因素(如刺激性食物、注意眼部卫生等);抑制细菌增殖;眼局部抗炎治疗;改善睑板腺脂质代谢与分泌;积极处理并发症。

2. 治疗方案 包括局部治疗与全身治疗。

(1) 眼局部治疗

1) 物理治疗:局部热敷与按摩,可用湿热毛巾热敷或发热眼贴干热敷,40℃左右,每次 5~10 分钟,每天 2~3 次;热敷后按摩眼睑。睑缘清洁:热敷后用稀释的婴儿沐浴液,清洁睑缘及睫毛根部,去除结痂及脂质分泌物,早晚各一次。

2) 药物治疗:睑缘涂用抗生素眼膏:红霉素眼膏、夫西地酸凝胶、氟喹诺酮类药物、阿奇霉素等,涂于睑缘,每天 1~2 次;眼局部点药:低浓度或弱中效糖皮质激素滴眼液,如 0.02% 氟米龙、0.1% 氟米龙或 0.5% 氯替泼诺等,每天 2~3 次,并逐渐减少使用次数,通常疗程 1~3 个月,病情严重者可能需要更长时间治疗;非甾体消炎药如 0.1% 普拉洛芬、0.09% 溴芬酸钠、0.1% 双氯芬酸钠等,每天 2~4 次;免疫抑制剂如 0.05% 环孢素 A、0.05% 或 0.02%FK506;人工泪液及眼用凝胶;抗菌滴眼液如 1% 阿奇霉素滴眼液,最初两天每天 2 次,第 3 天开始每天一次。

(2) 全身治疗:适用于治疗睑缘炎患者的相应全身疾病如脂溢性皮炎、红斑痤疮、免疫性疾病等,以及中重度后睑缘炎或混合型睑缘炎,如四环素类药物,因其常见副作用为牙釉质异常及光敏反应,故

14 岁以下儿童及孕妇、哺乳期妇女慎用；大环内酯类抗菌药物如红霉素和阿奇霉素口服。

> 附：睑缘炎的诊治流程图

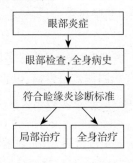

（项道满　黄　静）

第十节　睑　腺　炎

【概述】

睑腺炎(hordeolum)是眼睑腺体的急性化脓性炎，有典型的红、肿、热、痛的表现，又称"麦粒肿"。依其所感染的部位、腺体的不同，可分为外睑腺炎和内睑腺炎。睫毛毛囊及附属的皮脂腺(Zeis 腺)或变态汗腺(Moll 腺)感染称之为外睑腺炎(external hordeolum)。睑板腺(Meibomian 腺)受累时则称之为内睑腺炎(internal hordeolum)。

【病因】

眼睑血管丰富、富含腺体、又位于眼表，所以容易被细菌感染。儿童由于抵抗力差、不注意手卫生等原因导致该病容易发作。葡萄球菌是睑腺炎感染的最主要细菌，其中金黄色葡萄球菌感染是最常见的原因。

【诊断】

1. 临床表现

(1) 眼睑病灶呈红、肿、热、痛等的急性炎症的典型表现。

(2) 外睑腺炎的炎症反应多位于睫毛根部的睑缘处，起病初期自觉眼睑胀痛或眨眼时疼痛，红肿范围通常较弥散，触诊时可触及压痛性结节，疼痛剧烈，可伴同侧耳前淋巴结肿大、压痛。感染部位靠近外眦角时,疼痛更明显,且因压迫引起循环障碍,可引起反应性球结膜水肿。数日后局部出现黄色脓点,硬结软化,可朝向皮肤面自行破溃。

(3)内睑腺炎位于睑板腺内,红肿一般较外睑腺炎轻,但疼痛却较之为重,相应的睑结膜面充血、水肿明显,病变处可触及硬结,触之压痛。数日后化脓,脓点出现在睑结膜面,并从该处自行穿破,向结膜囊内排脓,也有从睑板腺开口处排脓者,极少数可向皮肤面破溃。若脓点未穿破睑板,致病菌毒性较强,炎症可扩散至整个睑板组织,形成睑板腺脓肿。

(4)睑腺炎破溃后炎症明显减轻,1~2天逐渐消退。一般1周左右痊愈。部分轻者可经治疗消退、未治疗自行消退或不经穿刺排脓而自行吸收消退。

(5)儿童患者由于体质弱、抵抗力差,当致病菌毒性强烈时,炎症可向眼睑皮下组织扩散发展为眼睑蜂窝织炎。此时整个眼睑红肿,波及同侧颜面部,睁眼困难,触之坚硬,压痛明显,球结膜反应性水肿剧烈者可脱出于睑裂外。多伴有发热、畏寒、头痛等全身症状。处理不及时还可能引起败血症或海绵窦脓毒血栓形成等十分严重的并发症,甚至危及生命。

2. 临床诊断

(1)根据患者的症状和体征,眼睑皮肤局限性红、肿、热、痛,触之有硬结。睫毛根部,近睑缘皮肤或睑结膜面出现脓点。

(2)辅助检查:部分患者可行眼分泌物及所排脓性分泌物细菌培养和药物敏感实验可协助致病菌诊断和选择敏感药物进行治疗。

(3)如有全身反应,应检查外周血白细胞计数和分类。

(4)鉴别诊断

1)睑板腺囊肿:当睑板腺囊肿合并细菌感染时睑结膜面也会出现红、肿、压痛结节,与内睑腺炎表现类似。经过正规抗炎治疗一周后如果残留无压痛结节,考虑睑板腺囊肿。睑板腺囊肿累及皮肤面时也需要与外睑腺炎鉴别。前者病程一般超过2周以上,而且表现为皮肤面非压痛结节,与后者急性发作的化脓性炎症的症状及病程不同。

2）虫咬性皮炎：睑腺炎初期需与蚊虫叮咬引起的眼睑炎症需要鉴别，虫咬性皮炎有蚊虫叮咬病史，仔细检查可见虫咬的痕迹。一般没有压痛结节，可以鉴别。

3）眶蜂窝组织炎：儿童常常和鼻窦炎有关。表现为眼睑弥漫性红肿、球结膜充血水肿明显，眼球转动疼痛、部分出现视力下降，眼睑无明显压痛结节可以鉴别。

【治疗】

睑腺炎有自愈倾向，通常 1 周自行消退或者溃破后自愈。通过物理或者药物治疗有助于炎症消退。

1. 早期局部热敷，每天 3~4 次，每次 10~15 分钟，有助于缓解症状，促进炎症消退。

2. 局部抗生素滴眼液点眼，每天 4~6 次，睡前结膜囊内涂抗生素眼膏有助于感染的控制。可选择妥布霉素眼液、左氧氟沙星眼液、加替沙星眼液及同名眼膏或者眼用凝胶。对于症状严重且伴有全身症状者可口服抗生素，例如一代或二代头孢类抗生素。

3. 当脓肿形成后应切开排脓。外睑腺炎切口在皮肤面平行于睑缘以免损伤眼轮匝肌，痊愈后瘢痕不明显。内睑腺炎切口在睑结膜面，切口应与睑缘垂直，但注意切开勿达睑缘，以免愈合后留有切迹或过多伤及睑板腺管。

4. 当脓肿尚未形成时不宜切开，更切忌用手挤压排脓，因眼睑及面部静脉无静脉瓣，挤压致病菌进入血管可致感染扩散，引起眼睑蜂窝织炎，甚至海绵窦脓毒血栓或败血症，危及生命。一旦发生这种情况，尽早全身使用足量的抑制金黄色葡萄球菌为主的广谱抗生素，并对脓液或血液进行细菌培养或药敏试验，以选取更敏感抗生素，并按败血症治疗原则处理。同时密切观察病情变化，早期发现眼眶或颅内扩散和败血症的症状、体征，以便及时处理。

➤ 附:睑腺炎的诊疗流程图

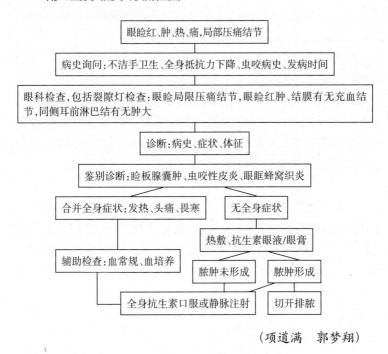

眼睑红、肿、热、痛,局部压痛结节

病史询问:不洁手卫生、全身抵抗力下降、虫咬病史、发病时间

眼科检查,包括裂隙灯检查:眼睑局限压痛结节,眼睑红肿、结膜有无充血结节、同侧耳前淋巴结有无肿大

诊断:病史、症状、体征

鉴别诊断:睑板腺囊肿、虫咬性皮炎、眼眶蜂窝织炎

合并全身症状:发热、头痛、畏寒　　无全身症状

热敷、抗生素眼液/眼膏

辅助检查:血常规、血培养　　脓肿未形成　　脓肿形成

全身抗生素口服或静脉注射　　切开排脓

（项道满　郭梦翔）

第十一节　睑板腺囊肿

【概述】

睑板腺囊肿(chalazion),又称霰粒肿,是睑板腺排出管道阻塞分泌物潴留导致的睑板腺特发性慢性肉芽肿。囊内是睑板腺分泌物和慢性炎症细胞(巨噬细胞、浆细胞、上皮样样细胞、淋巴细胞等),其外是纤维结缔组织形成的囊壁。

【病因】

1. 感染　病毒或细菌感染导致的慢性结膜炎或睑缘炎,加速了睑板腺功能障碍,导致睑板腺分泌阻滞或脂质分泌异常而形成囊肿。除了细菌和病毒外,也有文献报道螨虫(特别是皮脂蠕形螨),是睑板腺囊肿形成的高危因素。

2. 内分泌代谢异常 皮脂腺或者是汗腺分泌功能过于旺盛,也可以导致腺体分泌潴留,最终形成无菌性肉芽肿炎症。血清胆固醇增多可能也和多发性睑板腺囊肿相关。

3. 维生素 A 缺乏 维生素 A 缺乏会导致睑板腺上皮过度角化,阻塞排出通道,腺体分泌潴留,也可能导致睑板腺囊肿多发或复发。

4. 其他 有研究报道儿童先天性睑板腺功能异常或泪液缺乏均有可能引起睑板腺阻塞而致睑板腺囊肿形成。另外,不良饮食及生活习惯等因素也与睑板腺形成相关,如喜欢揉眼、偏食、便秘、饮水少、性格急躁等,但均无明确定论。

【诊断】

1. 临床表现 病程进展缓慢,自觉症状很少,常发现囊肿处皮肤隆起,皮肤颜色正常,可单发、多发、单眼或双眼,也有上下睑同时发生的。大的肿块可压迫眼球,产生散光而使视力下降或因压迫而致异物感。也有因囊肿继发感染出现眼睑红肿(形成急性化脓性炎症,临床表现与内睑腺炎相同)、囊肿破溃流出胶状物或眼睑出现粉红色息肉而就诊。

2. 检查

(1) 典型睑板腺囊肿在眼睑皮下可触及一个至数个大小不等、境界清楚的坚硬肿块,皮肤表面无红肿,无压痛,表面皮肤隆起但与肿块无粘连,反转眼睑可见肿块的睑结膜面局限性紫红色或灰红色,这些结节往往位于距睑缘 5mm 内。

(2) 部分睑板腺囊肿逐渐变软,表面皮肤变薄,可能自皮肤面破溃排出胶样内容物,反复发作者可形成眼睑瘢痕,甚至出现睑内翻或睑外翻。

(3) 囊肿自结膜面穿破可在睑结膜面形成蘑菇样肉芽肿,或睑缘开口处形成乳头状增生。

3. 诊断标准

(1) 无自觉症状,病程较长,可反复出现,眼睑皮下有无痛性结节,与皮肤无粘连。

(2) 反转眼睑正对囊肿处的结膜面呈局限性灰红色、紫红色病灶或有肉芽组织露出。

【鉴别诊断】

睑板腺囊肿继发感染时需与单纯内睑腺炎、其他原因引起的单纯眼睑炎症相鉴别。反复发作者应行病理检查,以便与睑板腺癌、皮脂腺癌等鉴别,但儿童少见。

【治疗】

1. 保守治疗 较小而无症状的睑板腺囊肿一般无须治疗,因为存在自愈可能(几周至几个月),局部热敷或者理疗按摩疗法可以促进吸收。另外,需注意饮食清淡、营养均衡,注意眼部卫生。当然,肿块也可能长期不变或逐渐长大变软,自行破溃后排出胶样内容物,该处常留红色息肉或皮肤瘢痕,因此较大的睑板腺囊肿应手术治疗。

2. 手术治疗

(1)结膜面睑板腺囊肿:用睑板腺囊肿夹子夹住病灶处眼睑,并将其翻转,使囊肿位于夹子环圈内,顺着睑板腺走行做纵行切口(注意勿过睑缘),切开囊肿并向两侧分离,将囊肿完整摘除或用刮匙刮除内容物并剪除纤维化囊壁,也有部分文献提出聚维酮碘擦洗囊壁亦可避免复发。术毕注意加压止血,结膜囊内涂抗生素眼膏,无菌眼垫遮盖,次日除去。

(2)皮肤面的睑板腺囊肿:需做平行睑缘的横行切口,必要时缝合伤口。术毕注意事项同结膜面睑板腺囊肿。

(3)单发睑板腺囊肿:预计手术时间较短,患儿可配合情况下,可采取局部麻醉下手术。对于多发性睑板腺囊肿或皮肤面较大囊肿,预计手术难度大、手术时间较长、患儿难以配合,可采取全身麻醉下手术。术前仔细检查双眼,明确肿块部位及数量,确定最终的手术方式。为避免多次全麻手术带来的麻醉及手术风险,对于发现的已成熟的睑板腺囊肿,争取一次性刮除,干净去除囊壁,防止复发。

(4)顽固复发病例:可眼睑囊肿内局部注射曲安奈德,局部抑制增殖作用,促进其吸收避免反复复发。

3. 中医治疗 如口服清热解毒中药,也有一定疗效。

➤ **附:睑板腺囊肿的诊治流程图**

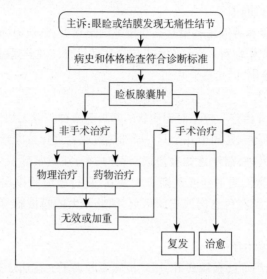

（项道满　蒋　楠）

第十二节　眼睑血管瘤

【概述】

眼睑血管瘤是一种血管组织的先天异常,临床上较为常见,多为出生时就已存在,或在生后 6 个月以内发生。按其病理特点,通常分为毛细血管瘤和海绵状血管瘤。眼睑最常见的血管瘤是毛细血管瘤(capillary hemangioma),为先天性,由增生的毛细血管和内皮细胞组成,常可发现少量炎症细胞浸润,以婴幼儿多见;眼睑深部波及眼眶的血管瘤多为海绵状血管瘤(cavernous hemangioma),为发育性病变,由内皮细胞衬里,管壁由平滑肌的大血管腔组成,有明显的血栓形成和钙化,为成人眼眶最常见的良性肿瘤。

【病因】

血管瘤主要表现为大量血管内皮细胞增生,其病因及来源尚不清楚,存在多种假说,主要分为两大类:内在缺陷假设和外部缺陷假设。内在假说为一个或多个内皮细胞增殖相关的基因发生体细胞突变导致肿瘤的形成;外在缺陷理论提示肿瘤微环境造成了血管瘤的形成。血管瘤发病年龄相对较早,这也与新生儿和婴幼儿体内的内分泌激素变化有关,新生儿和婴幼儿的血管瘤常有自愈的趋势及可能。

【诊断】

血管瘤临床表现多样,部位多变,可发生于身体的任何部位,头、颈、面部的血管瘤占全身血管瘤的60%。原发于眼睑或眼眶者,除影响面容外,还可能出现上睑下垂、眼球突出、斜视等,治疗不及时可能对视力发育造成影响。

1. 毛细血管瘤 出生后即出现,多发生于婴儿期,又名婴儿型血管瘤。病变在眼睑皮下或结膜下呈丛状、桑葚状,呈浸润性发展,多位于眼睑的一侧;呈蓝色或紫红色隆起,触之柔软、压之褪色、边界清楚。一般无刺激症状。病变发布广者,可与颞颥部及眼眶深部血管瘤相连。一旦发生,生长迅速,在未来的1个月发展较快,1岁之后开始缩小,至7岁时约75%肿瘤自发消退。患者因血管瘤压迫可引起散光而继发屈光参差、屈光性弱视、斜视。

2. 海绵状血管瘤 出生后不久出现的低血流量的血管畸形,又称为静脉畸形,大多数静脉畸形呈海绵状,故名。常在10岁前发生。多发于眼睑皮肤真皮表层和皮下组织,病变区为暗红色或青紫色,隆起性皮下结节状肿块,由血窦组成、形状不规则、大小不等,触之柔软,界限尚清楚,压之肿块缩小,头低时或哭时肿块增大。无自觉症状。常在儿童期或青春期增大,成人期增大不明显,多数不会自行退缩,有时由于瘤内血栓或炎症纤维化而萎缩消退。

眼睑血管瘤的诊断依据:

1. 详细询问相关病史 询问发现异常表现的时间、家族史、外伤史等。

2. 专科检查

(1) 对瘤体行形态、颜色的观察,明确部位及范围。

(2) 视力、屈光状态、眼位、上睑提肌肌力、眼底、视野等检查。

(3) 儿科全身检查:有无其他系统病变或综合征(如 Sturge-Weber

综合征),必要时需行血生化、尿液、免疫等针对性的实验室检查。

(4) 辅助检查:超声检查,入眶者行 MRI 或增强 CT 检查。

【鉴别诊断】

炎性色素痣:颜色更深,由扩张的窦状血管组成,出生后就存在,静止状态,既不增大也不消退。

【治疗】

毛细血管瘤在经过一个始发的快速增生期后,内皮细胞增殖速度减慢,逐渐被纤维脂肪组织所取代,瘤体逐渐自行消退。呈现增殖期、静止期和消退期 3 个阶段。毛细血管瘤自然退化率很高,临床症状不明显者可观察,但处于发展期的血管瘤发展迅速,破坏性强,易出现感染、出血、溃疡等,需要积极干预治疗。

海绵状血管瘤因多数不会自行消退,亦需干预治疗。

1. 治疗原则 目前,对血管瘤治疗常用方法有药物治疗、激光或冷冻治疗、手术切除、放射治疗、硬化剂注射等。治疗原则:①预防或治疗严重危及生命或功能的相关并发症;②预防血管瘤消退后产生的畸形或面容缺陷;③预防溃疡及感染,对已经产生溃疡的患者,促进溃疡愈合,减少瘢痕产生,并缓解疼痛;④减轻患儿及其家属的心理压力;⑤避免对能够自行消退并且预后较好的病变进行过度治疗。

2. 药物治疗 方法很多,既往以口服糖皮质激素为公认的有效安全一线治疗方法,临床应用 30 多年,疗效显著率达 70%。但伴有不同程度的副作用影响其广泛使用。其他药物治疗方法有局部注射激素或平阳霉素等,这些疗法副作用则更明显,大多数已被淘汰,目前的药物治疗以口服普萘洛尔治疗为主。

普萘洛尔是非选择性 β-肾上腺素受体拮抗剂,使用禁忌证包括:心脏病变(如窦性心动过缓、Ⅱ~Ⅲ度房室传导阻滞、心力衰竭)、气道敏感性增高的疾病(如支气管哮喘)、血管或神经系统的畸形或发育异常(如 PHACES 综合征和 PELVIS 综合征)、甲状腺或肝肾功能异常等。用药前需完善检查,尤其需测量患儿体重和生命体征(体温、呼吸、脉搏、血压),以及心电图、心脏彩超、肝肾功能、血糖等检测。

用法用量:普萘洛尔 0.5~1mg/(kg·d),分 2~3 次口服,根据年龄调整起始给药量,6 月龄内者 0.5mg/(kg·d),6 月龄后 1mg/(kg·d)。嘱家长密切观察患儿服药后的精神状态并对异常及时干预,若无明显异常反应(如呼吸困难、反应迟钝、倦怠、肢端发凉麻木、腹泻、恶心等),拟 1 周后增至治疗剂量 1.5~2mg/(kg·d),分 2~3 次口服,以此为维持治疗剂量。服药 1 个月内每 2 周复查,之后 4 周复查一次,一般维持治疗 7~8 个月,逐渐减量直至停药,普萘洛尔在血管瘤的各个阶段均有效,可能的机制为早期的促进血管收缩作用,中期的抑制血管新生及晚期诱导血管内皮细胞凋亡。治疗后可表现为瘤体不同程度的消退。

➤ 附:眼睑血管瘤的诊治流程图

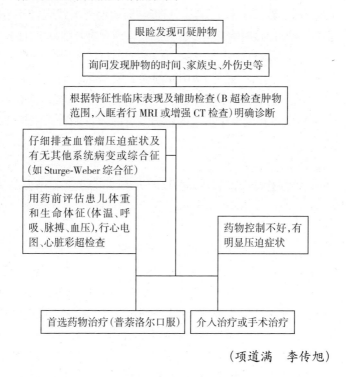

（项道满　李传旭）

第十三节 先天性眼睑缺损

【概述】

先天性眼睑缺损（congenital coloboma of upper lid）是由于生殖细胞异常或影响生长的局部因袭，是眼睑发育不全所致，多见于上睑，多单眼发病，是一种罕见的先天眼睑畸形。包括皮肤、眼轮匝肌、睑板及其附属腺体、结膜的眼睑全层结构缺损。部分还合并有睑球粘连、角膜皮样囊肿、角膜混浊、眉毛缺失等。

【病因】

病因尚不明确，可能在胚胎发育期内角膜上下方外胚叶组织由于多种原因导致发育不全引起。可能与胚胎期受 X 线照射及注射胆碱或萘等化学性致畸物有关。有的患者家族有血亲结婚史，部分为遗传性疾病，伴有染色体异常。而宫内感染、胎盘循环不良、血管系统异常等都是可能病因。此外，法国颅颌面专家 Tessier 教授认为先天性眼睑缺损是颜面裂的一种类型，属于 11 型颅面裂；另有羊膜条索理论指出：羊膜条索在发育中引起的睑部发育障碍可能引起先天性眼睑缺损。

【诊断】

先天性眼睑缺损没有特异的诊断方法，结合患儿临床表现、体格检查一般可以明确诊断。在诊断过程中需要询问相关家族史、全身系统病变或综合征。

先天性眼睑缺损多为散发，多单眼发病，偶尔双眼发病。

眼睑缺损可发生于上下眼睑任何部位，好发于上睑鼻侧。上睑缺损多位于中内 1/3，常见于 Goldenhar 综合征；下睑缺损多位于外 1/3 处。

眼睑缺损可小至眼缘部位的小缺损，也可大到整个眼睑的缺如。典型的缺损性状多为基底朝向睑缘的三角形缺损，也可为四边形或横椭圆形。包括从皮肤到结膜全层缺损。缺损边缘光滑、无睫毛、无腺体。极少数患者仅仅缺失起支撑眼睑的睑板及其附属腺体。

较大缺损有时合并眼部或全其他部位的缺损和先天异常，如角膜溃疡、角膜混浊、角膜皮样瘤、虹膜脉络膜缺损、小眼球、眼球缺如、兔唇、眉畸形、头部及耳鼻畸形等；下睑外侧缺损常伴同侧颧骨发育不良。

【鉴别诊断】

1. **外伤性眼睑缺损** 患儿有外伤史或产伤史，外伤所致眼睑全层组织部分或大部分缺损，上睑呈三角形、下睑呈 V 型缺损，可造成眼睑闭合不全，以及角膜、巩膜与结膜不同程度暴露。

2. **肿瘤引起的眼睑缺损** 患儿存在眼睑肿瘤手术史，无眉畸形、头部及耳鼻畸形等症状，视力多为正常。

3. **假性眼睑缺损** 下睑假性眼睑缺损多见于颅面骨联结（Treacher Collins 综合征），实际上睑缘是完整的，但颞侧的颜面裂使下睑向外下移位。

【治疗】

先天性眼睑缺损的治疗目的是修复与重建眼睑的正常解剖结构，保护与促进患儿视功能发育及眼眶发育。本病的治疗以手术治疗为主，药物治疗为辅。手术治疗的时机取决于缺损的面积及角膜暴露的程度。

1. **药物治疗**

（1）人工泪液：可缓解因眼睑缺失导致的眼球干涩。

（2）抗生素滴眼液：预防眼表感染。

（3）抗生素眼膏：预防眼表感染并避免暴露。

2. **手术治疗**

（1）对于缺损范围较小且角膜无暴露者，待 3~4 岁眼睑组织发育完善，可考虑外科矫正。

（2）对于缺损范围较大且有角膜暴露者，鉴于患儿对全麻耐受情况及眼睑、视功能的发育情况，考虑手术可以在 6 个月到 2 岁之间完成：①对于缺损范围≤1/4 睑缘长度且有角膜暴露者，直接缝合即能获得很好的美容及功能效果；②对于缺损面积 1/4 至 1/3 睑缘长度者，沿灰线分眼睑为皮肤层级睑板睑结膜层，分别滑行皮肤瓣及睑板睑结膜瓣缝合，如有需要可考虑剪断外眦韧带上支后滑行瓣膜分层缝合；

③对于缺损面积 1/3 至 1/2 睑缘长度者,动员穹窿结膜衬里做结膜面修复,异体巩膜修复睑板缺损,Tenzel 半圆旋转皮瓣修复法是常选的手术方式;④缺损面积超过 1/2 睑缘长度者,满意的美容及功能效果很难获得,Culter-Beard 法或下睑缘带蒂皮瓣移植上睑再造均可行,术后需要缝合眼睑 2~3 个月,这会导致潜在弱视风险。

▷ 附:先天性眼睑缺损的诊治流程图

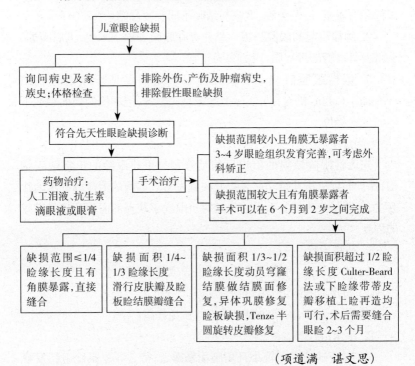

（项道满　谌文思）

参考文献

1. 李清煌.角膜绷带镜在上睑下垂术后眼睑闭合不全的应用价值.临床与实践,2017,21(26):3547-3548.

2. 李凤鸣.中华眼科学.3 版.北京:人民卫生出版社,2014.

3. 杨培增,范先群.眼科学.9 版.北京:人民卫生出版社,2018.

4. 葛坚,王宁利. 眼科学. 3 版. 北京:人民卫生出版社,2015.

5. 付晶. 同仁眼病手册. 北京:人民卫生出版社,2018.

6. 谢立信眼科手术学:理论与实践. 3 版. 北京:人民卫生出版社,2005.

7. 李冬梅. 先天性小睑裂综合征整复需关注的视功能问题. 中华眼科杂志,2014,50(8):561-562.

8. Mejecase C, Nigam C, Moosajee M. The genetic and clinical features of FOXL2-related blepharophimosis, ptosis and epicanthus inversus syndrome. Genes, 2021,12(3).

9. 贾玲玲,杨明勇. 先天性小睑裂综合征的病因及诊疗进展. 中国美容整形外科杂志,2020,31(5):288-290,302.

10. Blieden LS, Chévez-Barrios P, Yen MT. Herpes simplex vegetans presenting as an eyelid mass. Ophthalmic Plastic & Reconstructive Surgery, 2011,27(3):58.

11. Brown C, Yu J. Pediatric Allergic Contact Dermatitis. Immunol Allergy Clin North Am, 2021,41(3):393-408.

12. Lindsley K, Nichols JJ, Dickerion K. Non-sugical interventions for acute internal hordeolum. Cochrane Database Syst Rev, 2017,(1):CD007742.

13. Denniston, Alastair KO, Philip I. Oxford Handbook of Ophthalmology. Oxford University Press, 2018.

第二章 结 膜 病

第一节 急性细菌性结膜炎

【概述】

急性结膜炎是儿童最常见的眼病,细菌在所有病例中占 54%~73%,细菌对大多数市售抗生素眼药高度敏感(93%~98%)。急性细菌性结膜炎通常是一种自限性疾病,但使用抗生素治疗有助于临床缓解。在儿童急性细菌性结膜炎中常见的病原体有表皮葡萄球菌、流感嗜血杆菌、金黄色葡萄球、肺炎双球菌等,部分有季节性发病的特点。约 32% 的患儿出现结膜炎-中耳炎综合征,此类儿童中流感嗜血杆菌最常见,其次是肺炎链球菌,通常需要局部联合全身抗生素治疗。对于脑膜炎球菌性结膜炎患儿或其密切接触者进行全身抗生素预防可降低继发性脑膜炎的风险。

【病因】

1. 表皮葡萄球菌为条件致病菌,近些年来在急性结膜炎中检出率高,在新生儿急性结膜炎检出的病原体中占一半以上。

2. 流感嗜血杆菌引起的儿童急性结膜炎在冬天高发。儿童感染可引起眶周蜂窝织炎,部分患者伴有体温升高、身体不适等全身症状。

3. 金黄色葡萄球菌为儿童细菌性结膜炎中多见的病原体。没有季节性。晨起有黏液脓性分泌物糊住眼睛而睁眼困难,较少累及角膜。

4. 肺炎双球菌性是儿童细菌性结膜炎中较为常见病原体。在夏天高发。有自限性。可有上呼吸道症状,很少引起肺炎。

【诊断】

根据患儿症状、体征、实验室检查包括分泌物涂片培养或结膜刮片等,可以诊断(图 2-1)。分泌物涂片 Gram 染色可以初步确定有无细菌及种类。结膜刮片 Giemsa 染色可在显微镜下发现大量多形核白细胞。细菌培养和药物敏感试验可明确病原体及指导治疗,当有全身症状时还应进行血培养。

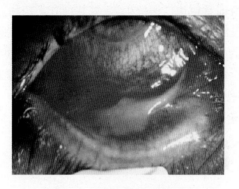

图 2-1 急性细菌性结膜炎

【鉴别诊断】

1. 流行性角膜结膜炎 是由腺病毒 B 组(3、7、14)、D 组(8、19、37、53、54、56)和 E 组 等亚型引起的以急性滤泡性结膜炎为主要表现的病毒性结膜炎,炎症晚期出现的角膜上皮下浸润为典型表现。

2. 流行性出血性结膜炎 由肠道病毒 70 型(enterovirus type 70,EV70)、柯萨奇病毒 A 组 24 型变种(CA24v),以及腺病毒 11 型引起的以急性滤泡性结膜炎为表现的病毒性结膜炎。体征为眼睑红肿,睑、球结膜中高度充血,多伴结膜下点、片状出血。

3. 结膜下出血 出血部位色鲜红,一般于 7~12 天内吸收。无结膜滤泡,无耳前淋巴结肿大。

【治疗】

第一时间局部使用广谱抗生素,待实验室结果确定致病菌后按照药敏结果给予敏感抗生素。根据病情的轻重可选择结膜囊冲洗、局部用药、全身用药或联合用药。切忌包扎患眼。超急性细菌性结膜炎治疗应在采集标本后立即进行,局部治疗联合全身用药。儿童根据年龄可选择眼液和眼膏。各类型结膜炎波及角膜时应按角膜炎治疗原则处理。

1. 局部治疗

（1）当患眼分泌物多时，可用生理盐水冲洗结膜囊。冲洗时避免损伤角膜上皮，避免流入健眼。

（2）局部使用足量敏感的抗生素滴眼液和眼膏。急性阶段每1~2小时1次。目前常使用广谱抗生素：氨基糖苷类药物，如0.3%妥布霉素滴眼液及眼膏；喹诺酮类药物，如0.3%~0.5%左氧氟沙星滴眼液及眼膏、0.3%加替沙星眼膏（可用于1岁以上患儿）、0.5%莫西沙星滴眼液。耐药性葡萄球菌性结膜炎可使用5mg/ml万古霉素滴眼剂。研究表明，细菌性结膜炎所有致病菌均对万古霉素敏感。

2. 全身治疗 并发结膜炎-中耳炎综合征的患儿，通常需要联合全身用药，如头孢类抗生素，耐药菌可以使用万古霉素。

➤ **附：急性细菌性结膜炎的诊治流程图**

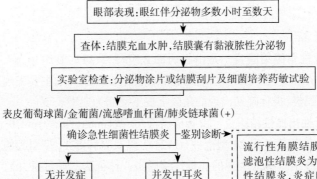

参考文献

1. Sugita G, Hotomi M, Sugita R, et al. Genetic characteristics of Haemophilus influenzae and Streptococcus pneumoniae isolated from children with conjunctivitis-otitis media syndrome. J Infect Chemother, 2014, 20:493-497.

2. Sheikh A, Hurwitz B. Topical antibiotics for acute bacterial conjunctivitis:a systematic review. Br J Gen Pract, 2001, 51:473-477.

3. Shrestha S, Khadka J, Pokhrel AK, et al. Acute bacterial conjunctivitis-antibiotic susceptibility and resistance to commercially available topical antibiotics in Nepal. Nepal J Ophthalmol, 2016, 8:23-35.

4. Buznach N, Dagan R, Greenberg D. Clinical and bacterial characteristics of acute bacterial conjunctivitis in children in the antibiotic resistance era. Pediatr Infect Dis J, 2005, 24:823-828.

5. Parikh SR, Campbell H, Mandal S, et al. Primary meningococcal conjunctivitis: Summary of evidence for the clinical and public health management of cases and close contacts. J Infect, 2019, 79:490-494.

6. 杨培增, 范先群. 眼科学. 9 版. 北京:人民卫生出版社, 2018.

第二节 淋球菌性结膜炎

【概述】

淋球菌性结膜炎(gonococcal conjunctivitis)常为急性或超急性化脓性结膜炎。新生儿淋菌性眼结膜炎于出生后 2~21 天出现,出生后 2~5 天发病患儿多为产道感染,出生 1 周后发病为产后感染。常为双眼发病,表现为眼结膜充血、水肿,有较多脓性分泌物,不断从睑裂流出,有"脓漏眼"之称,角膜混浊,呈雾状,重者可发生角膜溃疡或穿孔,也可导致眼内炎。

【病因】

新生儿多为患有淋病的母亲经产道分娩感染;儿童较少见,发病要警惕受虐待史。

41

【诊断】

根据患儿症状、体征、实验室检查包括分泌物涂片培养等,可以诊断(图 2-2)。分泌物涂片 Gram 染色镜检显示多形核细胞内有革兰氏阴性双球菌。细菌培养出形态典型、氧化酶试验阳性、革兰氏阴性双球菌可初步鉴定为淋球菌,必要时可进行糖发酵试验确认鉴定。核酸检测:PCR 敏感性高。

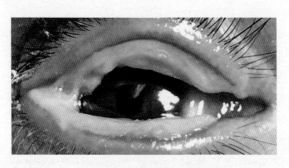

图 2-2 淋球菌性结膜炎

【鉴别诊断】

脑膜炎球菌性结膜炎:临床表现类似淋球菌性结膜炎,血源性播散感染,也可通过呼吸道分泌物传播,严重者可发展成化脓性脑膜炎,危及生命。实验室检查需要细菌培养和糖发酵试验鉴别。

【治疗】

1. 局部治疗

(1) 当患眼分泌物多时,可用生理盐水冲洗结膜囊,1 小时 1 次。冲洗时避免损伤角膜上皮,避免流入健眼。

(2) 局部使用足量敏感的抗生素滴眼液和眼膏。急性阶段,每 1~2 小时 1 次。目前常使用广谱抗生素。氨基糖苷类药物,如 0.3% 妥布霉素滴眼液及眼膏;喹诺酮类药物,如 0.3%~0.5% 左氧氟沙星滴眼液及眼膏、0.3% 加替沙星眼膏(可用于 1 岁以上患儿)、0.5% 莫西沙星滴眼液。耐药菌可使用 5mg/ml 万古霉素滴眼液。

2. 全身治疗 淋球菌性结膜炎应联合全身及时使用足量的抗生素。新生儿:头孢曲松 25~50mg/kg(总量不超过 125mg)静脉或肌内注射,每天 1 次,连续 3 天。儿童:体重 ≥45kg 者按成人方案(头孢曲松 1g 肌内注射或静脉给药,每天 1 次,共 3 天;或大观霉素 2g 肌内注射,每天 1 次,共 3 天)治疗,体重 <45kg 者予头孢曲松 50mg/kg(最大剂量 1g)肌内或静脉注射,每天 1 次,共 3 天。新生儿应住院治疗,并检查有无播散性感染。应对新生儿的母亲进行检查,如患有淋病,应同时治疗。

➤ 附:淋球菌性结膜炎的诊治流程图

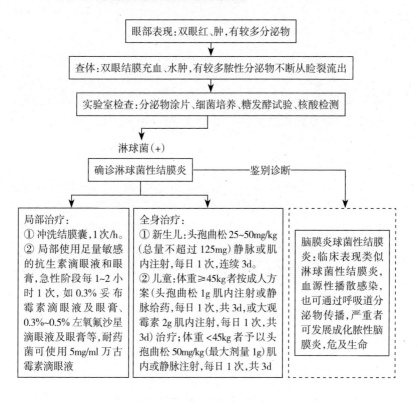

参考文献

1. 中国疾病预防控制中心性病控制中心,中华医学会皮肤性病学分会性病学组,中国医师协会皮肤科医师分会性病亚专业委员会.梅毒、淋病和生殖道沙眼衣原体感染诊疗指南(2020 年). 中华皮肤科杂志,2020,53(3):168-179.

2. 杨培增,范先群. 眼科学. 9 版. 北京:人民卫生出版社,2018.

3. Moutamani S,Rifai K,Ennejjar A,et al. Gonococcal ophthalmia neonatorum:Case report. J Fr Ophtalmol,2021,44:592-594.

第三节 流行性出血性结膜炎

【概述】

肠道病毒 70 型(enterovirus type 70,EV70)、柯萨奇病毒(Coxsackie virus)A 组 24 型变种(CA24v),以及腺病毒 11 型均可引起流行性出血性结膜炎(epidemic haemorrhagic conjunctivitis)。我国年发病率最高的城市之一重庆市发病率为 7.04/10 万,10~19 岁人群、男性、学生和农民为主要高危人群。

【病因】

流行性出血性结膜炎患者眼部分泌物及泪液均含有病毒,是主要传染源,通过接触被污染的手或物品等发病,部分患者的咽部或粪便中也存在病毒。人群普遍易感,可以由不同型别病毒单独感染发病,也可发生两种病毒混合感染。该病全年均可发病,夏秋季多见。长期暴露于较高的平均温度、相对湿度和降水与流行性出血性结膜炎风险增加相关。当发生上述情况时,公众尤其是易感人群应密切关注天气变化,并提前采取防护措施。

【诊断】

潜伏期一般为 12~48 小时,起病急剧,双眼先后或同时患病。自觉症状明显,有明显的眼部刺激症状;分泌物为水性带淡红色,后期为黏液性。体征为眼睑红肿,睑、球结膜中高度充血,多伴结膜下点、片状出血(图 2-3)。早期可出现角膜上皮点状剥脱,荧光素染色可见角膜细小点染。多数患者有滤泡形成,伴耳前淋巴结肿大。

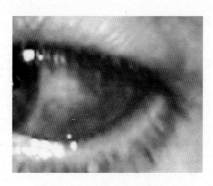

图 2-3 流行性出血性结膜炎

临床诊断有急性滤泡性结膜炎的症状,同时有显著的结膜下出血、耳前淋巴结肿大等为诊断依据。确诊病例在符合临床病例的基础上,同时符合以下任一条件:①结膜拭子培养分离出病毒;②结膜细胞涂片间接免疫荧光技术检测出抗原;③双向血清学检查,患者恢复期血清抗体比急性期血清抗体滴度升高≥4 倍。

【鉴别诊断】

1. 流行性角膜结膜炎 是由腺病毒 B 组(3、7、14)、D 组(8、19、37、53、54、56)和 E 组等亚型引起的以急性滤泡性结膜炎为表现的病毒性结膜炎,炎症晚期出现的角膜上皮下浸润为典型表现。

2. 结膜下出血 出血部位色鲜红,一般于 7~12 天内吸收。无结膜滤泡,无耳前淋巴结肿大。

3. 急性细菌性结膜炎 起病急,有眼红、疼和分泌物增多等表现,结膜囊刮片可见大量的中性粒细胞,分泌物细菌培养阳性。

【治疗】

1. 疾病有自限性,主要是对症治疗,局部应用广谱抗病毒药物如干扰素滴眼液等。

2. 眼科医疗机构应加消毒措施的落实,避免交叉感染。眼科医生在应注意个人防护,防止疾病传播。75% 的乙醇是有效的消毒剂。

➤ 附：流行性出血性结膜炎的诊治流程图

眼部表现：双眼先后或同时出现刺激症状，分泌物为水性带淡红色，后期为黏液性

↓

查体：眼睑红肿，睑、球结膜中高度充血，多伴结膜下点、片状出血

↓

实验室检测：①结膜拭子培养分离出病毒；②结膜细胞涂片间接免疫荧光技术检测出抗原；③双向血清学检查，患者恢复期血清抗体比急性期血清抗体滴度升高≥4倍

↓

EV70/CA24v/腺病毒 11 型（+）

确诊流行性出血性结膜炎 ──鉴别诊断→

对症治疗：局部应用广谱抗病毒药物如干扰素滴眼液

医疗机构避免交叉感染，注意个人防护，防止疾病传播

鉴别诊断：

流行性角膜结膜炎：由腺病毒 B 组（3、7、14）、D 组（8、19、37、53、54、56）和 E 组等亚型主要引起的以急性滤泡性结膜炎为表现的病毒性结膜炎，炎症晚期出现的角膜上皮下浸润为典型表现

急性细菌性结膜炎：起病急，有眼红、疼和分泌物增多等表现，结膜囊刮片可见大量的中性粒细胞，分泌物细菌培养阳性

结膜下出血：出血部位色鲜红，一般可于 7~12 天内吸收，无结膜滤泡，无耳前淋巴结肿大

参考文献

1. Jing D，Zhao H，Ou R，et al. Epidemiological Characteristics and Spatiotemporal Analysis of Acute Hemorrhagic Conjunctivitis from 2004 to 2018 in Chongqing，China. Sci Rep，2020，10：9286.

2. 上海市突发急性眼部疾病公共卫生应急防控和管理专家组. 感染性结膜炎临床眼科防控专家共识. 上海医药，2021，42（2）：3-8.

3. Zhang L，Jiang H，Wang K，et al. Long-term effects of weather condition and air pollution on acute hemorrhagic conjunctivitis in China：A nationalwide surveillance study in China. Environ Res，2021，201：111616.

4. 中华人民共和国卫生部. WS270-2007 急性出血性结膜炎诊断标准. 北京：中国标准出版社, 2007.

5. 杨培增, 范先群. 眼科学. 9 版. 北京：人民卫生出版社, 2018.

6. Langford MP, Anders EA, Burch MA. Acute hemorrhagic conjunctivitis：anti-coxsackievirus A24 variant secretory immunoglobulin A in acute and convalescent tear. Clin Ophthalmol, 2015, 9：1665-1673.

第四节 流行性角结膜炎

【概述】

流行性角结膜炎（epidemic keratoconjunctivitis）常由人腺病毒（human adenovirus, HAdV）感染引起。人腺病毒目前已鉴定并分离出 100 多个分型, 共 7 组（A~G）, 流行性角结膜炎主要由 B 组（3、7、14）、D 组（8、19、37、53、54、56）和 E 组等亚型引起。其中部分亚型可同时引起呼吸道、尿道和/或胃肠道感染。

【病因】

人腺病毒感染四季均可发生, 冬春季高发, 传染源为感染患者和隐性感染者, 传播途径有飞沫传播、接触传播和粪口传播。

【诊断】

潜伏期约 5~12 天, 结膜明显充血、水肿, 滤泡增生；水样分泌物, 常伴伪膜形成；耳前淋巴结肿大。起病 7~10 天内, 出现上皮浸润表现为浅层点状角膜炎, 2 周左右出现上皮下圆形浸润斑点, 结膜炎症最长持续 3~4 周, 角膜损害可持续数月或数年后消失, 也可遗留角膜薄翳（图 2-4）。儿童发病可伴有类似感冒的全身症状：发热、上呼吸道症状、肌痛、腹泻、恶心和呕吐等。

急性期滤泡性结膜炎和炎症晚期出现的角膜上皮下浸润是本病的典型特征。此外, 实验室检查结膜刮片有大量单核细胞, 假膜形成, 中性粒细胞增多。病原学检查可行 PCR 检测、病毒培养、血清学检查。腺病毒的不同类型引起的感染症状严重程度不同。D 组中 8 型、37 型和 54 型更易引起角膜并发症, 且感染时间也更长。

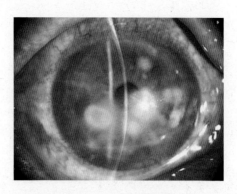

图 2-4　流行性角结膜炎

【鉴别诊断】

1. 咽结膜热　由腺病毒 3、4 和 7 型引起,以急性滤泡性结膜炎为表现的病毒性结膜炎,伴有上呼吸道感染和发热,经呼吸道传播。多见于 4~9 岁儿童和青少年。

2. 结膜下出血　出血部位色鲜红,一般于 7~12 天内吸收。无结膜滤泡,无耳前淋巴结肿大。

3. 急性细菌性结膜炎　起病急,有眼红、疼和分泌物增多等表现,结膜囊刮片可见大量的中性粒细胞,分泌物细菌培养阳性。

【治疗】

1. 避免接触感染者,勤洗手消毒,有效切断传播途径。

2. 眼部刺激症状明显时,局部冷敷和使用血管收缩剂可减轻症状. 急性期可使用抗病毒药物抑制病毒复制,如 0.1% 阿昔洛韦眼液、0.15% 更昔洛韦眼用凝胶等,每小时 1 次。合并细菌感染时联合抗生素眼药治疗。

3. 出现假膜、上皮或上皮下角膜炎引起视力下降时,可使用糖皮质激素滴眼剂,病情控制后应逐渐减量至每天 1 次或隔日 1 次。

4. 有上皮下浸润时,低浓度激素的效果快于 0.5% 环孢霉素眼液,但使用环孢霉素眼液的患者复发更少见。两者都是控制上皮下浸润安全有效的治疗。

➤ 附:流行性角结膜炎的诊治流程图

眼部表现:眼红、疼等急性结膜炎症状

查体:结膜明显充血、水肿,滤泡增生,水样分泌物,常伴伪膜形成,耳前淋巴结肿大

实验室检查:结膜刮片、PCR 检测、病毒培养、血清学检查

腺病毒 B 组(3、7、14)/D 组(8、19、37、53、54、56)/E 组(+)

确诊流行性角膜结膜炎 —鉴别诊断→

| 切断传播途径 | 局部抗病毒药物治疗如 0.1% 阿昔洛韦眼液 | 糖皮质激素滴眼剂 | 0.5% 环孢霉素眼液 |

咽结膜热:由腺病毒 3、4 和 7 型引起的以急性滤泡性结膜炎为表现的病毒性结膜炎,伴有上呼吸道感染和发热,多见于 4~9 岁儿童和青少年

急性细菌性结膜炎:起病急,有眼红、疼和分泌物增多等表现,结膜囊刮片可见大量的中性粒细胞,分泌物细菌培养阳性

结膜下出血:出血部位色鲜红,一般于 7~12 天内吸收。无结膜滤泡,无耳前淋巴结肿大

参考文献

1. 上海市突发急性眼部疾病公共卫生应急防控和管理专家组. 感染性结膜炎临床眼科防控专家共识. 上海医药,2021,42(2):3-8.

2. Aoki K,Gonzalez G,Hinokuma R,et al. Assessment of clinical signs associated with adenoviral epidemic keratoconjunctivitis cases in southern Japan between 2011 and 2014. Diagn Microbiol Infect Dis,2019,95:114885.

3. 杨培增,范先群. 眼科学. 9 版. 北京:人民卫生出版社,2018.

4. Gouider D,Khallouli A,Maalej A,et al. Corticosteroids Versus Cyclosporine for Subepithelial Infiltrates Secondary to Epidemic Keratoconjunctivitis:A Prospective Randomized Double-Blind Study. Cornea,2021,40:726-732.

第五节 沙 眼

【概述】

沙眼衣原体（chlamydia trachomatis）是一类严格真核细胞内寄生、有独特发育周期的原核细胞型微生物。沙眼衣原体引起的疾病范围广泛，可累及眼、生殖道、直肠等多个脏器。A、B、Ba、C 型血清抗原型引起地方性沙眼（trochoma），D~K 型主要引起生殖泌尿系统感染以及包涵体性结膜炎（inclusion conjunctivitis）。

【病因】

新生儿沙眼因感染者母亲患有泌尿生殖道沙眼衣原体传染导致。

【诊断】

新生儿沙眼在生后 5~12 天发生，轻者可无症状，也可表现为不同程度的化脓性结膜炎，有黏液性或脓性分泌物，眼睑水肿，睑结膜充血，球结膜乳头状增生，可致瘢痕、血管翳形成（图 2-5）。

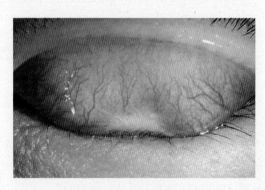

图 2-5 沙眼

根据特异性临床表现可以诊断。WHO 要求至少符合以下标准中的 2 条：①上睑结膜 5 个以上滤泡；②典型的睑结膜瘢痕；③角膜缘滤泡或 Herbert 小凹；④广泛的角膜血管翳。

此外，实验室检查可以确定诊断。

1. 细胞学检查 典型特点为淋巴细胞、浆细胞和多形核白细胞，但假阳性率高。结膜刮片行 Giemsa 染色可见位于蓝色或红色细胞质内的包涵体。

2. 核酸检测 PCR、RNA 实时荧光核酸恒温扩增法、转录介导核酸恒温扩增法等检测结膜眼拭子，沙眼衣原体核酸阳性。

3. 抗原检测 酶联免疫吸附试验、直接免疫荧光法或快速免疫层析试验检测结膜眼拭子标本，沙眼衣原体抗原阳性。

4. 培养法 结膜拭子标本沙眼衣原体细胞培养阳性。

【鉴别诊断】

1. 包涵体性结膜炎 本病的滤泡下睑结膜显著，没有角膜血管翳。实验室可通过单克隆抗体进行免疫荧光检测来鉴别其抗原血清型，从而与之鉴别。

2. 慢性滤泡性结膜炎 常见于儿童及青少年，双侧下穹窿及下睑结膜见大小均匀、排列整齐的滤泡。结膜充血并有分泌物，无角膜血管翳。成年后自愈。无分泌物和结膜充血等炎症症状者谓之结膜滤泡症。

3. 春季角结膜炎 患者自觉眼痒明显，查体睑结膜增生的乳头大而扁平，无角膜血管翳。结膜分泌物涂片中可见大量嗜酸性粒细胞。

4. 巨乳头性结膜炎 患者有明确的角膜接触镜配戴史，滤泡直径可大于 1mm。

【治疗】

1. 局部治疗 局部使用足量敏感的抗生素滴眼液和眼膏。活动期沙眼推荐局部使用 0.3%~0.5% 左氧氟沙星滴眼液，每天 4 次。

2. 全身治疗

（1）婴儿沙眼：红霉素干糖浆粉剂 30~50mg/(kg·d)，分 4 次口服，共 14 天。如有效，再延长 1~2 周。

（2）儿童沙眼：体重 <45kg 者，红霉素碱或红霉素干糖浆粉剂 50mg/(kg·d)，分 4 次口服，共 14 天。体重≥45kg 者，阿奇霉素第 1 天 1g，以后 2 天每天 0.5g，共 3 天。红霉素治疗婴儿或儿童沙眼衣原体感染的疗效约 80%，可能需要第 2 个疗程。

3. 并发症治疗 手术矫正倒睫及睑内翻，是防止晚期沙眼瘢痕形成导致失明的关键措施。

▶ 附：沙眼的诊治流程图

眼部表现：眼红，有黏液性或脓性分泌物

查体：眼睑水肿，睑结膜充血，球结膜乳头状增生，可致瘢痕、血管翳形成

临床诊断：WHO要求至少符合以下标准中的2条：
①上睑结膜5个以上滤泡；②典型的睑结膜瘢痕；③角膜缘滤泡或Herbert小凹；④广泛的角膜血管翳

实验室检查：
①结膜刮片行Giemsa染色可见位于蓝色或红色细胞质内的包涵体
②核酸检测：PCR，RNA实时荧光核酸恒温扩增法、转录介导等温扩增法或快速免疫层析实验等
③抗原检测：酶联免疫附试验，直接免疫荧光法等
④培养法：结膜拭子标本沙眼衣原体细胞培养阳性

沙眼衣原体A，B，Ba，C型血清抗原（+）

确诊沙眼 —— 鉴别诊断

包涵体性结膜炎：滤泡以下睑结膜显著，没有角膜血管翳。实验室可通过单克隆抗体进行免疫荧光检测其抗原血清型，从而与之鉴别

慢性滤泡性结膜炎：双侧下穹隆及下睑结膜见大小均匀、排列整齐的滤泡。结膜充血不重有分泌物，无角膜血管翳

春季角结膜炎：自觉眼痒明显，查体睑结膜生的乳头大而扁平，无角膜血管翳。结膜分泌物涂片中可见大量嗜酸性粒细胞

巨乳头性结膜炎：患者有明确的角膜接触镜配戴史，滤泡直径可大于1mm

局部治疗：
局部使用足量敏感的抗生素滴眼液和眼膏。推荐早期沙眼活动期使用0.3%~0.5%氧氟沙星滴眼液，每天4次

全身治疗：
①婴儿沙眼：红霉素干糖浆剂30~50mg/（kg·d），分4次口服，共14d。如有效，再延长1~2周。
②儿童沙眼：体重<45kg者：红霉素干糖浆剂50mg/（kg·d），分4次口服，共14d；体重≥45kg者，阿奇霉素第1日1g，以后2日每日0.5g，共3d。红霉素治疗婴儿或儿童沙眼衣原体感染的疗效约80%，可能需要第2个疗程

并发症治疗：
手术矫正倒睫及睑内翻是防止晚期沙眼瘢痕形成导致失明的关键措施

参考文献

1. 中国疾病预防控制中心性病控制中心,中华医学会皮肤性病学分会性病学组,中国医师协会皮肤科医师分会性病亚专业委员会.梅毒、淋病和生殖道沙眼衣原体感染诊疗指南(2020 年).中华皮肤科杂志,2020,53(3):168-179.
2. 杨培增,范先群.眼科学.9 版.北京:人民卫生出版社,2018.

第六节 新生儿包涵体性结膜炎

【概述】

新生儿包涵体性结膜炎(inclusion conjunctivitis)是 D~K 型沙眼衣原体引起的滤泡性结膜炎。呈急性或亚急性发病。衣原体还可引起患儿衣原体性中耳炎、呼吸道感染。

【病因】

新生儿包涵体性结膜炎儿因母婴垂直传播导致。

【诊断】

潜伏期约为出生后 5~14 天。感染多为双侧,眼部表现开始为水样或黏液样分泌物,后期进展为脓性。结膜炎持续 2~3 个月后,出现乳白色滤泡。重者有假膜形成、结膜瘢痕化。大多数新生儿衣原体性结膜炎具有自限性,部分可并发角膜瘢痕和角膜新生血管(图 2-6)。根据急性滤泡性结膜炎的临床表现可以诊断。此外,实验室检查可以确定诊断(同沙眼)。

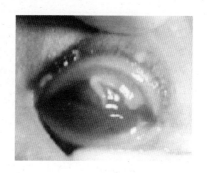

图 2-6 新生儿包涵体性结膜炎

【鉴别诊断】

1. 沙眼 病变以上穹窿及睑板上缘结膜显著,并可出现垂帘状的角膜血管翳。实验室可通过单克隆抗体进行免疫荧光检测来鉴别其抗原血清型,从而与之鉴别。

2. 淋球菌性结膜炎 超急性发病,产道感染者在出生后 2~5 天发病,出生后 7 天以后发病患儿为产后感染,有较多脓性分泌物不断从睑裂流出,有"脓漏眼"之称。分泌物涂片 Gram 染色镜检显示多形核细胞内有革兰氏阴性双球菌可以鉴别。

【治疗】

1. 局部治疗 局部使用足量敏感的抗生素滴眼液和眼膏。

2. 全身治疗 红霉素干糖浆粉剂 30~50mg/(kg·d),分 4 次口服,共 14 天。如有效,再延长 1~2 周。红霉素治疗婴儿衣原体感染的疗效约 80%,可能需要第 2 个疗程。

➤ 附:新生儿包涵体性结膜炎的诊治流程图

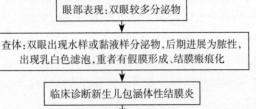

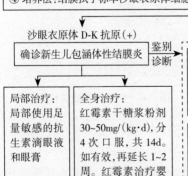

参考文献

1. 中国疾病预防控制中心性病控制中心,中华医学会皮肤性病学分会性病学组,中国医师协会皮肤科医师分会性病亚专业委员会.梅毒、淋病和生殖道沙眼衣原体感染诊疗指南(2020年).中华皮肤科杂志,2020,53(3):168-179.
2. 杨培增,范先群.眼科学.9版.北京:人民卫生出版社,2018.

第七节　过敏性结膜炎

【概述】

我国过敏性结膜炎诊断和治疗专家共识(2018年)将过敏性结膜炎分为季节性过敏性结膜炎、常年过敏性结膜炎、春季角结膜炎、巨乳头性结膜炎及特应性角结膜炎5大类。

【病因】

季节性过敏性结膜炎和常年性过敏性结膜炎为以I型超敏反应为主的非增殖性过敏性结膜炎,春季角结膜炎、巨乳头性结膜炎及特应性角结膜炎为I型和IV型超敏反应共同参与的增殖性过敏性结膜炎。

有研究表明城市人口的该病患病率平均年增长率为7.6%,呈上升趋势,省会城市发病率最高。过敏性结膜炎与大气污染物、气温和风速呈正相关,但与相对湿度呈负相关。最近的研究表明过敏性结膜炎的严重程度和持续时间与鼻炎的严重程度和持续时间显著相关。过敏性结膜炎与儿童及其父母的健康呈正相关,生活质量呈负相关,特别是在春季角结膜炎、特应性角结膜炎或角膜荧光素染色评分较高的儿童中。

【诊断】

1. 临床诊断　眼痒,伴或不伴异物感;结膜充血、结膜乳头及至少满足1项角膜特异性病变(包括角膜缘Homer-Trantas结节、角膜上皮脱落、角膜盾形溃疡)。患儿多表现为频繁揉眼或者频繁眨眼被家长发现,部分会自诉眼痒。

(1) 结膜充血:轻度表现为少量结膜血管扩张;中度介于轻度和重度之间;重度则表现为结膜血管扩张明显,以至于无法区分单根血管走形。

(2) 结膜水肿:轻度表现为区域性结膜水肿,中度为弥漫性全结膜轻度水肿但不凸出结膜囊,而重度则为全结膜水肿且凸出结膜囊。

(3) 结膜乳头:轻度表现为累及上睑结膜的区域 <1/3 面积,中度为累及区域 1/3~1/2 上睑结膜面积,而重度则累及区域 > 1/2 上睑结膜面积。

季节性过敏性结膜炎和常年性过敏性结膜炎以结膜充血、水肿为主,一般没有结膜乳头,其中儿童以季节性过敏性结膜炎为主;春季角结膜炎(图 2-7)、巨乳头性结膜炎及特应性角结膜炎均有结膜乳头,病变常累及角膜,其中儿童以春季角结膜炎常见,本病的临床分型为结膜型、角膜缘型和混合型。

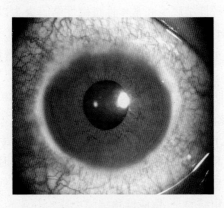

图 2-7 春季角结膜炎

2. 实验室检查 结膜刮片或印记细胞学检查发现嗜酸性粒细胞;角膜共聚焦显微镜检查角膜缘结构、朗格汉斯细胞数量增多;泪液或血液的 IgE 抗体检测出现抗体滴度增高;过敏原应激实验,临床较少用到。

【鉴别诊断】

1. 感染性结膜炎　细菌感染多为黄色脓性,病毒感染多为水样分泌物,而过敏性结膜炎多为白色粘性分泌物。可通过细菌培养排除感染因素。

2. 药物性结膜炎　患儿有长期大剂量用药史,而没有明显的眼痒等症状等。

3. 自身免疫性角膜炎　多有明确的系统性自身免疫性疾病史。

4. 干眼　过敏性结膜炎可与干眼伴随发生,需要做干眼的相关检查如 BUT、SchirmerI 试验、角膜荧光色染色以明确诊断。

【治疗】

1. 尽量避免过敏原

2. 药物治疗

(1) 抗组胺药:用于轻中度过敏性结膜,0.05% 依美斯汀滴眼液,每天 2~4 次。

(2) 肥大细胞稳定剂:用于发病的间歇期,0.1% 吡嘧司特滴眼液,每天 2 次;或 2%、4% 色苷酸钠滴眼液,每天 4~6 次。

(3) 双效药物:作为首选的抗过敏性结膜炎药物,能抗组胺并有稳定肥大细胞膜的双效作用,0.1% 奥洛他定滴眼液,每天 2 次;或 0.05% 氮䓬斯汀滴眼液,每天 2~4 次;或 0.05% 酮替芬滴眼液,每天 4 次。

(4) 免疫抑制剂:增殖性过敏性结膜炎患者早期可用 0.1% 他克莫司(FK506)或 1% 环孢霉素 A 滴眼液作为首选用药,并逐渐减量至停药。

(5) 激素:对于非增殖性过敏性结膜炎患者,仅用于经常规抗过敏治疗无效者,低剂量、低浓度给药,一般不超过 2 周,儿童慎用,并注意随访眼压;对于增殖性过敏性结膜炎患者,一般使用不超过 4 周。

(6) 其他药物:如非甾体抗炎药效果有限。

3. 其他治疗　促进角膜上皮修复的治疗,例如绷带镜等。

➤ 附：过敏性结膜炎的诊治流程图

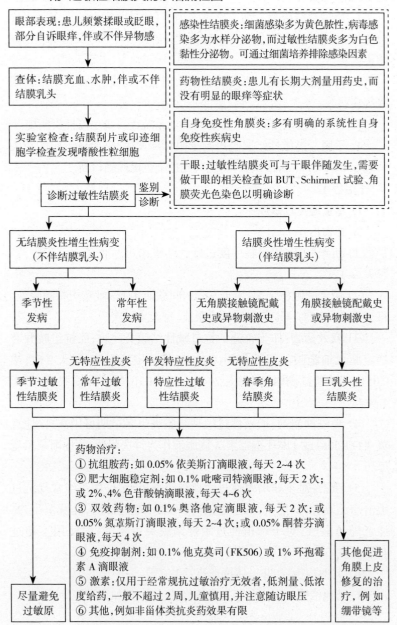

眼部表现：患儿频繁揉眼或眨眼，部分自诉眼痒，伴或不伴异物感

感染性结膜炎：细菌感染多为黄色脓性，病毒感染多为水样分泌物，而过敏性结膜炎多为白色黏性分泌物。可通过细菌培养排除感染因素

查体：结膜充血、水肿，伴或不伴结膜乳头

药物性结膜炎：患儿有长期大剂量用药史，而没有明显的眼痒等症状

实验室检查：结膜刮片或印迹细胞学检查发现嗜酸性粒细胞

自身免疫性角膜炎：多有明确的系统性自身免疫性疾病史

干眼：过敏性结膜炎可与干眼伴随发生，需要做干眼的相关检查如 BUT、SchirmerI 试验、角膜荧光色染色以明确诊断

诊断过敏性结膜炎　鉴别诊断

无结膜炎性增生性病变（不伴结膜乳头）

结膜炎性增生性病变（伴结膜乳头）

季节性发病　常年性发病　无角膜接触镜配戴史或异物刺激史　角膜接触镜配戴史或异物刺激史

无特应性皮炎　伴发特应性皮炎　无特应性皮炎

季节过敏性结膜炎　常年过敏性结膜炎　特应性过敏性结膜炎　春季角结膜炎　巨乳头性结膜炎

药物治疗：
① 抗组胺药：如 0.05% 依美斯汀滴眼液，每天 2~4 次
② 肥大细胞稳定剂：如 0.1% 吡嘧司特滴眼液，每天 2 次；或 2%、4% 色苷酸钠滴眼液，每天 4~6 次
③ 双效药物：如 0.1% 奥洛他定滴眼液，每天 2 次；或 0.05% 氮䓬斯汀滴眼液，每天 2~4 次；或 0.05% 酮替芬滴眼液，每天 4 次
④ 免疫抑制剂：如 0.1% 他克莫司（FK506）或 1% 环孢霉素 A 滴眼液
⑤ 激素：仅用于经常规抗过敏治疗无效者，低剂量、低浓度给药，一般不超过 2 周，儿童慎用，并注意随访眼压
⑥ 其他，例如非甾体类抗炎药效果有限

尽量避免过敏原

其他促进角膜上皮修复的治疗，例如绷带镜等

参考文献

1. 中华医学会眼科学分会角膜病学组.我国过敏性结膜炎诊断和治疗专家共识(2018年).中华眼科杂志,2018,54(6):409-414.

2. 洪佳旭,徐建江.对比美国眼科临床指南(PPP)过敏性结膜炎分册与《我国过敏性结膜炎诊断和治疗专家共识(2018年)》.中国眼耳鼻喉科杂志,2018,18(4):227-229.

3. 杨培增,范先群.眼科学.9版.北京:人民卫生出版社,2018.

4. Lu CW,Fu J,Liu XF,et al. Air pollution and meteorological conditions significantly contribute to the worsening of allergic conjunctivitis:a regional 20-city,5-year study in Northeast China. Light Sci Appl,2021,10:190.

5. Sánchez-Hernández MC,Dordal MT,Navarro AM,et al. Severity and duration of allergic conjunctivitis:are they associated with severity and duration of allergic rhinitis and asthma? Eur Ann Allergy Clin Immunol,2021.

6. Zhang SY,Li J,Liu R,et al. Association of Allergic Conjunctivitis With Health-Related Quality of Life in Children and Their Parents. JAMA Ophthalmol,2021.

第八节　结膜下出血

【概述】

结膜下出血多由于结膜下小血管的破裂或通透性明显增强,血液进入结膜下组织间隙所致。

【病因】

新生儿结膜下出血的主要原因是胎儿通过产道时胸廓受挤压使得胸廓内压增高、静脉回流障碍,进而头颈部静脉压力增高导致结膜下出血;儿童结膜下出血的主要原因为外伤。

【诊断】

临床上表现为结膜下鲜红色出血,根据临床表现可以明确诊断(图2-8)。

【鉴别诊断】

1. 流行性出血性结膜炎
是由肠道病毒 70 型（EV70）、
柯萨奇病毒 A 组 24 型变种
（CA24v）以及腺病毒 11 型引
起，以急性滤泡性结膜炎为
表现的病毒性结膜炎。体征
为眼睑红肿，睑、球结膜中高
度充血，多伴结膜下点片状
出血。

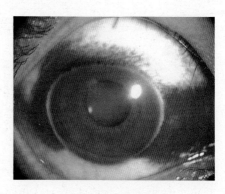

图 2-8　结膜下出血

2. 急性细菌性结膜炎　起病急，有眼红、疼和分泌物增多等表现，结膜囊刮片可见大量的中性粒细胞，分泌物细菌培养阳性。

【治疗】

1. 一般可自行吸收。

2. 若有原发病，积极治疗原发病。

➤ 附：结膜下出血的诊治流程图

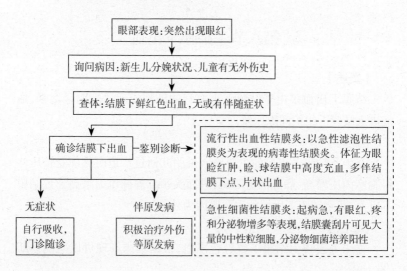

参考文献

1. 张军,刘森玉,王璞,朱子诚.结膜下出血的临床特点分析.国际眼科杂志, 2012,12(6):1121-1124.

2. 赵堪兴,杨培增.眼科学.9版.北京:人民卫生出版社,2020.

3. 上海市突发急性眼部疾病公共卫生应急防控和管理专家组.感染性结膜炎 临床眼科防控专家共识.上海医药,2021,42(2):3-8.

第九节 结膜结石

【概述】

结膜结石是临床上的常见病,是指出现于睑结膜表面的黄白色 凝结物,常见于慢性结膜炎患者。

【病因】

结膜结石主要由结膜脱落的上皮细胞以及变性的白细胞凝固而 成,并不含有"钙",因此并非真正的结石。

【诊断】

肉眼下为不规则的黄白色块状结构;显微镜下近睑缘处结石质 软,为光滑的有囊壁包裹的上皮角化物及油脂状物;非睑缘处结石质 硬,为棕褐色匀质样颗粒状物。患者一般无自觉症状,当结石突起于 结膜表面时,因摩擦结膜上皮甚至角膜上皮擦伤而自觉异物感,儿童 可表现为频繁眨眼、流泪等。查体可见结膜面单发或者多发的黄白色 颗粒状凝结物(图 2-9)。

【鉴别诊断】

1. 慢性结膜炎 可有异物感,患儿频繁眨眼,查体见结膜充血, 并有乳头、滤泡增生。

2. 内睑腺炎 患儿疼痛明显,查体见睑结膜面有硬结、局部充 血、有压痛,可形成黄色脓点。

【治疗】

1. 在表面麻醉下剔除结膜结石。

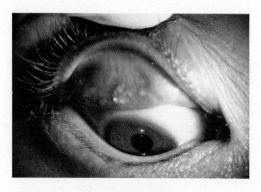

图 2-9 结膜结石

2. 治疗伴随的眼部疾患,如有慢性结膜炎可局部抗生素治疗,伴干眼可给予人工泪液等治疗。

➤ 附:结膜结石的诊治流程图

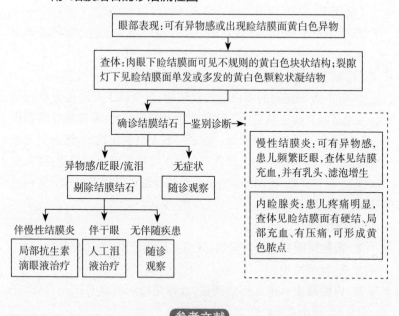

参考文献

1. Kowal VO, Adamis AP, Albert DM. Conjunctival concretions. Am J Ophthalmol,

1992,114:640-641.

2. 张德玉,李静波.不同部位结膜结石的性质比较分析.吉林医学,2020,41
(4):780-781.

3. 杨培增,范先群.眼科学.9版.北京:人民卫生出版社,2018.

4. 郭莉,郭向明,张清炯,等.89例频繁瞬目儿童眼部检查结果报道.中国实
用眼科杂志,2001,19(3):234-235.

第十节　结膜血管瘤

【概述】

结膜血管瘤(conjunctival angioma)是一种较少见的良性血管瘤,在临床上通常为先天性或在生命最初几周出现,可能会自行消退。

【病因】

常与眼睑皮肤、脉络膜血管和脑部血管有广泛关联。目前没有发现遗传模式或易感性,也没有发现恶变。有研究发现了 *GNAQ* 基因突变与 Sturge-Weber 综合征相关,通过刺激细胞增殖和抑制凋亡出现病变。

【诊断】

外观表现分为孤立的团块状,或弥漫性的海绵血管瘤(图2-10)。根据外观不难诊断,但需要排除有无合并眼部其他血管瘤或者脑部血管瘤,可以借助 OCT 及核磁检查。

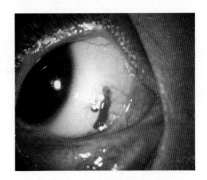

图2-10　结膜血管瘤

【鉴别诊断】

需要与结膜毛细血管扩张相鉴别,该类疾病常与全身疾病伴随发生,可首诊于眼科,需要警惕全身病。

【治疗】

1. 结膜血管瘤虽然不常见,但也不是非常罕见。它们与皮肤血

管瘤的生长特征相似,对局部或全身 β-受体拮抗剂治疗反应良好。在积极和预期的管理下,视力损害的风险似乎很低。

2. 浅层激光治疗结膜血管瘤,以避免潜在并发症。

3. 若合并眼部的其他异常,如 Sturge-Weber 综合征需要处理可能的青光眼、渗出性视网膜脱离等并发症。

➢ 附:结膜血管瘤的诊治流程图

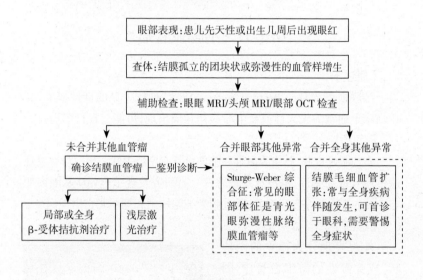

参考文献

1. Theiler M,Baselga E,Gerth-Kahlert C,et al. Infantile hemangiomas with conjunctival involvement:An underreported occurrence. Pediatr Dermatol, 2017,34:681-685.

2. Mantelli F,Bruscolini A,La Cava M,et al. Ocular manifestations of Sturge-Weber syndrome:pathogenesis,diagnosis,and management. Clin Ophthalmol, 2016,10:871-878.

3. Shirley MD,Tang H,Gallione CJ,et al. Sturge-Weber syndrome and port wine stains caused by somatic mutation in GNAQ. N Engl J Med,2013,368:1971-1979.

4. Parsa CF. Focal venous hypertension as a pathophysiologic mechanism for tissue hypertrophy, port-wine stains, the Sturge-Weber syndrome, and related disorders: proof of concept with novel hypothesis for underlying etiological cause (an American ophthalmological society thesis). Trans Am Ophthalmol Soc, 2013, 111: 180-207.

第十一节 结膜乳头状瘤

【概述】

结膜乳头状瘤（conjunctival papilloma）是一种良性上皮肿瘤，其结膜上皮组织呈良性增生。在儿童时期，乳头状瘤占结膜肿瘤的 7%~10%。结膜乳头状瘤在儿童和青少年中比在成人中更容易复发。

【病因】

结膜乳头状瘤与 HPV 部分亚型的感染密切相关，HPV 阳性率可达 50%~100%，其中主要为 HPV6 型和 HPV11 型。此外，在 HPV 宿主的眼表疾病发病机制中，遗传易感性和环境因素起重要作用。眼表面的上皮细胞暴露于环境中，因此易受感染，特别是在黏液、眼泪和浅表细胞层的保护屏障受损的情况下。它们的致病作用尚未完全阐明。从污染的手指中自体接种 HPV 感染与结膜乳头瘤的发生密切相关。胎儿可通过 HPV 感染的产道感染。

【诊断】

患者主诉为发现眼部肿物，伴有眼红、流泪、分泌物多等眼部不适症状；病变常起于球结膜，外观呈肉粉色，似菜花样或桑葚样，从基底向上生长并呈扁平膜状或草莓样隆起，肿物富含血管，毛细血管扩张呈松针状，质脆，易出血（图 2-11）。虽然没有检测 HPV 的

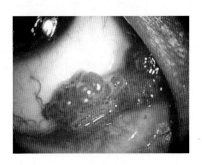

图 2-11 结膜乳头瘤

金标准,但 PCR 通常被认为是最敏感的方法。

【鉴别诊断】

1. 结膜皮样瘤 肿瘤表面光滑或粗糙,扁平样隆起,边界清楚,其内可有毛发。病理检查可确诊。

2. 皮样脂肪瘤 肿瘤为黄色光滑隆起的肿块,质软,常位于颞上的球结膜下,病理检查可确诊。

3. 结膜 Bowen 病 肿瘤多为圆形、三角形、灰色、白色或粉色,其周围结膜扩张出血的血管伸入瘤体,常位于颞侧球结膜。病理检查可以确诊。

【治疗】

结膜乳头状瘤的治疗方法主要有手术切除、冷冻治疗。此外,口服西咪替丁、外用干扰素-α 也有一定疗效。尽管有各种各样的治疗方法,结膜乳头状瘤的复发率仍然很高。

➢ 附:结膜乳头状瘤的诊治流程图

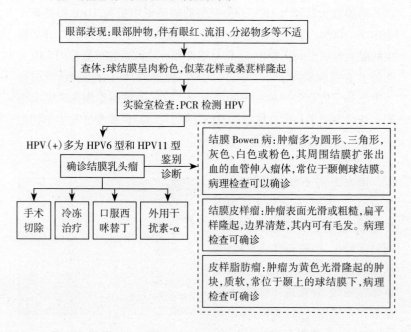

参考文献

1. Kaliki S, Arepalli S, Shields CL, et al. Conjunctival papilloma:features and outcomes based on age at initial examination. JAMA Ophthalmol,2013,131: 585-593.

2. Chalkia AK, Bontzos G, Spandidos DA, et al. Human papillomavirus infection and ocular surface disease(Review). Int J Oncol,2019,54:1503-1510.

3. Hanbazazh M, Gyure KA. Ocular Human Papillomavirus Infections. Arch Pathol Lab Med,2018,142:706-710.

4. 李娟娟,吴敏,胡竹林.眼结膜乳头状瘤的临床病理分析.临床与实验病理学杂志,2011,27(3):315-316.

5. Okan G, Ayan I, Karslioğlu S, et al. Conjunctival papilloma caused by human papillomavirus type 11 treated with systemic interferon in a five-year-old boy. Turk J Pediatr,2010,52:97-100.

第三章 泪 器 病

第一节 新生儿泪囊炎

【概述】

新生儿泪囊炎是指出生后几天到几周内出现的,表现为流泪、流脓,甚至出现包块、急性泪囊炎的一类疾病。需要指出的是,新生儿泪囊炎的说法是一种误称,因为造成这一系列表现的并非是泪囊的感染和炎症,而是生后泪囊中残留的未排出物的感染。所以先天性鼻泪管阻塞(congenital nasolacrimal duct obstruction,CNLDO)是更为科学和通用的名称。这个名称明确了这些患儿泪道阻塞的部位是鼻泪管末端或鼻泪管鼻腔开口处。CNLDO 的患病率约为 5%~20%,早产儿的患病率会更高。

【病因】

CNLDO 的发病机制尚不明确,但目前普遍认为是鼻泪管内的 Hasner 瓣的延迟内卷导致了生后的鼻泪管阻塞。所以其主要的原因并非鼻泪管的狭窄,而是鼻泪管内瓣膜的阻塞,这是造成其治疗手段和成人鼻泪管阻塞有着显著差异的根本原因。

【诊断】

当患儿在生后的几天到几周时间(绝大多数出现在生后的 1 个月以内),单眼(也可双眼发病,但较单眼少)出现流泪伴有或不伴有流脓时,都要考虑 CNLDO 的可能。患儿往往结膜囊里有分泌物,甚至睫毛上都可以有分泌物的结痂。有些儿童还会出现泪囊区的包块,这对鼻泪管阻塞的诊断很有帮助。甚至有些儿童出现泪囊区的红肿,表现为急性泪囊炎。如果按压泪囊区,有脓性分泌物从泪小点反出,或者冲洗泪道不通,伴或不伴反流出脓性分泌物则可以诊断 CNLDO。

【鉴别诊断】

患儿在生后即出现了流泪,需要与以下疾病鉴别:

1. 先天性泪道闭锁 泪小点的膜状闭锁在裂隙灯显微镜下观察就可以发现,有时候使用泪点扩张针或者泪道探针可以直接把膜状物打开。而泪小管的闭锁则会在冲洗或探通的时候,在泪小管部位触及冲洗针头或探通针头无法通过的阻塞。此类疾病患者虽然会出现流泪,但是不会出现脓性分泌物,一般也不会出现泪囊区的包块。

2. 新生儿泪囊囊肿 也被称为新生儿羊水囊肿,女婴多发。新生儿泪囊囊肿一般泪囊区会有包块,也可以出现继发感染而表现为急性泪囊炎。B 超、CT 或 MRI 检查对于新生儿泪囊囊肿的诊断意义巨大,尤其产前 B 超检查往往就可以发现胎儿的泪囊囊肿。

【治疗】

在生后 12 个月内,有 95% 的患儿可以自行缓解。在生后 12 个月仍然存在症状的患儿,在其生命的第二年里仍然有 44% 的患儿可以自发缓解。鉴于如此高的自发缓解率,等待和观察就成为了CNLDO 治疗的主旋律。在观察期间通过对泪囊的按摩(Crigler 技术)可以有效提高 CNLDO 的缓解率。操作时用手指按压内眦的泪点位置,避免泪液反流,同时另一只手从上向下按压泪囊区。目前认为这种操作可以增加鼻泪管的静水压,以达到帮助 Hasner 瓣打开的目的。

有且只有患儿出现流脓的表现时,局部可以使用抗生素滴眼液进行治疗。不建议对出现了 CNLDO 但没有脓性分泌物的孩子进行抗生素的预防性治疗。

对于达到 12 个月 CNLDO 仍没有自行缓解的患儿,可以进行手术干预,具体方法有以下几种:

1. 高压冲洗 高压冲洗被认为有可能通过压力作用打开尚未自行打开的 Hasner 瓣膜,以达到治愈的目的。目前报道的成功率在33%~100%。但实际临床中很少对已经躺在手术台上的患儿仅进行泪道的高压冲洗,而更多的是在冲洗之后进行鼻泪管的探通以提高治愈率。

2. 鼻泪管探通　一般在全身麻醉下使用泪道探针对患儿进行鼻泪管的探通,探通的操作方法和成人相同。目前报道的对于 13~18 个月的患儿,鼻泪管探通成功率为 77%~89%,对于 18~24 个月的患儿成功率则为 54%~89%,而对于 24~36 个月的患儿,成功率为 33%~72%。值得一提的是,目前虽然仍有一些学者认为应该更早期进行探通治疗,但是主流的观点还是认为泪道探通有损伤泪小管、泪囊和鼻泪管的风险,考虑到 CNLDO 的高自发缓解率,在没有出现其他合并症的情况下,鼻泪管探通不应早于生后 12 个月,尤其不应早于生后 9 个月。对于第一次鼻泪管探通失败的患儿,可以再次行泪道探通,文献报道的再次探通的成功率为 52%~56%。

3. 球囊管扩张　球囊管扩张治疗即使对于初次探通失败后的患儿仍可以有 77% 的治愈率,如果同时进行泪道置管,成功率可以增加到 88%。但由于球囊管治疗在我国并非很普及,而且操作难度高于单纯探通,所以往往只被用来治疗鼻泪管探通后失败的病例。

4. 鼻腔泪囊吻合术　对于上述方法治疗失败的患儿,或者存在鼻泪管骨性狭窄及新生儿泪囊囊肿的患儿,应进行鼻腔泪囊吻合术,首选鼻内镜下鼻腔泪囊吻合术。

(张　钦)

参考文献

1. Vagge A,Ferro DL,Nucci P,et al. Congenital Nasolacrimal Duct Obstruction (CNLDO):A Review. Diseases,2018,6(4):96.

2. Oculoplastic and Orbital Disease Group of Chinese Ophthalmological Society of Chinese Medical Association. Chinese expert consensus on diagnosis and treatment of congenital nasolacrimal duct obstruction(2021),2021,57(11):814-818.

3. Farat JG,Schellini SA,Dib RE,et al. Probing for congenital nasolacrimal duct obstruction:a systematic review and meta-analysis of randomized clinical trials. Arq Bras Oftalmol,2021,84(1):91-98.

4. Trott S,Colgrove N,Westgate P,et al. Systematic review of endoscopic-assisted surgical management for congenital nasolacrimal duct obstruction. Int J Pediatr Otorhinolaryngol,2020,139:110448.

第二节 急性泪囊炎

【概述】

急性泪囊炎是眼科的急症之一,由于泪囊和泪囊周围组织的感染,表现为突发的疼痛,伴有局部的红肿,泪囊区可触及包块,且有明显压痛。儿童急性泪囊炎和成人急性泪囊炎有着比较大的区别,儿童急性泪囊炎更容易出现泪道脓肿,从而发展为眶蜂窝织炎、眶脓肿以及脑膜炎,最终危及生命。所以儿童急性泪囊炎更应积极治疗、谨慎对待。

【病因】

儿童急性泪囊炎通常是先天性鼻泪管阻塞的并发症之一。但先天性鼻泪管阻塞的患儿仅有很小一部分(1.6%~2.9%)会出现儿童急性泪囊炎。而新生儿泪囊囊肿的患儿中出现急性泪囊炎的比例会明显增高(20%~75%)。确切的病因发病机制仍存在争议。儿童急性泪囊炎既可能是由于鼻泪管的阻塞导致泪液的引流的停滞带来了其后的细菌感染,同时也可能是由于细菌的直接侵袭造成了纤维化和阻塞。除了原发于泪囊的因素外,鼻窦炎、外伤后的鼻泪管阻塞、异物等因素也需要考虑全面。

【诊断】

当患儿出现泪囊区域皮肤的明显红肿、泪囊出现可被触及的膨胀、脓液从泪小点流出、也可同时伴有流泪时,结合既往存在先天性鼻泪管阻塞或者泪囊囊肿等病史,或者局部的外伤、鼻窦炎等病史,诊断并不困难。但要注意到的是在诊断儿童急性泪囊炎的同时,要评估患儿是否存在泪道的脓肿和窦道。如处理不及时,则可能发展为眶隔前蜂窝织炎(preseptal cellulitis,PCS),表现为上下眼睑的红肿,但不伴有眼球运动障碍和眼球突出。有时急性泪囊炎也可以直接发展为眶蜂窝织炎，或者球后脓肿，这时除了眼睑的红、肿、痛外，还可以出现球结膜水肿、眼球运动受限、眼球突出等表现。

【鉴别诊断】

虽然儿童急性泪囊炎通过病史和表现较容易诊断，但是有时还是需要和发生在泪囊区皮肤表面的其他肿物进行鉴别：

1. 先天性血管瘤 先天性血管瘤表现为红或紫色的包块，肿物边缘伴有灰色的晕。血管瘤和急性泪囊炎状态下的泪囊相比更为柔软、扁平，并且肿物有一定的活动度，压痛也不甚明显。

2. 鼻神经胶质瘤 鼻神经胶质瘤往往发生在鼻根，也可表现为结节性红斑，所以往往较急性泪囊炎扁平，压痛不明显，眼部也不会有流泪、流脓等表现。

3. 横纹肌肉瘤 儿童胚胎型横纹肌肉瘤同样可以造成急性泪囊炎。所以儿童急性泪囊炎经常规治疗效果不佳的，就需要考虑到其他特殊的肿物的可能性，局部组织进行病理检查对于明确病因至关重要。

【治疗】

在开始治疗前，建议进行局部的分泌物培养，以期提供病原学诊断，以指导抗生素的使用。治疗可以分为保守治疗、手术探通、切开引流和鼻腔泪囊吻合手术：

1. 保守治疗 由于儿童急性泪囊炎的急迫性和危险性，保守治疗往往需要静脉应用广谱抗生素。当然如果有细菌培养的阳性结果，可以根据药敏实验结果来选择敏感的抗生素。通常使用的抗生素包括青霉素、头孢类、克林霉素及万古霉素等。抗生素保守治疗后往往需要接着进行鼻泪管探通治疗，所以应在探通前 24~48 小时开始全身应用抗生素。

2. 泪道探通 引起儿童急性泪囊炎的主要原因是先天性鼻泪管阻塞，所以鼻泪管探通是治疗儿童泪囊炎的主要手段之一。全身使用抗生素 24~48 小时后进行泪道探通会提高单次探通成功率。但原发于新生儿泪囊囊肿的急性泪囊炎使用泪道探通的成功率不高，单次探通成功率仅为 53%。值得一提的是，没有出现泪囊炎和眶蜂窝织炎的情况下的泪囊囊肿,单次探通成功率为100%,所以也说明对于新生儿泪囊囊肿,早期治疗避免感染情况的出现是最重要的事情。当然更推荐在鼻内镜辅助下进行鼻泪管探通,这样有助于发现鼻腔囊肿以及一些复杂的先天性鼻泪管阻塞,同时还可以收集脓液进行病原体的鉴定和培养。探通的同时采用球囊管扩张治疗通常用于治疗一些首次探通失败的病例。

3. 切开引流　由于全身抗生素使用联合手术探通的高成功率,切开引流在儿童急性泪囊炎并不多见,往往用于出现眶蜂窝织炎的患儿。切开引流可以迅速控制感染,所以在一些探通失败甚至鼻腔泪囊吻合手术失败出现急性泪囊炎的患儿可以采用切开引流的方法暂时控制感染,为进一步治疗争取时间。

4. 鼻腔泪囊吻合术　儿童的鼻腔泪囊吻合手术的方法基本是采用鼻内镜辅助下的经鼻鼻腔泪囊吻合术及经泪小管激光鼻腔泪囊吻合术,这样可以保留泪道泵功能,也没有外部切口。鼻腔泪囊吻合手术主要用于各种复杂的阻塞,对于反复探通失败或者复发的病例采用鼻腔泪囊吻合手术也可以达到较好的治疗效果。而且急性泪囊炎的急性期就可以完成鼻腔泪囊吻合术。鼻腔泪囊吻合手术的失败率约为10%,主要是由于术后的瘢痕化造成的骨孔关闭,所以术中360°黏膜对黏膜的吻合以减少术后的瘢痕化是非常重要的。

(张　钦)

参考文献

1. Ali MJ, Joshi SD, Naik MN, et al. Clinical profile and management outcomes of acute dacryocystitis: two decades of experience in a tertiary eye care center. Semin Ophthalmol, 2015, 30: 118-123.

2. Pollard ZF. Treatment of acute dacryocystitis in neonates. J Pediatr Ophthalmol Strabismus, 1991, 28: 341-343.

3. Ffooks OO. Lacrimal abscess in the newborn: a report of seven cases. Br J Ophthalmol, 1961, 45: 562-565.

4. Burkat CN, Lucarelli MJ. Rhabdomyosarcoma masquerading as acute dacryocystitis. Ophthal Plast Reconstr Surg, 2005, 21: 456-458.

5. Bianchi FA, Tosco P, Campisi P, et al. Mucoepidermoid carcinoma of the lacrimal sac masquerading as dacryocystitis. J Craniofac Surg, 2010, 21(3): 797-800.

第三节　慢性泪囊炎

【概述】

　　慢性泪囊炎是由于鼻泪管的狭窄或者阻塞,导致泪液无法引流至鼻腔,泪囊形成无效腔后,造成其内的细菌或真菌的生长和泪囊的炎症。慢性泪囊炎好发于成人,女性约占75%。

【病因】

　　多数儿童的慢性泪囊炎是继发于先天性鼻泪管阻塞、先天性泪囊囊肿或者泪囊憩室等几种疾病。

【诊断】

　　通过流泪伴或不伴流脓,内眦和/或眼周长期有分泌物存留,按压泪囊区有脓性分泌物从泪点溢出的表现,诊断慢性泪囊炎并不困难。较年长的儿童则可以配合进行泪道冲洗,冲洗时表现为上冲下返、下冲上返,同时有脓性分泌物返出。进行荧光染料消失试验(fluorescein dye disappearance test, FDDT)则会出现荧光染料的清除延迟。泪囊造影可发现鼻泪管段以下没有造影剂,而泪囊内造影剂积存。通过上述检查可判断是否存在慢性泪囊炎。

【鉴别诊断】

　　慢性泪囊炎需要与泪小管炎、慢性结膜炎和泪道肿物进行鉴别:

　　1. 泪小管炎　泪小管炎是较容易被误诊的疾病,其表现为流泪、流脓,这些和慢性泪囊炎非常相似。但是泪小管炎由于炎症来自泪小管,所以几乎泪点口处都可以见到脓性分泌物,而慢性泪囊炎很多需要通过按压泪囊区才会在泪点处发现分泌物返出,甚至需要泪道的冲洗时候才可以看到脓性分泌物。另外泪小管炎泪道冲洗常常是通畅的,而且有时会有米渣样分泌物(也有被形容为凝结物或结石)被冲出,这对诊断泪小管炎非常有帮助。

2. 慢性结膜炎 慢性结膜炎同样可能会有较多的结膜囊里或者眼周的分泌物,但是结膜炎的结膜充血往往比慢性泪囊炎重,且更弥漫。另外,结膜炎泪道冲洗一般通畅,也不会有分泌物从泪道返出。

3. 泪道肿物 泪道内肿物同样可以引起慢性泪囊炎,但这类疾病需要尽早进行病因诊断才能开展后续治疗。由淋巴瘤、黑色素瘤、黏液表皮样癌、转移癌、原发泪囊腺癌、异位泪腺等引起的慢性泪囊炎均有文献报道。术前的 CT 检查会提示泪囊肿物,或者鼻腔泪囊吻合术中见到肿物并切除进行病理检查才可以明确。

【治疗】

儿童的慢性泪囊炎治疗和先天性鼻泪管阻塞类似。但是能造成慢性泪囊炎的鼻泪管阻塞往往很难通过等待和观察获得缓解,而且泪道的高压冲洗也基本无效,往往需要使用泪道探通、球囊管扩张、泪道置管,甚至鼻腔泪囊吻合手术才能获得治愈。

(张　钦)

参考文献

1. Campollataro BN, Leuder GT, Tychsen L. Spectrum of pediatric dacryocystitis: medical and surgical management of 54 cases. J Pediatr Ophthalmol Strabismus, 1997, 34: 143-153.

2. Freitag SK, Woog JJ. Congenital nasolacrimal duct obstruction. Ophthalmol Clin North Am, 2000, 13: 705-718.

3. Kashkouli MB, Kassaee A, Tabatabaee Z. Initial nasolacrimal duct probing in children under age 5: cure rate and factors affecting success. J AAPOS, 2002, 6 (6): 360-363.

4. Kashkouli MB, Beigi B, Parvaresh MM, et al. Late and very late initial probing for congenital nasolacrimal duct obstruction: what is the cause of failure? Br J Ophthalmol, 2003, 87 (9): 1151-1153.

5. Pogrebniak E, Crouch E. A Survey of Pediatric Ophthalmologists to Assess Practice Patterns for Primary Surgical Management of Nasolacrimal Duct Obstruction. J Pediatr Ophthalmol Strabismus, 2022, 59 (1) : 35-40.

第四节　泪道狭窄或阻塞

【概述】

各种书籍和文献中一般定义泪道狭窄和阻塞通常都是指鼻泪管的狭窄和阻塞。从程度上,阻塞一般指鼻泪管完全阻塞,泪液不能通过,而狭窄则表示液体尚能部分通过,或者在持续的正压力下能通过鼻泪管到达鼻腔。但文献中提到先天性泪道狭窄(congenital dacryostenosis)时,总是会把所谓先天性泪道狭窄和先天性鼻泪管阻塞(congenital nasolacrimal duct obstruction,CNLDO)画等号。换句话说,狭窄和阻塞只是程度上的差异,但本质是相同的。当然我们知道泪道的狭窄和阻塞可能的原因非常多,包括先天性泪点闭锁、先天性泪小管闭锁、先天性鼻泪管阻塞、新生儿泪囊囊肿,以及泪囊的各种肿瘤等等。泪道狭窄或阻塞是一大类疾病的体征诊断而非病因诊断。

【病因】

由于儿童的泪道狭窄和阻塞多数源于 CNLDO,所以请参考本章第一节的内容。

【诊断】

参见本章第一节

【鉴别诊断】

参见本章第一节。

【治疗】

参见本章第一节。

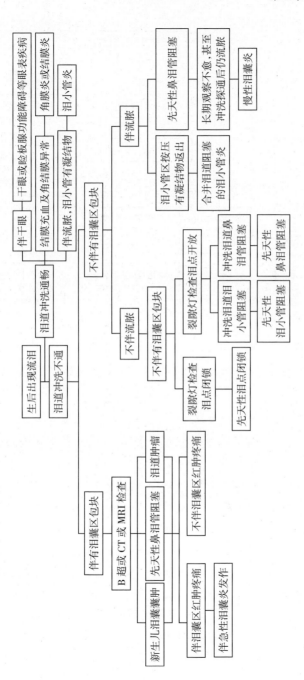

▶ 附：泪道阻塞性疾病的诊疗流程图

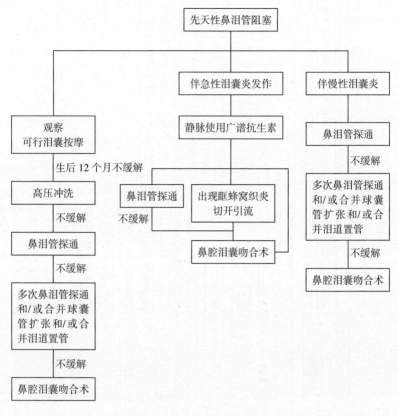

（张　钦）

第五节　泪　道　瘘

【概述】

　　泪道瘘分为先天性泪道瘘（congenital lacrimal fistula）和获得性泪道瘘（acquired lacrimal fistula）。儿童泪道瘘以先天性泪道瘘为主。先天性泪道瘘是泪道引流系统的发育异常，表现为内眦下方一个开口于皮肤的"泪小点"，小点表面由皮肤覆盖而非黏膜。而其内可与泪道任何部位相连接，先天性泪道瘘的窦道可以与泪总管、泪囊或鼻泪管相连。也有较罕见的情况下，瘘道只是皮肤开口的一个到皮下组织的盲道;或者皮肤面看不到,只是连接泪道和鼻腔的内部瘘管。先天性泪道瘘往往没有症状,不易被发现,也可以在出现局部的红肿、疼痛后被发现。而获得性泪道瘘往往继发于未经治疗自行破裂的泪道脓肿,以及外伤和一些医源性原因,如切开引流。获得性泪道瘘和先天性泪道瘘相比往往窦道口不规则,而且开口更大,其也可以与泪道引流通道的任何位置相连接。

【病因】

先天性泪道瘘的患病率约为每2 000个新生儿中有1个患病。此病可能存在常染色体显性或隐性遗传,或作为伴发疾病存在。泪道瘘常单眼出现,男女比例大体为1:1,未见明显的人种差异。泪道瘘的病理发病机制尚无定论,存在较多假说,例如鼻泪管外壁的过度生长;胚胎裂的关闭异常;脓性泪囊炎的炎性作用;表层上皮的融合异常等。但目前比较广泛被大家接受的假说为瘘管是多出的泪小管。这个假说被病理学检查结果所支持。所以如果此假说成立,那先天性泪道瘘和先天性双(多)泪点实际是一种疾病的不同表现,只是多余的这套泪小管系统开口的位置不同而已。获得性泪道瘘则主要继发于为局部的脓肿、外伤和医源性因素。

【诊断】

先天性泪道瘘常没有症状,有症状者常出现溢泪,也有从瘘道口流水或流脓的病例,尤其是当咳嗽或者擤鼻子时,有液体从瘘道里流出。当合并鼻泪管阻塞时可表现为难治性的泪囊炎。泪道瘘可与以下疾病并发:Down综合征;单侧鼻-眶脑脊膜膨出(naso-orbital meningocele);脊椎缺损、肛门闭锁、气管食管瘘、食管闭锁和桡骨发育不良(vertebral defects,anal atresia,tracheo-esophageal fistula,esophageal atresia,and radial dysplasia,VACTERL);先天性缺指/趾-外胚层发育不良-唇/腭裂综合征(ectrodactyly,ectodermal dysplasia and clefting,EEC);CHARGE综合征。

先天性泪道瘘的诊断要结合症状、体征及临床检查(比如冲洗和探通)。成人的冲洗和探通较易完成,应作为主要的手段,但儿童冲洗和探通配合较难,这时荧光染料消失试验(Fluorescein dye disappearance test,FDDT)对诊断会有一定的帮助。

而获得性泪道瘘除了相对更为明显的窦道口,以及冲洗时明确的窦道与泪道相通外,患者往往会有明确的外伤、手术和既往的泪道脓肿等病史。

【鉴别诊断】

泪道瘘患者会出现流泪,这和鼻泪管阻塞、泪点闭锁及泪小管,甚至泪道缺如的患儿症状上是类似的,所以需要鉴别。但泪道瘘独特的外观表现,通过细致的检查其实并不容易和其他疾病混淆。另外,前文提到的先天性泪道瘘经常会与例如 Down 综合征等先天性疾病并发,所以在发现泪道瘘的同时,要关注是否需要进行合并疾病的鉴别。

【治疗】

1. 保守治疗　保守治疗适用于无症状,特别是没有合并鼻泪管阻塞的患儿。

2. 瘘口烧灼封闭　虽然烧灼封闭窦道的方法仍然在临床上被使用,但其复发风险很高,效果不佳,所以应尽量在临床中避免再继续使用这个传统的方法。

3. 泪道探通　泪道探通治疗只适合于合并有先天性鼻泪管阻塞的患儿,并非针对泪道瘘本身。

4. 窦道切除手术　窦道切除如果只切除皮肤开口的部位,然后用线缝合皮肤的缺损区域,几乎都会出现复发。所以应使用改良的方法,用一根泪道探针探入泪囊作为泪囊的示踪,再用另一根探针从窦道探入,直到与第一根探针交汇,沿第二根探针尽量切除窦道,然后缝合缺损区域,这种改良的手术方法超过 90% 的患者不再复发。所以手术中皮肤要充分的切开,暴露好术野,尽量进行完整的泪道窦道切除。

5. 鼻腔泪囊吻合术　泪道瘘切除手术同时是否需要进行鼻腔泪囊吻合手术目前仍存在争议。联合鼻腔泪囊吻合术能减少泪道瘘的复发。但是由于儿童对于 Jones 管无法耐受,所以不适合接受经结膜鼻腔泪囊吻合术。而且儿童行外路鼻腔泪囊吻合手术会有颜面的切口,可能影响外观和增加之后进行整形手术的概率,所以更建议通过鼻内镜辅助下行经鼻鼻腔泪囊吻合术。

➤ 附:泪道瘘的诊治流程图

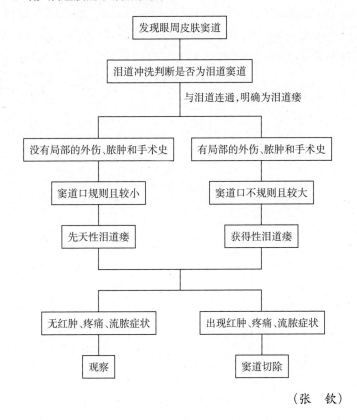

（张 钦）

参考文献

1. Bothra N, Pattnaik M, Ali MJ. Acquired lacrimal fistula: classification and management. Orbit, 2021, 25: 1-4.

2. Choi YM, Jang Y, Kim N, et al. The effect of lacrimal drainage abnormality on the surgical outcomes of congenital lacrimal fistula and vice versa. Eur J Ophthalmol, 2022, 32(1): 108-114.

3. Salem K, Gibson A, Dolman PJ. Management of congenital lacrimal (anlage) fistula. Br J Ophthalmol, 2014, 98 (10): 1435-1436.

4. Ali MJ, Mishra DK, Naik MN. Histopathology and Immunophenotyping of Congenital Lacrimal (Anlage) Fistulae. Ophthalmic Plast Reconstr Surg, 2016, 32 (1): 17-19.

5. Chaung JQ, Sundar G, Ali MJ. Congenital lacrimal fistula: A major review. Orbit, 2016, 35 (4): 212-220.

第四章 角 膜 病

第一节 大 角 膜

【概述】

大角膜(megalocornea)是指角膜水平直径大于或等于 13mm 的角膜,为一种非进展性的病变,通常双侧发病并且左右对称。

【病因】

目前,广泛被接受的理论是由于视杯的生长缺陷导致杯状物前端不能闭合,从而留下较大的角膜空间。有人认为大角膜是先天性青光眼进展停止的现象,但是组织病理报道大角膜的眼球的房角没有先天性青光眼所表现的经典房角异常。角膜蛋白产生异常可能在其发病中发挥作用,因为有些大角膜与胶原蛋白合成的全身疾病有关。

大角膜为 X 连锁隐性遗传,因此 90% 的病例为男性。大角膜由 X 染色体 q23 上的 *CHRDL1* 突变引起。有少见的偶发性常染色体显性遗传、常染色体隐性遗传及散发病例的报道。

【诊断】

1. 大角膜的诊断 角膜水平直径≥13mm。

2. 临床表现 厚度正常或略低于正常,直径扩大但仍透明。内皮细胞密度正常。

大角膜可单独出现,也可以与眼部和全身疾病相关联。

3. 合并大角膜的异常

(1) 眼部:近视;散光;青年环;Krukenberg 梭;虹膜基质发育不全;先天性瞳孔缩小症;虹膜突突出;小梁网色素沉着;先天性青光眼(罕

83

见);开角型青光眼;白内障(通常为后囊下);晶状体异位。

(2) 全身:白化病;Apert 综合征;蜘蛛指/趾综合征;马方综合征;颅缝早闭;唐氏综合征;侏儒症;面部偏侧萎缩症;层状鱼鳞病;Ⅱ型黏脂质贮积症;Neuhauser 综合征;造骨不全。

【鉴别诊断】

大角膜主要与先天性青光眼的"牛眼"相鉴别。

大角膜眼压正常、角膜透明及视神经正常。大角膜内皮镜检查显示其角膜内皮细胞密度正常。先天性青光眼如存在明显眼压升高的迹象,出现角膜 Haab 纹和视盘改变,内皮细胞计数也相对降低,比较容易明确先天性青光眼的诊断。然而在较轻的先天性青光眼患者中,这些体征并不明显,鉴别诊断相对困难,如果发现一个分界明显的角膜缘区域,这是大角膜的特征,在先天性青光眼中没有这种表现。A 超检查可发现大角膜特征,包括前房深度增加、晶状体和虹膜后移及玻璃体长度变短,可以帮助鉴别角膜和眼球均扩张的"牛眼"。仔细查体加上辅助检查可以帮助鉴别大角膜和先天性青光眼,早期诊断及治疗可以预防先天性青光眼导致的严重视力丧失和并发症。

此外,需要考虑是否合并其他全身异常,如马方综合征、Apert 综合征和Ⅱ型黏脂质贮积症等。

【治疗】

当大角膜不伴其他异常时,应检查屈光状态,矫正屈光不正,避免弱视产生。并定期进行眼科检查以监测各种相关症状,如白内障形成(常发生于 30~50 岁大角膜的成年人)。大角膜白内障手术由于前房空间大、悬韧带松弛等因素而相对复杂。

(李方烃　李明武)

➤ 附：大角膜的诊治流程

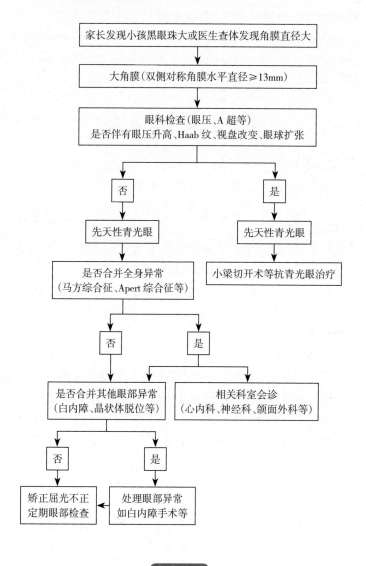

参考文献

1. Mannis MJ, Holland EJ. Cornea. 4th ed. St. Louis：Elsevier, 2017.

2. Ito YA, Walter MA. Genomics and anterior segment dysgenesis: a review. Clin Experiment Ophthalmol, 2014, 42(1): 13-24.

3. Wang QW, Xu W, Zhu YN, et al. Misdiagnosis induced intraocular lens dislocation in anterior megalophthalmos. Chin Med J (Engl), 2012, 125(17): 3180-3182.

第二节 球 形 角 膜

【概述】

球形角膜（keratoglobus）是一种双侧非炎性的扩张性角膜病变。整体角膜变薄呈球形,角膜曲率高达 60~70D。

【病因】

球形角膜病因不清。与圆锥角膜不同,球形角膜与唐氏综合征、过敏性疾病、毯层视网膜变性或配戴角膜接触镜不相关。但有报道球形角膜与 Ehlers-Danlos 综合征Ⅵ型有很强的联系,其为全身性胶原障碍。也有报道其与 Rubenstein-Taybi 综合征和 Leber 先天性黑蒙相关。

【诊断】

球形角膜是先天性的,出生时即出现,目前被认为是一种发育异常。诊断球形角膜主要通过裂隙灯检查发现典型体征:角膜弥漫变薄、周边更重,伴角膜"球形"突出。

1. 症状 视力不佳,视力矫正提高不理想。较少会出现因角膜破裂导致的眼部疼痛。

2. 体征 检查双侧角膜透明,大小正常,角膜弥漫变薄至1/3~1/5正常角膜厚度。角膜变薄在周边部更明显,使得整个角膜呈"球形"。角膜后弹力层增厚,可出现皱褶。球形角膜会形成深前房,但其他眼前段结构及眼球大小一般正常。球形角膜不会出现圆锥角膜的 Vogt 线及 Fleischer 环。但可能会出现后弹力层破裂导致的角膜水肿混浊。同圆锥角膜类似,这种后弹力层破裂通常在数周至数月内愈合。有报道球形角膜自发角膜破裂,但较少见。

3. 辅助检查

(1) A 超:深前房,同时眼轴长度正常。

(2) 角膜地形图:角膜弥漫变薄,周边明显,角膜曲率可达 60~70D。

(3) 前节 OCT:角膜弥漫变薄,周边明显,角膜球形前突。

【鉴别诊断】

球形角膜需要与圆锥角膜、透明角膜边缘变性、大角膜和先天性青光眼的"牛眼"相鉴别。

1. 圆锥角膜 圆锥角膜常青春期发病,典型特征是双侧进行性的角膜前突、顶点变薄,可能伴有 Vogt 线及 Fleischer 环。而球形角膜通常出生时就出现,角膜整体前突变薄,变薄周边部最为明显。可用角膜地形图鉴别。

2. 透明角膜边缘变性 透明角膜边缘变性发病在 20~40 岁,典型表现为双侧角膜 4~8 点位边缘宽度约 1~2mm 区域带状变薄,前突最明显出位于变薄区域上方,而不是最薄区域。角膜变薄特征与球形角膜不同。可用角膜地形图鉴别。

3. 大角膜 大角膜表现为双眼角膜直径增大(≥13mm),无明显角膜变薄及前突。而球形角膜为角膜变薄,直径正常或轻微增加。可通过临床表现鉴别。

4. 先天性青光眼 "牛眼" 表现为角膜直径增大,角膜水肿、增厚,可出现 Haab 纹,伴随眼压升高及眼球整体增大。而球形角膜是一种变薄性疾病,无角膜水肿及 Haab 纹,眼压、视盘、角膜大小均正常。

【治疗】

球形角膜的治疗主要矫正屈光不正,球形角膜往往伴随高度近视,需要使用框架眼镜矫正屈光不正以预防弱视。同时框架眼镜可以保护相对脆弱的角膜。

当非手术方式无法获得功能性视力时应考虑手术治疗。球形角膜的板层角膜移植及穿透性角膜移植难度相对较大。

(李方烃 李明武)

> 附：球形角膜的诊治流程图

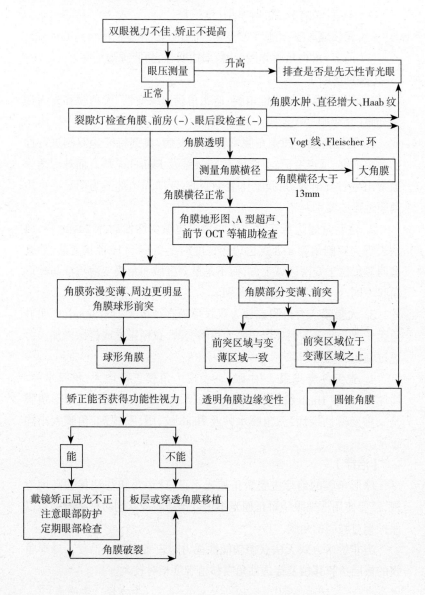

参考文献

1. Mannis MJ, Holland EJ. Cornea. 4th ed. St. Louis: Elsevier, 2017.

2. American Academy of Ophthalmology. External Disease and Cornea. Basic and Clinical Science Course, Section 8. San Francisco: American Academy of Ophthalmology, 2016.

3. Meghpara B, Nakamura H, Vemuganti G, et al. Histopathologic and Immunohistochemical Studies of Keratoglobus. Arch Ophthalmol, 2009, 127(8): 1029-1035.

4. Kodjikian L, Baillif S, Burillon C, et al. Keratoglobus surgery: penetrating keratoplasty redux. Acta Ophthalmol Scand, 2004, 82(5): 625-627.

第三节　角膜皮样瘤

【概述】

角膜皮样瘤(dermoid)是先天性的边界清楚的黄白色肿物,累及球结膜或在角巩膜缘。最常见的部位 是在颞下方角巩膜交界处。可单独出现,也可以是 Goldenhar 综合征的一部分。

【病因】

角膜皮样瘤是良性先天性实体肿瘤,为迷芽瘤。其含有的细胞成分为外胚层来源,例如毛囊、皮脂腺和汗腺嵌入结缔组织中,覆盖着鳞状上皮;其也可能包含平滑肌和骨骼肌、神经、血管、骨骼、软骨和牙齿。

有报道同时在表兄弟姐妹中发病,但大部分为散发。角膜皮样瘤遗传上定位在了常染色体 Xq24-qter 上。

【诊断】

1. 临床表现　角膜皮样瘤出生时就有,最常见的表现为黄白色、实性、血管化、凸起的结节,跨越角巩膜缘。大小变异很大,直径 2~15mm 不等。常为单一病灶,但也可能为多发。可以是单侧或是双侧,但单侧更为常见。

2. 分型　根据侵犯的范围,角膜皮样瘤分为三种类型。

(1) 1 级皮样瘤:是最常见的一种。它体积小,直径常为 5mm 或以下,孤立地位于角膜缘或眼球表面上。出生时就出现,可能会增大,特别是在青春期。总的来说,位于表面,但很少的会涉及深层眼部结构如睫状体或前房角。

(2) 2 级皮样瘤:覆盖更大部分或全部角膜表面,伴不同深度的基质侵及。这个类型一般不累及后弹力层或角膜内皮。

(3) 3 级皮样瘤:最为罕见。这种类型累及全部眼前节。肿瘤替代了角膜、前房和虹膜基质,以虹膜色素上皮为后界。常伴小眼球,也可能出现后节异常。

皮样瘤的不同类型和严重程度取决于致畸效应在孕期发生的时间。发生越早,畸形越严重。

在大约 1/3 的角膜皮样瘤病例中,伴发综合征,例如 Goldenhar 综合征(由典型的眼表皮样瘤、耳前附属物和耳前瘘管、脊柱畸形等先天性异常组成)。眼表皮样瘤可见于 76% 的 Goldenhar 综合征患者,并且位置几乎都跨越颞下方的角膜缘。其他与皮样瘤相关的异常包括:眼睑缺损、无虹膜、不同程度的小眼球、无眼球、神经麻痹性角膜炎、泪道狭窄、Duane 综合征、心血管异常、面偏侧萎缩、外耳道闭锁、副耳、鲜红斑痣和多发性神经纤维瘤。

3. 辅助检查

(1) UBM:UBM 可以帮助判断肿物侵及角膜范围,以及前房情况,帮助判断手术方式。

(2) 病理:病理发现外胚层来源成分可以明确诊断。

【鉴别诊断】

角膜皮样瘤需要与角膜瘢痕疙瘩、Peter 异常、先天性遗传性内皮营养不良和巩膜化角膜鉴别。

1. 角膜瘢痕疙瘩　瘢痕疙瘩是反应性的纤维组织增生,其表现为粉白色实体肿物伴闪亮凝胶状质地。角膜瘢痕疙瘩和皮样瘤的细微区别包括瘢痕疙瘩闪光的胶状质地。可以通过角膜活检进行确诊。

2. Peter 异常 Peter 异常的特点是中央角膜混浊,伴随相应的后部基质、后弹力层和内皮缺损。周边角膜一般相对透明。虹膜粘连常常从虹膜卷缩轮延伸至后部角膜缺损的边缘。可伴或不伴晶状体异常,双侧最为常见。可行 UBM 帮助鉴别诊断。

3. 先天性遗传性内皮营养不良 是常染色体隐性遗传。表现为出生时或生后短期双侧角膜混浊。角膜改变稳定,不进展或进展缓解。基质常 2~3 倍于正常角膜厚度,伴弥漫的蓝灰色、毛玻璃样混浊。

4. 硬化性角膜 硬化性角膜是一种原发疾病,表现为周边或者全角膜巩膜化。通常双侧发生。角膜白色混浊光滑并且血管化。它表现为巩膜的延伸没有角巩膜缘标志,周边较中央重。其血管为结膜血管的延续,但有时会出现深层血管化。

【治疗】

表面较小的角膜缘皮样瘤通常不影响视觉发育,可以观察,但为美观考虑可行手术切除。有些情况会因皮样瘤出现不规则散光。若散光是导致皮样瘤患者视力下降的原因,可以尝试框架眼镜校正屈光不正,如果出现弱视需要配合遮盖等弱视治疗。

若肿瘤或其脂质浸润侵及瞳孔区,可导致视力受损,或者其导致的散光无法通过镜片矫正,则需手术治疗。

手术方式:可齐平角膜表面切除皮样瘤,但是可能复发,并且对美观改善不佳。对未侵及全层角膜的皮样瘤,板层移植可以获得一个相对好的美容效果。皮样瘤组织常常不够结实来承受缝线,因此建议完整切除肿瘤,植片需覆盖整个肿瘤切除部分。皮样瘤不完全切除可能复发。皮样瘤若侵及中央角膜,穿透或板层角膜移植是可以恢复视力的方法。术后进行屈光矫正及弱视训练也十分重要。

(李方烃 李明武)

➤ 附：角膜皮样瘤的诊治流程图

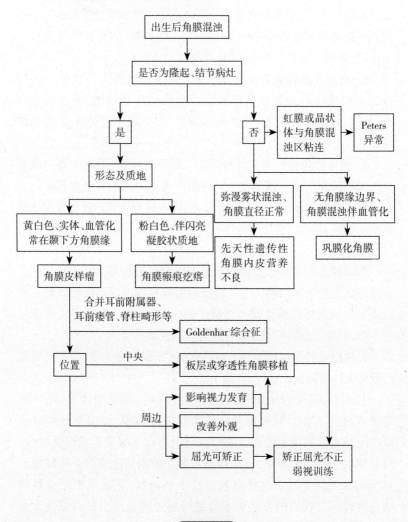

参考文献

1. Mannis MJ, Holland EJ. Cornea. 4th ed. St. Louis: Elsevier, 2017.

2. American Academy of Ophthalmology. External Disease and Cornea. Basic and Clinical Science Course, Section 8. San Francisco: American Academy of

Ophthalmology, 2016.

3. Schmitzer S, Burcel M, Dăscălescu D, et al. Goldenhar Syndrome-ophthalmologist's perspective. Rom J Ophthalmol, 2018, 62(2):96-104.

第四节　角膜营养不良

【概述】

角膜营养不良(corneal dystrophy)通常是指一类双侧、对称的、非炎症性、缓慢进行的与环境或全身因素无关的遗传性角膜疾病。但临床上存在着定义之外的特殊情况。角膜营养不良根据解剖学和遗传学分为上皮和上皮下型、上皮-基质 TGFBI 型、基质型和内皮型营养不良。本节主要介绍几种常见的角膜营养不良。

【病因】

1. 上皮和上皮下型　上皮基底膜营养不良(Epithelial basement membrane dystrophy, EBMD)目前本病未发现遗传模式。上皮基底膜营养不良患者的成熟的角膜上皮细胞不会正常的从上皮深层迁移至浅层，最终从表层脱落，而是被基底膜片状区域捕获，并阻止其移行到角膜表面。

2. 上皮-基质 TGFBI 型　颗粒状营养不良(Granular corneal dystrophy, GCD)1 型(GCD1)、颗粒状营养不良 2 型(GCD2)、格子状营养不良 1 型(LCD1)均与转化生长因子 β 诱导基因(*TGFBI* 基因)的一个保守突变有关。其中 GCD1、GCD2 是常染色体显性遗传疾病，分别与 5q31 染色体上 *TGFBI* 基因中 p.(Arg-55Trp)突变和 p.(Arg 124His)突变有关。

3. 基质营养不良　斑块状营养不良(macular corneal dystrophy, MCD)是一种常染色体隐性遗传病，与 16 号染色体(16q22.1)上 N-乙酰葡糖胺 6-O-磺基转移酶(*CHST6*)基因突变相关。*CHST6* 基因突变导致所编码的酶功能丧失，导致角膜基质及基质细胞中未硫酸化硫酸角质素的堆积，使角膜混浊。

4. 内皮营养不良

(1) Fuchs 角膜内皮营养不良（Fuchs endothelial corneal dystrophy，FECD）：早发型 FECD 与位于 1p34.2-p32 的基因 *COL8A2* 突变相关。大部分晚发型 FECD 基因尚未确定。

(2) 先天性遗传性角膜内皮营养不良（congenital hereditary endothelial dystrophy，CHED）：为常染色体隐性遗传，基因定位于 20p13-12。突变影响了正常角膜细胞内皮合成和分泌的特定模式，导致内皮细胞终分化阶段生长调节失败，内皮细胞死亡导致角膜水肿。

【诊断】

角膜营养不良一般通过典型的临床症状、体征诊断，必要时可补充共聚焦显微镜、基因检测等辅助检查确诊。

1. 上皮和上皮下型　上皮基底膜营养不良（EBMD）：主要症状是自发的复发性角膜上皮糜烂和视物模糊。外伤后更容易出现复发性角膜上皮糜烂。双侧角膜上皮可见到上皮内微囊肿（地图状、点状），或异常基底膜的平行状改变（指纹样）。共聚焦显微镜：可以见到正常上皮基底细胞间出现基底膜结构，基底细胞内出现滴状表现以及环样结构。

2. 上皮-基质 TGFBI 型

(1) 颗粒状营养不良 1 型（GCD1）：表现为双侧小而分散、边界清楚的中央前基质灰白色混浊。早期无明显症状。随着病情进展，病变大小、数量、深度及范围增加，视力损伤常在 50 岁后发生，较少出现复发性角膜上皮糜烂。共聚焦显微镜：基质可见高反光物质。基因检测可发现 *TGFBI* 基因突变。

(2) 颗粒状营养不良 2 型（GCD2）：早期表现为双侧角膜基质散在颗粒状沉积物，随着年龄增加，颗粒状沉积物增加，并合并线状混浊，格子状病变在中后基质出现，并随年龄增加。GCD2 型患者会出现复发性角膜上皮糜烂导致的疼痛、异物感、畏光等症状。IVCM：前部基质为不规则高反光物质（与 GCD1 类似），深部基质为线状、分支状高反光物质（与 MCD 类似）。基因检测可发现 *TGFBI* 基因突变。

(3) 格子状营养不良 1 型(LCD1):早期表现为双侧角膜散在圆形或卵圆形上皮下混浊,前部基质白色小点和小丝状线。随着病情发展,基质混浊表现为小结节状、点状、针线状或粗的辐射状分支线。基质混浊逐渐融合出现弥漫玻璃样混浊,导致视力下降。上皮下沉积会导致复发性角膜上皮糜烂,产生疼痛、异物感、畏光等症状。共聚焦显微镜:基质可见线状、分支状高反光物质。基因检测可发现 *TGFBI* 基因突变。

3. 基质营养不良　斑块状营养不良(MCD)患者从 10 岁开始视力下降,到 20~30 岁视力受严重影响。并可伴随复发性角膜上皮糜烂导致的畏光症状。斑块状营养不良的双侧对称性病变一般发生在 3~9 岁,表现为毛玻璃样的中央前基质混浊,10~20 岁混浊累及全层并延伸至周边角膜,表现为小的边界不规则的多形性灰白色混浊。后期,后弹力层呈现灰色外观,并可见角膜后赘生物。MCD 常伴有中央角膜变薄。共聚焦显微镜:前部角膜基质聚集边界模糊的高反光物质。基因检测可发现 *CHST6* 基因突变。

4. 内皮营养不良

(1) Fuchs 角膜内皮营养不良(FECD):早发型 FECD,10 岁以内发病,角膜后出现散在不均匀分布小而圆的滴状改变。晚发型 FECD 于 40 岁后起病。早发型和晚发型的发病进程类似,分为 4 阶段:第一阶段:以角膜中央内皮面的滴状改变(Guttata)为特点,一般无症状或轻微视觉质量下降的主诉。第二阶段:以角膜内皮失代偿和角膜水肿为特征。角膜后滴状改变向周边扩展并融合,表现为金属样改变。角膜从后基质开始出现水肿,加重后可出现后弹力层皱褶及细小的上皮水肿。患者出现明显视力下降,并表现为晨起明显。第三阶段:表现为大泡性角膜病变。第四阶段:表现为上皮层和前弹力层之间的无血管上皮下纤维化及瘢痕,可能出现周边浅层角膜新生血管。诊断 FECD 除了典型的临床表现(角膜后滴状改变 Guttata、角膜水肿、大泡性角膜病变),共聚焦显微镜出现典型的内皮层角膜内皮间高亮点为中心的圆形暗区,其间角膜内皮数量减少、细胞形态改变或消失表现,可明确诊断。

（2）先天性遗传性角膜内皮营养不良（CHED）：CHED 表现为出生时或生后短期双侧角膜水肿和云翳。裂隙灯检查角膜上皮粗糙，基质明显增厚、混浊，常 2~3 倍于正常角膜厚度。诊断主要依据典型的角膜体征，双侧角膜弥漫混浊、水肿。可行基因检测进一步明确诊断。患儿一般无法进行角膜内皮镜及共聚焦显微镜检查。若可进行，内皮细胞是萎缩的、不规则的或缺如的，后弹力层增厚不伴有疣赘。

【鉴别诊断】

角膜营养不良通常是一类双侧、对称的、非炎症性的双眼角膜病变。并且不同角膜营养不良由于其受累的位置不同，表现及鉴别诊断各不相同。本节将按照角膜营养不良解剖位置分为上皮和上皮下型、上皮-基质 TGFBI 型、基质型和内皮型营养不良分别与其他疾病进行鉴别诊断。不再进行不同病变位置以及不同类型角膜营养不良之间的鉴别。

1. 上皮和上皮下型

（1）单纯疱疹病毒性角膜炎：上皮及上皮下型主要与单纯疱疹病毒性角膜炎上皮型鉴别。上皮型表现为角膜上皮微小、隆起、透明的水疱，末端膨大的树枝状溃疡，地图样溃疡，伴随明显的角膜知觉减退。依据角膜典型体征及知觉检查可鉴别。

（2）Thygeson 浅层点状角膜炎：本病为长期反复发作异物感、畏光等症状，表现为椭圆形或圆形、成团的上皮内点状沉积物，本病对激素敏感。依据其典型的体征表现可与上皮和上皮下型角膜营养不良相鉴别。

（3）干眼：中重度干眼可见角膜上皮点状损伤，角膜上皮糜烂等表现，同时泪膜破裂时间和/或泪液分泌试验降低。干眼不会出现角膜上皮内改变，可帮助鉴别。

（4）药物毒性角膜病变：本病表现为长期使用药物后，角膜上皮糜烂、溃疡。结合用药史及角膜上皮表现可进行鉴别。

2. 上皮-基质 TGFBI 型、基质型　上皮-基质型角膜营养不良以及基质型角膜营养不良由于其特殊的角膜基质病变形态，可以从病史、病变形态上直接与角膜炎、外伤、手术术后角膜瘢痕进行鉴别。同时不同类型间鉴别主要依据典型的临床体征进行鉴别,同时基因检测可以帮助进一步明确诊断。

3. 内皮型 FECD 的鉴别诊断包括各种滴状改变的疾病。

(1) 角膜基质炎:梅毒性基质性角膜炎可出现双眼角膜水肿,有时可以见到赘疣,但其常伴随深层基质血管,同时可进行血清学检测帮助鉴别。非梅毒性角膜基质炎角膜基质炎症同样会表现为角膜水肿,但同时伴随基质炎症,激素治疗有效可帮助鉴别。

(2) 病毒性角膜炎:单纯疱疹病毒及带状疱疹病毒等疱疹病毒角膜炎可表现为角膜水肿,伴角膜后 Kp,但急性期为明显炎症状态,伴随角膜基质浸润,随着抗病毒治疗,角膜病灶会明显好转,与 FECD 不同。

(3) 医源性角膜内皮失代偿:本病发生于内眼手术后,表现为角膜内皮数量减少,角膜水肿,晚期可出现大泡性角膜病变及角膜瘢痕。结合内眼手术史及角膜内皮镜或共聚焦显微镜可以鉴别。

4. CHED 是先天性角膜混浊,需要与先天性青光眼、后部多形性角膜营养不良(Polymorphous posterior corneal dystrophy,PPCD)、Peters 异常和黏多糖贮积症鉴别。

(1) 先天性青光眼:先天性青光眼若存在明显眼压升高迹象,会出现 Haab 纹和视盘变化,角膜横径变大及眼轴增长,鉴别相对不困难。

(2) 后部多形性角膜营养不良(PPCD):表现为内皮面空炮、带状改变或出现其他前节异常,可以详细病史询问、检查父母角膜帮助鉴别。

(3) Peters 异常:Peters 异常表现为中央角膜混浊,伴随相应的后部基质、后弹力层和内皮缺损。与 CHED 全角膜混浊不同,Peters 异常周边角膜一般相对透明。可行 UBM 帮助鉴别诊断。

(4) 黏多糖贮积症:幼年时可出现角膜云翳,但角膜混浊在出生时少见。其是角膜混浊是组织浸润而不是角膜水肿,因此角膜无明显增厚。黏多糖贮积症尿液黏多糖水平升高,可帮助鉴别。

【治疗】

1. 上皮和上皮下型 上皮及上皮下型治疗的目标使缓解患者视物模糊症状以及处理角膜上皮复发性糜烂。针对复发性上皮糜烂治疗包括:入睡前使用润滑眼膏或包眼,局部糖皮质激素滴眼液,角膜绷带镜。对严重复发性糜烂,保守治疗无效的,可行角膜上皮清创(刮除病变上皮),角膜基质微穿刺,准分子激光治疗性角膜切削术(PTK)治疗,术后需要使用绷带镜和抗生素治疗。

2. 上皮-基质 TGFBI 型、基质型 对于复发性上皮糜烂治疗同上皮型。当基质病变导致视力明显下降时可考虑手术治疗,根据基质病变的深度和范围不同使用不同的手术方式。对浅表基质前 $100\mu m$ 病变可行 PTK 治疗。距离 $100\mu m$ 以上可以采用板层角膜移植或穿透性角膜移植,但移植后有复发风险。

3. 内皮型 对早期 FECD 无症状患者不需要治疗。随着病情发展若晨起视力下降,可应用高渗剂缓解。当进展到角膜内皮失代偿时,可使用绷带镜缓解症状。角膜内皮移植术可大大改善 FECD 患者视力,恢复迅速、排异反应少,目前取代穿透性角膜移植成为角膜内皮失代偿的首选手术方法,其中后弹力层剥除的自动板层刀角膜内皮移植(descemet stripping automated endothelial keratoplasty,DSAEK)以及后弹力层角膜内皮移植术(descemet membrane endothelial keratoplasty,DMEK)为主要角膜内皮移植手术方式。CHED 治疗出现角膜水肿、混浊需要行角膜内皮移植或穿透性角膜移植治疗。婴幼儿角膜移植术后植片存活率相对较低,术后需积极随访,同时关注患儿屈光状态及视力发育。

(李方烃　李明武)

> ## 附:角膜营养不良的诊治流程图

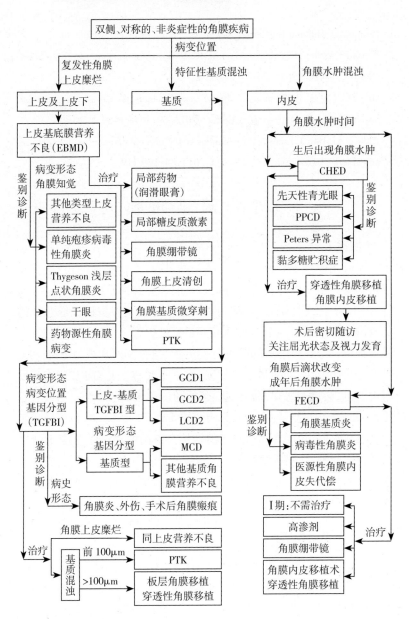

参考文献

1. Mannis MJ, Holland EJ. Cornea. 4th ed. St. Louis: Elsevier, 2017.

2. Weiss JS, Møller HU, Aldave AJ, et al. IC3D classification of corneal dystrophies-edition 2. Cornea, 2015, 34 (2): 117-159.

3. Hau SC, Tuft SJ. In vivo confocal microscopy of bleb-like disorder in epithelial basement membrane dystrophy. Cornea, 2011, 30: 1478-1480.

4. Aldave AJ, Han J, Frausto RF. Genetics of the corneal endothelial dystrophies: an evidence based review. Clin Genet, 2013, 84: 109-119.

第五节　圆锥角膜

【概述】

圆锥角膜（keratoconus, KC）是一种进行性、扩张性的角膜疾病，与角膜胶原组织的结构变化有关。一般在青春期发病，大约90%的KC在10岁左右被确诊，文献中报道最小患者为4岁唐氏综合征的女孩，男性多发。患儿往往出现角膜进行性扩张，角膜后表面隆起，发展为锥形，导致不规则散光、进行性近视、角膜变薄和视力下降。KC往往先单眼发生，而后进展为双眼，发展不对称。儿童KC比成人发病更严重，会迅速恶化，需要更频繁的随访和更早的干预。与成人相比，小儿角膜中观察到更高的角膜胶原重塑率，手术治疗效果及稳定性没有成人好，角膜黏弹性与年龄增长为负相关，因此角膜随着年龄的增长而变硬，可能自发稳定。疾病对孩子的生活质量及社会发展带来严重的负面影响。因此，早期诊断、监测进展、及时干预是至关重要的。仍需进一步探讨研究儿童KC发展的机制，以确定是否可以早期干预。

【病因与发病机制】

其患病率因人群而异，大约是1/375~1/2 000，亚洲人罹患率是高加索人种的4.4倍。回顾性研究评估诊断时KC的严重程度与以下因素高度相关，包括男性儿童、过敏体质、频繁揉眼睛及KC家族史。

KC 被认为是一种具有遗传、生化、生物力学和环境成分的多因素疾病,确切的发病机制尚不清楚。

1. 遗传 10% 的 KC 儿童患者中有家族史,可为常染色体隐性遗传、常染色体显性遗传和散发性。色素性视网膜炎、唐氏综合征、Leber 先天性黑蒙、二尖瓣脱垂和结缔组织疾病(如马方综合征和 Ehlers-Danlos 综合征)等病也是 KC 的危险因素。

2. 环境

(1) 文献报道儿童 KC 和过敏性疾病有相关性,包括春季角结膜炎、过敏性角膜结膜炎、特应性皮炎等,儿童不适时长期揉眼睛在 KC 的致病中占有重要的地位。研究显示,揉眼会增加泪液中基质金属蛋白酶-13(MMP-13)、IL-6 和 TNF-α 的水平,炎症介质的释放导致 KC 的发展。

(2) 配戴隐形眼镜(聚甲基丙烯酸甲酯,PMMA)造成的微创伤也与其发生有关。

3. 炎症作用 IL-6、IL-1β、TNF-α、TNF-γ 水平升高和 IL-10 水平降低,明胶酶、胶原酶、MMP、蛋白酶、细胞因子、TNF-α 和 TNF-β 水平的增加与进展性 KC 相关。这些细胞因子和蛋白酶的上调可能是由于乳铁蛋白的表达不足。圆锥角膜患者泪液的酶联免疫吸附试验(ELISA)分析显示炎症标志物 IL-6、TNF-α 和 MMP-9 水平升高。

4. 酶的作用 MMP 的上调会导致纤维粘连蛋白、膜糖蛋白,以及Ⅰ型和Ⅱ型胶原蛋白的降解。赖氨酰氧化酶 mRNA(LOX mRNA)的低表达与胶原纤维和角膜扩张之间的凝聚力丧失显著相关。铜缺乏也被假设与导致 KC 的 LOX 活性降低有关。

5. 氧化应激作用 自由基的形成与清除之间的不平衡导致醛、过氧亚硝酸盐的积累,从而导致组织的破坏。揉眼后眼泪中释放的 IL-1 也会抑制超氧化物歧化酶(SOD)的合成。

6. 激素作用 青春期后荷尔蒙水平改变、春季角结膜炎的儿童中雌激素和孕激素受体的存在很高、月经周期的不同阶段角膜生物力学检查结果降低、排卵期角膜厚度增加、眼泪中雌激素 mRNA 水平较高等有关。

【临床表现和体征】

儿童年龄小,无法准确表达自己的不适,从而导致疾病被延迟发现。当疾病发生在非主视眼时,患儿一般没有症状,当主视眼受波及,且到一定程度才会出现不适主诉或家长发现其眼部异常。

1. 临床表现 早期为不规则散光、近视进展,随着疾病进展,患者视力下降明显,配戴框架眼镜不能提高矫正视力,高阶像差增加(图 4-1~图 4-4)。

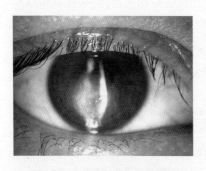 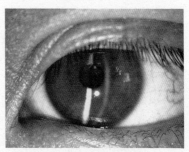

图 4-1 右眼急性角膜水肿 　　　　图 4-2 左眼圆锥角膜
后弹力层破裂导致的角膜基质、上皮
微囊性水肿、基质内裂缝或囊肿和结
膜充血为特征。

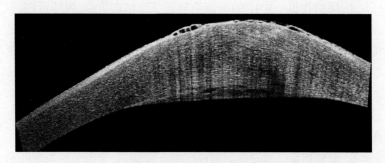

图 4-3 AS-OCT 圆锥角膜

右眼角膜基质明显增厚,基质层内可见多处低反射信号,角膜厚度 1 927μm。

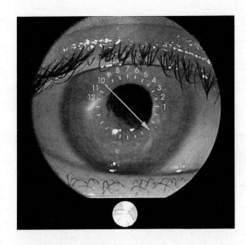

图 4-3(续)

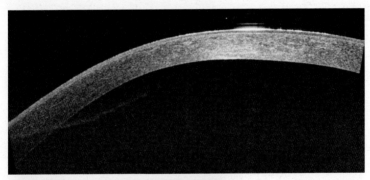

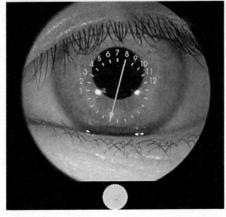

图 4-4 AS-OCT 圆锥角膜
左眼角膜基质明显变薄，
角膜厚度 456μm。

2. 病史　尤其有框架眼镜矫正不理想、眼部过敏和长期揉眼史、家族史等,要警惕圆锥角膜的可能。

3. 体征　早期裂隙灯检查未见阳性体征。检眼镜检查可见"油滴状"反光,检影验光可见"剪刀影"。中晚期裂隙灯检查可见一种或多种体征(表 4-1):

表 4-1　圆锥角膜中晚期裂隙灯中观察到的体征

体征	表现
角膜基质变薄	中央或旁中央角膜变薄
角膜前凸	角膜呈现锥型
Fleischer 环	来源于泪液中的氧化的含铁血黄素在圆锥基底部的上皮内铁质沉着,呈淡黄色,环形或半环形
Munson 征	向下注视时,下睑覆盖角膜的位置呈现 V 型
Vogt 条纹	角膜中央弧度增大,透明度下降,在角膜基质层后部可见细小垂直状条纹
Rizzuti 征	手电筒由颞侧照射角膜,可以在鼻侧看到照明产生的锥样反光
角膜水肿	急性圆锥角膜,为角膜中央区水肿引起弥漫性混浊,是角膜后弹力层破裂,导致水肿及角膜上皮脱落,严重导致角膜瘢痕形成。1 级:直径 3mm 以内,2 级:直径 3~5mm,3 级:直径大于 5mm

【辅助检查】

1. 基于 Placido 盘的角膜地形图　缺陷是仅测量角膜前表面形态,无法发现角膜后表面异常。

应用 Schiempflug 技术(Pentacam,Oculus,Germany)及 BAD 程序(Belin/Ambrosio Enhanced Ectasia Display program)评估角膜扩张的可能性(图 4-5~图 4-8),发现典型的圆锥角膜前后表面异常抬高等改变为金标准,散光超过 −2.00DS 应进行角膜地形图筛查。高分辨率光学相干断层扫描(HR OCT)和高频超声可以检测角膜角膜上皮、基质和角膜形态、厚度协助发现亚临床 KC。也用于 KC 早期诊断及病情变化的监测。

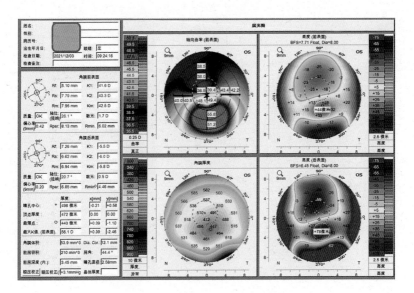

图 4-5　Pentacam:右眼屈光四图

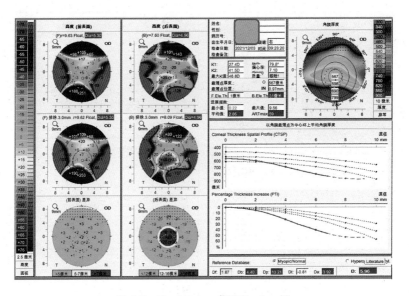

图 4-6　Pentacam:右眼 Berling 图

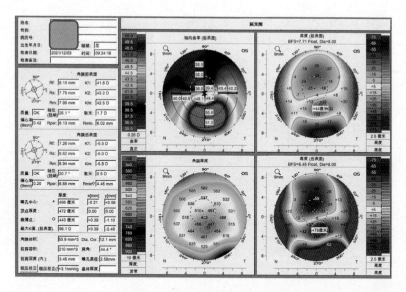

图 4-7　Pentacam：左眼屈光四图

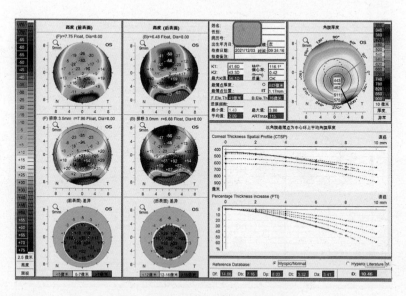

图 4-8　Pentacam：左眼 Berling 图

2. 角膜生物力学　目前临床使用的活体、非接触、快速评估角膜生物力学性能的设备有两种，包括眼反应分析仪（ORA）和可视化角膜生物力学分析仪（Oculus Corvis ST），目前在圆锥角膜评估中的临床价值仍然有限。KC 患者角膜滞后量和阻力因子量等生物力学指标下降。

【诊断标准】

KC 可根据裂隙灯表现：角膜变陡、变薄、Vogt 纹、Fleischer 环、后弹力层破裂、急性角膜水肿、角膜瘢痕等进行临床诊断（图 4-1，图 4-2）。早期阶段可以借由测量前后表面的角膜地形图来确诊，发现典型的角膜前后表面异常抬高等改变。修正的 Rabinowitz-McDonnel 指数对 KC 诊断很有帮助。中央角膜曲率高于 47.2D 和上下方平均角膜屈光度差值（I/S 指数）>1.2 提示 KC。亚临床 KC 的诊断可见角膜后表面异常抬高，角膜厚度分布异常，共聚焦显微镜下提示角膜中央浅层基质细胞活化等，但其诊断相对比较困难。

可疑的角膜地形图应怀疑 KC，需进一步检查：散光 >5（D），和/或角膜曲率测量值（K_1/K_2）>48D；最大角膜曲率（K_{max}）>49D；中央角膜厚度（CCT）<470μm；角膜 Q 值 >–0.50μm。

分期和等级：

1. Amsler-Krumeich 圆锥角膜分级（表 4-2）

表 4-2　Amsler-Krumeich 圆锥角膜分级

分级	表现	屈光度	平均中央K 值	角膜瘢痕	角膜厚度
1	偏心变陡	近视、诱发散光或两者均 <5.00D	<48D		
2		近视、诱发散光或两者均介于 5.00~8.00D	<53.00D	无	>400μm
3		近视、诱发散光或两者均介于 8.00~10.00D	>53.00D	无	300-400μm
4		无法测出	>55.00D	有	< 200μm

2. ABCD 分级系统用于对圆锥角膜进行分类（表 4-3）

表 4-3　ABCD 分级系统对圆锥角膜分类

ABCD 分级	A ARC （3mm 区域）	B	C	D	瘢痕
1	偏心变陡	近视、诱发散光或两者均 <5.00D	<48D		
2		近视、诱发散光或两者均介于 5.00~8.00D	<53.00D	无	>400μm
3		近视、诱发散光或两者均介于 8.00~10.00D	>53.00D	无	300~400μm
4		无法测出	>55.00D	有	<200μm

3. 我国的圆锥角膜分期　圆锥角膜分期对指导治疗具有重要价值。

（1）潜伏期：单眼确诊为圆锥角膜的对侧眼，具有正常角膜地形图和正常视力，裸眼视力（uncorrected visual acuity，UCVA）≥1.0。

（2）初发期：确诊为圆锥角膜，最佳眼镜矫正视力（best spectacle corrected visual acuity，BSCVA）≥0.8。

（3）完成期：确诊为圆锥角膜，BSCVA<0.8，伴有圆锥角膜典型临床体征，分为 3 级（表 4-4）。

（4）瘢痕期：急性圆锥角膜水肿消退后，残留角膜全层瘢痕。

表 4-4　我国圆锥角膜分期中完成期的分级及特征

分级	前表面直径 3mm 区域角膜曲率（D）	角膜最薄点厚度（μm）	最佳眼镜矫正视力
1	<53.0	>400	<0.8
2	<55.0	>300	<0.3
3	>55.0		<0.05

【鉴别诊断】

1. 透明角膜边缘变性　少见,为渐进性角膜边缘透明变性。

(1) 角膜缘内变薄区,宽约 1~2mm,位于角膜突出部位的下缘。

(2) 角膜最突出部通常位于角膜的下方。

(3) 角膜透明。

2. 球形角膜　表现为全角膜变薄、扩张前突、直径变大,基质厚度为 1/3~1/4 的正常厚度,最薄处往往位于角膜边缘。获得性球形角膜可能与甲状腺功能亢进和春季角膜结膜炎有关。

3. 其他角膜变薄疾病　如 Terrien 边缘变性、角膜小凹(Dellen)、类风湿疾病和自身免疫性溶解等造成的角膜变薄。

4. 弱视　对患有近视散光和角膜曲率高的儿童进行角膜地形图检查,排除圆锥角膜。

【治疗】

根据病情发展阶段决定治疗方案。儿童 KC 治疗的主要目标是阻止疾病的进展,预防视力丧失,并最终避免角膜移植。

1. 宣教和预防治疗　告知患儿及家长揉眼睛的危害,积极治疗过敏性结膜炎。

2. 框架眼镜或配戴角膜接触镜(硬性透氧性角膜接触镜、RGP 或巩膜镜)　框架眼镜仅协助矫正屈光状态,不能获得好的视觉质量。角膜曲率 50D 以内,可配戴 RGP 来矫正,配戴初期儿童往往不耐受,医务人员应耐心讲解,让患儿有信心继续配戴,一般戴 1 周以上较适应,部分患者不能耐受,可能出现并发症包括巨乳头结膜炎、角膜擦伤、新生血管等。巩膜镜提供较好的视野和舒适度。角膜接触镜可能减缓 KC 的进展,但不能遏止 KC 的进展,如病情变化可能需要改变治疗方案。

3. 角膜交联治疗(cross-linking,CXL)　2003 年,Wollensak 等人首次发表 370nm UVA 照射与核黄素交联基质胶原纤维治疗 KC 的 CXL 技术,治疗的目标是增加角膜胶原纤维之间的化学链接,提高角膜基质的生物力学刚度并阻止角膜扩张的进展。它可以潜在地防止视力丧失并防止角膜移植的需要。多项文献报道交联后儿童与成人眼部情况的对比研究,发现儿童术后角膜更平坦,视力提高较多;小儿角膜中央角膜厚度的恢复速度更快,这表明年轻眼睛愈合过程更快。CXL 后成人角膜功能和形态学结果更好,而儿童在治疗后 6 个月和 12 个月继续增加柱镜镜度数。与成人相比,儿童角膜胶原重塑率较高可以解释进行 CXL 后的进展。在发表的文章中,CXL 的安全性、有效性、未矫正视力(UCVA)、最佳戴镜矫正视力(BSCVA)和角膜曲率显著变平的改善均已得到证实,然而仍需要长期的观察。此外,CXL 后的疾病进展与持续的眼部摩擦和/或春季角结膜炎有关,应积极治疗患有 KC 的儿童的过敏性眼病,特别是接受 CXL 的患儿。

所有患者在 CXL 后都需要局部使用抗生素和糖皮质激素,儿童在局部使用类固醇糖皮质激素治疗期间可能出现眼内压升高,必须监测眼压变化情况。在手术后的最初 24~48 小时内需要疼痛管理,包括选择全身和局部非甾体抗炎药、睫状肌麻痹滴剂和眼罩或绷带隐形眼镜,以提高患儿的舒适度。在角膜上皮尚未完全愈合之前,儿童不应停用绷带镜。

由于儿童 KC 随机对照试验的缺乏,大部分数据是从临床试验和成人患者的病例系列中推断出来的。因此,目前无法确定 CXL 是治疗儿童 KC 的金标准,也尚未发现这种手术可以完全阻止疾病进展。儿童的最佳 CXL 方案将取决于疾病严重程度、患儿配合程度及核黄素和照射设备的可用性,以满足个别患者的需求。

(1) 标准化去上皮角膜交联治疗(standard epithelium-off cross-linking protocol):手术中需要接触患者眼表,患儿术后会出现暂时性的剧烈疼痛、视力丧失。手术风险包括角膜混浊(haze)、瘢痕、摩擦相关的不适、睑缘炎和轻度畏光、感染。当出现角膜混浊,给予糖皮质激素滴眼液治疗可缓解。研究显示,标准化去上皮角膜交联治疗可能可以更好地治疗小儿 KC 的角膜进展。

(2) 跨上皮角膜交联治疗(trans-epithelial cross-linking):儿童无法耐受长时间平躺和疼痛感,跨上皮交联治疗明显缩短手术时间、手术中"无接触"、可以在局部麻醉下完成,似乎是对儿童更好的一种手术选择。它的主要目的是减少术后疼痛和感染风险。然而,上皮细胞为核黄素和 UVA 光穿透提供了重要屏障,有研究观察到小儿 KC 跨上皮交联后 18 个月时所有角膜曲率参数仍然显著恶化。

4. 角膜基质环植入术(intracorneal ring segments,Intacs/ICRS) 要求患者的角膜中周部角膜厚度至少为 $400\mu m$,无中央角膜瘢痕或未接受过角膜移植。成人经过 ICRS 使得 KC 的中心变平,效果安全且可逆。并发症包括基质环挤压、角膜新生血管形成、感染性角膜炎、基质环隧道轻度沉积、基质环移位、切口部位上皮堵塞、角膜混浊、角膜融解、夜间眩光、慢性疼痛和局灶水肿,不过发生罕见。

小儿 KC 中使用 ICRS 的研究数据很少,安全性、有效性的支持不足。加上孩子的角膜病变进展快速、有揉眼倾向和配合性不佳,目前它不是小儿 KC 的首选治疗方法。然而文献中建议,对于有可能接受角膜移植术的终末期 KC 青少年患者,可以考虑采用这种治疗。有文献报道治疗后 6 年,观察视力和地形图,在随访结束时,没有观察到明显的 KC 恶化,但 KC 仍在进展。

5. 角膜移植术

(1) 深板层角膜移植术(deep anterior lamellar keratoplasty,DALK):具有健康角膜内皮细胞的患儿理想的手术。该式式与穿透性角膜移植相比,其优势主要是避免内皮排斥和更长的移植物存活时间,避免了"开放式"手术的并发症,提供了更强的抗创伤能力,并且在需要进行白内障手术时有更好的预后。儿童 DALK 手术的研究观察报道数量有限。

(2) 穿透性角膜移植(penetrating keratoplasty,PKP):对于非常晚期的病例,可以进行 PK。小儿 KC 角膜移植的危险因素包括诊断年龄小、疾病持续时间短和角膜曲率较陡。术中,手术医生会遇到儿童巩膜软、炎症反应强和玻璃体腔压力大的情况。术后随访需要在麻醉下检查缝线是否松动,孩子术后屈光评估和视力康复和弱视逆转有很大的难度。儿童行穿透性角膜移植术后,预后较成人差,有较高的移植失败率和较差的视力预后。文献报道 5 岁以下的患者移植物存活率较差,排斥反应风险最高,8 岁以上孩童表现出较好的移植物存活率。对于年幼的孩子角膜移植术式选择要慎重。术后并发症包括深部角膜新生血管形成、同种异体移植排斥、眼前节创伤、感染性角膜炎、上皮缺损、带状角膜病变、伤口渗漏、角膜后膜、白内障形成、继发性青光眼和视网膜脱离等。

(3)Bowman 层移植:针对晚期、进行性 KC 患者开展的手术,仅适用于最小角膜厚度为 $400\mu m$ 的角膜,据报道 5 年成功率为 84%。

6. 急性角膜水肿的治疗

(1)保守治疗:如局部使用人工泪液(润滑)、抗生素(预防感染)、环磷酰胺(减少疼痛、畏光)、高渗盐水滴眼液、抗青光眼药物、局部糖皮质激素或非甾体抗炎药物等。配戴绷带镜。

(2)手术治疗:表面角膜镜片术联合前房注射空气或 C_3F_8、羊膜移植、角膜烧灼术、DALK 或 PKP 等。

【筛查及随访安排】

建议儿科医生和眼科医生之间密切合作,对具有特定风险的患者进行角膜地形图筛查,包括唐氏综合征、二尖瓣脱垂和结缔组织疾病、爱揉眼睛、6 岁以上近视度数超过-6.0DS 或散光超过 2D、有 KC 家族史的儿童。

早期 KC 患者至少每 3~6 个月随诊一次,以确定进展的情况,及时进行 CXL 治疗。当 KC 进展,要考虑行角膜移植,角膜内皮健康者首选 DALK 手术。

(潘中婷 李明武)

➤ 附：圆锥角膜的诊治流程图

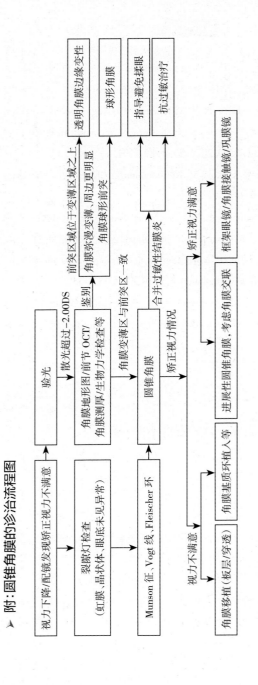

参考文献

1. Mukhtar S, Ambati BK. Pediatric keratoconus: a review of the literature. International Ophthalmology, 2018, 38(5): 2257-2266.

2. Olivo-Payne A, Abdala-Figuerola A, Hernandez-Bogantes E. Optimal management of pediatric keratoconus: challenges and solutions. Clinical Ophthalmology (Auckland, N.Z.), 2019, 13: 1182-1191.

3. Buzzonetti L, Bohringer D, Liskova P. Keratoconus in Children: A Literature Review. Cornea, 2020, 00: 1-7.

4. Anitha V, Vanathi M, Raghavan A. Pediatric keratoconus-Current perspectives and clinical challenges. Indian Journal of Ophthalmology, 2021, 69(2): 214-225.

5. Ritu, Arora, Monica. Pediatric keratoconus misdiagnosed as meridional amblyopia. Indian journal of ophthalmology, 2019, 67(4): 551-552.

6. Veronica Mas Tur, FEBO, Cheryl MacGregor. Survey of Ophthalmology. A review of keratoconus: Diagnosis, pathophysiology, and genetics, 2017, 62(6): 770-783.

7. 中华医学会眼科学分会角膜病学组. 中国圆锥角膜诊断和治疗专家共识(2019年). 中华眼科杂志, 2019, 55(12): 891-895.

第六节 细菌性角膜炎

【概述】

细菌性角膜炎(bacterial keratitis)是由细菌感染引起的角膜上皮缺损及缺损区下角膜基质坏死的化脓性角膜炎,又称为细菌性角膜溃疡(bacterial corneal ulcer)。细菌性角膜溃疡的特征是发病急、进展快、病情重,儿童的炎症反应和临床表现较成人更为严重,疾病导致的角膜瘢痕是儿童非创伤性角膜瘢痕最常见的原因之一,并可因为继发性弱视而导致不可逆的视力损伤。如感染不能有效控制,还可发生角膜穿孔、眼内炎,严重威胁视力。

【病因】

引起儿童细菌性角膜炎的病原体和易感因素与成人相似,常见致病菌包括金黄色葡萄球菌、铜绿假单胞菌、表皮葡萄球菌、α-溶血性链球菌、肺炎链球菌、肠道杆菌。目前普遍认为细菌不能在完整的角膜表面引发感染,感染发生需要角膜上皮细胞损伤为前提。儿童细菌性角膜炎常见的诱发因素包括:配戴角膜接触镜、角膜外伤、免疫功能受损及角膜表面结构改变,也可与出生时眼部细菌定植(多为淋病奈瑟球菌)有关,见表4-5。

表4-5　细菌性角膜炎的危险因素

眼部因素	全身因素
外伤	感染状态:发热、上呼吸道感染等
局部炎症:睑缘炎、泪囊炎、结膜炎	免疫缺陷性疾病
配戴角膜接触镜	营养障碍,如维生素 A 缺乏等
角膜暴露:全麻状态下眼睑闭合不全、先天性眼睑异常等	长期使用抗生素、免疫抑制剂、糖皮质激素
倒睫	
角膜疾病:如 HSV 角膜炎可继发细菌感染	
使用污染的滴眼剂	
长期局部使用抗生素或糖皮质激素	

【临床表现】

患者常有角膜外伤或角膜接触镜配戴史,淋病奈瑟球菌感染新生儿有经产道分娩史。儿童细菌性角膜炎表现与成人类似,但通常以更严重的炎症反应为特征。患者可出现急性、严重的角膜刺激症状,包括迅速发作的疼痛,伴眼红、畏光、流泪、脓性分泌物,并出现视力下降。症状的进展速度取决于感染病菌的毒力,不同的致病菌感染角膜可导致不同的角膜病变特征。体征上通常可见眼睑、结膜水肿、结膜充血,角膜溃疡多为单一病灶,溃疡处上皮缺损界限清楚,下方浸润灶边界模糊、为化脓性间质炎症,周边角膜基质水肿,可伴有内皮后沉积物、明显的前房反应,甚至前房积脓。铜绿假单胞菌因繁殖过程中可产生蛋白溶解酶,使角膜胶原纤维融解,病情进展更为迅速,通常引起间质坏死,表面粗糙,有黏稠脓性渗出物,脓性分泌物呈淡绿色,严重者可迅速发生角膜穿孔,并引起眼内炎。新生儿淋病奈瑟球菌感染表现为眼睑及球结膜高度水肿、大量脓性分泌物,可快速进展引起角膜上皮溃疡及基质浸润,甚至角膜穿孔,还可伴有全身其他器官的化脓性炎症。

【诊断】

根据病史及临床表现,可初步诊断细菌性角膜炎,并进行经验性治疗,但根据临床表现判断致病病原体是不可靠的,尽管局部氟喹诺酮类药物的成功应用减少了对疑似感染性角膜炎病例进行病原体培养的数量,仍建议对于病灶位于角膜中部、深基质或大面积(>2mm)的浸润,以及病史或临床特征提示为非常见病原体或耐药病原体感染时,在用药前刮取病灶区组织,进行涂片染色及微生物培养。除了角膜组织培养外,还可以培养隐形眼镜、隐形眼镜盒和隐形眼镜护理液,以及任何其他潜在的污染源,如眼睑炎。确诊需要病原学诊断,细菌药敏试验有助于筛选敏感抗生素指导诊疗。

【鉴别诊断】

明确诊断需病原学依据,根据病史、临床表现可进行初步的鉴别和判断:

1. 真菌性角膜炎　角膜外伤,尤其是植物性外伤,以及配戴角膜接触镜患者,需考虑真菌感染。起病及疾病发展通常较细菌感染慢,症状较轻,浸润灶通常呈牙膏样或苔垢样外观,伴有伪足、卫星灶、免疫环等表现。

2. 棘阿米巴性角膜炎　通常发生于配戴角膜接触镜患者或外伤后接触污水、土壤患者。因该原虫的亲神经性,患者在感染早期可有明显的症状和体征分离现象,出现严重的神经痛。放射状角膜神经炎为棘阿米巴性角膜炎的特征性病变。该病感染初期表现为点状上皮混浊、假树枝状浸润,随着疾病进展,角膜基质出现中央或旁中央的盘状或环形角膜基质浸润,通常更类似于单纯疱疹病毒性角膜炎而不是细菌性溃疡。

3. 单纯疱疹病毒性角膜炎　可有眼睑的疱疹或是角膜上皮树枝样改变。通常有单眼复发病史。慢性单纯疱疹病毒性角膜炎的患者可继发细菌混合感染。儿童患疱疹病毒性角膜炎的比例较成人低。儿童时期,疱疹病毒的感染可没有症状,或主要表现为结膜炎。

4. 睑缘炎相关性角结膜病变　睑缘炎所致睑板腺分泌物异常,泪膜稳定性破坏,以及金黄色葡萄球菌、表皮葡萄球菌和痤疮丙酸杆菌分解脂质使自由脂肪酸等产物释放增加等因素共同作用下,造成眼表组织损伤,引起角结膜病变。通常为双眼发病,角膜溃疡灶多位于角膜周边与睑缘摩擦处,伴有角膜新生血管、云翳或瘢痕形成、角膜局部变薄表现,同时可见睑缘充血、肥厚、睑板腺开口堵塞、睫毛根部鳞屑或皮痂等睑缘炎表现。儿童时期,本病更易漏诊或误诊。

【治疗】

由于儿童不能很好地表达症状、难以配合局部检查及药物治疗,且儿童细菌性角膜炎的炎症反应较成人更重,易导致诊断和治疗不够及时,出现不可逆的视觉损伤。早期识别和治疗,包括局部和全身治疗,可以防止瘢痕和弱视继发的视力丧失。目前很少有研究报道儿童患者群体的感染性角膜炎发病率、发病机制、诊断或治疗,对儿童感染性角膜炎的治疗大多基于成人的治疗方案。

在任何角膜炎中,治疗的首要目标是保持视力和角膜的清晰度。细菌病原体可以在数小时内产生不可逆的角膜瘢痕,因此,必须在确诊前就开始经验性的应用广谱抗生素治疗,以迅速减少细菌负荷,减少后期的视力障碍。

1. 去除诱发因素　如停戴角膜接触镜、矫正眼睑内翻和倒睫、治疗慢性泪囊炎、治疗全身病等。

2. 药物治疗 在病原菌尚不明确时,使用广谱抗生素滴眼液局部用药,成人首选氨基糖苷类或氟喹诺酮类滴眼液(但氟喹诺酮类药物在儿童中的使用仍存在争议),如 0.3% 妥布霉素滴眼液或 0.5% 左氧氟沙星滴眼液,急性期局部强化给药模式,每 30 分钟一次频繁滴眼,严重病例可在初始的 30 分钟内,每 5 分钟滴药一次,使角膜基质快速达到抗生素的治疗浓度,然后每 30 分钟滴药一次,夜间使用凝胶和眼膏剂型(如妥布霉素眼膏、左氧氟沙星眼膏、加替沙星眼膏),增加药物在眼表停留时间并润滑眼表,同时凝胶及眼膏剂型对于难以配合点药的儿童可减少点药频率,更适用。病情好转后需适当减少用药频率,如用药 48 小时无好转,需调整治疗方案,可考虑加用 5% 头孢他啶滴眼,然后根据药敏试验结果,选择敏感抗生素。局部用药感染不能控制或儿童不配合点药时,可考虑结膜下注射及全身应用抗生素。淋病奈瑟球菌感染性角膜炎需使用青霉素全身抗感染治疗。

糖皮质激素可以抑制局部炎症反应,减轻角膜瘢痕,但也可因抑制免疫反应而阻碍病原微生物的根除,且可致溃疡加深穿孔及儿童的眼压升高,应谨慎使用,并监测眼压。在初步治疗阶段不应用激素;在大量有效抗生素控制感染的情况下,可适当应用类固醇皮质激素减轻炎症反应和瘢痕形成;在溃疡未愈合及角膜变薄有穿孔危险时禁用糖皮质激素。

3. 其他治疗 并发前房炎症反应及虹膜炎时应给予睫状肌麻痹剂散瞳缓解症状,防止虹膜粘连。维生素 C、维生素 B 口服有助于促进溃疡愈合。当病情进展至溃疡接近或已经穿孔时,需行手术治疗。对感染控制、角膜瘢痕影响视力时,可考虑行增视性角膜移植手术治疗。

▶ 附：感染性角膜炎的诊治流程图

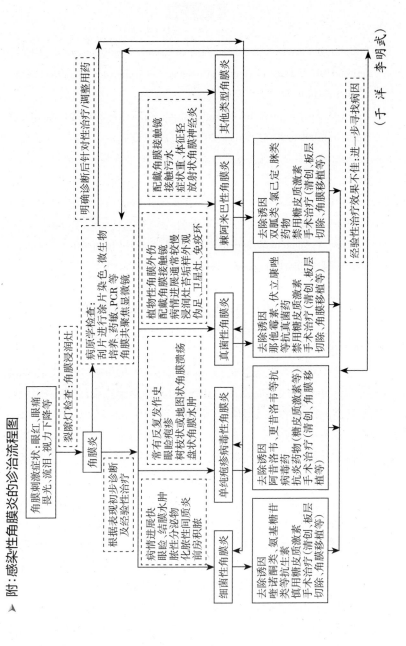

（于 泽 李明武）

参考文献

1. Rossetto JD, Cavuoto KM, Osigian CJ, et al. Paediatric infectious keratitis: a case series of 107 children presenting to a tertiary referral centre. Br J Ophthalmol, 2017, 101: 1488-1492.

2. Green M, Apel A, Stapleton F. Pediatric Microbial Keratitis in Queensland, Australia (2005 to 2015). Cornea, 2019, 38: 1519-1523.

3. 王明武. 新时期细菌性角膜炎的临床处置要点. 中华实验眼科杂志, 2017, 35 (11): 966-969.

4. Lin A, Rhee MK, Akpek EK, et al. Bacterial Keratitis Preferred Practice Pattern®. Ophthalmology, 2019, 126: 1-55.

5. Di Zazzo A, Antonini M, Fernandes M, et al. A global perspective of pediatric non-viral keratitis: literature review. Int Ophthalmol, 2020, 40: 2771-2788.

第七节　单纯疱疹病毒性角膜炎

【概述】

单纯疱疹病毒性角膜炎（herpes simplex keratitis, HSK）是由单纯疱疹病毒（herpes simplex virus, HSV）引起的角膜感染，是角膜病中致盲率最高的疾病之一。据估计，全世界每年有 100 万人因单纯疱疹病毒性角膜炎而失明。与成人相比，儿童对症状表述不清，检查困难，导致误诊率及治疗延误率较高。儿童可出现更严重的疾病表现，包括双侧单纯疱疹病毒性角膜炎，以及更容易反复发作导致角膜瘢痕，且可能因弱视而永久性失明。

【病因】

单纯疱疹病毒为双链线性 DNA 病毒，分为 HSV-1 和 HSV-2 两个血清型，通过直接接触传播。二者均可引起眼部感染，但多数患者为 HSV-1 型感染，绝大部分成年人都曾感染过 HSV，感染率高达 80% 以上。HSV 引起的感染分为两种类型，原发性感染和复发性感染。原发感染多为隐性感染，无任何临床表现，病毒在接触的部位（眼部、皮肤、口唇黏膜等组织)进行复制引起炎症反应。原发感染后,病毒潜伏于三叉神经节,也可潜伏于角膜组织。当机体抵抗力下降时,潜伏的病毒活化,沿神经纤维到达神经支配区域及邻近组织,引起复发性感染。

【临床表现】

1. 原发性单纯疱疹病毒感染 常见于幼儿,多为隐性感染,显性感染患者主要表现为口唇部及皮肤疱疹,具有自限性,较少眼部受累。患儿可有发热、耳前淋巴结肿大表现,眼部受累表现主要包括眼睑皮肤疱疹、结膜炎、点状或树枝状角膜炎,少于 10% 的患者可发生角膜基质炎或前葡萄膜炎。极少数新生儿 HSV 感染可导致单纯疱疹病毒性脑炎,预后不良。

2. 复发性单纯疱疹病毒感染 当出现导致机体免疫力下降的诱因及疾病时,如发热、感冒、疲劳、月经来潮、创伤、手术、情绪紧张、精神压力大、全身使用糖皮质激素及免疫抑制剂等,可引起复发性感染。眼部表现以单眼发病多见,较少双眼受累。可出现睑缘炎、结膜炎、角膜炎、葡萄膜炎等,其中角膜炎对视力影响最为严重,患者可出现流泪、灼烧感、视力下降、眼睑肿胀和畏光等症状。单纯疱疹病毒性角膜炎根据受累部位分为五种临床类型,见表 4-6。

表 4-6 单纯疱疹病毒性角膜炎临床类型

临床类型	临床表现
上皮型角膜炎	上皮点状小泡、树枝状溃疡、地图状溃疡及边缘性角膜溃疡
基质型角膜炎	分为免疫性基质型角膜炎和坏死性基质型角膜炎两种类型
内皮型角膜炎	分为盘状、弥漫性和线状角膜内皮炎三种类型
神经营养性角膜病变	角膜神经功能异常、持续性角膜上皮缺损,出现体征与症状分离现象
混合型角膜炎	两种及以上同时存在

(1)上皮型角膜炎:病毒感染早期出现点状的角膜上皮小泡,小泡破溃融合形成树枝状上皮缺损,树枝状溃疡进一步融合、加深,形

成地图状溃疡。患者出现眼睑痉挛、畏光、流泪、疼痛、异物感等角膜刺激症状,病变位于中央区时可出现视力下降。角膜上皮病变经过治疗多可被有效治愈,很少遗留显著瘢痕,视力影响较小。

(2) 基质型角膜炎:可表现为免疫性基质型角膜炎和坏死性基质型角膜炎。前者是角膜基质对组织内存留的病毒抗原的免疫反应所致,表现为角膜基质盘状浸润和水肿,患者出现视力下降、畏光、流泪等角膜刺激症状。角膜炎控制后,部分病人角膜基质水肿可持续数周至数月后消退。后者为病毒直接感染及破坏组织所致,较为少见,表现为角膜基质内单个或者多个黄白色坏死浸润灶,可导致角膜变薄和穿孔,患者出现严重的视力下降、畏光、流泪表现。由于炎症在儿童中更重,有 35~50% 的儿童可能发展成基质型角膜炎。

(3) 内皮型角膜炎:内皮型角膜炎在儿童中很少见,分为盘状、弥漫性或线状三种类型,以盘状最为多见,表现为角膜基质盘状水肿和混浊,可出现角膜后沉着物(keratitic precipitate,KP)及轻至中度的虹膜炎。患者出现畏光、眼部不适及不同程度的视力下降,严重者出现角膜内皮失代偿。

(4) 神经营养性角膜病变:神经营养性角膜病变是由于多种因素导致的角膜神经受损,引起持续性的角膜上皮缺损,并可出现角膜基质溃疡,严重者可出现无痛性角膜穿孔。由于角膜神经受损,患者可表现出角膜知觉下降或消失,出现体征重、症状轻的体征与症状分离现象。抗病毒药物的毒性作用可加重病情。高达 76% 的 HSV 角膜炎患儿可出现角膜神经受损,导致角膜知觉下降和神经营养性角膜炎,部分导致角膜瘢痕形成。

【诊断】

根据病史,树枝状或地图状角膜溃疡、盘状角膜水肿等典型的体征,大部分病人可以得到临床诊断。实验室检查有助于协助诊断,如角膜上皮涂片观察到多核巨细胞等病毒感染表现。聚合酶链式反应(PCR)检测可检测角膜、房水、玻璃体及泪液中的病毒 DNA,特异性和敏感性较高。病毒培养仍是病因学诊断的金标准,但敏感性低,临床不适用。由于儿童检查的困难性,实验室检查作用有限,主要依靠临床表现及查体来进行临床诊断。

【鉴别诊断】

1. 带状疱疹病毒性角膜炎 眼带状疱疹常伴有沿三叉神经走行区域分布的皮肤疱疹,疱疹不过中线,疱疹消退后会留有皮肤瘢痕,可形成假树枝状角膜溃疡。而单纯疱疹病毒性角膜炎不伴有按神经分布区域的皮肤病损,皮肤疱疹通常不留瘢痕,HSK 树枝状角膜溃疡的末梢膨大,溃疡边缘区荧光素有浸染。

2. 细菌性角膜炎 细菌性角膜炎的角膜溃疡灶为化脓性间质炎症,患者多伴有脓性分泌物表现,不同的致病菌感染角膜可导致不同的角膜病变特征,单纯疱疹病毒性角膜炎也可继发细菌感染。

【治疗】

1. 治疗原则 HSK 治疗的总体原则为抑制病毒在角膜内的复制及减轻炎症反应引起的角膜损害。治疗时要先明确 HSK 的分型,进行针对性治疗。上皮型角膜炎以局部抗病毒药物治疗为主,辅以促进角膜上皮修复的药物及抗生素眼膏预防继发性细菌感染。免疫性基质型角膜炎需局部抗病毒药物及糖皮质激素联合使用,以抑制病毒复制及减轻炎症反应,由于局部糖皮质激素的使用需监测眼压,并辅以促进角膜上皮修复药物保护眼表,重症患者需联合全身抗病毒药物治疗。坏死性角膜基质炎的抗病毒治疗同免疫性角膜基质炎,尽快促进角膜溃疡修复是治疗的关键,溃疡愈合前局部应慎用糖皮质激素滴眼液,可选择局部免疫抑制剂减轻炎症反应。内皮型角膜炎除抗病毒、抗炎、保护眼表治疗外,如伴有虹膜炎,应予散瞳治疗。神经营养性角膜病变治疗目标为促进溃疡愈合、预防继发性细菌感染。

2. 药物治疗

(1) 抗病毒药物:局部抗病毒药物常用 0.1% 阿昔洛韦滴眼液、或 0.1% 更昔洛滴眼液、或 0.15% 更昔洛韦眼用凝胶,每天 4~6 次。严重患者需口服抗病毒药物,包括阿昔洛韦、伐昔洛韦和泛昔洛韦,目前研究认为阿昔洛韦对新生儿疱疹是安全的,口服治疗的耐受性也较好,因此口服阿昔洛韦被确定为儿童最佳治疗方案,推荐剂量为 12~20mg/(kg·d)。使用口服抗病毒药物的儿童应监测血常规、肾功能、肝功能。

（2）抗炎药物：局部抗炎药物常用 0.1% 氟米龙滴眼液、1% 泼尼松龙滴眼液、0.5% 氯替泼诺滴眼液等，药物选择及使用频率需根据病情严重程度调整。糖皮质激素治疗期间应监测眼压变化，及时处理高眼压。在角膜溃疡愈合之前，应局部慎用糖皮质激素滴眼液，可选择 1% 环孢素 A 滴眼液或 0.1% 他克莫司滴眼液，每天 1~2 次。

（3）促进角膜上皮修复药物：常用 0.1% 或 0.3% 玻璃酸钠滴眼液，或小牛血去蛋白提取物眼用凝胶、或重组牛碱性成纤维细胞生长因子、表皮生长因子滴眼液或凝胶。

3. 手术治疗　当角膜溃疡近穿孔或已穿孔时，或角膜炎症已控制但角膜瘢痕严重影响视力的情况下，可进行角膜移植手术治疗。手术潜在的并发症包括高眼压、青光眼、移植物排斥反应、移植物病毒复发和移植物衰竭。建议手术后预防性使用阿昔洛韦治疗，以防止新组织病毒复发。

儿童疱疹性眼病的长期并发症包括复发（50%）、角膜瘢痕（80%）和角膜新生血管（>30%）。角膜混浊可引起剥夺性弱视，角膜散光增加大于 2.00D 时可引起屈光性弱视。屈光矫正和弱视治疗应及早开始，以最大限度地恢复视力。

【预防】

HSK 的临床特点是反复发作。减少复发的关键是预防诱因。成人可口服阿昔洛韦预防量 200~400mg，每天两次，持续 1 年，以减少复发。目前还没有确定儿童预防的固定剂量，临床效果及安全性有待进一步证实。

（于　洋　李明武）

------参考文献------

1. Serna-Ojeda JC, Loya-Garcia D, Navas A, et al. Long-term Outcomes of Pediatric Penetrating Keratoplasty for Herpes Simplex Virus Keratitis. Am J Ophthalmol, 2017, 173: 139-144.

2. Vadoothker S, Andrews L, Jeng BH, et al. Management of Herpes Simplex Virus Keratitis in the Pediatric Population. Pediatr Infect Dis J, 2018, 37: 949-951.

3. Tsatsos Mel, MacGregor C, Athanasiadis I, et al. Herpes simplex virus keratitis: an update of the pathogenesis and current treatment with oral and topical antiviral agents. Clin Exp Ophthalmol, 2016, 44: 824-837.

4. Whitley R, Baines J. Clinical management of herpes simplex virus infections: past, present, and future. F1000Res, 2018.

第八节　真菌性角膜炎

【概述】

真菌性角膜炎（fungal keratitis）是由真菌引起的感染性角膜炎，常发生于农业外伤后，致盲率极高，在我国居感染性角膜病致盲率的首位。近年来，随着角膜接触镜、抗生素和糖皮质激素的广泛应用，其发病率呈上升趋势。由于疾病早期刺激症状较轻，低龄儿童表达能力受限，更易被延误诊治，造成严重后果。

【病因】

引起角膜感染的常见致病真菌有两大类：丝状真菌和酵母菌。致病真菌菌属在不同国家地区有较大的差异。在欧美发达国家致病菌以念珠菌属为主，为酵母菌。在印度以曲霉菌属为主。在我国目前以镰孢菌属为主，其次为曲霉菌属，均为丝状真菌。丝状真菌感染与植物性外伤密切相关，而酵母菌感染主要与机体免疫功能下降有关，如长期全身或眼局部使用抗生物、糖皮质激素、免疫抑制剂等，或患有影响全身或局部免疫功能的疾病，如眼睑闭合不全、干眼症、单纯疱疹性角膜炎等慢性眼表损伤，以及眼部手术、配戴角膜接触镜等。角膜丝状真菌感染较酵母菌感染的预后更差。

【临床表现】

患者多有植物性外伤史或长期激素、抗生素、免疫抑制剂使用史。起病及疾病发展缓慢，早期自觉症状相对较轻，可出现眼痛、发红、异物感、畏光、流泪及视力下降等表现。典型的角膜病变体征有菌丝苔被、伪足、卫星灶、免疫环、内皮斑、前房积脓等。病变处角膜呈现白色致密浸润溃疡灶,表面欠光泽,呈牙膏样或苔垢样外观,为其菌丝灶。病灶旁可见伪足或散在的卫星样浸润灶。病变周围有胶原溶解形成的浅沟或抗原抗体反应形成的水肿状免疫环,早期浅层炎症即可出现狄氏膜皱褶和房水闪辉,疾病进展可出现角膜后斑块状沉着物,前房积脓呈灰白色,黏稠或呈糊状,提示感染已打角膜深基质层,严重者可进展为角膜穿孔。

【诊断】

根据病史及病灶特征以及对抗菌药物和抗病毒药物治疗反应差可得到初步判断,确诊需得到病原学证据。角膜刮片进行镜检可见真菌菌丝或孢子,有助于快速诊断。真菌培养可鉴定真菌菌种同时进行药敏试验,有助于指导用药,但需要 3~7 天时间。角膜共聚焦显微镜检查为快速、无创的检查方法,有助于在疾病早期发现病原体,并可动态观察治疗效果。聚合酶链式反应(PCR)特异性及敏感性较高,且较真菌培养时间短,有助于快速识别真菌病原体种类。

【鉴别诊断】

需与细菌性角膜炎相鉴别。

【治疗】

真菌性角膜炎的治疗以局部抗真菌药物治疗为主,早期使用抗真菌药物进行眼局部治疗非常重要,全身使用抗真菌药物对角膜真菌感染一般无效,药物治疗效果不佳或病变累及角膜深基质层有穿孔风险时则手术治疗。

1. **药物治疗**　常用抗真菌药物包括五类,包括多烯类(如两性霉素 B、那他霉素)、吡咯类(如咪康唑、酮康唑、伊曲康唑、伏立康唑)、嘧啶类(如氟胞嘧啶)、棘白霉素类(如卡泊芬净)及烯丙胺类(如特比萘芬)。抗真菌药物对组织的穿透性较差,需频繁点眼,抗真菌药物联合使用有协同作用,可减少药物用量,降低毒副作用。丝状菌属首选 5%那他霉素滴眼液,酵母菌属首选 0.1%~0.2% 两性霉素 B 滴眼液。目前,0.1%~0.2% 两性霉素 B 滴眼液和 5% 那他霉素滴眼液是真菌性角膜炎治疗的一线药物,与 0.5% 氟康唑滴眼液联合使用有良好协同效果。

近年研究发现,伏立康唑角膜基质内注射对局部使用那他霉素、氟康唑点眼无效的真菌性角膜炎患者具有良好的疗效。严重真菌感染(合并内皮斑、前房积脓、可疑眼内炎)时,可联合口服或静脉抗真菌药物治疗。

因真菌性角膜炎常伴有严重虹膜炎,需使用阿托品散瞳。但糖皮质激素可加速真菌扩散导致病变加重,故应禁用局部及全身糖皮质激素的使用。

2. 手术治疗　包括清创术、结膜瓣遮盖术、羊膜移植术和角膜移植术。早期进行清创术可提高药物渗透性,促进药物进入角膜基质。药物治疗无效或有穿孔风险时,清创联合结膜瓣遮盖可促进溃疡的愈合。角膜溃疡已接近或者已经穿孔时,可考虑深板层角膜移植或穿透性角膜移植。术后需继续使用抗真菌药物防止复发。

(于洋　李明武)

参考文献

1. Brown L,Leck AK,Gichangi M,et al. The global incidence and diagnosis of fungal keratitis. Lancet Infect Dis,2021,21:49-57.

2. 韦振宇,梁庆丰. 真菌性角膜炎诊治新进展. 中华眼科杂志,2020,56(8):631-636.

3. Mahmoudi S,Masoomi A,Ahmadikia K,et al. Fungal keratitis:An overview of clinical and laboratory aspects. Mycoses,2018,61:916-930.

4. Di Zazzo A,Rajan M,Dureja R,et al. Pediatric Microbial Keratitis:Identification of Clinical Biomarkers for Prognosis and Outcome of 218 Cases from 2009 to 2019. Cornea,2021.

第九节　棘阿米巴性角膜炎

【概述】

棘阿米巴性角膜炎(acanthamoeba keratitis,AK)是由棘阿米巴原虫(acanthamoeba)引起的感染性角膜炎,国外报道80%以上的患者因配戴被污染的角膜接触镜致病,非角膜接触镜配戴者的病例往往是眼外伤后接触受污染的水或土壤所致,我国以后者为主。棘阿米巴性角膜炎在世界范围内较为少见,是治疗相对棘手的致盲性眼病。随着角膜接触镜的应用日益广泛,棘阿米巴性角膜炎近年发病率呈上升趋势。由于儿童近视发病率的增加,以及角膜塑形镜控制近视发展的普遍应用,增加了儿童棘阿米巴性角膜炎的发生风险及发病率。

【病因】

棘阿米巴原虫在自然界中广泛存在,主要存在于水、土壤、谷物、家畜中,以活动性滋养体和潜伏的包囊两种形式存在。当环境不利时,滋养体转化为包囊,对理化因素、消毒剂及抗菌药物有极强的抵抗性,当环境适宜时,原虫自包囊逸出又成为滋养体。感染的途径主要是接触棘阿米巴污染过的水和土壤,尤其是污染的角膜接触镜或清洗接触镜的药液。

【临床表现】

多为单眼发病,病程缓慢,患者有异物感、畏光、流泪伴视力减退,由于棘阿米巴原虫较强的神经亲和性,部分患者早期可有明显的症状和体征分离现象(症状重、体征轻),出现与临床体征不符合的剧烈眼痛。感染初期表现多不典型,为点状上皮混浊、假树枝状浸润,随着疾病进展,角膜基质出现中央或旁中央的盘状或环形角膜基质浸润,进一步进展可出现角膜溃疡、脓肿,甚至角膜穿孔。放射状角膜神经炎为棘阿米巴性角膜炎的特征性病变,为自角膜缘向角膜中央,沿角膜神经走行的放射状浸润,但发生率低。少数患者还可伴发巩膜炎、前房积脓。

【诊断】

根据患者角膜接触镜配戴史,或外伤、污水接触史,早期症状重、体征轻的表现,以及疾病进展出现角膜基质环形浸润和放射状角膜神经炎的特征性表现,考虑临床诊断。明确诊断需借助实验室检查找到阿米巴滋养体或包囊。角膜溃疡病灶处刮片镜检阳性率较高,操作简单易行,对设备要求较低。棘阿米巴原虫培养阳性率较低。角膜共聚焦显微镜检查阳性率高,且无创快速,可以反复监测,具有更广泛的临床应用前景。

【鉴别诊断】

由于棘阿米巴角膜炎早期呈树枝状或盘状角膜炎,容易和单纯疱疹病毒性角膜炎相混淆。首先,棘阿米巴性角膜炎常有外伤、接触污水、角膜接触镜配戴史,抗病毒及抗菌治疗效果欠佳,而单纯疱疹病毒可有感冒、发热、局部疱疹等前驱症状。其次,二者的症状体征不同,棘阿米巴原虫感染早期,患者可有明显的症状和体征分离现象,出现严重的神经痛。体征方面,HSK 有明显清晰的树枝状浸润,角膜上皮缺损,荧光素钠染色清晰,而棘阿米巴角膜炎的早期,角膜上皮完整,荧光素钠染色阴性,或表现为不典型、不完整的树枝状。最后,要考虑混合感染的存在,包括合并单疱病毒感染、真菌感染或细菌感染等。明确鉴别需病原学证据。

【治疗】

棘阿米巴性角膜炎的治疗较为棘手,目前尚无特效治疗,应预防为主,加强接触镜配戴及儿童角膜塑形镜配戴的护理教育。疾病的早期诊断和联合用药是成功治疗的关键。常用药物包括双胍类药物:聚己甲基双胍(PHMB)和氯己定联合应用,常用浓度为 0.02% 滴眼剂。联脒类药物:如 0.1% 羟乙磺酸丙氧苯脒滴眼液、双溴丙脒眼膏等,与双胍类药物联合使用可增强药效,但目前国内无商品化药物。治疗疗程需达数月直至感染完全控制,虫体全部被杀死。糖皮质激素虽可减轻炎症反应,但可能使病情恶化,不主张使用。对感染不能控制的患者可考虑清创术、结膜瓣遮盖术和角膜移植手术治疗。

(于 洋 李明武)

参考文献

1. 高敏,孙旭光. 棘阿米巴性角膜炎的发病相关因素. 国际眼科纵览,2021,45(5):393-396.

2. 刘畅,周奇志,王智群,等.角膜塑形镜相关性棘阿米巴角膜炎早期诊治的关键环节.中华实验眼科杂志,2020,38(3):217-219.

3. Cope JR,Collier SA,Schein OD,et al. Acanthamoeba Keratitis among Rigid Gas Permeable Contact Lens Wearers in the United States,2005 through 2011. Ophthalmology,2016,123:1435-1441.

4. de Lacerda AG,Lira M. Acanthamoeba keratitis:a review of biology,pathophysiology and epidemiology. Ophthalmic Physiol Opt,2021,41:116-135.

5. Fanselow N,Sirajuddin N,Yin XT,et al. Acanthamoeba Keratitis,Pathology, Diagnosis and Treatment. Pathogens,2021.

第十节　浅层点状角膜炎

【概述】

浅层点状角膜炎(thygeson superficial punctate keratitis,TSPK),首次于1950年被报道,是一种罕见的疾病,造成患者畏光和眼痛反复发作。其预后良好,但部分患者经常复发或病情慢性迁延。有关该疾病的流行病学数据和报道数量有限,因此,该疾病的流行和分布可能被低估。目前无已发表的临床对照试验,亦无明确的治疗指南。

【病因】

1. 病毒或细菌　其临床表现、上皮细胞的电子显微镜特征与病毒性角结膜炎有些相似,文献报道部分患者对抗病毒药三氟尿苷滴眼液有良好的反应,推测可能与病毒感染或病毒诱导的免疫反应有关。然而,先前的研究未能在患者的样本中找到常见眼部病毒病原体的遗传物质。目前,没有明确的证据表明病毒或细菌是造成此病的病因。

2. 免疫反应　可能与组织相容性抗原 HLA-DR3 或 HLA-DW3 相关的免疫反应有关,HLA-DR3 是 MHC-Ⅱ类分子,其与多种自身免疫性疾病(如糖尿病、乳糜泻、系统性红斑狼疮、艾迪生病和干燥综合征)相关。文献报道,有的 TSPK 患者合并有全身炎症或自身免疫性疾病病史,如银屑病、系统性红斑狼疮、干燥综合征、桥本甲状腺炎或克罗恩病。

3. 复发的危险因素　压力、睡眠不足、流感样综合征、病毒感染、激光角膜屈光术后可能是复发的诱因。

【发病机制】

机制不明,仍在探索中。

【临床表现和体征】

大多为双眼发病,在少数病例中,由单眼发病演变为双眼受累,文献报道女性多于男性,可发生于所有年龄段的患者,大多于 30 岁左右出现初始症状。儿童 TSPK 的发生率明显低于成人。

1. **临床表现** 最常见的症状是眼部刺激症状,表现为异物感和疼痛。其次是畏光、视物模糊和流泪,很少伴有眼红。在疾病早期可能是无症状,病情恶化时,视力下降。干燥和复视的症状罕见。

2. **裂隙灯检查** 可见角膜中央的灰白、隆起、椭圆形、颗粒状的多发性上皮内角膜病损,无基质受累或角膜水肿,很少伴有结膜充血。有些角膜混浊,可被荧光素染色。疾病病程延长或未经治疗可能出现角膜增厚、基质混浊和角膜瘢痕。

【辅助检查】

1. **活体激光共聚焦显微镜** 病变位于前弹性层和前基质,可以观察到细胞间黏附丧失、细胞增大和高反射信号,后基质和内皮未受累。

2. **眼前节光学相干断层扫描(AS-OCT)** 在上皮内病变正下方的基质中显示高反射信号。

【诊断标准】

TSPK 其特征是反复发作的眼部刺激症状,伴有多灶灰白色浅表上皮病变,无基质受累,伴有轻度或不伴有结膜充血。

【鉴别诊断】

1. **腺病毒性角膜结膜炎(流行性角结膜炎)** 一般为腺病毒第 8 型感染,属于自限性疾病。通常以单眼病变开始,多灶性前基质的上皮下浸润(钱币样浸润)是其病理特征,在 AS-OCT 中可以得到证实。可能伴有眼周淋巴结肿大、咽炎和发热。治疗通常需要抗病毒药和糖皮质激素局部治疗,尽管进行了充分的治疗,但可能遗留角膜瘢痕。

2. **微孢子虫性角膜结膜炎** 微孢子虫以往认为是原生动物,最近被归类为真菌,为机会性感染,可造成多种器官炎症,如肠炎、脑炎、鼻窦炎、肺炎、鼻炎、肌炎和眼部感染。患者可表现为双眼疼痛、畏光、流泪、发干、发红和视力模糊。在雨季发病率急剧上升,池塘游泳接触受污染的水是最常见的感染源,外伤、使用局部糖皮质激素、隐形眼镜和既往屈光手术也是危险因素。其引起的角膜炎表现为上皮型角结膜炎(常见于免疫功能低下的个体中,如 HIV)和基质性角膜炎(常见于免疫功能正常的个体中)。微孢子虫性角膜结膜炎的特征是单眼、弥漫性、圆形、粗糙、隆起的 SPK,可伴有轻度非化脓性乳头状或滤泡性结膜炎,不伴有淋巴结肿大。角结膜刮片可见卵圆形折光的生物小体,革兰氏染色阳性。血清学检查、PCR 有助于确诊。治疗:局部烟曲霉素,口服阿苯达唑和高效抗逆转录病毒疗法。预防性外用抗生素可预防继发感染。应避免使用局部类固醇,因其可能导致机体在上皮细胞内持续存在。一般治疗后愈合良好,没有任何瘢痕。

3. 药源性角结膜炎 长期频繁使用局部滴眼液可能会导致角膜毒性,其中所含药物、溶剂或防腐剂(如苯扎氯铵)可能是造成角膜病变的原因。表现为点状角膜上皮点染、上皮缺损和上皮下浸润。确诊后要立即停止现正使用的局部滴眼液,改用低药物毒性,并适量使用不添加防腐剂成分的人工泪液或口服替代药物。避免随意增加药物使用频率与周期,以预防该病发生。

【治疗】

1. 抗病毒药物和抗生素药物 文献报道无法控制病情。

2. 糖皮质激素 如典必殊滴眼液、0.5%氯替泼诺滴眼液、0.1%氟米龙滴眼液。局部激素质量被广泛认为是 TSPK 的有效治疗方法,愈合时不会留下瘢痕。因严重疼痛、畏光或视力下降的患者需要使用类固醇。由于需要长期治疗,要警惕糖皮质激素带来的眼部并发症,以及可能会延长疾病的自然病程。当糖皮质激素减量过程中或停药后,复发也很常见。

3. 免疫抑制剂 如 0.03%他克莫司滴眼液(1 天 2 次)、0.1%、0.5%或 2%环孢霉素 A 滴眼液或利非斯特,可以应用于该病。显示出改善症状和体征的潜力,具有良好的耐受性和很少的副作用。然而,复发仍然是一个问题。

4. 配戴治疗性软性隐形眼镜(绷带镜) 缓解症状、改善受损的眼表光学界面。通常用于经常复发和/或慢性疾病的患者。

5. 准分子激光屈光性角膜切削术(PRK)、准分子激光治疗性角膜切削术(PTK) 已被证明对某些人有益,但也有术后 TSPK 复发的报道。

6. 人工泪液 考虑到疾病的慢性病程和类固醇长期使用的副作用,人工泪液可以作为联合疗法或单一疗法用于 TSPK 患者。症状较轻的患者可以使用人工泪液治疗。

➤ 附:浅层点状角膜炎的诊治流程图

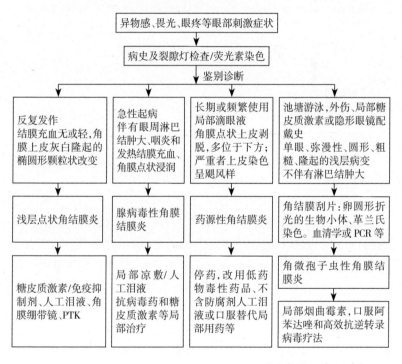

(潘中婷 李明武)

参考文献

1. Rana S, Sami S, Oscar H. Using pre-existing social networks to determine the

burden of disease and real-life needs in rare diseases:the example of Thygeson's superficial punctate keratitis. Orphanet J Rare Dis,2021,16(1):55.

2. Rashmi M. Superficial punctate keratitis:A diagnostic dilemma. Oman J Ophthalmol,2021,14(1):62-63.

3. Mohanty A,Mitra S,Das S. Clinical Profile of Bilateral Microsporidial Keratoconjunctivitis in Healthy Individuals—A Case Series With Long-term Follow-up. Cornea,2020,39(7):902-908.

4. Priyadarshini SR,Roy A,Das S. Thygeson's superficial punctate keratopathy:A review and case series. Indian Journal of Ophthalmology,2021,69(4):806-811.

第十一节　丝状角膜炎

【概述】

丝状角膜炎(filamentary keratitis)是一类在角膜表层附着有丝状赘生物的疾病。虽然称为丝状角膜炎,其表面的赘生物也可以表现为团状或者角膜的凸起。

【病因】

目前病因不明,并存在争议。

早期,一些学者通过组织病理学检查认为丝状物是由黏蛋白作为核心,其外再包以其他成分构成。但后来的绝大多数学者同样通过组织病理学检查发现丝状物是以上皮为核心,外面包裹以黏蛋白和其他的一些细胞成分。除了丝状物的构成存在争论,丝状物的形成也同样存在多种假说,有学者认为病变起源于病变的角膜上皮,眼睑的摩擦力造成病变处角膜上皮卷起并形成了丝状物的核心,其后的眼睑的摩擦使得黏液和细胞碎片等包绕着核心形成了丝状赘生物。

还有学者认为角膜上皮局部的变性形成了一个类似于"受体"的区域,可以使得大量黏液得以附着于"受体"上,而这个隆起的"受体"区域往往是由于泪膜破裂导致角膜没有泪膜的保护而形成。另外也有学说认为病变并非起源于角膜上皮表层,而是起源于角膜上皮基底膜甚至角膜基质,病变突破前弹力层和上皮基底膜造成基底膜的脱离,再随着眼睑的运动形成了之前提到的"受体"区域,再形成丝状赘生物。

无论丝状物的起因,眼睑的异常在丝状物的形成中起了非常重要的作用,其既可以造成局部的炎症和泪膜的异常,同时摩擦的作用也会促使丝状物的形成。这就不难理解为什么干眼、睑板腺功能障碍,以及其他的眼表的炎症、外伤和暴露容易伴发丝状角膜炎了。对于儿童来说,可能过敏性结膜炎是造成丝状角膜炎的一大原因,有单中心研究发现小于 25 岁的丝状角膜炎患者中有 54% 伴有过敏性结膜炎。

【诊断】

患者往往有异物感、眼疼、眼部分泌物多等主诉。儿童患者表述不清时,可能会有眨眼频繁、睁不开眼、畏光、流泪等表现。此时检查发现突出与角膜表面的赘生物或者活动度很大的角膜表层的卷丝样赘生物,即可以诊断丝状角膜炎。丝状物可以被虎红较强着染,但是荧光素钠和丽丝胺绿着染较淡。丝状角膜炎的诊断不能作为疾病判断的终点,应进一步检查患者的眼表以及进行全身的查体判断造成丝状角膜炎的原因,并对原发病进行进一步的诊治。

【鉴别诊断】

丝状物典型的表现,推之可动的特点使得丝状角膜炎较难与其他疾病混淆。

【治疗】

丝状角膜炎的治疗首重病因治疗,一些急性的疾病所继发的丝状角膜炎在原发病控制后,丝状角膜炎可以迅速好转。而一些慢性疾病所继发的丝状角膜炎在原发病控制后,往往丝状角膜炎也可以得到部分甚至全部的缓解,在这种情况下,对于睑缘和泪液的改善也会对丝状角膜炎有所帮助。而此时丝状角膜炎需要的往往是综合的长期的治疗。

治疗原发病方面:儿童出现丝状角膜炎最常见的原因是过敏性结膜疾病,既包括季节性和常年性过敏性结膜炎,也包括春季卡他性结膜炎、特应性角结膜炎和巨乳头结膜炎。对于这些过敏相关疾病的诊断和治疗在儿童丝状角膜炎的治疗中非常重要。而针对不同类型的过敏,抗组胺药物、肥大细胞稳定剂、双效药物(同时抗组胺和肥大细胞稳定),以及糖皮质激素和免疫抑制剂(包括环孢素、他克莫司、liftegrapst 等)的使用可以有效治疗丝状角膜炎。另外,最常见的造成丝状角膜炎的原发病是干眼,所以干眼的治疗是这类丝状角膜炎的基础。人工泪液、凝胶和眼膏、非甾体抗炎药、糖皮质激素和免疫抑制剂、泪道栓塞、角膜绷带镜、巩膜镜、自体血清、眼睑的清洁、口服四环素类药物等针对干眼病和睑板腺功能障碍的治疗都可以作为治疗的选择。如有全身疾病造成的干眼,则需要积极治疗全身疾病。

丝状角膜炎的传统治疗方法包括人工泪液、高渗盐溶液、黏液溶解剂(N-乙酰半胱氨酸)、抗炎药物(糖皮质激素、非甾体抗炎药、免疫抑制剂)、自体血清、角膜绷带镜、机械去除丝状物、泪点栓塞、肉毒素注射等。

人工泪液作为一线治疗,尤其是不含防腐剂的人工泪液,可以维持角膜上皮的屏障并减少上皮的损害。高渗盐溶液可以增加水合作用,促使角膜上皮细胞与其下的基底膜黏附更加紧密,从而减少丝状物的形成。另外,高渗盐溶液可以通过高渗透压使结膜间液流出,为眼表提供更多的润滑液。抗炎药物减轻了眼局部的炎症,可以作为丝状角膜炎的辅助治疗方法。但是值得注意的是糖皮质激素要相对短时间脉冲式治疗,尤其在儿童的丝状角膜炎治疗中,要警惕糖皮质激素带来的副作用。

黏液溶解剂如 10% 的 N-乙酰半胱氨酸,一天 4 次使用,可以减少泪液的黏滞度,减少黏液和丝状物的形成。角膜绷带镜保护角膜避免受到瞬目时眼睑的摩擦,同时在角膜上皮出现损伤时,保护上皮基底膜不暴露,减少进一步的损害。泪点栓塞用于水液缺乏型的干眼,而且建议在眼表和睑缘的炎症控制后再使用,所以儿童过敏性结膜疾病出现的时候即使伴有干眼也要谨慎使用泪点栓塞的治疗。自体血清可以为眼表提供润滑、生长因子等,单纯使用或联合其他治疗一起使用也对治疗丝状角膜炎有帮助。

肉毒素的注射液对一些难治性的丝状角膜炎有作用,目前有学者认为可能是因为肉毒素减轻了轮匝肌对眼睑的压力,从而减轻了眼睑对角膜的压力,并且减少了瞬目的次数,因此减少了角膜丝状物的形成。

除以上的治疗方法外,最简单的办法就是使用镊子或者湿润的棉签直接去除掉丝状物,从而减轻患者的不适感。但是单纯的去除丝状物并不是长期治疗的方法,因为丝状物会复发,所以要同时结合别的治疗方法。另外,去除丝状物时尽量不要损伤角膜上皮基底膜,而且治疗后建议预防性使用抗生素滴眼液。

(张 钦 李明武)

➤ **附:丝状角膜炎的诊治流程图**

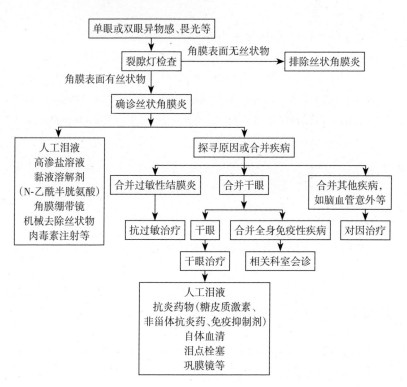

参考文献

1. Weiss M, Molina R, Ofoegbuna C, et al. A review of filamentary keratitis. Surv Ophthalmol, 2022, 67(1): 52-59.

2. Lee SM, Jun RM, Choi KR, et al. Clinical Manifestation and Risk Factors Associated With Remission in Patients With Filamentary Keratitis. Am J Ophthalmol, 2020, 218: 78-83.

3. Chen S, Ruan Y, Jin X. Investigation of the clinical features in filamentary keratitis in Hangzhou, east of China. Medicine (Baltimore), 2016, 95(35): 4623.

4. Albietz J, Sanfilippo P, Troutbeck R, et al. Management of filamentary keratitis associated with aqueous-deficient dry eye. Optom Vis Sci, 2003, 80(6): 420-430.

5. Read S, Rodriguez M, Dubovy S, et al. Treatment of refractory filamentary keratitis with autologous serum tears. Eye Contact Lens, 2017, 43(5): 16-18.

6. Gumus K, Lee S, Yen M, et al. Botulinum toxin injection for the management of refractory filamentary keratitis. Arch Ophthalmol, 2012, 130(4): 446-450.

7. Van Meter W, Katz D, Cook B. Ocular Surface Disease: Cornea, Conjunctiva and Tear Film. Elsevier, 2013.

第十二节　角膜基质炎

【概述】

角膜基质炎是一类非溃疡性、非化脓性、少量或较多血管参与的角膜基质的炎症反应,角膜上皮和内皮一般不受累及。由于角膜基质的不可再生,基质炎发生后往往会残留血管影或无法消退的新生血管翳以及不同程度的角膜瘢痕。

【病因】

从病因角度,角膜基质炎分为梅毒性和非梅毒性,这是因为梅毒原来是角膜基质炎的第一大病因,但近些年来疱疹病毒感染逐渐成为角膜基质炎的第一病因。在一些单中心的研究中发现,单眼角膜基质炎无论活动性(炎症期)还是非活动性(瘢痕期),疱疹病毒感染都是排名第一的病因。双眼的非活动性的角膜基质炎的第一原因是梅毒。除了上述的原因,能造成角膜基质炎的病因还有很多。角膜基质炎被认为是由于上述的各种病原微生物的感染和/或其造成的免疫反应所引起的。

角膜基质炎的病因

1. 细菌感染　梅毒:先天性和获得性;结核;麻风;莱姆病;布氏杆菌病;回归热。

2. 衣原体感染

3. 病毒感染　单纯疱疹病毒;带状疱疹病毒;EB 病毒;腮腺炎病毒;风疹病毒;腺病毒;流感病毒;人类 T 淋巴细胞白血病病毒 I 型;牛痘病毒。

4. 寄生虫感染　利什曼原虫病;盘尾丝虫病;囊虫病;锥虫病;疟疾;阿米巴原虫。

5. 全身因素　Cogan 综合征;结节病;淋巴瘤;化脓性汗腺炎;卡波西肉瘤;甲状旁腺功能减退;蕈样霉菌病。

6. 其他　金或者砷中毒。

【诊断】

由于不同病因造成角膜基质炎的表现不全相同,而且基质炎的病变程度不一,从几乎没有主观症状到出现严重的眼红、眼痛、畏光、流泪、视力下降都有可能,所以其诊断更多的要通过检查发现。另外值得注意的是,儿童的角膜基质炎可能会因为儿童对症状的表述不良而被忽视,需要家长观察到孩子的眼红、流泪或者发现黑眼珠发白才到医院就诊。

裂隙灯检查:角膜上皮往往完整,基质内存在浸润,但同样由于不同的病因和病变的不同时期,可能会导致形态的差异(表 4-7)。角膜基质炎的诊断并非诊断的终点,病因诊断才是最终的诊断。所以当临床发现角膜基质炎之后,需要进行病因的判断,可以遵循以下的流程:

1. 病史和体格检查的完善

(1)询问患者既往的疾病情况,是否曾经有过眼部疱疹、带状疱疹、麻疹、其他感染性疾病以及全身疾病史。

表 4-7 几种角膜基质炎的临床特征

病因	单/双眼	基质病变	血管表现	伴发疾病
先天性梅毒	双眼	弥散	深,严重的	虹膜炎、角膜水肿;全身
获得性梅毒	单眼	扇形	轻	同上
结核	单眼	下方、扇形	前或中部基质	巩膜炎
麻风	双眼	颞上方	无血管	全身
莱姆病	双眼	灶状	无血管	全身
单纯疱疹病毒	单眼	多变的	多变的	角膜知觉异常、虹膜炎
EB 病毒	双眼	钱币形角膜炎	无血管	之前发生过腮腺炎
流行性腮腺炎	单眼	灶状、轻症	无血管	虹膜炎
盘尾丝虫病	双眼	睑裂区	硬化性角膜炎	其他眼部炎症
Cogan 综合征	双眼	多变的	多变的	听力或前庭症状

（2）是否曾经去过一些感染高发的地区,例如布氏杆菌病高发于牧区,盘尾丝虫病流行于非洲和热带美洲,锥虫病流行于非洲等。

（3）进行全身的体格检查,重点关注前述的病因导致的全身病变。

2. 实验室检查

（1）血常规和 C 反应蛋白。

（2）性病研究实验室试验（venereal disease research laboratory, VDRL）、梅毒螺旋体血球凝集试验（treponema pallidum haemagglutination, TPHA）、荧光螺旋体抗体吸收试验（fluorescent treponemal antibody absorption, FTA-ABS）。

（3）结核菌素皮内反应试验（tuberculin intradermic reaction, tuberculin, IDR）、结核感染特异性 T 细胞检测（T-spot）、BK 病毒筛查、HIV 血清学检查、莱姆病血清学检查、疱疹病毒血清学检查、膜性肾病检查、EBV 血清学检查、抗核抗体和类风湿因子等。

3. 影像学检查

（1）胸片。

（2）前节 OCT 和角膜共聚焦显微镜检查。

【鉴别诊断】

角膜基质炎需要与以下疾病鉴别：

1. 感染性溃疡性角膜炎 感染性溃疡性角膜炎除眼红、眼痛外，往往还有结膜囊分泌物，角膜上皮不完整，浸润由表及里，溃疡表面不规则，病变多发于角膜中央，早期无血管长入，角膜刮片可鉴定病原微生物。

2. 免疫性角膜炎 有些患者会有自身免疫病史。免疫性角膜炎角膜病变往往发生在角膜的周边，可单眼也可双眼同时发病，新生血管从角膜缘向角膜内生长，血管末端有由浅及深的浸润和/或溃疡，溃疡可呈穿凿样，严重者可出现角膜穿孔。

3. 角膜基质营养不良 角膜基质营养不良为遗传性疾病，有时会出现家族聚集性，角膜基质炎尤其需要和病灶边界不甚清晰的斑状角膜营养不良进行鉴别，斑状角膜营养不良双眼发病，病程非常缓慢，病变处无血管，往往发生在角膜中央处。

4. 继发于角膜内皮失代偿的角膜基质水肿 由于外伤或手术造成的角膜内皮失代偿会有明确的外伤和手术史。由角膜内皮营养不良造成的内皮失代偿往往双眼发病，病程缓慢，无结膜充血或轻度充血，早期有晨重暮轻的现象，角膜内皮失代偿的患者角膜基质水肿弥散，而不是仅仅局限在浅层基质或深层基质，且无血管参与，水肿区域内皮检查异常，同时可见狄氏膜的皱褶。

【治疗】

角膜基质炎的治疗首先要进行病因治疗，细菌感染者需要使用抗菌治疗，病毒感染者需要抗病毒治疗等。由于角膜基质炎往往同时伴有病原体所造成的免疫反应，所以在抗感染治疗的同时需要局部使用糖皮质激素和/或免疫抑制剂治疗控制炎症。病变稳定后如果角膜瘢痕影响视功能，且患者有改善视功能的需要，可行角膜移植手术，手术的具体方式（板层角膜移植、穿透性角膜移植）取决于病灶的深度及角膜内皮的状态。

（张　钦　李明武）

> ➤ **附:角膜基质炎的诊治流程图**

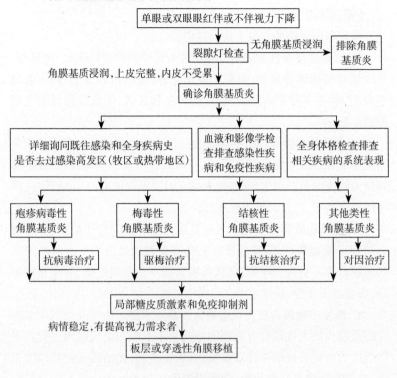

参考文献

---

1. Knox CM, Holsclaw DS. Interstitial keratitis. Int Ophthalmol Clin, 1998, 38(4): 183-195.

2. Gauthier AS, Noureddine S, Delbosc B. Interstitial keratitis diagnosis and treatment. J Fr Ophtalmol, 2019, 42(6): 229-237.

3. Hariprasad SM, Moon SJ, Allen RC, et al. Keratopathy from congenital syphilis. Cornea, 2002, 21(6): 608-609.

4. Tsang SH, Sharma T. Syphilis. Adv Exp Med Biol, 2018, 1085: 219-221.

5. Kamoi K. HTLV-1 in Ophthalmology. Front Microbiol, 2020, 11: 388.

6. Yangzes S, Dogra M, Ram J. Interstitial Keratitis with Corneal Perforation as the Presenting Sign of Systemic Tuberculosis. Ocul Immunol Inflamm, 2020, 28(3):

421-423.

7. D'Aguanno V, Ralli M, de Vincentiis M, et al. Optimal management of Cogan's syndrome: a multidisciplinary approach. J Multidiscip Healthc, 2017, 11:1-11.

8. Farooq AV, Paley GL, Lubniewski AJ, et al. Unilateral Posterior Interstitial Keratitis as a Clinical Presentation of Herpes Simplex Virus Disease. Cornea, 2018, 37(3):375-378.

9. Hsing YE, Walker J. Bilateral interstitial keratitis with anterior stromal infiltrates associated with reactive arthritis. BMJ Case Rep, 2017, 2017:bcr2016218419.

10. Khalifa YM, Jacoby RM, Margolis TP. Exacerbation of zoster interstitial keratitis after zoster vaccination in an adult. Arch Ophthalmol, 2010, 128(8): 1079-1080.

11. Lei S, Iyengar S, Shan L, et al. GAPO syndrome: a case associated with bilateral interstitial keratitis and hypothyroidism. Clin Dysmorphol, 2010, 19(2):79-81.

12. Onal S, Toker E. A rare ocular complication of mumps: kerato-uveitis. Ocul Immunol Inflamm, 2005, 13(5):395-397.

13. Zamir E, Read RW, Affeldt JC, et al. Gold induced interstitial keratitis. Br J Ophthalmol, 2001, 85(11):1386-1367.

14. De Smedt S, Ayliffe W. Interstitial keratitis and deafness in a patient with cutaneous sarcoidosis. Bull Soc Belge Ophtalmol, 2001, 281:15-18.

15. Merle H, Cabre P, Merle S, et al. A description of human T-lymphotropic virus type I-related chronic interstitial keratitis in 20 patients. Am J Ophthalmol, 2001, 131(3):305-308.

16. Hall LR, Pearlman E. Pathogenesis of onchocercal keratitis (River blindness). Clin Microbiol Rev, 1999, 12(3):445-453.

17. Miyashiro MJ, Yee RW, Patel G, et al. Lyme disease associated with unilateral interstitial keratitis. Cornea, 1999, 18(1):115-116.

18. Schwartz GS, Harrison AR, Holland EJ. Etiology of immune stromal (interstitial) keratitis. Cornea, 1998, 17(3):278-281.

19. Lennarson P, Barney NP. Interstitial keratitis as presenting ophthalmic sign of sarcoidosis in a child. J Pediatr Ophthalmol Strabismus, 1995, 32(3):194-196.

第十三节 大疱性角膜病变

【概述】

大疱性角膜病变(bullous keratopathy)是由于多种原因导致角膜内皮细胞数量严重降低,从而出现角膜混浊、角膜上皮或上皮下形成水疱的一种疾病,又称为角膜内皮失代偿(corneal endothelial decompensation)。

【病因】

引起大疱性角膜病变原因很多,儿童时期的原因可分为几种:

1. 先天性

(1) 后部多形性角膜内皮营养不良(polymorphous posterior corneal dystrophy,PPCD):多为常染色体显性遗传,少数为常染色体隐性遗传。一般双眼发病,可不对称。早期通常不影响视力而无症状。

(2) 先天遗传性角膜内皮营养不良(congenital hereditary endothelial dystrophy):分为常染色体隐性遗传和常染色体显性遗传,前者出生时全角膜水肿增厚影响视功能,由此眼球震颤常见,但少有疼痛和畏光;后者在儿童时期发病,逐渐进展,常出现疼痛和畏光,但无眼球震颤。

(3) 早发性 Fuchs 角膜内皮营养不良(early-onset Fuchs endothelial corneal dystrophy):此种类型的 Fuchs 角膜内皮营养不良可于 10 岁之前发病。

2. 外伤性 角膜的钝挫伤、震荡伤、化学伤(特别是氨水、氢氧化钾等碱性物质致伤时)等。

3. 手术相关性 白内障手术、青光眼手术以及玻璃体手术,特别是无晶状体状态下的硅油填充术后,很容易诱发儿童的角膜内皮失代偿。

4. 眼部疾病 疱疹病毒性角膜内皮炎、青光眼、虹膜囊肿、葡萄膜炎等。

【诊断】

儿童大疱性角膜病变的诊断要点:

(1) 儿童畏光、流泪等不适;家长发现儿童黑眼珠不透亮。

（2）体检:角膜上皮或上皮下囊样水肿,角膜弥漫水肿增厚。

（3）辅助检查:角膜厚度大于 $620\mu m$,角膜内皮减少或不可数。

无论先天性、外伤性、手术相关性等因素,往往会合并其他异常,因此,需要考虑是否合并其他眼部或全身异常,如眼压高、虹膜粘连等,以便进一步明确病因。

【鉴别诊断】

儿童的大疱性角膜病变主要与产伤导致的后弹力层破裂、先天性青光眼、疱疹病毒性角膜内皮炎相鉴别。

产伤导致的后弹力层破裂往往发生在产钳助产的新生儿,通常单眼发病,左眼多见,眼压正常,无畏光,随时间角膜水肿可逐渐减轻,此时内皮面可见垂直或斜向下的条纹。

先天性青光眼高眼压时可致角膜水肿,表现出类似大疱性角膜病变的症状,角膜直径变大、眼压高是两者的鉴别要点,眼压降低时,角膜水肿会消失,合并后弹力层破裂的可见水平或与角膜缘平行的条纹。同时,先天性青光眼晚期或先天性青光眼多次手术后可合并大疱性角膜病变。

疱疹病毒性角膜内皮炎,儿童时期少见,通常起病急,抗病毒及糖皮质激素治疗角膜水肿可消退,且水肿减轻时可见角膜后沉着物（keratic precipitates,KP）。

【治疗】

1. 药物治疗　目前尚无有效的药物可逆转大疱性角膜病变。3%氯化钠溶液等高渗剂一定程度上可短时缓解角膜的水肿,减轻症状。

2. 物理治疗　配戴治疗性角膜接触镜可缓解角膜上皮下的水疱,并将眼睑和角膜隔开,从而减轻疼痛、异物感等症状。

3. 手术治疗

（1）增视性手术:对于视功能有恢复可能的患者,可根据角膜基质混浊的程度选择穿透性角膜移植或角膜内皮移植。

（2）非增视性手术:对于无光感患者,为缓解或减轻疼痛等不适,可采用角膜层间烧灼、角膜层间羊膜移植、结膜瓣遮盖等手术。

（李明武）

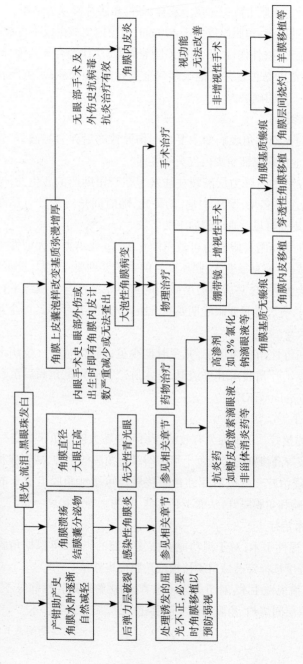

➤ 附：大疱性角膜病变的诊治流程图

参考文献

1. Mannis MJ, Holland EJ. Cornea. 4th ed. St. Louis：Elsevier, 2017.

2. Jeang LJ, Margo CE, Espana EM. Diseases of the corneal endothelium. Exp Eye Res, 2021, 205：108495.

3. Price MO, Mehta JS, Jurkunas UV, et al. Corneal endothelial dysfunction：Evolving understanding and treatment options. Prog Retin Eye Res, 2021, 82：100904.

第十四节　神经营养性角膜炎

【概述】

神经营养性角膜炎（neurotrophic keratitis, NK）也称神经营养性角膜病变（neurotrophic keratopathy, NK），是由三叉神经损伤引起的角膜退行性疾病。本病的特征是角膜知觉减退或缺失，出现干眼、角膜上皮缺损和角膜溃疡，最终引起角膜基质溶解和穿孔。

【病因】

1. 先天性　家族性自主神经功能异常（Riley-Day 综合征）、Goldenhar-Gorlin 综合征、Mobius 综合征、先天性痛觉迟钝伴无汗症、先天性家族性角膜神经发育异常、二氢嘧啶脱氢酶缺乏症等。

2. 治疗　三叉神经痛的手术、听神经瘤等颅内占位病变或手术、头面部外伤等。

3. 感染　单纯疱疹病毒、带状疱疹病毒感染、麻风杆菌或弥漫型麻风分枝杆菌感染。

4. 局部药物　表面麻醉剂、噻吗洛尔、倍它洛尔、30% 磺胺醋酰和双氯芬酸钠等滴眼液。

5. 化学伤　角膜暴露于硫化氢等。

6. 医源性损伤　长期配戴角膜接触镜、睫状体光凝、视网膜光凝、泪腺手术、穿透性角膜移植等。

7. 眼部病变　眶部肿瘤、格子样角膜营养不良、颗粒状角膜营养不良。

8. 全身代谢性疾病　糖尿病、维生素 A 缺乏症等。

【诊断】

神经营养性角膜炎的诊断:结合病史及临床表现,特别是角膜知觉减退的特点,神经营养性角膜炎的诊断通常不难,但有时候明确其病因会存在困难。仔细询问病史、关注眼部非角膜的改变以及全身非眼部的病变有助于确定病因。如虹膜的节段萎缩提示带状疱疹病毒的感染等。共聚焦显微镜检查角膜神经纤维的密度和形态有助于诊断和病情的随访。

神经营养性角膜炎根据病程,可分为三期(Mackie 分期):

第一期　泪液异常:泪膜破裂时间缩短、泪液黏蛋白黏性增加、球结膜玫瑰红染色、角膜上皮点状荧光素染色和出现干燥角膜上皮的瘢痕性病灶(Gaule 斑)。

第二期　角膜上皮异常:表现为急性的角膜上皮缺损,角膜基质水肿,可出现后弹力层皱褶、房水细胞和闪光。椭圆或圆形的角膜上皮缺损是 NK 的典型特征。

第三期　持续性角膜溃疡:角膜基质融解、穿孔是此期的特点。继发感染、糖皮质激素滴眼液使用不当,均易增加角膜基质融解和穿孔的风险。

【鉴别诊断】

神经营养性角膜炎主要与其他原因导致的干眼或角膜溃疡相鉴别。

基于神经营养性角膜炎的主要致病机制是知觉的减退,因此,角膜知觉的检查是最重要的鉴别要点。

此外,需要考虑是否合并其他全身异常,如糖尿病、神经系统肿瘤等。

【治疗】

1. 药物治疗　不含防腐剂的人工泪液滴眼液或眼膏、自体血清(20% 和 50%)滴眼液或小牛血去蛋白眼用凝胶、神经生长因子滴眼液等。抗菌素眼用制剂预防感染。

2. 物理治疗　治疗性角膜接触镜、高透氧性巩膜镜。

3. 手术治疗　睑裂缝合术、羊膜移植术、结膜瓣遮盖术、板层或穿透性角膜移植术、神经移植手术。

(李明武)

▶ 附:神经营养性角膜炎的诊治流程图

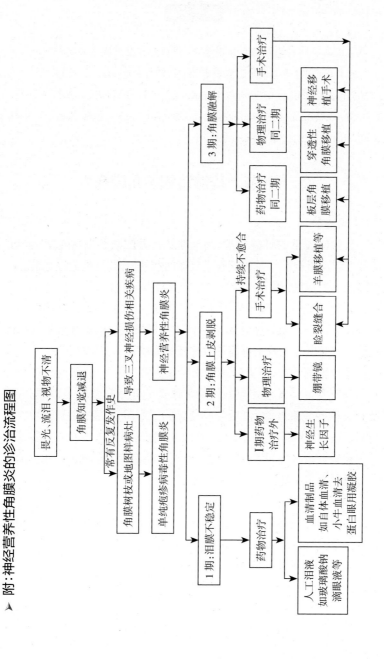

参考文献

1. 中华医学会眼科学分会角膜病学组. 中国神经营养性角膜炎诊断及治疗专家共识(2021年). 中华眼科杂志,2021,57(2):90-94.

2. Mannis MJ,Holland EJ. Cornea(4th edition). St. Louis:Elsevier,2017.

3. Scelfo C,Mantagos IS. Neurotrophic Keratopathy in Pediatric Patients. Semin Ophthalmol,2021,36(4):289-295.

第十五节　接触镜相关角膜病变

【概述】

接触镜技术的日益进步,为全球数百万配戴者提供光学、运动、职业、美容、近视防控及治疗眼表疾病的益处。同时,配戴接触镜会对泪膜、眼表、皮肤、眼表环境及微生物、护理液成分和其他抗原相互作用,对眼部解剖和生理产生影响,可能导致接触镜配戴特有的眼部疾病。美国报道,约1/3的配戴者会因为接触镜配戴引起眼部不适到医院就医。并发症的发生可能导致配戴时间缩短、需要停戴隐形眼镜或需要紧急眼部治疗,严重时还可能导致视力丧失。目前,为近视防控使用角膜塑形镜或多焦点软性隐形眼镜的儿童日益增多,对配戴者及家长做好健康宣教,包括养成良好的卫生习惯、正确配戴镜片、当眼部不适要及时停戴镜片,尽快就诊。而眼科从业人员必须熟悉接触镜配戴者可能出现的潜在并发症,及时诊断治疗。这将保护儿童配戴的舒适度及安全性。

【病因与发病机制】

接触镜相关角膜病变分为两类,分别是非感染性角膜病变和感染性角膜炎(microbial keratitis,MK)。

1. 非感染性角膜病变

(1)代谢并发症:正常情况下,角膜上皮组织的氧气80%来自空气,15%来自泪膜,5%来自房水,当配戴角膜接触镜时,会阻碍角膜摄取氧气。当配戴不合适镜片(镜片太紧)或配戴时间过长,泪液交换不良，会加重缺氧。慢性缺氧会导致角膜的病理变化。

（2）隐形眼镜相关角膜浸润事件（contact lens-associated corneal infiltrative event，CIE）：定义为非感染性的角膜基质内白细胞浸润，通常伴有充血。发生的危险因素包括年龄、卫生习惯、镜片材料、配戴方式、配戴时间和周期、吸烟等。包括浸润性角膜炎、角膜接触镜诱发的急性眼红（contact lens-induced acute red eye，CLARE）和隐形眼镜相关的边缘性角膜溃疡（contact lens-associated peripheral ulcer，CLPU）。非感染性炎症的发生和镜片更换周期和材料、类型有关，容易出现在镜片超过使用周期仍然继续配戴以及日戴长周期镜片的人群，然而使用日抛型角膜接触镜的人群发生率低。CLARE：是结膜和角膜的炎症反应，与过夜配戴接触镜高度相关，诱发因素为革兰氏阳性菌、阴性菌释放的内毒素、过紧的镜片和最近的上呼吸道感染。CLPU：被认为主要是由于硅水凝胶镜片的机械刺激，局限于与镜片边缘相对应的区域。是对微生物抗原发生的免疫应答，通常是由于由于革兰氏阳性菌（葡萄球菌）的外毒素或细胞壁抗原沉淀于镜片或睑缘。

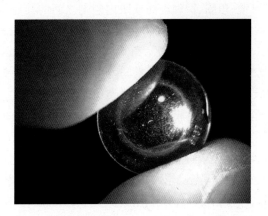

图 4-9 角膜塑形镜不干净，可见反转弧区环形蛋白沉积及镜片划痕

(3) 镜片机械损伤（图 4-10）

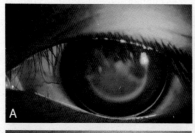
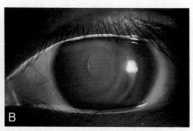
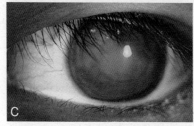

图 4-10 镜片机械损伤
A. 患者 1，角膜塑形镜配适状态偏紧；B. 患者 1，角膜颞侧可见角膜压痕，瞳孔区角膜点染；C. 患者 2，角膜塑形镜配适状态偏紧，角膜颞侧可见角膜压痕，角膜边缘点染。

(4) 过敏和毒性反应：接触镜多功能护理液通常含表面活性剂、润滑剂、缓冲剂、防腐剂和抗菌剂等成分，以协助透镜的消毒、清洁和润滑，隐形眼镜、角膜、护理产品或眼内制剂之间的其他相互作用可能导致过敏和毒性反应，例如角膜缘干细胞缺乏（llimbal stem cell deficiency，LSCD）和溶液诱发角膜染色（solution-induced corneal staining，SICS）推测是由于荧光素与隐形眼镜护理液成分的结合增强，会增加 CIE 的发生率，可能和泪膜功能不好有关，是暂时现象。过氧化氢的溶液消毒角膜塑形镜忽略中和步骤可导致中毒性角膜病变。

(5) 接触镜诱发干眼症：泪膜被镜片分为前、后两部分，泪液变薄不稳定，导致瞬目异常，隐形眼镜后泪膜的蒸发会增加眼表温度、造成镜片与眼表之间的摩擦，导致泪液渗透压增加和眼表炎症。亦可造成睑板腺形态、功能改变，降低杯状细胞密度和眼表分泌的黏蛋白量（图 4-11）。

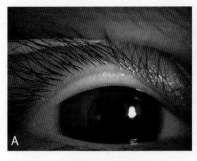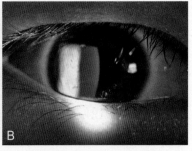

图 4-11　男，11 岁，配戴角膜塑形镜 8 个月后出现右眼反复角膜点染
镜片配适状态好，镜片干净。A. 睑缘充血，睑板腺堵塞；B. 角膜中央点染。

2. 感染性角膜病变：微生物性角膜炎（MK）

（1）危险因素：MK 的年发生率约为 0.05%，其中戴接触镜和外伤是危险因素。而 MK 是 CIE 的一个子集，发生率占所有角膜浸润事件的 5% 左右。另外，受到污染的隐形眼镜、镜盒和护理液、日戴镜片、超时配戴及过夜配戴眼部磨损、吸烟、手部卫生不合格、互联网和邮购购买镜片、使用美容隐形眼镜，购买未经许可的美容镜片也是其风险因素。发生机制：由于泪液停滞或微创伤而破坏眼表防御，发生角膜组织的感染、炎症和坏死。

（2）感染病原体分类如下：

1）细菌性角膜炎最常见，其中，铜绿假单胞菌属感染最常见。铜绿假单胞菌在热带地区更常见，而温带地区则以金黄色葡萄球菌和沙雷氏菌常见。

2）真菌感染一般见于热带和亚热带温暖潮湿的气候、植物性眼部创伤和免疫抑制人群，丝状真菌（镰刀菌属）多见。

3）棘阿米巴是一种自由的活原生动物，常发生于眼表或隐形眼镜暴露于受污染的水源。

4）在东南亚流行的微孢子虫性角膜炎可以见于免疫抑制人群。

【临床表现和体征】

1. 非感染性角膜病变

（1）代谢并发症：查体可见角膜缘充血、角膜上皮染色、水肿、小疱、大疱、微囊肿上皮病变、角膜形状改变或屈光变化、血管形成、角膜基质水肿、角膜内皮疱、内皮细胞大小或形态改变。

(2) CIE：轻度至中度刺激症状、稍微发红、偶见分泌物。浸润性角膜炎表现：病灶小、边界清楚，通常伴有充血，并且前房反应并不常见。可以是无症状单发浸润或是有明显炎症反应的弥漫浸润，角膜染色阳性。CLARE：症状为眼红、流泪、疼痛和畏光。表现为严重的单眼角膜缘和球结膜充血，弥漫、多灶较小的病灶，角膜染色阳性。CLPU：发生在角膜的周边或中周边上皮病灶伴随前基质浸润，荧光素染色阳性，直径 <1mm，边缘规则，可以形成小的瘢痕。

(3) 镜片机械损伤：可出现角结膜损伤、镜片粘连、角膜形状改变、角膜上皮弓状病变、角膜 3、9 点染色、血管性角膜缘角膜炎、LSCD 等表现。

(4) 过敏或毒性角结膜炎：表现眼部不适，裂隙灯可见结膜充血、角膜刺激、角膜缘上皮改变、浸润和染色。LSCD：隐形眼镜不耐受、疼痛、畏光和流泪。临床症状可能包括进行性荧光素角膜染色和角膜上皮近边缘结膜化，使用印迹细胞学和共焦显微镜等检查可能有助于 LSCD 的诊断。SICS：通常无不适，在配戴 2~4 小时后出现短暂整个角膜或环形的点状染色。

(5) 接触镜诱发干眼症：症状可能包括视觉质量下降、异物感、干燥、眼睛疲劳、视物模糊和不适。查体：泪液破裂时间缩短、泪河高度降低、角膜上皮染色、眨眼频率增加和泪液渗透压增高，根据病情的严重程度，可能会发生眼表炎症。

2. 感染性角膜炎-微生物性角膜炎 (MK) MK 患者可以出现以下症状，如眼痛较明显、眼红、异物感、畏光、流泪及视力下降等表现。MK 可见角膜浸润、溃疡，也可伴有前房反应、黏液脓性分泌物或角膜培养阳性。

(1) 细菌性角膜炎：可以出现眼睑红肿，睫状充血、角膜混浊浸润，根据溃疡的形态、分泌物的特征有助于初步判断病原体。

(2) 真菌性角膜炎：典型的角膜病变体征有菌丝苔被、伪足、卫星灶、免疫环、内皮斑、前房积脓等。病变处角膜呈现白色致密浸润溃疡灶，表面欠光泽，呈牙膏样或苔垢样外观，为其菌丝灶。早期浅层炎症即可出现狄氏膜皱褶和房水闪辉,疾病进展可出现角膜后斑块状沉着物,前房积脓呈灰白色,黏稠或呈糊状,严重者可进展为角膜穿孔。

(3) 棘阿米巴性角膜炎:临床症状和体征分离,角膜基质环形浸润和放射状角膜神经炎的特征性表现。

(4) 微孢子虫性角膜炎:引起的角膜炎表现为上皮型角结膜炎和基质性角膜炎,特征是单眼、弥漫性、圆形、粗糙、隆起的 SPK,可伴有轻度非化脓性乳头状或滤泡性结膜炎,不伴有淋巴结肿大。

【辅助检查】

角膜共聚焦显微镜检查可协助诊断。怀疑角膜微生物感染时,在使用药物治疗前角膜刮片取标本进行镜检、染色、培养和药敏。如可能,镜片、镜片盒、护理液也应进行微生物鉴定。角膜共聚焦显微镜检查有助于早期识别真菌菌丝或棘阿米巴包囊。

【诊断标准】

根据接触镜配戴史及眼部的症状和体征,结合共聚焦显微镜、微生物鉴定等辅助检查进行诊断。

【鉴别诊断】

感染性和非感染性角膜病变,可以呈现相似的外观,因此最关键的是鉴别是否是 MK。共聚焦显微镜和角膜刮片有助于鉴别。

【治疗】

1. 非感染性角膜病变

(1) 代谢并发症:配适状态好和高透氧镜片(硅水凝胶镜片和 RGP)可以帮助改善缺氧;可以间歇性配戴或是停配戴镜片直到症状消失为止。

(2) CIE:一般是自限性,停戴接触镜,使用人工泪液一般 3 周好转。局部糖皮质激素或抗生素加速缓解。嘱咐患者接触镜片前洗手,手干燥后再拿取镜片,进行揉搓后清洗镜片。平时注意镜片储存、定期更换镜片盒及护理液,避免病原微生物污染。如果出现复发,建议改成戴硬性透氧性角膜接触镜(RGP)或日抛镜片。避免过夜配戴。治疗睑缘炎。戒烟。

(3) 机械并发症:损伤通常是浅表的,可以通过停止戴隐形眼镜、局部润滑。清洁或更换镜片类型或设计来控制。如果病情严重,可能需要使用预防性抗生素。

(4) 过敏或毒性角结膜炎:停戴接触镜,使用人工泪液等,对症治疗。更换护理系统,注意清洗镜片。严重的 LSCD 需要手术干预。

(5) 接触镜诱发干眼症:针对泪膜缺陷治疗,使用人工泪液、更换接触镜类型等。

2. 感染性角膜病变　延误就诊和没有及时抗微生物治疗会导致不利结果。10% ~ 15% 的 MK 配戴者将失去两行或以上的最佳矫正视力。因此,医生应保持高度警惕,一发现就要尽早开始治疗。还应告知患者要注意如果出现症状,应立即返回医生那里接受检查。

(1) 立即停戴角膜接触镜。

(2) 尽快开始经验性地使用局部广谱抗微生物药物治疗。在强化使用抗感染药物的同时要避免治疗导致的医源性上皮毒性和坏死。治疗起效后,开始减少抗感染药物的剂量。伴有巩膜受累的患者使用口服抗微生物药。真菌感染患者:当角膜缘、深层角膜或眼内受累的患者,还应考虑口服抗真菌药物治疗。微孢子虫角膜炎:局部氟喹诺酮单药治疗已被证明是上皮受累病例的有效治疗选择;使用烟曲霉素和阿苯达唑等抗菌药物对这些患者有效。棘阿米巴性角膜炎:常用药物包括双胍类药物、联脒类药物,联合使用可增强药效。

(3) 散瞳药可缓解睫状肌痉挛、降低虹膜后粘连的风险。

(4) 可以考虑使用强力霉素通过抑制基质金属蛋白酶活性来降低角膜融解的风险。

(5) 糖皮质激素的应用需十分慎重。对细菌感染已被控制,角膜溃疡累及视轴、角膜炎症或前房反应明显的患者,可以密切观察的情况下使用糖皮质激素,以尽量减少治疗后期的血管化和瘢痕形成。而真菌性角膜炎及微孢子虫性角膜炎时应避免使用糖皮质激素。

(6) 对于药物治疗无效、有角膜穿孔风险或已经穿孔、角膜溃疡愈合后瘢痕导致视力严重下降的患者,可考虑手术治疗。手术方式包括角膜清创术、冷冻、角膜交联治疗、结膜瓣覆盖、板层角膜移植、穿透性角膜移植等。

(潘中婷　李明武)

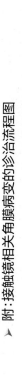

附：接触镜相关角膜病变的诊治流程图

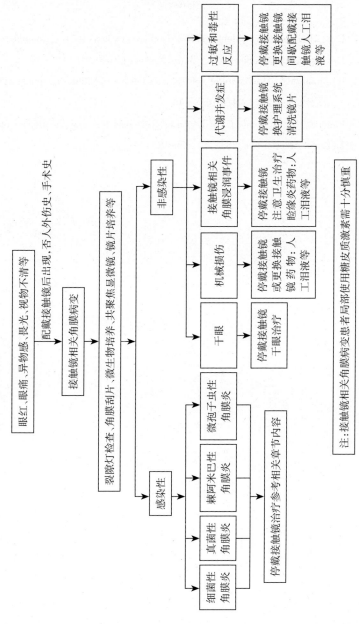

参考文献

1. Lim CHL, Stapleton F, Mehta JS. Review of Contact Lens-Related Complications. Eye & Contact Lens Science & Clinical Practice, 2018.

2. Bullimore MA. The Safety of Soft Contact Lenses in Children. Optometry and Vision Science, 2017, 94(6): 638-646.

3. Fiona S, May B, Nicole C. BCLA CLEAR-Contact lens complications. Contact Lens and Anterior Eye, 2021, 44: 330-367.

第五章 巩 膜 病

第一节 巩 膜 炎

【概述】

巩膜炎多与眼部邻近组织及自身免疫性疾病相关,病因复杂且不易确定,发病年龄常见于中年,虽然儿童巩膜炎发病率明显较成人低,但各种类型的巩膜炎病例中均可见儿童病例的报道。根据炎症侵犯巩膜组织的部位及初诊时的临床表现,将巩膜炎分为表层巩膜炎和巩膜炎,其中巩膜炎又分为前巩膜炎和后巩膜炎。近年临床病例报道认为与成人不同,后巩膜炎在所有其他类型的儿童巩膜炎中相对常见。

【诊断】

1. **表层巩膜炎** 表层巩膜炎多表现出可自限的相对轻微的症状,急性起病,易反复发作,早期不影响视力。

(1) 单纯性表层巩膜炎:多见于睑裂区靠近角巩膜缘至直肌附着之间的区域,表现为表层巩膜及其上方球结膜发生弥漫性暗红色充血,巩膜表浅血管怒张、迂曲、无深层血管充血,也无局限性结节。

(2) 结节性表层巩膜炎:表现为局限性巩膜充血,巩膜表层组织内可见 1 个或数个充血性结节样隆起,病程约 2 周左右,炎症逐渐消退,结节可完全吸收,但在不同部位或同一部位可反复发作。

2. **巩膜炎** 巩膜炎较表层巩膜炎的症状更明显,如眼痛剧烈、视力下降、眼球结构的破坏,更常见伴发全身系统性疾病,发病急,可伴发角膜和葡萄膜的炎症。

(1) 前巩膜炎:病变位于赤道部前,可累及双眼,眼部疼痛、刺激症状明显,视力可轻度下降,深部巩膜血管呈紫色充血扩张。病程可持续数周,反复发作,迁延可达数月或数年。根据临床表现可分为弥漫性、结节性和坏死性三种类型。UBM 检查可见巩膜增厚,呈略低回声,增厚的巩膜组织中可见斑点状低回声区。

(2) 后巩膜炎:病变位于赤道后部及视神经周围巩膜,眼部疼痛程度与前部巩膜受累程度成正比。儿童后部巩膜炎通常表现为严重的炎症,眼眶受累,并伴有眼睑水肿、眼球突出或眼外肌活动受限。眼底改变包括局限性眼底肿胀、脉络膜皱褶、视网膜条纹、视盘和黄斑水肿、环形脉络膜脱离和渗出性视网膜脱离。B 超、CT 或 MRI 检查显示后巩膜增厚有助于诊断。

【鉴别诊断】

1. 泡性结膜炎 好发于女性,球结膜呈局限性鲜红色充血,多发于角膜缘附近,结节随结膜移动,可伴发溃疡;而巩膜炎巩膜呈局限性紫红色充血,圆形或卵圆形隆起,推动结膜时结节不移动,不伴有溃疡。

2. 眶蜂窝织炎 通常巩膜充血表现较轻,但眼球突出更明显,常伴有发热,实验室检查可发现白细胞增高。

3. 眼眶炎性假瘤 B 超检查均显示巩膜增厚和结膜囊水肿,而眼眶炎性假瘤时 CT 扫描可显示眶内炎性肿块。

【治疗】

1. 表层巩膜炎通常是一种良性的、自限性的疾病,不治疗也可在 1~2 周后自愈。如局部症状明显,可局部使用糖皮质激素或非甾体抗炎药物。在某些反复发作的病例中,可酌情应用口服非甾体抗炎药或糖皮质激素药物。

2. 巩膜炎应针对相关的全身疾病予以相应治疗,如有感染性因素,应联合抗感染或抗病毒治疗。糖皮质激素及非甾体抗炎药局部或全身应用,必要时采用免疫抑制剂治疗。对于儿童,免疫抑制剂和皮质类固醇有重要的潜在风险,最明显的是对生长、生育和对传染病的易感性。皮质类固醇对生长的抑制与剂量有关,这种影响不能通过使用人类生长激素来逆转,因此必须定期记录身高和体重的测量结果。

3. 对于严重病例出现局部巩膜坏死或穿孔,可行巩膜加固术或异体巩膜移植术。

➤ 附:巩膜炎的诊治流程图

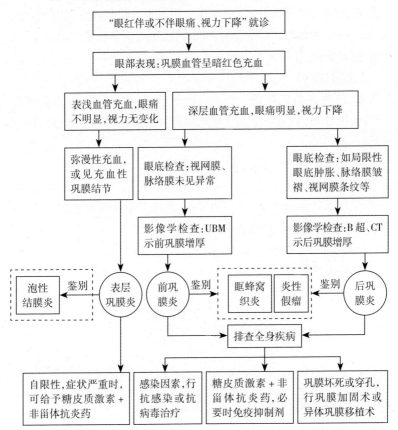

第二节 蓝 色 巩 膜

【概述】

蓝色巩膜是指因巩膜纤维减少,巩膜透明度增加,透见葡萄膜色素的一类巩膜先天异常。该病较少见,多为常染色体显性遗传,少数为常染色体隐性遗传。

【诊断】

蓝色巩膜多为双眼发病,也可见单眼者,眼部表现为巩膜全部或部分呈蓝色外观,不伴视功能的明显损害。此病虽可单独出现,但多与其他全身发育异常、全身的支持组织发育异常相伴发,如骨脆症、关节脱臼和耳聋等。如范德赫夫综合征,患者大多数有蓝巩膜,其次可出现骨脆症、耳硬化及耳聋。

【鉴别诊断】

1. 新生儿蓝色巩膜　新生儿巩膜较薄,也可出现巩膜局部均匀淡蓝色外观,只有在生后 3 年巩膜持续为蓝色时才考虑诊断病理状态。

2. 巩膜黑变病　在巩膜前部约距角膜缘 3.5mm 处,有境界清楚的蓝紫色或灰色色素斑块,形状呈不规则花斑状,斑块不隆起,多见于睫状体血管穿过处,多见单眼发病,虹膜及眼底可见色素增多,伴同侧眼睑及颜面不规则色素斑。

【治疗】

一般无特殊治疗。

➢ 附:蓝色巩膜的诊治流程图

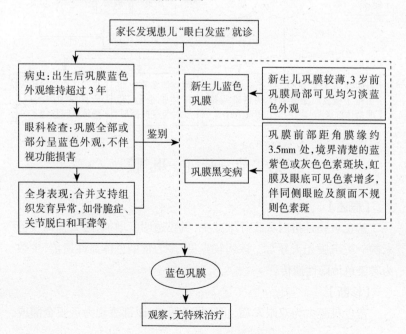

第三节　巩膜扩张和巩膜葡萄肿

【概述】

由于巩膜的先天异常或病理损害使巩膜抵抗力减弱,在高眼压或正常眼压作用下,巩膜部分或全部向外扩张膨出,称为巩膜扩张;如果巩膜连同相应部位的葡萄膜组织向外膨出,呈紫葡萄色隆起,称为巩膜葡萄肿。根据巩膜葡萄肿发生的范围分为部分性巩膜葡萄肿和全巩膜葡萄肿。

【诊断】

1. 全巩膜葡萄肿　幼年时期,巩膜组织尚未达到牢固阶段,抵抗力弱,在进行性高眼压作用下,整个巩膜包括角膜全面扩张。常由先天性青光眼(也称"水眼")或后天性婴儿青光眼(也称"牛眼")。

2. 部分性巩膜葡萄肿

(1) 前巩膜葡萄肿:多为单发,也可多发融合成环状。多发生于严重的继发性青光眼、合并睫状体炎的巩膜炎、外伤等巩膜损害。UBM 中巩膜呈均一强回声,与周围组织中等回声之间存在明显回声差异界面。

(2) 赤道部巩膜葡萄肿:发生在巩膜赤道部,呈深紫色或暗黑色局限性隆起,多发生与涡静脉穿出处,常见于巩膜炎或绝对期青光眼。

(3) 后巩膜葡萄肿:常见于视神经周围及后极部巩膜,多见于发育不良和高度近视眼。检眼镜下可见后极部脉络膜视网膜变薄、萎缩,界限不规则,多位于视盘与黄斑之间,或局限于黄斑区,透光性强。眼 B 超上表现为后方球壁向后一致性膨突,膨突球壁呈渐进性移行,无具体边界,表现为锥形、楔形和矩形等不同形状。

【鉴别诊断】

1. 先天性巩膜扩张　是指视盘周围巩膜扩张,眼球后极深度凹陷,凹陷区边界清晰,有萎缩脉络膜的晕环,有时环内暴露白色巩膜。有时可发生于小眼球患者,也有先天性后巩膜扩张影响黄斑区或偏颞侧而不累及视盘者。

2. 先天性脉络膜缺损　眼底表现为视网膜下方偏内侧有透见白

色巩膜背景的缺损区,常呈卵圆形,缺损区后界距视盘下界不远,或包括视盘在内,可表现一定程度的凹陷向眼外扩张,少数缺损区内隐约见粗大的脉络膜血管,B超表现为自视盘上缘或下缘向下的局限性球壁向后膨突,膨突后缘陡峭,前缘平滑。

【治疗】

1. 前部巩膜葡萄肿早期可试行减压术,以缓解葡萄肿的发展。

2. 仍有视功能的局限性巩膜葡萄肿可选择巩膜葡萄肿切除及异体巩膜移植修复术。

3. 一旦发展到眼睑闭合不全或影响外观时,多已无视功能或视功能极差,故常行眼球摘除术,同期可行义眼座植入术。

4. 病理性近视眼的后巩膜葡萄肿可选择巩膜加固术,以减缓眼轴增长及巩膜葡萄肿的进展。

➤ 附:巩膜扩张和巩膜葡萄肿的诊治流程图

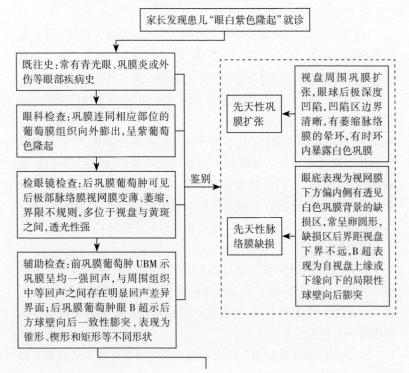

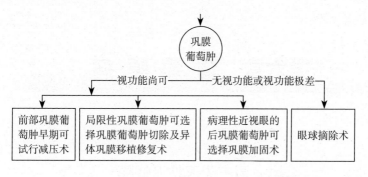

（蒋晶晶　陈　宜）

参考文献

1. 李凤鸣,谢立信.中华眼科学.3版.北京:人民卫生出版社,2014.

2. 方严,魏文斌,陈积中.巩膜病学.北京:科学技术文献出版社,2005.

3. 项道满,于刚.儿童眼病诊疗常规.北京:人民卫生出版社,2014.

4. Read RW,Weiss AH,Sherry DD,Episcleritis in childhood 22 The authors have no proprietary interests in any materials mentioned herein. Ophthalmology, 1999,106(12):2377-2379.

5. Thadani SM,Foster CS. Treatment of ocular inflammation in children. Paediatr Drugs,2004,6(5):289-301.

6. Cheung CM,Chee SP,Posterior scleritis in children:clinical features and treatment. Ophthalmology,2012,119(1):59-65.

7. Majumder PD. Clinical Profile of Scleritis in Children. Ocul Immunol Inflamm, 2019,27(4):535-539.

第六章 葡萄膜病

第一节 先天性无虹膜

【概述】

先天性无虹膜（congenital aniridia）是一种罕见的眼部发育异常性疾病，其特征为先天性部分或完全无虹膜（图6-1）。该疾病患病率约为四万分之一至十万分之一。

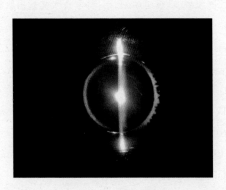

图6-1 先天性无虹膜

【病因】

该病为神经外胚层和中胚层在胚胎发育过程中出现发育障碍导致，其具体发病机制尚待阐明，遗传因素在其发病中起重要作用，为常染色体显性遗传。目前认为可能与染色体11p13上的*PAX6*基因缺失有关，*PAX6*是最早发现的与其致病有关的基因。*PAX6*基因是一个关键的胚胎转录因子，并作为所有双侧动物种类的眼睛和中枢神经系统形态发生的主要调节因子。PAX6蛋白包含两个DNA结合结构域:成对和同源盒。为了确保靶基因的特异性调控,这些结构域能够独立或合作,甚至在不同的细胞环境中拮抗不同的DNA基序。*PAX6*基因具有复杂的时间和组织特异性表达模式。其表达水平异常,导致胚胎发育发生紊乱。近来又发现*ABCB6*、*FOXC1*、*PITX2*、*FOXD3*、*FOXE3*、*CYP1B1*、*SOX2*等基因的异常表达与先天性无虹膜的发病有关。

【诊断】

根据患者家族史和畏光、视力差、眼球震颤等临床表现,以及遗传学检查、荧光血管造影、聚光照明检查等检查结果,一般可做出诊断(图6-2)。儿童的临床表现为极大的瞳孔,外观观察不到虹膜,因无虹膜遮挡,患者的主要临床表现是畏光,亦常有眼球震颤及各种眼部异常。绝大多数患者为双眼受累,个别单眼的病例发现对侧眼也常有虹膜和视神经异常等其他眼部异常。活体裂隙灯显微镜(以下简称"裂隙灯")下检查可见晶状体赤道部、悬韧带及睫状突,房角镜检查可见到隐藏在角膜缘后的虹膜残基组织,可继发青光眼。先天性无虹膜可合并几种类型的眼部疾病,例如无眼症、黄斑中央凹发育不全、青光眼、白内障和进行性角膜混浊,这种情况通常会导致严重的视力障碍,甚至失明。

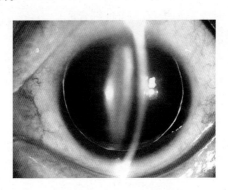

图6-2 先天性无虹膜

先天性无虹膜也可以与其他全身性疾病构成相关的综合征,如WAGR综合征(肾母细胞瘤、无虹膜症、泌尿生殖系统功能异常、智力发育障碍),无虹膜现象是WAGR综合征患者最易被察觉的异常体征,以及Gillespie综合征(无虹膜、小脑共济失调、智力发育不全)中可被发现。

无虹膜症患者,要先明确是无虹膜症还是眼前节其他发育异常疾患的一种表现。进一步应做以下几方面的工作:

(1) 全面的家族史调查,特别要知道关于任何眼部的异常和/或低视力、牙异常、脐突出,泌尿生殖系统异常包括Wilms瘤或智力迟滞。

(2) 对患者进行全面检查,包括牙列、脐、泌尿生殖系统(包括MRI检查)及中枢神经系统(包括MRI检查)。

(3) 眼部检查,并查其父母及其他近亲。眼部检查必须包括眼前节和眼后节的荧光血管造影,以检出外观虽正常的虹膜和黄斑但有虹膜睫状区的异常和中央凹无血管区的异常。

临床上对该先天性异常易作出诊断。在合并眼部及全身异常的基础上,无虹膜可有4种类型:

1. 伴有眼球震颤角膜血管翳,青光眼,且视力减退。

2. 有明显的虹膜缺损但视力较好。

3. 伴有肾母细胞瘤(WAGR综合征)或其他泌尿生殖系统的异常。

4. 伴有精神发育迟缓(Gillespie综合征)。

【鉴别诊断】

该病临床表现特征明确,依靠裂隙灯检查即可诊断,一般无须与其他疾病进行鉴别。若合并青光眼或白内障等其他眼部异常时,可与其他类别的青光眼或白内障进行鉴别。

【治疗】

先天性无虹膜是一种先天性畸形,迄今尚无有效治疗办法,准确的基因诊断不仅有助于基因突变及功能研究,还有利于开展先天性无虹膜的治疗研究。目前对患者常只能做对症治疗,以减轻畏光不适的感觉。此外,对伴发青光眼、白内障、晶体异位者,需给予相应的治疗方案。

1. 对症治疗

(1) 可戴有色角膜接触镜,以减轻畏光不适症状。

(2) 有晶状体异常者,若晶状体异位程度较轻可暂不进行手术,但对其引起的屈光不正仍需积极予以矫正。

2. 药物治疗 对伴发青光眼者,仍以有效地控制眼压为首要目的。使用药物行降眼压治疗。

3. 手术治疗

(1) 对伴发青光眼者,药物治疗无效时,可采用手术治疗。存在房角结构异常的患者,早期可预防性地予以房角切开术,能有效预防青光眼的发生。对于已发展为青光眼的患者,房角切开术的效果较差,且手术涉及前房,易造成晶状体和悬韧带的损伤。小梁切除术疗效明显优于房角切开术,逐渐成为首选的手术方式。

(2) 先天性白内障多需行晶状体摘除 + 人工晶体植入术。

(3) 晶体异位如晶体发生半脱位或全脱位,则应行手术取出。

4. 治疗周期 本病的治疗周期为 1~6 个月,但受病情严重程度、治疗方案、治疗时机、年龄体质等因素影响,可存在个体差异。

➢ 附:先天性无虹膜的诊治流程图

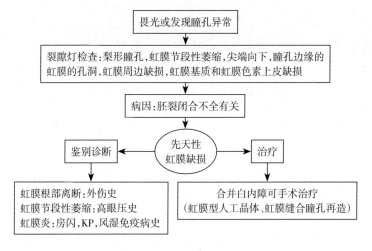

（张利民　朱　丹）

第二节 先天性虹膜缺损

【概述】

若脉络膜裂在虹膜处未完全闭合,造成虹膜下方缺损,致使圆形的瞳孔呈钥匙孔样,称虹膜缺损(coloboma of the iris)。此种畸形严重者缺损部分可延伸到睫状体、视网膜和视神经,并常伴有其他的眼部异常。虹膜缺损分为典型性虹膜缺损和单纯性虹膜缺损两种。典型性虹膜缺损是位于下方偏内的完全性虹膜缺损,形成梨形瞳孔,尖端向下,与手术切除造成的虹膜缺损的不同在于其缺损边缘为色素上皮所覆盖,常伴有其他眼部先天畸形,如睫状体缺损和脉络膜缺损等(图6-3)。单纯性虹膜缺损为不合并其他葡萄膜异常的虹膜缺损,表现为瞳孔边缘的切迹、虹膜的孔洞、虹膜周边缺损、虹膜基质和虹膜色素上皮缺损等,多不影响视力。

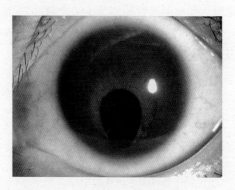

图 6-3　先天性虹膜缺损

【病因】

多与早期胚眼发育过程中的胚裂闭合不全有关。

【诊断】

根据临床体征及裂隙灯检查即可诊断,患者可出现畏光症状。先天性风疹综合征(Gregg 综合征)又称 Maternal rubella 综合征. 其病因是在患儿母亲孕 12 周内患风疹而导致胎儿生后出现的发育畸形,可出现虹膜缺损症状。

【鉴别诊断】

1. 虹膜根部断离 是指虹膜与睫状体连接处断裂。该连接处的组织最为薄弱,受外力的作用后,易断裂。当力从正面作用于眼球后的一瞬间,瞳孔发生阻滞,周边巩膜扩张,潴留于前房内的房水向无晶状体支撑的周边部虹膜冲击,钝挫伤的力量除在打击部位产生直接损伤外,由于眼球是不易压缩的球体,力在眼内传递,致外伤性虹膜根部离断或穿通伤直接致外伤性虹膜根部离断。

2. 虹膜节段性萎缩 由于一定的高眼压状态,使虹膜动脉发生供血障碍,造成与虹膜动脉分布形状相一致的缺血性节段或扇形萎缩。虹膜节段性萎缩是急性充血性青光眼缓解期的临床表现。

3. 虹膜炎 有时合并睫状体发炎称虹膜睫状体炎。虹膜发炎时,发炎区的微小白色细胞及眼内小血管漏出的过多蛋白质,漂浮在房水中。如果房水中漂浮的细胞过多,它们会沉积在角膜的后面,也会在房水中沉淀。造成虹膜炎的原因不明。一只眼或双眼都可能受影响。

【治疗】

外出或光线较强烈时可配戴有色眼镜减少畏光症状。若先天性虹膜缺损合并白内障,一般患者角膜较小,瞳孔散大困难,以及悬韧带、后囊异常,术中后囊膜易破裂,玻璃体易脱出,手术风险较大,术中可使用虹膜拉钩或者放射状虹膜切开,植入虹膜型人工晶体,若缺损范围较大可采用虹膜缝合瞳孔再造术。

➢ 附:先天性虹膜缺损的诊治流程图

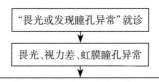

"畏光或发现瞳孔异常"就诊

畏光、视力差、虹膜瞳孔异常

裂隙灯检查:梨形瞳孔,虹膜节段性萎缩,尖端向下,瞳孔边缘的虹膜的孔洞,虹膜周边缺损,虹膜基质和虹膜色素上皮缺损

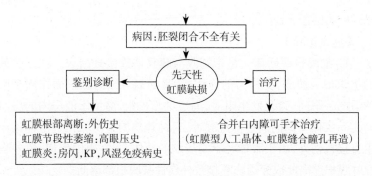

（张利民　朱 丹）

第三节　多 瞳 症

【概述】

多瞳症（polycoria）是由于先天和/或后天原因,造成虹膜发育异常和/或虹膜损伤,从而出现两个或两个以上瞳孔的疾病。可单眼发病或双眼发病。

【病因】

虹膜先天性发育异常或虹膜受到损伤,均可造成多瞳症的发生,根据病因可分为以下两类:

1. 真性多瞳症　真性多瞳症是一种极为罕见的疾病。自 1884 年以来,国际仅报道此种病例 52 例,国内仅报导此种病例 6 例,故截至目前对其确切的发病原因尚无定论。此病症亦被认为是诸如阿克森菲尔德-里格综合征（Axenfeld-Rieger syndrome,ARS）等综合征的一部分。有部分研究提示该疾病可能与孕早期母体感染病毒,引发胚胎基因突变,导致虹膜发育异常有关,目前认为其突变的基因可能与 ARS 中突变的基因有所重叠,为定位于 6p25,4q25 和 13q14 的 *FOXC1*、*FOXC2* 和 *FKHL7* 等基因。

2. 假性多瞳症　多继发于虹膜的其他器质性病变,亦称为继发性多瞳症,如虹膜肿瘤、感染、细胞浸润、放射性损伤和医源性损伤等。

【诊断】

1. 症状 患者常诉有眩光、视物模糊和单眼复视。

2. 体征 肉眼或裂隙灯下可见两个或两个以上的瞳孔。有时可合并其他眼部异常。

3. 辅助检查 一般经专科体格检查即可确诊。必要时可行眼部B超、超声生物显微镜等，检查可能合并的眼部异常。进行治疗前应测量患者裸眼视力、最佳矫正视力、眼压及每个瞳孔的直径和对光线及药物的反应性。

4. 诊断要点 肉眼或裂隙灯下所见的"瞳孔"须满足对光线和药物刺激有反应性这一条件。

【鉴别诊断】

1. 原发性进行性虹膜萎缩 是角膜内皮综合征的分类之一，以虹膜病变最为突出，有明显的瞳孔变形、移位，以及虹膜萎缩、孔洞等表现。

2. 先天性无虹膜 无虹膜（aniridia）是一种少见的眼部先天性畸形，几乎都是双眼发病。常伴有角膜、前房、晶状体等眼前节结构异常。虹膜可完全缺失，但有时存在虹膜残基，须与多瞳症相鉴别。

3. 虹膜缺损 分为典型性和单纯性两类。典型性虹膜缺损会形成梨形瞳孔，尖端向下，常伴有睫状体或脉络膜的缺损。单纯性虹膜缺损不合并其他葡萄膜缺损，表现为瞳孔缘切迹、虹膜孔洞虹膜周边缺损等。

4. 瞳孔残膜 是胚胎时期晶状体表面的血管膜吸收不全的残迹。有膜状残膜和丝状残膜两种类型。一般残膜一端附着于虹膜小环，另一端附着于对侧虹膜小环外或晶状体前囊。

【治疗】

1. 保守治疗 若患者多个瞳孔的间隔并未遮挡视轴，且首次就诊时视力检查未发现明显异常，可每月随访视力，暂不进行治疗。若患者多个瞳孔的间隔部分或全部遮挡视轴，且首次就诊时即确诊患眼弱视，则应在排除禁忌后进行散瞳处置。若单个瞳孔直径可散大至1.5mm以上，且随访中未发现弱视病情进展，则可持续散瞳，直至视力发育完善。

2. 手术治疗　若患者多个瞳孔的间隔部分或全部遮挡视轴,就诊时即确诊患眼弱视,且任一单个瞳孔无法散大至直径超过 1.5mm,或可散大至直径超过 1.5mm,但随访中发现弱视持续进展,则应行手术治疗,使得视轴完全畅通。

➢ 附:多瞳症的诊疗流程图

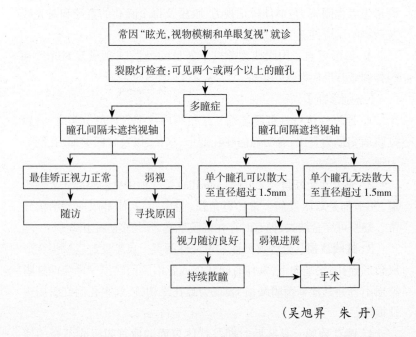

（吴旭昇　朱 丹）

第四节　瞳 孔 异 位

【概述】

瞳孔异位(corectopia)是由于先天和/或后天原因,造成虹膜发育异常和/或虹膜损伤,从而出现瞳孔位置发生偏移的疾病或体征。可单眼发病或双眼发病。可单独存在,亦可伴随其他眼部和全身异常出现。

【病因】

虹膜先天性发育异常或虹膜受到损伤,均可造成瞳孔异位的发生,根据病因可分为以下两类:

1. 特发性牵拉性瞳孔异位(idiopathic tractional coretopia,ITC) 是一种单眼发病的、单独发病的静止性或进行性的眼部疾病,目前尚不清楚该疾病确切的发病原因。有研究认为,该病是来源于神经嵴细胞虹膜组织的细胞膜发育异常导致的。

2. 伴发其他眼部和/或全身异常的瞳孔异位 伴发其他眼部和全身发育异常的瞳孔异位,如阿克森菲尔德-里格综合征(Axenfeld-Rieger syndrome,ARS),一般认为此综合征是由于 *FOXC1* 和 *PITX2* 基的突变导致的。主要负责调控神经嵴细胞的发生、发育、迁移和在眼内的分化,该基因的突变可能导致心脏、脑部、肾脏和眼部发育异常,而 *PITX2* 在眼部发育后期也起着很重要的作用,该基因的突变亦会影响脐部和牙齿的发育异常。

3. 虹膜炎症、虹膜肿瘤、药物或眼部术后的瞳孔异位 此类瞳孔异位通常有明确的相关病史、用药史或手术史,通常是由于炎症对虹膜组织的刺激或虹膜粘连造成的瞳孔位置偏移,或肿瘤对虹膜组织的压迫及占位效应引起瞳孔异位。手术刺激及局部用药亦可造成一过性或暂时性瞳孔异位,若术中损伤或手术切除部分虹膜则造成永久性瞳孔异位。

【诊断】

1. 症状 患者常诉有眩光、视物模糊,患儿常不追光或对眼部遮盖无反应。

2. 体征 肉眼或裂隙灯下可见瞳孔偏离中央位置。有时可合并其他眼部和异常,如前房角发育不良、晶状体脱位、眼压升高、斜视、视神经萎缩或杯盘比增大、主动脉瓣狭窄、脑积水、小脑发育不全、脊柱侧弯和脐疝等。

3. 辅助检查

(1)视力检查:包括裸眼视力和矫正视力,婴幼儿可进行追光试验或遮挡试验。

（2）眼压：若合并前房角发育异常,常会发生先天性青光眼,故须检查双眼眼压。

（3）裂隙灯检查：可观察是否合并晶状体脱位,前房角发育异常,前房发育异常。并可结合前置镜进行玻璃体和眼底的检查。

（4）心脏彩超、颅脑磁共振扫描等。

【鉴别诊断】

1. 原发性进行性虹膜萎缩　是角膜内皮综合征的分类之一,以虹膜病变最为突出,有明显的瞳孔变形、移位,以及虹膜萎缩、孔洞等表现。

2. 虹膜缺损　分为典型性和单纯性两类。典型性虹膜缺损会形成梨形瞳孔,尖端向下,常伴有睫状体或脉络膜的缺损。单纯性虹膜缺损不合并其他葡萄膜缺损,表现为瞳孔缘切迹,虹膜孔洞虹膜周边缺损等。

3. 瞳孔残膜　是胚胎时期晶状体表面的血管膜吸收不全的残迹。有膜状残膜和丝状残膜两种类型。一般残膜一端附着于虹膜小环,另一端附着于对侧虹膜小环外或晶状体前囊。

【治疗】

1. 保守治疗　若患者偏离中心的瞳孔并未使得视轴受到遮挡,且首次就诊时视力检查未发现明显异常,可每月随访视力,暂不进行治疗。若患者瞳孔异位导致视轴部分或全部被遮挡,且首次就诊时即确诊患眼弱视,则应在排除禁忌后进行散瞳处置。若散瞳后可解除视轴的遮挡,且随访中未发现弱视病情进展,则可持续散瞳,直至视力发育完善。

2. 手术治疗　若患者瞳孔异位导致视轴部分或全部被遮挡,就诊时即确诊患眼弱视,且散瞳后无法解除视轴的遮挡,或可解除视轴的遮挡,但随访中发现弱视持续进展,则应行手术治疗,使得视轴完全畅通。

> 附:瞳孔异位的诊疗流程图

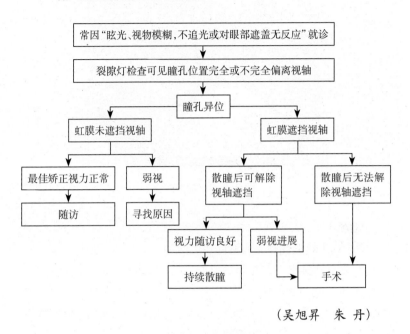

（吴旭昇　朱　丹）

第五节　脉络膜缺损

【概述】

脉络膜缺损(coloboma of the choroid)是一种并不罕见的眼底先天异常(图6-4),缺损范围可波及视盘、视网膜,甚至虹膜睫状体和晶状体,造成多组织的发育不全,出现一系列的组织缺损。视力可从正常到无光感。此病视网膜脱离和色素边缘区出现脉络膜新生血管的概率都高于正常人。它可以是独立病变,也可能与一些系统综合征有关。

【病因】

该病是由于在胚长 7~14mm(孕 4~5 周)期间,胚裂未完全闭合导致的。另外,非典型性缺损的病因不明,有几种推测,如外胚叶或中胚叶缺陷、早期宫内炎症引起的发育障碍等。

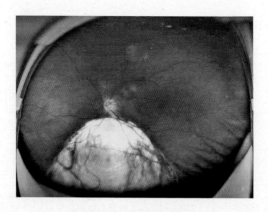

图 6-4　脉络膜缺损

【诊断】

临床分为典型性和非典型性缺损两种；

1. 典型性缺损　多数是脉络膜和视网膜的共同缺损，通常双眼发生，缺损区位于视盘鼻下方，病变大小不一，也可累及视盘或黄斑，缺损区无脉络膜，通过菲薄的视网膜可透见白色巩膜，边缘多整齐，有色素沉着；可伴有其他组织缺损或异常。

2. 非典型性缺损　较少见，多为单眼，可发生于眼底任何部位。其中以黄斑区缺损最为常见，中心视力丧失，其他与典型性者相似。

无明显症状者早期诊断较困难，一般是眼部体检或有其他眼病就诊时发现；详细检查眼底一般诊断并不困难。

【鉴别诊断】

1. 白瞳症　若出现巨大的视盘及脉络膜缺损，检眼镜下可能出现白瞳，需与眼底瘤样病变混淆。此时应充分散大瞳孔细致检查眼底，通过认真观察病灶特点，再结合病史和其他影像检查较容易鉴别。

2. 需注意此病与一些系统综合征的相关性　如胎儿酒精综合征、感染（先天性风疹综合征）、视盘肾脏综合征，以及 CHARGE 综合征（脉络膜缺损、心脏异常、肛门闭锁、肾脏生殖泌尿系统异常及耳异常）等。

【治疗】

该病本身无特殊治疗,但需定期随诊观察。如有并发症时做相应治疗,视网膜脱离时可行手术治疗,脉络膜新生血管时可做 PDT 激光治疗。

➤ 附:脉络膜缺损的诊疗流程图

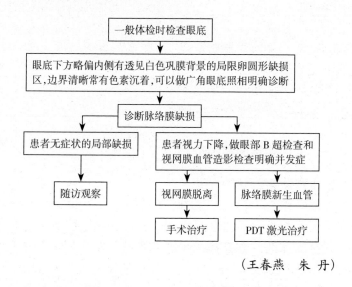

（王春燕 朱 丹）

第六节 儿童葡萄膜炎

【概述】

儿童葡萄膜炎相对罕见,由于儿童难以清晰准确表述症状,很可能会延误诊断及治疗。与成人葡萄膜炎的诊治相比,儿童的治疗方案更多考虑到药物的副作用,从而限制了治疗效果。同时,儿童葡萄膜炎导致的视力减退,最终形成弱视,也是需要密切关注的问题。

【病因】

根据病因可为感染性葡萄膜炎、免疫性葡萄膜炎、特发性葡萄膜炎。此外,常使用的分型标准亦可根据炎症的临床病程分为急性、慢性、复发性;根据炎症的特征分为肉芽肿、非肉芽肿;根据解剖部位分为前、中、后葡萄膜炎(表 6-1)。

表 6-1 SUN 葡萄膜分类标准

分型	炎症原发解剖部位	炎症部位
前葡萄膜炎	前房	虹膜炎;虹睫炎;前部睫状体炎
中间葡萄膜炎	玻璃体	睫状体平坦部炎;后部睫状体;玻璃体炎
后葡萄膜炎	视网膜、脉络膜	局限、多灶、弥漫脉络膜炎;视网膜脉络膜炎;视网膜炎;视神经视网膜炎
全葡萄膜炎	前房、玻璃体、视网膜、脉络膜	

一、非感染性葡萄膜炎

(一) 青少年类风湿关节炎

慢性青少年关节炎合并葡萄膜炎是导致儿童慢性葡萄膜炎最常见的原因。我们已经逐步认识到,儿童人群中的慢性关节炎不是一种单一的诊断,而是一组疾病,不同亚型的临床表现不同,只有少数患者会罹患眼部疾病。

【临床表现】

青少年类风湿关节炎(juvenile rheumatoid arthritis,JRA)分为三种亚型:全身型、多关节受累型、少关节受累型。全身型(Still 病)占全部 JRA 的 20%,其中不到 6% 的患者表现为眼部受累,患者通常小于 5 岁,常伴有发热、皮疹、淋巴结病和肝脾大;多关节受累型占 JRA的 40%,特点是在发病前 6 周内,会累及 5 个或更多的关节,但只有 7%~14% 表现为葡萄膜炎;少关节受累型占 JRA 葡萄膜炎儿童的80%~90%,更常见于女孩。它的定义是在发病前 6 周内有少于 4 个关节受累,出现葡萄膜炎的概率为 10%~30%。

【诊断及鉴别诊断】

由于 85%~90% 患者的关节炎先于葡萄膜炎的发病,大多数 JRA儿童由儿科医生或风湿病专家转介到眼科,所以要详细询问病史,特别是关节炎病史。

（1）取得家长配合,尽可能获得可靠病史。

（2）眼部存在白瞳症、斜视等异常表现者,详细进行眼部检查。

（3）对于儿童出现带状角膜病变者重点排查慢性葡萄膜炎。

（4）相关实验室检查包括:血沉、抗核抗体、抗 O、梅毒血清学、莱姆酶滴度、血管紧张素转换酶和血清溶菌酶等。

【治疗】

（1）葡萄膜炎的局部治疗:JRA 相关性葡萄膜炎的主要起始治疗方法是局部使用皮质类固醇;严重的病例需要全身或眼周使用皮质类固醇;使用短效的睫状肌麻痹剂,防止虹膜后粘连的;非甾体类药物。

（2）系统治疗:当葡萄膜炎需要系统治疗时,推荐使用甲氨蝶呤和单克隆抗休肿瘤坏死因子抑制剂阿达木单抗,特别当眼部炎症局部治疗控制不理想时,或因激素使用出现相应并发症时,可适当加用生物制剂。

（3）并发症的治疗:长时间炎症可导致带状角膜病变、白内障形成和继发于类固醇使用的青光眼、虹膜后粘连及弱视。并发白内障的治疗通常在炎症控制平稳 1 年后进行;青光眼可联合多种药物治疗,必要时进行抗青光眼手术治疗;带状角膜病变严重影响视力者,进行相应的手术治疗。

（二）HLA-B27 相关葡萄膜炎

HLA-B27 相关的儿童葡萄膜炎是一种血清学反应阴性的脊椎关节病,包括青少年强直性脊柱炎（AS）、青少年反应性关节炎（Reiter 综合征),以及与炎症性肠病相关的关节病变。

【临床表现及诊断】

（1）约 20%~30% 的青少年 AS 和青少年关节炎发展为葡萄膜炎;炎症性肠病患者发生葡萄膜炎的时间约为 2%~9%。

（2）眼部表现多为急性前葡萄膜炎。症状包括眼痛、畏光、视力下降。体征包括剧烈的前房反应、角膜后沉着物,严重者可出现前房纤维蛋白渗出。

【治疗】

局部皮质类固醇和降眼压治疗通常可以有效控制 HLA-B27 相关的前葡萄膜炎。随着炎症的控制,激素逐渐减量,症状较重时可配合全身或眼周糖皮质激素的使用。远期预后很好,很少出现严重的眼后节段发症,比如黄斑水肿和视网膜前膜。

(三) 肾小管间质性肾炎葡萄膜炎综合征

肾小管间质性肾炎葡萄膜炎综合征(uveitis syndrome of tubulointerstitial nephritis,TINU)是一种独特的临床综合征,可表现为急性肾炎症合并葡萄膜炎。它通常见于儿童和年轻人以女性为主(3:1)。TINU 相对罕见,常因间质性肾炎表现为亚临床,所以眼部葡萄膜炎症状明显严重时才得以明确诊断。

【临床表现】

(1) 急性间质性肾炎通常先于葡萄膜炎,也可同时受累。患者通常表现为全身或肾脏的体征和症状,包括疲劳、不适、厌食症、腹痛、发热和贫血。眼部症状包括结膜充血、疼痛、视力模糊和畏光。

(2) 葡萄膜炎通常是双侧非肉芽肿反应,局限于前段。后段异常偶有出现,包括弥漫性玻璃体混浊、视乳头水肿、视网膜水肿渗出。葡萄膜炎可反复发作。

【诊断及鉴别诊断】

(1) 典型的葡萄膜炎伴急性间质性肾炎。眼部表现为双侧非肉芽肿反应,多局限于前段。肾炎的特征是血清肌酐异常或肌酐清除率下降,尿检异常,β_2-微球蛋白增加,蛋白尿,存在嗜酸性粒细胞、脓尿或血尿、尿白细胞模型。

(2) 全身症状包括发热、体重减轻、厌食、疲劳、关节痛和肌痛。患者也可能有肝功能检查异常,血沉升高。

【治疗】

大剂量口服糖皮质激素对控制葡萄膜炎症状及肾脏损害;眼部可局部使用皮质类固醇和睫状体麻痹药物治疗;持续性葡萄膜炎患者可能需要全身免疫抑制联合治疗。

（四）结节病

结节病是一种病因不明的慢性多系统疾病，以非干酪样肉芽肿为特征。皮肤病变的组织病理学由类上皮细胞和巨噬细胞组成，呈"肌瘤样"的组织学外观。后期逐渐发现此类疾病可累及眼部，表现为葡萄膜炎。结节病以肺部受累最常见，也累及其他器官，如淋巴结、皮肤、眼睛、中枢神经系统、骨骼和关节等。结节病在儿童时期相对罕见，其临床表现往往与成人有很大的不同。5 岁以下的儿童常表现为皮肤三联征、关节和眼睛受累，这可能与 JRA 混淆，大一点儿童的结节病在临床上与成人的疾病最为相似。儿童期发病的结节病的预后一般优于成人疾病，往往在 2~3 年后出现自限性。

【临床表现】

（1）在 5 岁以下的儿童中，该疾病最常表现为皮疹、葡萄膜炎和关节痛三联征。相反，8~15 岁的儿童通常表现为与成人相似的多系统疾病，疾病早期眼部受累的频率较高，可同时出现肺受累、淋巴结病，可伴有发热和不适等症状。

（2）可表现为急性前葡萄膜炎，伴有眼睛疼痛、视力模糊和畏光，或表现为慢性肉芽肿性虹膜睫状体炎，症状很少。检查可发现前房水细胞和闪辉，羊脂状 KP。瞳孔缘可见 Koeppe 结节，虹膜表面可见 Busacca 结节。

（3）后节段受累在年龄较大的儿童中更常见，可出现弥漫性的玻璃体性炎症，但典型的表现为黄白色的聚集物呈"滚雪球"样或线性的"珍珠串"结构。

【诊断及鉴别诊断】

（1）对疑似结节病患儿要仔细评估风湿病的系统性疾病，包括皮肤和关节。5 岁以下儿童通常不累及肺部，因此胸部影像检查非必需的检查；年龄较大的儿童可能表现出成人疾病的典型胸片表现。

（2）低龄儿童结节病必须与 JRA 相关的虹膜睫状体炎和家族性青少年系统性肉芽肿病进行鉴别。抗核抗体通常在 JRA 中呈阳性，但在结节病中多呈阴性；皮疹是儿童结节病的常见表现，但并不常见在 JRA 中。最后，JRA 的关节炎通常是少关节受累，结节病通常是多关节受累的。

【治疗】

(1) 小儿结节病的急性和慢性前葡萄膜炎均采用局部糖皮质激素和睫状体麻痹药物治疗。当前房反应消退时,激素逐渐减量。

(2) 眼后节受累可进行眼周和全身性糖皮质激素治疗;比如出现对视力影响明显的玻璃体混浊、黄斑水肿、视盘水肿。

(3) 对于全身性和眼周糖皮质激素治疗不敏感的患者,可能需要使用甲氨蝶呤、硫唑嘌呤、霉酚酸酯或环孢霉素等进行全身性免疫调节治疗。

(五) 睫状体平坦部炎症

此疾病定义的中间葡萄膜炎是指主要炎症部位在玻璃体,表现为玻璃体"滚雪球"样混浊。中度葡萄膜炎在儿童中比成人更常见,占所有儿童葡萄膜炎病例的 25%,而成人为 15%。睫状体扁平炎症是中度葡萄膜炎最常见的形式。

【临床表现】

(1) 可出现明显的前房反应和结膜充血、畏光。在青少年和年轻人中,扁平部炎症的发病更隐匿,通常是飞蚊。前房细胞在儿童中比在成人中更常见。

(2) 玻璃体中的炎症聚集物(雪球)表现为可移动的、球状的、黄白色的混浊物。

(3) 视网膜静脉周围炎是相对常见的,需要进行荧光素血管造影检查。

(4) 炎症刺激新生血管形成,可导致玻璃体积血。

【诊断及鉴别诊断】

1. 诊断 睫状体平坦部炎症的诊断是基于临床表现,并排除其他原因的中间葡萄膜炎。在儿童中,弓形虫病、结节病和梅毒特别需要加以鉴别。

2. 鉴别诊断

(1) 弓形虫肉芽肿形态非常接近滚雪球样改变,血清学检测(ELISA)可加以鉴别。B 超显示一个高反射性的周围肿块和肿块与视神经之间的视网膜褶皱,有助于确认弓形虫病的诊断。

(2) 没有单一的诊断测试来排除儿童结节病的诊断,需仔细排查风湿病相关评估指标有助于确定诊断。

(3) 梅毒的血清诊断可以通过实验室(VDRL)和快速血浆抗原(RPR),以及梅毒螺旋体抗原检测来完成。

【治疗】

只有 10% 的患者有自限性的症状;30% 呈缓慢加重趋势;60% 表现为迁延不愈,无明显加重及减轻,持续时间最常可达 30 年。中间葡萄膜炎可伴发黄斑水肿,是导致视力下降的主要原因。治疗分四步进行:

(1) 眼周糖皮质激素是治疗的第一线。每 4 周注射一次,可以提示患者是否会有治疗反应,同时必须监测眼压。对局部治疗无效或者双眼发病的患儿,可给予全身激素治疗。口服类固醇通常最初的剂量为 1mg/(kg·d),持续 2~3 周,如果对激素治疗有反应,则逐渐减少。

(2) 如果皮质类固醇治疗无效,下一种治疗方法是通过睫状体冷冻治疗或对周围视网膜进行光凝。

(3) 接下来要考虑使用环孢素、硫唑嘌呤、甲氨蝶呤或环磷酰胺进行免疫抑制治疗。对于儿童,甲氨蝶呤和环孢霉素是首选的药物。

(4) 治疗性玻璃体切割术可清除玻璃体中的碎片和细胞浸润,并可能降低"抗原负荷"。PPV 适用于治疗中间葡萄膜炎引起的并发症,如视网膜脱离、玻璃体积血、白内障形成(平面部晶状体切除术/玻璃体切除术)和药物治疗无效的病例。

二、感染性葡萄膜炎(眼内炎)

(一) 弓形虫病

弓形虫病是一种专性细胞内原生动物寄生虫,分布于世界各地。它是成人和儿童中感染性视网膜脉络膜炎最常见的原因。弓形虫的生命周期很复杂,猫是最终的宿主,人类和各种其他哺乳动物都是中间宿主。人类可以通过环境受污染的土壤、猫的排泄物、受污染的水源感染这种疾病;也可以是通过摄入未煮熟的受污染的肉,如猪肉、羊肉或鸡肉;还可能是先天性的,由胎盘传播给胎儿感染。

【临床表现】

(1) 先天性感染的严重程度范围很大,从危及生命到最初无症状。典型的先天性获得性弓形虫病表现为视网膜脉络膜炎,颅内钙影响和抽搐。也可能有不同程度的肝脾大、小头畸形、脑积水、黄疸、皮疹、发热和发育迟缓。

(2) 在轻度先天性感染的儿童,视网膜受累可以是亚临床和慢性,数年后但多达 85% 的发展出现视网膜脉络膜炎,25% 的患者至少有一只眼睛失明。

(3) 视力模糊和飞蚊通常是眼部弓形虫病的主要症状。经常出现肉芽肿性前葡萄膜炎,且在前期眼压可升高,典型的活动性疾病的眼底检查显示白色局灶性视网膜炎伴有中度玻璃体炎(称为"雾灯")。视网膜炎的邻近区域如果出现一个扁平的、陈旧的、萎缩的瘢痕(卫星病变),反映了以前静止性疾病的重新激活。

(4) 脉络膜的瘢痕通常是获得性感染的一个重要依据。视网膜炎多局限于黄斑和后极。可能有血管周围炎,伴有弥漫性静脉动脉鞘和节段性动脉鞘,这是由对弓形虫抗原的过敏反应引起的。

【诊断及鉴别诊断】

(1) 儿童眼部弓形虫病通常基于眼底病变的临床表现,有暴露于弓形虫病史的血清学证据。

(2) 采用间接荧光抗体(IFA)和酶联免疫吸附法(ELISA)检测特异性抗弓形虫抗体。这些检测的假阳性率相对较高,但缺乏对抗体的检测,基本上排除了眼部弓形虫病的诊断。

(3) 目前,倾向采用高灵敏度和特异性的聚合酶链反应(PCR)来检测房水和玻璃体样品中的弓形虫抗原辅助诊断。

【治疗】

在免疫功能良好的患者中,活化的眼弓形虫病有 1~2 个月的自限病程,因此,仅存在一个视网膜炎并不是急需治疗的指征。治疗的目的是缩短病程、减少脉络膜瘢痕形成、减少复发、降低并发症的发生。

(1) 小的周围病变会自行愈合,可以进行保守治疗。

（2）治疗的相对适应证包括视盘或中央凹附近的病变，视力下降；病灶范围 >1PD；病程 >1 个月的活动性疾病，或多个活动性病变。

（3）治疗眼部弓形虫病的经典三联疗法包括乙胺嘧啶、磺胺嘧啶和强的松；四联治疗包括添加克林霉素。

（二）弓蛔虫病

眼部弓蛔虫病是由犬蛔虫的第二阶段幼虫感染引起的，也可见于猫蛔虫感染。弓蛔虫种幼虫是狗和猫常见的肠道寄生虫，常发现于公园和操场的土壤样本中。一旦进入人类宿主的小肠，虫卵就会脱落并释放出幼虫。随后穿透肠壁，进入门静脉循环。它通过全身的血液和淋巴的方式传播来居住在目标组织中，包括肝脏、肺、肌肉、大脑和眼睛。

【临床表现】

患者常表现为单侧视力下降，他们可能有疼痛、畏光、飞蚊、斜视或白瞳症。双侧发病极为罕见。眼前段症状较轻，后节有三种常见体征：最常见的是形成周围肉芽肿，临床表现为涉及视网膜和周边玻璃体的局部白色组织肿块；玻璃体牵拉形成视网膜褶皱，这些牵拉通常从周围的肿块延伸到视神经头；中度至重度玻璃体炎症。

【诊断及鉴别诊断】

诊断主要是根据患儿的临床表现、病理改变、实验室检查、影像检查。

（1）典型的临床表现

（2）血清 ELISA 用于检测抗体，≥1∶8 的滴度的诊断敏感性和特异性均大于 90%，但阴性结果并不能排除眼部弓形虫病。

（3）B 超扫描和 CT 检查在出现玻璃体增殖及牵拉性视网膜脱离方面是有必要的，同时可与视网膜母细胞瘤加以鉴别。

【治疗】

对于眼部弓蛔虫病，目前还没有一致满意的治疗方法。在没有严重炎症反应的情况下，周边视网膜病变可以暂时观察。眼周和全身性糖皮质激素用于后部病变和眼内炎，以减少炎症反应和预防并发症；抗蠕虫治疗眼部弓蛔虫病的效用尚未确定；存在活动虫体时可行激光治疗,但会引起严重的炎症反应,应与全身性皮质类固醇一起使用;玻璃体切割术通常用于并发症的处理,如出现牵引性和孔源性视网膜脱离、黄斑区视网膜前膜等。

(三) 猫抓病

猫抓病(cat scratch disease,CSD)是一种与猫科动物相关的人畜共患传染病,分布在世界范围内,主要由巴尔通体(一种小的革兰氏阴性杆菌)传播。可表现为结膜炎,局部淋巴结病,以及低热。猫是主要哺乳动物宿主,猫蚤被认为是猫之间生物传播的重要媒介,这种疾病通过家猫,特别是小猫的抓伤、舔舐和叮咬传染给人类。

【临床表现】

(1) 在 90% 以上的 CSD 病例中,首次发病会出现 3~12 天的潜伏期,随后就会出现一个或多个皮肤红斑丘疹或脓疱;1~3 周后出现淋巴结肿大。

(2) 全身性表现包括轻度到中度的流感样症状。

(3) 5%~10% 的 CSD 患者出现眼部受累,表现为单侧肉芽肿性结膜炎和局部耳前和下颌下淋巴结肿大,称为帕里诺眼腺综合征。CSD 有广泛的后节段表现,其中最常见的是 1%~2% 的患者出现神经视网膜炎。症状可表现为突然的视力下降、单侧视盘肿胀和黄斑星芒状渗出。大多神经性视网膜炎患者表现出一定程度的前房炎症和玻璃体炎。另一种常见的后节段发现是离散性、局灶性或多灶性视网膜和/或脉络膜病变,看起来像棉絮斑点。

【诊断及鉴别诊断】

(1) 典型的临床表现。

(2) 实验室检查:采用间接荧光抗体(IFA)法检测血清抗巴尔通体抗体。滴度 >1:64 有 88% 的敏感性和 94% 的特异性。也可用酶联免疫分析法(EIA)与免疫印迹法。单一 IFA 或 EIA 测定 IgG 或 IgM 抗体滴度阳性足以证实 CSD 的诊断。

【治疗】

在大多数情况下,CSD 是一种自限性疾病,具有良好的全身和视力预后。因此,没有普遍一致的一线药物治疗方案。严重的全身或眼部症状的患儿可用阿奇霉素治疗。口服糖皮质激素对全身性和眼部疾病病程的疗效尚不清楚。

(四) 弥漫性单侧亚急性神经性视网膜炎

弥漫性单侧亚急性神经视网膜炎(diffuse unilateral subacute neuroretinitis, DUSN)是一种罕见但重要的线虫感染疾病,主要影响外层视网膜和视网膜色素上皮。目前的证据表明,DUSN 主要是由两种不同大小的线虫通过视网膜下空间迁移引起的。

【临床表现】

(1) DUSN 患者的平均年龄为 14 岁,几乎都是单侧发病。起病隐匿,但患者可有周边或中央存在盲点的主诉。

(2) 前节反应轻,早期即可表现为明显的玻璃体炎、视盘水肿、RAPD 阳性。DUSN 最典型的特征是视网膜和 RPE,可见多个局灶性的黄白色病变,在几天内消失;继发出现浆液性视网膜脱离,有时可以观察到视网膜下的蠕虫,通常呈 S 形。

(3) 晚期疾病伴有明显视力下降,以及一个大的致密的中央暗点;可有弥漫性 RPE 变性;常伴有明显的视神经萎缩和视网膜小动脉狭窄。

【诊断及鉴别诊断】

(1) 主要根据临床诊断,发现网膜下蠕虫则高度支持诊断。

(2) 病变多局限于眼内,全身检查及实验室检查多为阴性结果。

(3) 即使在病程早期进行检测,也可能出现中度或明显程度的视网膜电图异常。

【治疗】

早期诊断和及时治疗 DUSN 可保持较好的视力。在疾病的早期阶段,观察到蠕虫并进行视网膜下的直接光凝可有效阻止疾病的进展。

(五) 先天性眼梅毒

梅毒是一种慢性多系统感染,由梅毒螺旋体引起,有获得性和先天性两种形式。获得性梅毒最常是性传播、慢性和全身性的;从受感染的母亲通过胎盘传播给婴儿是导致先天性梅毒的原因,人类是唯一已知的梅毒的自然宿主。

【临床表现】

眼部梅毒被称为"伟大的模仿者",因为它经常表现出类似于其他眼部炎症的情况。

(1) 先天性梅毒分为早期(出现在 2 岁之前)和晚期,大致相当于获得性梅毒的第二和第三阶段。早期先天性梅毒的全身性体征包括低出生体重、肝脾大、血小板减少、严重贫血、肺炎、黏膜皮肤病变和骨软骨炎。晚期体征包括 Hutchinson 牙、前额突出异常面容、进行性颅神经性耳聋、鞍鼻畸形、眼距过宽等。

(2) 早期先天性梅毒的眼部病变与获得性二次梅毒类似。结膜上可出现黏膜斑块,也可出现急性虹膜炎。眼后段改变包括多灶性脉络膜视网膜炎,后期留下色素沉着,呈"椒盐样"外观。

(3) 晚期先天性梅毒的眼部表现多种多样。角膜基质炎是未经治疗的晚期先天性梅毒最常见的炎症体征,受累通常为双侧,常伴有前葡萄膜炎;视网膜血管炎与血管周围的鞘膜也可以出现;视神经炎、颅神经麻痹和各种瞳孔异常是晚期神经眼科后遗症。

【诊断】

临床表现高度怀疑者,需进行血清学检查。先天性梅毒的血清学诊断是使用 IgMFTA-ABS。

【治疗】

治疗的主要目标是消除传染性螺旋体,并防止或停止进行性免疫反应和结构损伤。先天性梅毒的推荐治疗方法:婴儿服用结晶青霉素 G 50 000U/kg,前 7 天每 12 小时静脉注射一次,之后每 8 小时静脉注射一次,共治疗 10~14 天;替代疗法肌内注射普鲁卡因青霉素 G 50 000U/(kg·d),连续肌内注射 10 天。目前还没有替代青霉素治疗先天性综合征。

➤ 附:葡萄膜炎的诊疗流程图

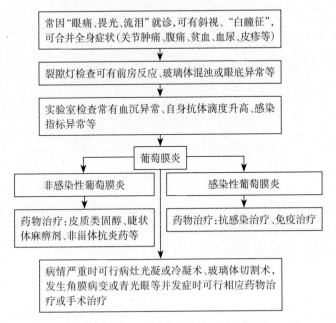

常因"眼痛、畏光、流泪"就诊,可有斜视、"白瞳征",可合并全身症状(关节肿痛、腹痛、贫血、血尿、皮疹等)

↓

裂隙灯检查可有前房反应、玻璃体混浊或眼底异常等

实验室检查常有血沉异常、自身抗体滴度升高、感染指标异常等

↓

葡萄膜炎

非感染性葡萄膜炎   感染性葡萄膜炎

药物治疗:皮质类固醇、睫状体麻痹剂、非甾体抗炎药等   药物治疗:抗感染治疗、免疫治疗

病情严重时可行病灶光凝或冷凝术、玻璃体切割术,发生角膜病变或青光眼等并发症时可行相应药物治疗或手术治疗

（杨大勇　朱 丹）

第七节　虹 膜 囊 肿

【概述】

虹膜囊肿(iris cyst)是一种比较常见的眼科疾病(图 6-5),按照病因可分为先天性、外伤性植入性、炎症渗出性及寄生虫性等。其中最常见的就是外伤性植入性的虹膜囊肿。大多数的外伤性虹膜囊肿大多数情况是在进行内眼手术或者眼球穿通伤后,角膜上皮组织或者结膜从手术后的伤口处进入到前房,进而种植在虹膜上,通过不断地增生,导致虹膜囊肿。国际上常分为原发性虹膜囊肿、继发性虹膜囊肿和寄生虫虹膜囊肿 3 类,原发性和继发性虹膜囊肿在组织病理学上是一致的,囊壁由上皮构成,可发生角化,可伴有杯状细胞。虹膜囊肿可发生在虹膜前后面、睫状冠部及扁平部。

191

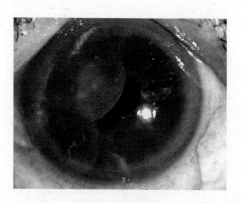

图 6-5　虹膜囊肿

虹膜囊肿形成一般分为 3 个阶段:无症状期、炎症刺激期及继发青光眼期。当囊肿小时一般无症状,囊肿增大时可引起角膜水肿,视力下降,虹膜炎;囊肿增大到一定程度可引起难以控制的青光眼,进而损害视神经,甚至导致失明。

【病因】

1. 外伤植入性虹膜囊肿　大多数的外伤性虹膜囊肿大多数情况是在进行内眼手术或者眼球穿通伤后,角膜上皮组织或者结膜从手术后的伤口处进入前房,进而种植在虹膜上,通过不断地增生,从而导致虹膜囊肿。

2. 炎症渗出性虹膜囊肿　当虹膜发生炎症后,人的瞳孔会条件反射性闭锁,前后房之间的交流受到阻碍,进而导致房水在后房积聚,增加了眼内压,而虹膜附近的一些炎症渗出物会与组织碎屑等粘连在一起,进一步阻碍了房水的排除,形成虹膜囊肿。

3. 寄生虫性虹膜囊肿　寄生虫性虹膜囊肿,眼部感染了寄生虫,从而引发了虹膜囊肿,这种情况导致的虹膜囊肿情况相对较少,因为人体有排异功能,寄生虫想要进入人眼并不是特别容易,除非眼部本就已受损。

【诊断】

根据裂隙灯检查可诊断(图 6-6)。

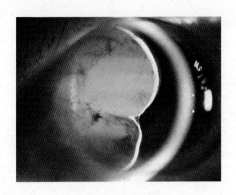

图 6-6　虹膜囊肿

【鉴别诊断】

因其位置表浅不难诊断,但有时酷似脱位的晶状体,需与晶状体脱位相鉴别;虹膜囊肿表现为虹膜局限性隆起,也可以向后房伸展,于瞳孔区见到虹膜后有黑色隆起块,容易被误诊为黑色素瘤。当囊肿增大占据前房或堵塞房角时,眼内压比较高,房水积聚过多,可出现继发性青光眼表现。

【治疗】

虹膜囊肿的治疗方法很多,包括手术切除、激光光凝、注射硬化剂、注射腐蚀性药物、放射、电解、透热等。其中以手术切除、激光光凝治疗为主。手术切除虽治疗相对彻底,复发率低,但术中及术后并发症多,其中脉络膜上腔出血是最严重的并发症,与虹膜囊肿较大、切口较大、术前高眼压有关,同时由于虹膜组织的缺失存在畏光、影响美观等缺陷。色素多的囊肿可以使用氩激光,浆液性囊肿可以使用 YAG 激光。激光光凝治疗也由于激光击射囊壁后,囊壁的化学成分及击落的色素颗粒、组织碎屑进入前房,常引致较重的虹膜炎症及眼压升高等并发症。无水乙醇注射法,由于经济、有效、安全的特点逐渐在临床上推广。植入性虹膜囊肿多与外伤有关,预防外伤性虹膜囊肿非常重要。一旦发生角膜或角膜缘穿孔后,手术医师规范处理角膜伤口,避免上皮细胞植入前房,能有效预防外伤植入性虹膜囊肿的发生。

➤ **附:虹膜囊肿的诊治流程图**

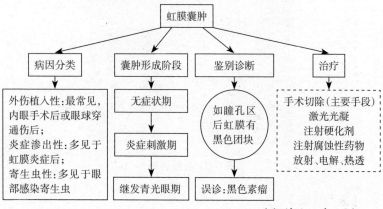

（张利民 朱 丹）

第八节 脉络膜血管瘤

【概述】

脉络膜血管瘤（choroidal hemangioma）属于一种良性母斑病，为先天性血管发育畸形，是一种良性血管性肿瘤（图 6-7，图 6-8）。可孤立

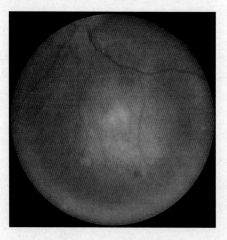

图 6-7 脉络膜血管瘤

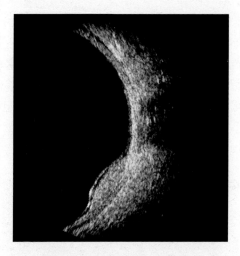

图 6-8 脉络膜血管瘤 B 超图像

也可弥漫,早期可无症状,病变发展至视网膜下液继发性视网膜脱离及退行性病变时视力减退,严重者可并发顽固性青光眼。

【病因】

脉络膜血管瘤为先天性良性血管性肿瘤,病因尚不完全清楚,可能与遗传因素、外伤及炎症因素等有关。

【诊断】

根据临床表现有两种形式:

1. 孤立性脉络膜血管瘤 单侧边界清楚的孤立的圆形稍隆起(<6mm)的橘红色病变常位于后极部,伴上方覆盖浆液性视网膜脱离。早期无症状,一般发现于中年,无眼外关联。

2. 弥漫性脉络膜血管瘤 常伴有皮肤、眼部或中枢系统的异常,最常见的是在患眼同侧有三叉神经分布的颜面血管瘤,称 Sturge-Weber 综合征。弥漫的脉络膜血管瘤表现为橙色的波及几乎整个眼底的肿物,典型表现为脉络膜广泛增厚被描述为"番茄酱样"眼底(红色增厚伴上方覆盖深色眼底)。

脉络膜血管瘤早期常无症状,但随着肿瘤缓慢生长通常十几岁后会导致部分或全渗出性视网膜脱离。视力下降,视物变形,肿瘤或视网膜下液体积聚导致的中心凹变形致视物变小征等。

　　详细检查眼底,超声检查若提示有实性占位性病变可协助诊断。

　　眼底荧光血管造影检查有较独特的表现及诊断意义,造影早期呈不规则脉络膜血管形态的强荧光(图6-9),逐渐荧光渗漏融合扩大,满布浓密强荧光,夹杂以更强荧光亮点,持续到晚期未退(图6-10),视网膜毛细血管扩张。晚期病灶外围可见一弱荧光环或弧,附近组织有荧光素着染。

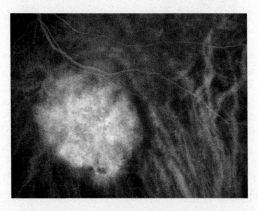

图6-9　脉络膜血管瘤造影早期像

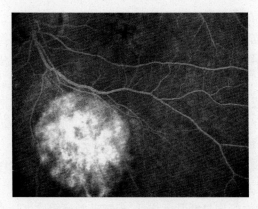

图6-10　脉络膜血管瘤造影晚期像

【鉴别诊断】

弥漫性者伴有颜面血管瘤诊断较容易,孤立性者需与以下眼病相鉴别:

1. 无色素性脉络膜黑色素瘤　少见,眼底表现为黄色隆起明显,边界更为清楚,超声检查显示实性低回声;荧光造影显示早期无荧光,动静脉期呈斑驳状荧光并持续到晚期。

2. 脉络膜转移瘤　眼底表现一灰白或黄色圆形隆起的肿瘤,局限于脉络膜而不侵犯视网膜,荧光素眼底血管造影显示早期无荧光,晚期有斑驳状荧光。

【治疗】

由于肿瘤的缓慢生长亦可使视力减退,最终因视网膜退行性变逐渐失明,或导致继发顽固青光眼,故应提倡早期治疗。目前可采取外放射疗法、放射敷贴疗法和光动力疗法,控制肿瘤生长及相关的视网膜脱离,但大多需多次进行并长期随访。

有以下情形者疗效不佳,如合并广泛性视网膜浆液性脱离者、肿瘤位于黄斑中心者及弥漫性脉络膜血管瘤患者。

➢ 附:脉络膜血管瘤的诊治流程图

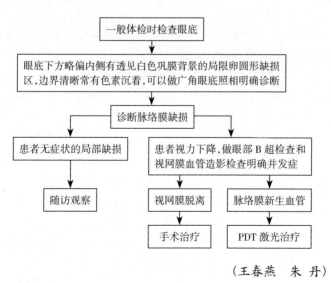

（王春燕　朱丹）

参考文献

1. Bremond-Gignac D. Congenital aniridia in children. La Revue du praticien, 2019,69(1):67-70.

2. Vasilyeva TA,Voskresenskaya AA,Pozdeyeva NA,et al. PAX6 Gene Characteristic and Causative Role of PAX6 Mutations in Inherited Eye Pathologies. Russian Journal of Genetics,2018,54(9):995-1002.

3. Joanna K,Łukasz L,Zofia M,et al. Clinical Features of Iris Cysts in Long-Term Follow-Up. Journal of Clinical Medicine,2021,10(2):189.

4. Lin Y,Gao H,Zhu Y,et al. Two Paired Box 6 mutations identified in Chinese patients with classic congenital aniridia and cataract. Molecular Medicine Reports,2018,18(5):4439-4445.

5. Handan B,Nimet YE,Murat G,et al. Pupilloplasty in a patient with true polycoria:a case report. Arq Bras Oftalmol,2016,79(6):404-406.

6. Gregory TH,John WS. Polycoria,Miosis,and Amblyopia. Journal of AAPOS, 2002,6(5):328-329.

7. 陈向东,杜贷雪.罕见多瞳症1例报告.中国现代医学杂志,2003,(24): 138.

8. Natalia A,Lisa A,Argyrios T,et al. Corectopia grading:A novel classification system. Semin Ophthalmol,2021,29:1-6.

9. Cibis GW,Tripathi RC,Tripathi BJ. Surgical removal of congenital pupillary-iris-lens membrane. Ophthalmic Surg,1994,25:580-583.

10. Laura AT,Mai LH,Michael CB. Posterior Embryotoxon,Corectopia,and Cerebellar Dysgenesis. JAMA Ophthalmology,2018,136(9):1062-1063.

11. Tobias B,Mirjam R,Daniel JS. Progressive idiopathic tractional corectopia with iris thinning. Journal of AAPOS,2016,20(5):464-446.

12. 杨培增.葡萄膜炎诊断与治疗.北京:人民卫生出版社,2009.

13. Jabs DA,Nussenblatt RB,Rosenbaum JT. Standardization of uveitis nomenclature for reporting clinical data. Results of the First International Workshop. Am. J. Ophthalmol,2005,140(3):509-516.

14. Goda C,Kotake S,Ichiishi A,et al. Clinical features in tubulointerstitial nephritis and uveitis(TINU)syndrome. Am. J. Ophthalmol,2005,140(4):637-641.

15. Bonfioli AA,Damico FM,Curi A. Intermediate uveitis. Semin. Ophthalmol, 2005,20(3):147-154.

16. Stewart JM,Cubillan LD,Cunningham J. Prevalence,clinical features,and causes of vision loss among patients with ocular toxocariasis. Retina,2005,25 (8):1005-1013.

17. Bailey F,David S. Pediatrics. The Retinal Atlas,2019.

18. Arepalli S,Shields CL,Kaliki S,et al. Diffuse choroidal hemangioma management with plaque radiotherapy in 5 cases. Ophthalmology,2013.

19. 赵明威,曲进峰,周鹏.儿童眼底病和肿瘤.北京:中国科学技术出版社, 2019.

第七章 晶状体病

第一节 先天性白内障

【概述】

先天性白内障是出生即存在或出生后逐渐形成的白内障,可为先天遗传或发育障碍。先天性白内障是婴幼儿致盲的主要原因之一,也是导致弱视的重要原因。先天性白内障可为家族性,也可散发。可单眼发病,也可以是双眼。多数为静止性,少数出生后继续发展。常伴有眼部或者全身其他先天异常。

全世界范围内先天性白内障患病率 1.91/10 000~4.24/10 000,而亚洲患病率最高,达到 7.43/10 000。

【病因】

以往的观点认为遗传、非遗传、特发性的先天性白内障各占 1/3。

1. 遗传 遗传因素占 8.3%~25%,取决于不同的人群和研究。在发展中国家,环境和感染因素所占比例更高。85% 遗传性白内障是常染色体显性遗传。目前已经发现超过 100 个基因、200 个位点的突变与先天性白内障相关。

2. 非遗传 妊娠期病毒感染(如风疹病毒)、服用某些药物、放射等可能导致胎儿晶状体发育不良,早产和胎儿宫内缺氧也可能引起先天性白内障。

3. 特发性 多为散发病例。近年的研究显示婴幼儿白内障最常见的是特发性白内障,约占 63%。这些病例中有一部分可能是遗传性的,随着技术发展,有望发现越来越多的突变基因。

【诊断】

先天性白内障根据不同部位及混浊程度,临床表现差异很大,最常见的临床表现是白瞳症。

一般根据晶状体混浊部位、形态和程度进行分类,比较常见的有绕核性白内障,是儿童期最常见的白内障,又称为板层白内障,还有核性白内障、全白内障、前极白内障、后极白内障、冠状白内障、点状白内障、膜性白内障及缝性白内障等。

许多先天性白内障患者常合并其他眼病或异常,如斜视、眼球震颤、先天性小眼球、视网膜和脉络膜病变、晶状体脱位或缺损、先天性无虹膜、永存玻璃体动脉等。

诊断标准:晶状体部分或者全部混浊,排除其他可能导致晶状体混浊的眼病。主要检查方法有:

1. 裂隙灯显微镜或笔灯检查　观察晶状体混浊程度、直径和部位,但有时孩子不配合,或者在瞳孔没有散大的情况下容易漏诊,特别是混浊位于后囊时。

2. 眼底检查　应借助间接眼底镜或 Retcam 等检查眼底,以排除眼底疾病,也可以间接判断白内障的致密程度。

3. 红光反射检查　对于判断晶状体混浊的部位、范围和致密程度有很大帮助,特别是对于不合作的婴幼儿。

4. 眼部 B 超检查　检查晶状体后囊有无凸起或缺损、玻璃体腔有无占位等,以便术前做好预案,并排除其他疾病。

【鉴别诊断】

新生儿白瞳症最常见的原因就是先天性白内障,临床诊断并不困难。然而,许多其他眼部先天异常,也可表现为白瞳症,其临床表现、处理原则和预后均不相同。另外,还有一些儿童白内障是继发于其他疾病,原发病的治疗有时更重要,因此,及时作出准确的诊断和鉴别诊断十分重要。

1. 视网膜母细胞瘤　临床常表现为白瞳症。B 超或 CT 检查玻璃体腔有占位,多伴有钙化点,超声多普勒检查可见占位内有血流。视网膜母细胞瘤是婴幼儿最常见的眼内恶性肿瘤,由于肿瘤本身呈现乳白色或黄白色,当生长至一定大小,瞳孔区即可出现黄色反光,俗称猫眼。

2. 早产儿视网膜病变 视网膜脱离或增生膜使瞳孔区呈白色反光,也可同时发生白内障。患儿有早产病史,B超检查可见视网膜脱离可以鉴别。

3. 永存胚胎血管(persistent fetal vasculature,PFV) 部分先天性白内障伴有 PFV,或者是由 PFV 导致,见于足月顺产的婴幼儿,90% 为单眼发病。晶状体后囊可见致密的纤维膜,其上血管丰富,有时可见细长血管连于视盘。散大瞳孔常可发现睫状突被拉长。

4. Coats 病 外层渗出性视网膜病变,病变部位视网膜呈黄白色隆起,可见类脂样渗出。瞳孔区可见黄色反光。眼底检查及 B 超检查可鉴别。

5. 家族渗出性玻璃体视网膜病变(familial exudative vitreoretinopathy,FEVR) 可发生晶状体后纤维增殖及渗出性视网膜脱离。眼底检查、眼部 B 超、造影等可鉴别。

6. 代谢病、药物等继发的白内障 有相关病史可以鉴别。

7. 其他可能导致并发白内障的眼病 葡萄膜炎,睫状体肿瘤、弓蛔虫病等,眼部特征性表现和 B 超检查基本可以鉴别。

【治疗】

1. 保守治疗

(1) 适应证:视轴区非致密晶状体混浊;非视轴区混浊;视轴区致密晶状体混浊直径小于 3mm;全身状态不能耐受全麻手术。

(2) 保守治疗的方法:散瞳;屈光矫正;弱视治疗;定期随访。保守治疗过程中要积极随访,如果保守治疗视力提高不良,应尽快行手术治疗。

2. 手术治疗

(1) 适应证:致密白内障,直径大于 3mm,影响屈光,出现知觉性斜视或者眼球震颤。

(2) 手术方式:如患儿年龄较小,行白内障摘除,后囊切开联合前段玻璃体切割,一期不植入人工晶状体。2 岁以上,眼部条件合适的患儿行白内障摘除,后囊切开,人工晶状体植入联合前段玻璃体切割。单眼患者一期植入人工晶状体时机可适当提前,以利弱视矫正。术后需要积极进行屈光矫正,弱视治疗,并定期随访,及时更换眼镜并监测可能的并发症,如视轴区混浊、青光眼等。

先天性白内障手术常见的并发症包括视轴区混浊、术后前房炎症反应、人工晶状体偏位或夹持、继发青光眼等。

预防视轴区混浊主要是术中尽量吸干净皮质,对于婴幼儿或者不能配合 YAG 激光治疗的儿童,术中应切除中央后囊,以及部分前段玻璃体。

婴幼儿白内障手术术前应充分散大瞳孔,术中应避免触碰虹膜,操作轻柔,以减轻术后反应,手术结束时用卡巴胆碱注射液缩瞳,检查有无玻璃体嵌顿于瞳孔和切口。

手术结束时应检查手术切口的密闭性,必要时缝合切口。术后长期随访,监测有无并发症出现,包括继发性青光眼。

> ➤ 附:先天性白内障的诊治流程图

家长发现患儿瞳孔区发白、视力差、斜视或眼球震颤,或者体检时发现红光反射消失、有阴影,或屈光测不出

裂隙灯显微镜或笔灯检查发现晶状体全部或部分浑浊,可位于中央,前囊、后囊或周边

红光反射检查可以表现为红光反射消失、较暗或有黑影

图形视力表或 E 字表视力检查低于正常

电脑验光仪或屈光筛查仪读不出数值或数值明显异常

B 超检查可见晶状体密度增高,玻璃体腔无异常回声

鉴别

视网膜母细胞瘤:瞳孔区可出现黄白色反光。B 超或者 CT 检查玻璃体腔有占位,多伴有钙化点,超声多普勒检查可见占位内有血流

早产儿视网膜病变:患儿有早产病史。B 超检查可见视网膜脱离

永存胚胎血管:晶状体后囊可见致密的纤维膜,其上血管丰富,有时可见细长血管连于视盘。散大瞳孔常可发现睫状突被拉长

Coats 病:瞳孔区可见黄色反光。病变部位视网膜呈黄白色隆起,可见类脂样渗出。眼底检查及 B 超检查可鉴别

家族渗出性玻璃体视网膜病变:可发生晶状体后纤维增殖及渗出性视网膜脱离。眼底检查、造影等可鉴别

其他可能导致并发性白内障的眼病:葡萄膜炎、睫状体肿瘤、弓蛔虫病、糖尿病、糖皮质激素等药物。白内障形态常与先天性白内障不同,并有相关病史

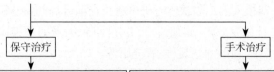

保守治疗	手术治疗
适应证:①视轴区非致密晶状体浑浊;②非视轴区浑浊;③视轴区致密晶状体浑浊直径小于3mm;④全身状态不能耐受全麻手术。 方法:①散瞳;②屈光矫正;③弱视治疗;④定期随访 保守治疗视力提高不良,应尽快手术	适应证:致密白内障,直径大于3mm,出现知觉性斜视或者眼球震颤 方式:如患儿年龄较小,行白内障摘除,后囊切开联合前段玻璃体切割,一期不植入人工晶状体。2岁以上,眼部条件合适的患儿行白内障摘除,后囊切开,人工晶状体植入联合前段玻璃体切割。单眼患者一期植入人工晶状体时机可适当提前,以利弱视矫正。 术后需要积极进行屈光矫正,弱视治疗,并定期随访

（陈志钧）

第二节　球形晶状体

【概述】

　　晶状体的直径较小,前后径较长,呈球形,故称球形晶状体,又名小晶状体或小球形晶状体。球形晶状体的发生与胚胎时期中胚层的异常发育有关。晶状体在胚胎 5~6 个月时为球形,之后,随着中胚层的睫状体和悬韧带的发育,晶状体逐渐发育成双凸面的形状。球形晶状体则因中胚层和悬韧带的发育异常,始终维持球形。

　　球形晶状体可能单发,也可能合并其他全身综合征,如 Weil-Marchesani 综合征、马方综合征、Alport 综合征等。

【诊断】

球形晶状体有以下临床特征:

1. 常双眼发病。

2. 晶状体直径减少,前后径增加,充分散瞳后可见晶状体赤道部和悬韧带。

3. 球形晶状体屈折力增大,可致晶状体源性高度近视。

4. 常合并晶状体悬韧带松弛,晶状体可随体位变化而前后移动,或导致晶状体半脱位或全脱位。

5. 由于晶状体悬韧带松弛,晶状体前移,容易导致瞳孔阻滞而发生闭角型青光眼。滴用缩瞳剂后可使睫状肌收缩,晶状体悬韧带更松弛,晶状体前移而加重瞳孔阻滞,又称逆药性青光眼。

6. 由于晶状体悬韧带延长牵拉力减弱,因而无调节功能。

裂隙灯显微镜检查及 B 超检查均可见晶状体较厚即可诊断。

【鉴别诊断】

1. **晶状体半脱位** 充分散瞳后可见晶状体偏中心,可见部分象限悬韧带。常为综合征眼部表现之一,多伴有全身异常,无晶状体增厚。

2. **恶性青光眼** 滴用缩瞳剂后可能诱发青光眼发作,恶性青光眼没有晶状体增厚,UBM、B 超等可以辅助鉴别诊断。

3. **高度近视** 无晶状体增厚。在临床上,遇到高度近视眼患儿急性闭角型青光眼发作,伴有浅前房、晶状体厚等特征,需要高度警惕球形晶状体的可能。

【治疗】

无症状和无并发症时一般不必治疗,有屈光不正者矫正屈光不正。

对于球形晶状体并发青光眼者,应用睫状体麻痹剂使晶状体悬韧带拉紧,使晶状体后移,解除瞳孔阻滞。根据病情,还可以采用周边虹膜切除术,小梁切除手术、眼内引流装置或者晶状体手术等。

晶状体脱位严重或者全脱位考虑手术治疗。可采用晶状体囊外摘除联合张力环及人工晶状体植入,或者摘除晶状体后巩膜缝线固定人工晶状体。

➤ **附:球形晶状体的诊治流程图**

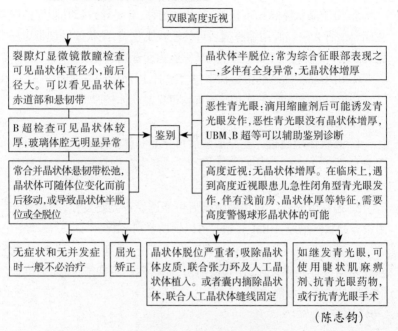

（陈志钧）

第三节　圆锥形晶状体

【概述】

晶状体前面或后面突出,呈圆锥形或球形,通常为皮质突出,多发于胎儿后期或出生后,出生后几个月不断发展。为少见的晶状体先天异常,前圆锥更为少见,常见于 Alport 综合征、Lowe 综合征、Waardenburg 综合征。可伴有不同类型的先天性白内障。原因不明,可能是囊膜发育异常。

【诊断】

因为病变出现晚,早期症状和体征不明显,随着病变进展,到儿童期的后期逐渐明显。往往需要散瞳后在裂隙灯显微镜下才能发现,表现为晶状体后囊膜的局限性圆锥状或半球形膨出,在红反光下表现为"油滴样"改变。晶状体后圆锥可以伴有晶状体混浊,可以是晶状体后圆锥内的皮质纤维混浊，也可以是后囊膜下皮质混浊，如果圆锥部的囊膜变薄甚至破裂，还可能突然出现全白障。如果晶状体后皮质出现很致密的混浊，则术前很难做出诊断，往往在手术时吸除白内障后在手术显微镜下才能发现。B超检查可以协助诊断，表现为囊膜的突起。患儿常有高度近视，而且很难进行屈光矫正，视力较差。

【鉴别诊断】

1. 前囊或后囊部位的白内障　这两种白内障没有晶状体的凸起。

2. 永存原始玻璃体增生症　永存原始玻璃体增生症一般没有后囊膜变薄和膨出，而后部圆锥形晶状体没有玻璃体的残留血管和伴发的小眼球。

【治疗】

患儿视力多数较差，需要手术治疗，即便是小的晶状体后圆锥，手术治疗也比保守治疗效果好。手术治疗方式及并发症与先天性白内障相同。

➢ 附：圆锥形晶状体的诊治流程图

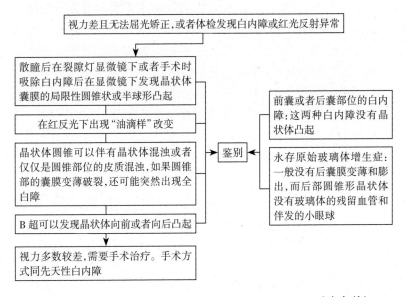

（陈志钧）

第四节　先天性晶状体脱位

【概述】

正常情况下,晶状体由晶状体悬韧带居中悬挂于睫状体上。晶状体的前后轴与视轴几乎一致。先天性悬韧带疾病导致部分或全部悬韧带破裂或缺损,可使悬挂力减弱,导致晶状体的位置异常,称为先天性晶状体脱位,发病率约为 6/100 000。

先天性晶状体脱位主要与基因突变有关,以常染色体显性遗传为主,少数表现为常染色体隐性遗传。常与遗传性结缔组织异常有关,可作为某些综合征的眼部异常表现之一出现,如马方综合征、Weill-Marchesani 综合征、同型胱氨酸尿症和 Ehlers Danlos 综合征等。丹麦的一项研究表明,68.2% 的先天性晶状体脱位是由马方综合征导致的,也可作为孤立的眼部异常单独发生。

【诊断】

先天性晶状体脱位常双侧发生。脱位的晶状体可导致高度屈光不正、不规则散光、最佳矫正视力下降和单眼复视等。严重者可继发视网膜脱离、青光眼及葡萄膜炎等。根据病史、症状和散瞳后裂隙灯显微镜下检查结果,可以做出明确的诊断。

【鉴别诊断】

1. 球形晶状体继发的晶状体脱位　球形晶状体形态成球形,前后径较大,可以鉴别。

2. 外伤性晶状体脱位　有外伤史,一般为单眼。

【治疗】

先天性晶状体脱位治疗目前没有相关指南,治疗非常棘手,特别是在儿童。合适而及时的治疗有助于预防斜视、弱视和盲的发生。

根据晶状体脱位程度进行治疗。

1. 晶状体全脱位　脱入前房或嵌于瞳孔区晶状体应手术摘除;脱入玻璃体腔者,如无症状可以随诊观察,如果发生并发症,如晶状体过敏性葡萄膜炎、继发性青光眼或视网膜脱离时需将晶状体取出。

晶状体全脱位在儿童比较罕见。

2. 晶状体半脱位　如果晶状体透明,且无明显症状和并发症时,可以不必手术。所引起的屈光不正可以试用镜片矫正。如晶状体混浊者或者半脱位明显,有发生全脱位危险或所引起的屈光不正不能用镜片矫正时,以及出现复视者,也应当考虑手术摘除晶状体。

由于晶状体悬韧带存在不同程度的异常,手术难度往往较大,手术方式也因悬韧带异常的程度而有不同的手术方法,包括晶状体囊外摘除、联合囊袋张力环及人工晶状体植入,以及晶状体囊内摘除联合巩膜缝线固定人工晶状体等。

➤ **附:先天性晶状体脱位的诊治流程图**

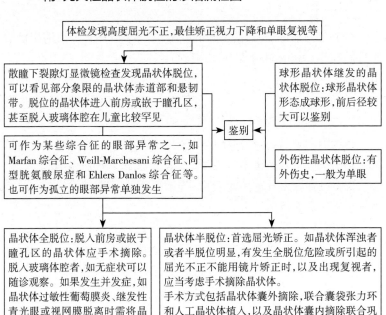

（陈志钧）

第五节 永存胚胎血管

【概述】

永存胚胎血管(persistent fetal vasculature,PFV)是由于原始玻璃体和玻璃体动脉没有退化所致。见于足月顺产的婴幼儿,90% 为单眼发病。先天性白内障中不少患者合并 PFV,或者是 PFV 并发的白内障。英国的一项研究发现,22% 的单眼白内障中发现有 PFV。IoLunder 研究发现 46.5% 的儿童白内障中都发现有 PFV。也有研究发现一岁半以内的单眼先天性白内障都伴有 PFV,单眼白内障可能都与 PFV 有关。

【诊断】

PFV 分为前部型、后部型和混合型,临床表现多样。前部型包括永存瞳孔膜、Mittendorf 点、白内障、晶状体表面血管膜、睫状突拉长、青光眼和/或晶状体后增生膜。后部型包括 Bergmeister 视盘、永存玻璃体动脉、视网膜皱襞和/或视网膜脱离。混合型包含两种表现,也是最常见的一种类型。

诊断有时比较困难,对于单侧白内障都要怀疑是 PFV,尤其是患侧眼球小、前房浅、晶状体小而扁平、瞳孔不易散大的白内障。

B 超检查可见后囊有血管向后连于视盘,超声多普勒检查有时能发现血管中有血流信号。

【鉴别诊断】

所有可能引起白瞳症的疾病都需要与之鉴别。如早产儿视网膜病变、FEVR、视网膜母细胞瘤、Norrie 病、眼弓蛔虫、视网膜发育不良、色素失禁症、葡萄膜炎、先天性白内障、Coat 病、眼内炎等。

【治疗】

多数 PFV 的纤维膜或者 PFV 合并白内障位于视轴区,对视力发育影响比较大,常需尽早手术。

根据不同 PFV 的类型和手术医生的经验,可以采用前入路或后入路手术。手术中为避免出血,可以提高眼内压,必要时可以电凝血管。

> ## 附:永存胚胎血管的诊治流程图

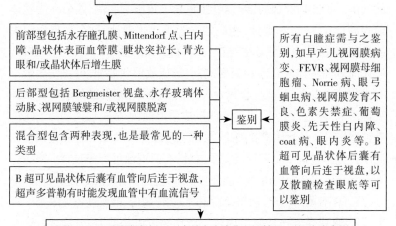

```
            家长发现瞳孔区发白或者眼科体检发现异常

前部型包括永存瞳孔膜、Mittendorf 点、白内                    所有白瞳症需与之鉴
障、晶状体表面血管膜、睫状突拉长、青光                        别,如早产儿视网膜病
眼和/或晶状体后增生膜                                      变、FEVR、视网膜母细
                                                       胞瘤、Norrie 病、眼弓
后部型包括 Bergmeister 视盘、永存玻璃体                      蛔虫病、视网膜发育不
动脉、视网膜皱襞和/或视网膜脱离                              良、色素失禁症、葡萄
                                            鉴别     膜炎、先天性白内障、
混合型包含两种表现,也是最常见的一种                            coat 病、眼内炎 等。B
类型                                                    超可见晶状体后囊有
                                                       血管向后连于视盘,以
B 超可见晶状体后囊有血管向后连于视盘,                          及散瞳检查眼底等可
超声多普勒有时能发现血管中有血流信号                            以鉴别

        多数 PFV 的纤维膜或者 PFV 合并白内障位于视轴区,对视力发育影
        响比较大,常需要尽早手术。
        根据 PFV 的类型和手术医生的经验,可以采用前入路或后入路手术
```

（陈志钧）

第六节　外伤性白内障

【概述】

眼球钝挫伤、穿通伤或爆炸伤等引起的晶状体混浊称外伤性白内障(traumatic cataract),多数为单眼。由于各种外伤的性质和程度有所不同,所引起的晶状体混浊也有不同的特点。穿通伤是导致外伤性白内障最常见的原因。由于儿童活泼好动,防范意识差,临床很常见,尤其是男孩多见,常导致视力严重受损。

【诊断】

有明确的外伤史和晶状体混浊,诊断外伤性白内障相对比较容易,但外伤性白内障的临床表现复杂多样,有的伴有囊膜缺损、虹膜缺损,有的伴有晶状体脱位,或者伴有晶状体异物,也可能伴有后段的损伤。可以表现为局限性混浊,也可以是晶状体全混浊,或者是后

211

囊下混浊。不同类型的外伤导致的白内障有其自身特点。

1. 钝挫伤所致白内障　致伤物可以是硬物、拳头或者爆炸产生的气浪。①挫伤时，瞳孔缘部虹膜色素上皮破裂脱落，附贴在晶状体前表面称 Vossius 环混浊，相应的囊膜下出现混浊，可在数日后消失或长期存在。②当晶状体受钝挫伤后，其纤维和缝合的结构受到破坏，液体向着晶状体缝合间和板层流动，形成放射状混浊，可在伤后数小时或数周内发生，可被吸收或永久存在。③受伤后晶状体囊膜完整性受到影响，渗透性改变，可引起浅层皮质混浊，形成板层白内障。④严重钝挫伤可致晶状体囊膜破裂，尤其是后囊膜，房水进入晶状体内而致混浊。囊膜破口小时可形成局限混浊，有时混浊可部分吸收。当破口大时晶状体可在短期内完全混浊。⑤眼钝挫伤后除形成外伤性白内障外，还可伴有前房出血、前房角后退、晶状体脱位、继发性青光眼等。

2. 眼球穿通伤所致白内障　致伤物可以是剪刀、刀片、铁丝、铅笔或爆炸引起的异物。穿通伤时，可使晶状体囊膜破裂，房水进入皮质，引起晶状体很快混浊。如破口小而浅，伤后破口可很快闭合，形成局限混浊。如破口大而深，则晶状体全部混浊。皮质经囊膜破口突入前房，可以继发葡萄膜炎或青光眼。

3. 电击伤所致白内障　触电引起晶状体前囊及前囊下皮质混浊。雷电击伤时，晶状体前、后囊及皮质均可混浊。多数病例静止不发展，也可逐渐发展为全白内障。

外伤性白内障的视力障碍与伤害程度有关。如果瞳孔区晶状体受伤，视力很快减退。当晶状体囊膜广泛受伤时，皮质溢出到前房，除视力障碍外，还伴有眼前节明显炎症或继发性青光眼。

【鉴别诊断】

先天性白内障：无外伤史。

【治疗】

外伤性白内障常导致视力严重下降，可能经多次手术视力仍较差，严重者甚至要摘除眼球，所以重在预防。晶状体局限混浊，对视力影响不大时，可以随诊观察。当晶状体混浊明显而影响视力时，应当在眼内炎症消退后及时行白内障摘除术。当晶状体破裂，皮质突入前房时,可用糖皮质激素、非甾体抗炎药及降眼压药物治疗,待前段炎症反应消退后,再行手术摘除白内障。如经治疗,炎症反应不减轻或眼压升高不能控制,或晶状体皮质与角膜内皮层接触时,应当及时摘除白内障。白内障摘除术后是否同时植入人工晶状体尚有争议,多数倾向于眼内炎症消退后再植入人工晶状体。手术方式基本与先天性白内障相同。外伤性白内障术后发生后发障的概率较高,低龄儿童及婴幼儿应行后囊切开及前段玻璃体切割,以减少后发障的发生率。如伴有晶状体脱位,可能需要囊袋张力环、巩膜缝线固定人工晶状体等手段。

➤ 附:外伤性白内障的诊治流程图

眼球钝挫伤、穿通伤或爆炸伤等引起的晶状体混浊

钝挫伤所致白内障:致伤物可以是硬物,拳头或者爆炸产生的气浪。可以表现为 Vossius 环混浊,放射状混浊,板层白内障,局限混浊或全白内障。除形成外伤性白内障外,还可伴有前房出血、前房角后退、晶状体脱位、继发性青光眼等

眼球穿通伤所致白内障:致伤物可以是剪刀、刀片、铁丝或者爆炸引起的异物。如破口小而浅,伤后破口可很快闭合,形成局限混浊。如破口大而深,则晶状体全部混浊。皮质经囊膜破口突入前房,可以继发葡萄膜炎或青光眼

电击伤所致白内障:触电引起晶状体前囊及前囊下皮质混浊。雷电击伤时,晶状体前、后囊及皮质均可混浊。多数病例静止不发展,也可能逐渐发展为全白内障

先天性白内障:无外伤史

晶状体局限混浊,对视力影响不大时,可以随诊观察

当晶状体混浊明显面影响视力时,应当在眼内炎症消退后及时行白内障摘除术。
晶状体皮质与角膜内皮层接触时,应当及时摘除白内障。
当晶状体破裂,皮质突入前房时,可用糖皮质激素、非甾体抗炎药及降眼压药物治疗,待前段炎症反应消退后,再行手术摘除白内障。如经治疗,炎症反应不减轻或眼压升高不能控制,应当及时摘除白内障。
白内障摘除术后是否同期植入人工晶状体尚有争议,多数倾向于眼内炎症消退后再植入人工晶状体。外伤性白内障术后发生后发障的概率较高,低龄婴幼儿应行后囊切开及前段玻璃体切割,以减少后发障的发生率

如伴有晶状体脱位,可能需要囊袋张力环,巩膜缝线固定人工晶状体等手段

(陈志钧)

第七节　并发性白内障

【概述】

并发性白内障(complicated cataract)是指眼内疾病引起的晶状体混浊。由于眼部炎症或退行性病变,使晶状体营养或代谢发生障碍,而导致其混浊。常见于葡萄膜炎、陈旧性视网膜脱离、眼内肿瘤等。近年来眼弓蛔虫病发病率有增高趋势,眼弓蛔虫病也可能导致并发性白内障,需要注意鉴别。前葡萄膜炎是引起并发性小儿白内障最常见的原因。可能是炎症干扰了房水的代谢或者虹膜与晶状体后粘连导致。

【诊断】

患者有原发病的表现,常为单眼发生。由葡萄膜炎引起者,除了葡萄膜炎的表现,可先于晶状体后极部囊膜及囊膜下皮质出现颗粒状灰黄色混浊,并有较多空泡形成,逐渐向晶状体核中心部及周边部扩展。晶状体混浊的形态和位置有助于诊断。此外,正确诊断原发病在并发性白内障的诊断中也是至关重要的。

【鉴别诊断】

先天性白内障:无导致并发性白内障等眼内疾病。

【治疗】

治疗原发病。如果白内障比较明显,可进行手术摘除白内障。对白内障摘除后是否植入人工晶状体应根据原发病的状况慎重考虑。各种炎症引起的并发性白内障对手术的反应不同,有的可引起严重的并发症,应根据原发病的种类,在眼部炎症很好控制以后,再考虑手术。术后局部或全身应用糖皮质激素的剂量比一般白内障术后大一些,使用的时间长一些。

➤ 附:并发性白内障的诊治流程图

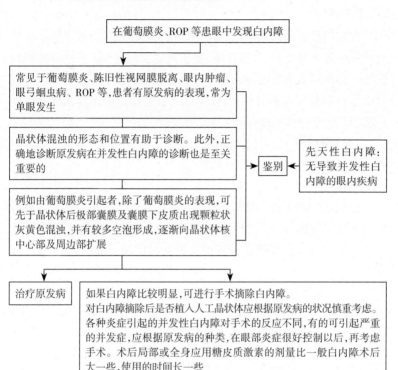

（陈志钧）

第八节 后发性白内障

【概述】

后发性白内障（after-cataract）是指白内障囊外摘除术后或外伤性白内障部分皮质吸收后所形成的晶状体后囊膜混浊（posterior capsular opacities，PCO）。儿童期白内障术中如果不处理后囊，术后几乎100%发生后发性白内障。儿童白内障手术多数会去除中央后囊，有的还会部分切除前段玻璃体，但是儿童晶状体上皮细胞增生能力很强，仍可能有皮质再生或者形成纤维膜，导致视轴区再次混浊，称为视轴区混浊（visual axis opacity，VAO）。

【诊断】

有白内障囊外摘除术或晶状体外伤史是诊断的首要条件。儿童后发障分为3种类型：纤维化膜、皮质再生及混合型。常伴有虹膜后粘连。影响视力的程度与晶状体后囊膜混浊程度和厚度有关。可以用裂隙灯显微镜或笔灯检查，以及红光反射检查确定瞳孔区晶状体后囊膜是否混浊和混浊程度。

【鉴别诊断】

先天性白内障：无内眼手术史。

【治疗】

根据混浊的范围和致密程度，可以观察或者再次手术。当后发性白内障影响视力时，合作的孩子可用 Nd-YAG 激光将瞳孔区的晶状体后囊膜切开。如果孩子不能配合激光治疗时，可进行手术切开或剪开。

➢ 附：后发性白内障的诊治流程图

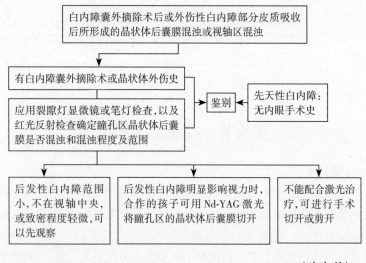

（陈志钧）

第九节　代谢性白内障

【概述】

因代谢障碍引起的晶状体混浊称为代谢性白内障。可以是孤立的症状,也可以是某个综合征的表现之一。多数是先天性综合征的表现之一,如 Lowe 综合征、半乳糖血症、甘露糖苷贮积症、糖尿病、Wilson 病、甲状旁腺功能减退、Alport 综合征等。早期筛查婴幼儿及儿童的双眼白内障可能的代谢原因,对于找到病因并及时针对性的治疗非常有帮助。

【诊断】

根据白内障出现的年龄和晶状体特异的表现可能为诊断提供线索。如:

半乳糖血症(galactosemia)是由于先天性缺乏半乳糖转化为葡萄糖过程中所需的催化酶所致的,因为半乳糖醇聚集导致白内障,是一种遗传性糖代谢缺陷性疾病,呈常染色体隐性遗传。临床表现为食物耐受不良、低血糖、肝大、肝衰竭、肌张力减退及败血症等。典型的表现是油滴样白内障,有的也表现为板层白内障,新生儿采用半乳糖限制饮食常可使白内障逆转。如果饮食治疗开始较晚,可能会导致白内障需要手术。所以对于半乳糖血症的婴儿常规筛查晶状体有助于早发现、早治疗。

任何原因导致的低血糖都可能导致儿童晶状体混浊。低钙血症也可能导致白内障,如甲状旁腺功能减退症,通常比低血糖引起的白内障要轻。

儿童糖尿病也常导致白内障,典型表现是皮质雪花样混浊,弥散的前囊下和/或后囊下混浊,或者混合型,偶尔可导致全白内障,从而导致不同程度的视力下降,可伴有屈光变化。在疾病早期,控制血糖可以使白内障减轻,病程较长者很难改变。

Wilson 病病因为铜代谢异常,在身体多个器官蓄积,如脑、肝肾和角膜,典型的角膜蓄积会出现 K-F 环,偶尔可见向日葵样白内障,随着治疗可以逆转。

【鉴别诊断】

先天性白内障:无代谢病。

【治疗】

治疗原发病。原发病控制平稳,晶状体混浊明显,矫正视力不佳者可考虑手术治疗,手术方式同先天性白内障。

> ➤ 附:代谢性白内障的诊治流程图

因代谢障碍引起的晶状体混浊称为代谢性白内障

多数是先天性综合征的表现之一,如:Lowe 综合征、半乳糖血症、甘露糖苷贮积症、糖尿病、Wilson 病、甲状旁腺功能减退、Alport 综合征等。早期筛查婴幼儿及儿童的双眼白内障可能的代谢原因,可能会找到病因,并及时针对性的治疗

半乳糖血症是由于先天性缺乏半乳糖转化为葡萄糖过程中所需的催化酶所致的,因为半乳糖醇聚集导致白内障,是一种遗传性糖代谢缺陷性疾病,呈常染色体隐性遗传。临床表现为食物耐受不良、低血糖、肝大、肝衰竭、肌张力减退、败血症。典型的表现是油滴样白内障,有的也表现为板层白内障

鉴别 → 先天性白内障:无代谢病

任何原因导致的低血糖可能导致儿童晶状体混浊。低钙血症也可能导致白内障,如甲状旁腺功能减退症,通常比低血糖引起的白内障要轻

儿童糖尿病也常导致白内障。典型表现是皮质雪花样混浊,弥散的前囊下和/或后囊下混浊,或者混合型。导致不同程度的视力下降,可伴有屈光变化。偶尔可导致全白内障

Wilson 病因为铜代谢异常,在身体多个器官蓄积,如脑、肝肾和角膜,典型的角膜蓄积导致 K-F 环,偶尔可见向日葵样白内障

治疗原发病。
新生儿采用半乳糖限制饮食常可使半乳糖血症导致的白内障逆转。
如果饮食治疗开始较晚,可能会导致白内障需要手术。
所以对于半乳糖血症的婴儿常规筛查晶状体有助于早发现早治疗。
在糖尿病早期,控制血糖可以使白内障减轻,病程较长者很难改变。Wilson 病经过治疗,白内障也可以逆转

原发病控制平稳,晶状体混浊明显,矫正视力不佳者考虑手术治疗,手术方式同先天性白内障

第十节 药物及中毒性白内障

【概述】

长期应用或接触对晶状体有毒性的药物或化学物可导致晶状体混浊,称为药物及中毒性白内障。容易引起晶状体混浊的药物有糖皮质激素、氯丙嗪、缩瞳剂等,化学物有三硝基甲苯、二硝基酚、萘和汞等。儿童最常见的是糖皮质激素。

【诊断】

根据药物和化学药品接触史,以及晶状体混浊的形态、位置等,可以做出明确的诊断。

以糖皮质激素所致的白内障为例:患儿长期口服或滴用糖皮质激素所致。白内障的发生与用药量和时间有密切关系。用药剂量大和时间久,发生白内障的可能性大。初发时,后囊膜下出现散在的点状和浅棕色的细条状混浊,并有彩色小点,逐渐向皮质发展。后囊膜下形成淡棕色的盘状混浊,其间有彩色小点和空泡,最后大部分皮质混浊。少数病例在停用糖皮质激素后,晶状体的改变可以逆转。

【鉴别诊断】

先天性白内障:无相关药物及化学物接触史。

【治疗】

1. 注意合理用药。如长期接触一些可能致白内障的药物或化学药品时,应定期检查晶状体。

2. 如果发现有药物和中毒性白内障,应停用或减量使用药物或脱离与化学药品的接触。

3. 当白内障严重时,可手术摘除白内障和植入人工晶状体。

➤ 附：药物及中毒性白内障的诊治流程图

长期应用或接触对晶状体有毒性作用的药物或化学物可导致晶状体混浊，称为药物及中毒性白内障

容易引起晶状体混浊的药物有糖皮质激素、氯丙嗪、缩瞳剂等，化学物有三硝基甲苯、二硝基酚、萘和汞等。儿童最常见的是糖皮质激素。根据药物和化学药品接触史，以及晶状体混浊的形态、位置等，可以做出明确的诊断

以糖皮质激素所致的白内障为例：患儿长期口服或滴用糖皮质激素所致。白内障的发生与用药量和时间有密切关系。用药剂量大和时间久，发生白内障的可能性大。初发时，后囊膜下出现散在的点状和浅棕色的细条状混浊，并有彩色小点，逐渐向皮质发展。后囊膜下形成淡棕色的盘状混浊，其间有彩色小点和空泡，最后大部分皮质混浊。少数病例在停用糖皮质激素后，晶状体的改变可以逆转

鉴别 → 先天性白内障：无相关药物及化学物接触史

1. 注意合理用药。如长期接触一些可能致白内障的药物或化学药品时，应定期检查晶状体。
2. 如果发现有药物或中毒性白内障，应停用或减量使用药物或脱离与化学药品的接触。
3. 当白内障严重时，可手术摘除白内障和植入人工晶状体

参考文献

1. Wu X，Long E，Lin H，et al. Prevalence and epidemiological characteristics of congenital cataract：a systematic review and meta-analysis. Sci Rep，2016，6：28564.

2. Chen J，Wang Q，Cabrera PE，et al. Molecular genetic analysis of Pakistani families with autosomal recessive congenital cataracts by homozygosity screening. Invest Ophthalmol Vis Sci，2017，58（4）：2207-2217.

3. Messina-Baas O，Cuevas-Covarrubias SA. Inherited Congenital Cataract：A

Guide to Suspect the Genetic Etiology in the Cataract Genesis. Mol Syndromol, 2017,8(2):58-78.

4. 杨晋,樊琪,蒋永祥,等.球形晶状体的治疗进展.中国眼耳鼻喉科杂志, 2017,17(2):85-87.

5. Yu X,Chen W,Xu W. Diagnosis and treatment of microspherophakia. J Cataract Refract Surg,2020,46(12):1674-1679.

6. Halawani LM,Abdulaal MF,Alotaibi HA,et al. Development of Posterior Lenticonus Following the Diagnosis of Isolated Anterior Lenticonus in Alport Syndrome. Cureus,2021,13(1):12970.

7. Kekunnaya R,Deshmukh AV,Kulkarni S. Newer insights into the clinical profile of posterior lenticonus in children and its surgical,visual,refractive outcomes. Eye(Lond),2022,36(5):985-993.

8. Chen H,Chen W,Wu XH,et al. Visual outcomes of surgical and conservative treatment in children with small posterior polar cataracts and posterior lenticonus. Int J Ophthalmol,2021,14(1):64-71.

9. Sadiq MA,Vanderveen D. Genetics of ectopia lentis. Semin Ophthalmol,2013, 28(5-6):313-320.

10. Jin GM,Fan M,Cao QZ,et al. Trends and characteristics of congenital ectopia lentis in China. Int J Ophthalmol,2018,11(9):1545-1549.

11. Müllner-Eidenböck A,Amon M,Moser E,et al. Persistent fetal vasculature and minimal fetal vascular remnants:a frequent cause of unilateral congenital cataracts. Ophthalmology,2004,111(5):906-913.

12. Solebo AL,Russell-Eggitt I,Cumberland P,et al. Congenital cataract associated with persistent fetal vasculature:findings from IoLunder 2. Eye (Lond),2016,30(9):1204-1209.

13. Zhang YT,Du LQ,Liu M,et al. Spontaneous resolution of a traumatic cataract in a patient with an open-globe ocular injury:a case report. BMC Ophthalmol, 2020,20(1):285.

14. Du Y,He W,Sun X,et al. Traumatic Cataract in Children in Eastern China: Shanghai Pediatric Cataract Study. Sci Rep,2018,8(1):2588.

15. Schmidt DC, Bakri M, Rasul A, et al. Cataract Surgery with or without Intraocular Lens Implantation in Pediatric Uveitis: A Systematic Review with Meta-Analyses. J Ophthalmol, 2021, 2021: 5481609.

16. Ahn SJ, Woo SJ, Hyon JY, et al. Cataract formation associated with ocular toxocariasis. J Cataract Refract Surg, 2013, 39(6): 830-835.

17. Chen W, He S, Xiang D. Management of Aphakia with Visual Axis Opacification after Congenital Cataract Surgery Based on UBM Image Features Analysis. J Ophthalmol, 2020, 2020: 9489450.

18. Wijburg MT, Wenniger-Prick LJM, Bosch AM, et al. Bilateral cataract in childhood years: always an indication for screening on a metabolic disorder. Ned Tijdschr Geneeskd, 2008, 152(11): 632-636.

19. Cavallini GM, Forlini M, Masini C, et al. Dismetabolic cataracts: clinicopathologic overview and surgical management with B-MICS technique. J Genet Syndr Gene Ther, 2013, 4(7): 165.

20. Šimunović M, Paradžik M, Škrabić R, et al. Cataract as Early Ocular Complication in Children and Adolescents with Type 1 Diabetes Mellitus. Int J Endocrinol, 2018, 2018: 6763586.

21. Rice JB, White AG, Scarpati LM, et al. Long-term Systemic Corticosteroid Exposure: A Systematic Literature Review. Clin Ther, 2017, 39(11): 2216-2229.

第八章　青　光　眼

第一节　原发性先天性青光眼

【概述】

原发性先天性青光眼（primary congenital glaucoma，PCG）是新生儿期或婴幼儿期发病的原发性青光眼。由于有且仅有的房角结构发育异常，导致房水流出障碍，引起眼压升高，造成患儿畏光、流泪、角膜水肿、眼球扩大、视神经损害等临床表现。其病因和发病机制仍存争议，但研究表明 PCG 的发病与 *CYP1B1* 基因突变相关，且有证据提示小梁网发育不全与房角结构胚胎发育不良有关。

【流行病学和遗传学】

PCG 是儿童婴幼儿时期最常见的青光眼，全世界各地报道的发生率虽然有所不同（1∶1 250~1∶20 000），但都远远低于成年人中原发性青光眼的发生率。高达 40% 的 PCG 病例为常染色体隐性遗传，但同时也有许多散发病例没有家族史。*CYP1B1* 基因是与 PCG 相关的最常见的基因，其突变位点 GLC3A 位于 2 号染色体的短臂（2p21-22），编码细胞色素 P450，被认为参与眼球的发育和功能建立。另外两个已报道的突变位点为 GLC3B 和 GLC3C，他们分别位于 1 号染色体（1p36.2-p36.1）和 14 号染色体（14q23）。

【分型】

根据发病和诊断的年龄，将 PCG 分成三型：

1. 出生或新生儿期发病（0~1 个月）；

2. 婴幼儿期发病（1~24 个月）；

3. 较晚发病或较晚发现（>2 岁）。

眼压和视盘正常,但存在典型的 PCG 体征(如 Haab 纹、牛眼),如果病变不进展,称为自发终止型 PCG。

【临床表现】

PCG 的症状和体征主要与眼压升高密切相关。正常新生儿的平均眼压明显低于成年人,在 9~10mmHg,随着年龄的增长,平均眼压逐渐升高,到少年时期基本与正常成年人相仿。在婴幼儿时期的眼压升高,会引起眼球的扩张。扩张的角膜会出现角膜后弹力层的破裂,称做 Haab 纹,眼压升高也会引起角膜的水肿和混浊。眼球向各个径向的扩张,会造成牛眼的表现。角膜的病理性变化和眼球大小的改变,会引起患儿畏光、流泪和眼睑痉挛等。通常患儿的父母会因为发现患儿眼部的异常外观(角膜混浊和眼球扩大)和/或患儿的异常表现(畏光流泪和眼睑痉挛)而来寻求医疗帮助。但临床上这些症状和体征的严重程度,与眼压升高的持续时间和程度密切相关,也就是说,眼压越高、高眼压持续的时间越长,临床表现越严重。另外,疾病发生的年龄也是一个重要的因素,如 3 岁以后发病的 PCG,眼球向各个径向扩张的体征就不明显了。一旦怀疑有 PCG 的可能,应进行进一步的检查。全面的检查主要包括:眼压的测量、角膜直径测量、裂隙灯生物显微镜检查、前房角镜检查、中央角膜厚度的测量、眼后段的检查和眼轴和屈光状态的检查。辅助检查包括:AB 超检查、前节 OCT 和 UBM。

由于患儿不能很好地配合检查,通常需要在全身麻醉下进行全面检查,但有证据表明多次全身麻醉可能会对大脑的发育造成不利影响,因此在儿童青光眼的诊断和随访过程中,选择麻醉下或镇静下检查要慎重。在患儿疲惫或母亲怀抱哺乳的安静条件下,有可能在诊室进行眼压的测量和裂隙灯的检查,特别是小于 6 个月的小婴儿。

眼压的测量可以使用 Perkins 眼压计(手持 Goldmann 压平眼压计)、TonoPen 电子眼压计和 iCare 便携式回弹眼压计。其中 iCare 眼压计由于不用局部麻醉而更加便捷。如果在清醒状态下进行眼压测量,要考虑到患儿哭闹和挤压眼睑等造成的测量误差。中央角膜厚度会影响眼压测量结果,而 PCG 的患儿角膜厚度比正常同龄儿童要薄,可能造成眼压值被低估,因此要引起关注。

　　角膜横径的测量值是诊断的重要指标,同时也是随访观察病情稳定性的有效指标。

　　裂隙灯生物显微镜检查可以使用手持或台式设备,台式设备只能用于配合的儿童或者小婴儿(清醒条件下在家长配合下做 flying baby 的姿势)。该检查可以发现有无其他眼前节结构异常,对于诊断和鉴别诊断意义重大。

　　房角镜检查可以使用直接或间接房角镜,在手术显微镜或手持裂隙灯下进行检查。使用 RETCAM 广角镜头,在大量房角镜耦合剂的配合下可以进行房角照相。PCG 患儿典型的房角发育异常是虹膜根部附着点靠前,可能嵌入小梁网,而看不到巩膜突,这种异常的严重程度会在不同患者、患者的双眼和同一患眼的不同部位存在差异。

　　在麻醉下可以进行眼后段的检查,除可以排除其他眼病外,最主要的目的是观察和记录视神经乳头损害的情况。和成年人的青光眼性视神经损害相似,PCG 可出现视乳头杯盘比扩大、盘沿丢失及神经纤维层缺损。拍摄基线眼底照片非常重要,可以由 RETCAM 记录。PCG 患儿的杯盘比可以由于病情得到控制而减小,这是由于眼压高时杯盘比的扩大,有神经组织被拉伸的因素参与,并非全部由于神经组织的丢失,而出现这种可逆转的筛板形态变化。如果杯盘比持续扩大,即便测量眼压正常也要采取进一步的治疗措施。

　　眼轴和屈光状态检查,能够提供眼球扩张的额外证据。在随访中如果发现眼轴增长和近视漂移超过正常的年龄变化,就提示病情控制不理想。另外,PCG 患儿应尽早进行屈光矫正,以预防并及时治疗屈光不正性弱视。

　　其他辅助检查中,B 超检查可以辅助排除其他眼后段疾病。前节 OCT 和 UBM 可以帮助获得眼前段的影像学图片,另外在角膜混浊的患儿,UBM 可以提供眼前节结构异常的证据,用于鉴别诊断。

【诊断标准】

　　年龄小于 4 岁,无眼部及全身其他异常的婴幼儿,出现以下至少 2 项情况,即可确定诊断。

　　1. 眼压大于 21mmHg。

2. 视盘凹陷(盘沿变窄)　杯盘比进行性增大,双眼杯盘比不对称(≥0.2)或出现盘沿局部变窄。

3. 角膜改变　Haab 纹、角膜水肿或新生儿角膜直径≥11mm,小于 1 岁的婴儿角膜直径 >12mm,任何年龄的婴幼儿角膜直径 >13mm。

4. 进展性近视或近视性漂移合并眼球尺寸增大速度大于正常生长速度。

【鉴别诊断】

怀疑 PCG 时应与如下情况进行鉴别:

1. 青光眼合并非获得性眼部异常或合并非获得性全身疾病或综合征。

2. 角膜眼球扩大　X 连锁大角膜,先天性高度近视,*LTBP2* 基因突变。

3. 角膜混浊　产伤,角膜营养不良,代谢性疾病不合并青光眼,感染,角膜巩膜化,Peter 异常不合并青光眼。

4. 其他原因导致溢泪　鼻泪管阻塞,结膜炎,角膜擦伤/角膜炎。

5. 先天性视盘凹陷　生理性大视杯,视神经发育不全伴脑室旁白质软化,视神经缺损,视神经小凹,其他视神经异常。

【治疗】

PCG 以手术治疗为主,术前可应用局部及全身降眼压药物以减轻患儿角膜水肿,有利于手术中清晰看清眼内结构。房角手术(房角切开术或小梁切开术)通常是最佳选择,而选择经内路的房角切开术还是经外路的小梁切开术,取决于角膜的透明程度,如果房角镜下可以看清房角结构,首选经内路的手术方式。近些年来房角切开手术的一个替代方法是房角镜辅助下的经小管的小梁切开术(gonioscopy-assisted transluminal trabeculotomy,GATT),而小梁切开术的替代方法包括照明导管辅助的或缝线法经外路的 Schlemm 管成形或切开术。同时小梁切开联合小梁切除术也有报道,但并未有随机对照研究显示其优于单独的术式。当房角手术不足以控制眼压的情况下,可考虑加用药物,或行小梁切除术、青光眼引流装置植入术或睫状体破坏性手术。

对于 PCG 患儿,药物主要用于术前降眼压,和术后眼压降低不足时的辅助治疗。在常用的五种局部降眼压药物中,前列腺素级衍生物和碳酸酐酶抑制剂的安全性尚可;由于 α_2-受体激动剂(溴莫尼定)可以通过血脑屏障造成中枢抑制作用,因此在婴幼儿和低龄儿童是绝对禁忌的;β-受体拮抗剂可能引起支气管痉挛和心动过缓,因此应避免应用在未成熟或低体重的婴幼儿和有呼吸道过敏史的儿童;毛果芸香碱通常应用在房角手术的围手术期。

同成年人的原发性青光眼一样,PCG患儿的治疗中,重要的一个环节是随访。每次随访,都应根据需要选择性的进行上文中所提到的检查,以确保视神经的损害不进一步的进展,同时尽早干预屈光不正和角膜散光,以保证视觉功能的良好发育。

➤ 附:原发性先天性青光眼的诊疗流程图

```
┌─────────────────────────────────────────────────────────┐
│"发现患儿眼部的异常外观(角膜混浊和眼球扩大)和/或患儿的异常表 │
│现(畏光流泪和眼睑痉挛)"就诊                                 │
└─────────────────────────────────────────────────────────┘
            配合检查 ↓  不配合检查
        ┌─────────────────────────────────────────┐
        │全麻检查:选择麻醉下或镇静下检查要慎重      │
        └─────────────────────────────────────────┘
┌─────────────────────────────────────────────────────────┐
│眼压测量:眼压升高大于21mmHg,采用便携式眼压计,角膜厚度矫正 │
└─────────────────────────────────────────────────────────┘
┌─────────────────────────────────────────────────────────┐
│角膜横径:新生儿≥11mm,小于1岁的婴儿角膜直径>12mm,任何年龄 │
│的婴幼儿角膜直径>13mm                                       │
└─────────────────────────────────────────────────────────┘
┌─────────────────────────────────────────────────────────┐
│房角镜检查:虹膜根部附着点靠前,可能嵌入到小梁网,而看不到巩膜突 │
└─────────────────────────────────────────────────────────┘
┌─────────────────────────────────────────────────────────┐
│视盘评估:乳头杯盘比扩大、盘沿丢失及神经纤维层缺损          │
└─────────────────────────────────────────────────────────┘
```

诊断标准
年龄小于4岁,无眼部及全身其他异常的婴幼儿,出现以下至少2项情况:①眼压大于21mmHg;②杯盘比进行性增大、不对称(≥0.2)或盘沿变窄;③角膜特征性改变;④近视性漂移合并眼球尺寸增大速度大于正常生长速度

鉴别:

- 青光眼合并非获得性眼部异常或合并非获得性全身疾病或综合征
- 角膜/眼球扩大:X连锁大角膜,先天性高度近视,*LTBP2*突变
- 角膜混浊:产伤,角膜营养不良,代谢性疾病不合并青光眼,感染,角膜巩膜化,Peter异常不合并青光眼
- 其他原因导致溢泪:鼻泪管阻塞,结膜炎,角膜擦伤/角膜炎
- 先天性视盘凹陷:生理性大视杯,视神经缺损,视神经小凹,其他视神经异常

手术治疗
角膜透明 / 角膜不透明

- 内路:房角切开术或房角镜辅助下的经小管的小梁切开术
- 外路:小梁切开术或照明导管辅助的或缝线法经外路的Schlemm管成形或切开术

(吴慧娟)

227

第二节 青少年型开角型青光眼

【概述】

青少年型开角型青光眼（juvenile open angle glaucoma,JOAG）是在 4~35 岁发病的一种类型的原发性青光眼。和 PCG 都归类于儿童原发性青光眼,与 PCG 不同,JOAG 不伴有眼球的增大,也具有相对正常的房角结构。临床特点为眼压升高,伴有相应的视神经结构和视功能的损害,但不伴有其他先天性异常和综合征。其发病与 *MYOC* 基因突变有关,呈现常染色体显性遗传方式,在一些家系中可能与 *CYP1B1* 基因突变相关。

【遗传学】

MYOC 基因突变首先在常染色体显性遗传的原发性开角型青光眼的家系中被发现。该基因也被称作小梁网糖皮质激素反应蛋白或者 *TIGR* 基因,突变的 MYOC 蛋白积聚在小梁细胞内质网可导致青光眼的发病。其导致的表型差异非常大,甚至在同一个人的双眼也可存在明显的差异。在一些家系中,*CYP1B1* 基因突变与 JOAG 相关,但在这样的家系中也有成员出现原发性先天性青光眼,这表明相同或重叠的机制可能导致青光眼发生在不同的年龄阶段,也有研究表明 JOAG 家系中可同时存在 *MYOC* 和 *CYP1B1* 基因突变。

【临床表现和诊断】

1. 临床表现 JOAG 通常没有症状,一般是常规眼部检查偶然发现或因为有家族史筛查发现。虽然 JOAG 是双眼病,但两眼可有明显的不对称性。临床表现以眼压升高伴有相应的视神经损害和视野损害为特点,房角结构可基本正常。由于发病在 4 岁以后,因此没有眼球明显扩大、角膜 Haab 纹等原发性先天性青光眼的症状。在有些病例由于发病隐匿未能及时就诊,可出现轴性近视。需要通过全面的检查,排除激素性青光眼、外伤或炎症等引起的其他儿童期继发性青光眼。全面的检查包括:眼压的测量、裂隙灯生物显微镜检查、前房角镜检查、中央角膜厚度的测量、眼后段的检查和眼轴和屈光状态的检查。辅助检查包括：眼底照相和 OCT 视盘及视网膜神经纤维层的分析检查，视野检查等。很多检查需要患儿良好的配合，特别是视野检查，通常需要至少 7 岁以上的儿童才能配合完成，如果患儿不能配合基本检查可考虑麻醉下或镇静下的检查。

2. 诊断标准 　年龄在 4~35 岁之间，无眼部及全身其他异常的患者，出现以下至少 2 项情况，即可确定诊断。

（1）眼压大于 21mmHg。

（2）视盘凹陷（盘沿变窄）：杯盘比进行性增大，双眼杯盘比不对称（≥0.2)或出现盘沿局部变窄。

（3）进展性近视或近视性漂移合并眼球尺寸增大速度大于正常生长速度。

（4）与青光眼性视神经病变相对应的、可重复检测到的视野缺损，并排除其他引起视野缺损的病变。

【治疗】

由于 JOAG 的发病率较低，目前还没有大样本的随机对照研究证据支持某种治疗方法较其他方法更有优势。

总体来讲，JOAG 比 PCG 对局部降眼压药物治疗更敏感，首选前列腺素衍生物或 β-受体拮抗剂，这两种药物对 JOAG 治疗效果相当。由于前列腺素衍生物在儿童应用的安全性非常好，除可能引起睫毛增长和虹膜及眼睑色素改变外，没有广泛报道的其他并发症，因此临床应用上更具优势。β-受体拮抗剂可引起支气管痉挛和心动过缓，因此要避免在有支气管哮喘的儿童和潜在心脏问题的儿童使用。溴莫尼定由于严重中枢抑制作用的并发症，对于体重 <18kg 和/或 <6 岁的儿童是绝对禁忌使用的。碳酸酐酶抑制剂局部应用的安全性好，只应避免在角膜受损的患儿使用，但由于局部应用的降眼压幅度较小，因此经常作为其他药物治疗的联合用药。口服使用碳酸酐酶抑制剂可导致代谢性酸中毒，因此要严格控制用药量（如乙酰唑胺用量为 10~20mg/（kg·d），每天分 2~4 次），同时不能长期使用。

不推荐对 JOAG 的患者使用选择性激光小梁成形术。

手术治疗的方法中,房角切开术、小梁切开术、小梁切除术、青光眼引流装置植入术、非穿透粘小管手术、GATT 和照明导管引导或缝线引导的小管切开或成形术均有报道,在不同的研究人群中和不同的随访时间内成功率在 68%~90% 不等,虽然没有明确的证据来证明不同术式的优劣,但由于 JOAG 预期寿命更长,首次应尽量选择创伤性小的术式,应全面考虑患儿整个生命周期中之后可能经历的治疗和生命的福祉,进行综合评估和选择。

同样,JOAG 的治疗中,随访仍然是重要环节。每次随访,都应进行眼压、视力、视神经结构和视野的检查,及时调整目标眼压和治疗方案,以确保视神经的损害不进一步的进展。

➤ **附:青少年型开角型青光眼的诊疗流程图**

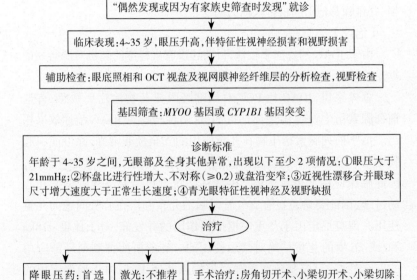

（吴慧娟）

第三节 继发性儿童青光眼

【概述】

在儿童期,除原发性青光眼外,青光眼的发生可呈现如下情况:①青光眼合并非获得性眼部异常;②青光眼合并非获得性全身疾病或综合征;③青光眼合并获得性疾病。在诊断过程中,首先确定是否符合青光眼的诊断,标准为符合以下 2 项或更多:①眼压大于21mmHg;②视盘凹陷(盘沿变窄):杯盘比进行性增大,双眼杯盘比不对称(≥0.2)或出现盘沿局部变窄;③角膜改变:Haab 纹、角膜水肿或新生儿角膜直径≥11mm,小于 1 岁的婴儿角膜直径 >12mm,任何年龄的婴幼儿角膜直径 >13mm;④进展性近视或近视性漂移合并眼球尺寸增大速度大于正常生长速度;⑤与青光眼性视神经病变相对应的、可重复检测到的视野缺损,并排除其他引起视野缺损的病变。同时需要判断有无眼部和全身的各种异常,最终确定诊断指导治疗。

1. 青光眼合并非获得性眼部异常 非获得性的眼部异常是指出生时就存在的各种眼部异常,可以合并或不合并其他全身体征。青光眼合并非获得性的眼部异常的常见表现有:Axenfeld-Rieger 异常(如伴有全身表现则成为 A-R 综合征),Peter 异常(如伴有全身表现则成为 Peter 综合征),先天性葡萄膜外翻,先天性虹膜发育不良,无虹膜症,永存性胚胎血管,眼皮肤黑素细胞增多症(太田痣),后部多形性营养不良,先天性小眼球,先天性小角膜和晶状体异位(单纯晶状体异位无全身表现或晶状体及瞳孔异位)。

2. 青光眼合并非获得性的全身疾病或综合征 非获得性的全身疾病或综合征是指出生时就存在的各种全身疾病和综合征。包括:染色体异常(如 21-三体综合征),结缔组织病(马凡综合征、Weill-Marchesani 综合征、Stickler 综合征),代谢性疾病(同型胱氨酸尿症、Lowe 综合征、粘多糖贮积症),母斑病(多发性神经纤维瘤[NF-1、NF-2]、Sturge-Weber 综合征、Klippel-Trenaunay-Weber 综合征),Rubinstein-

Taybi 综合征和先天性风疹。

3. 青光眼合并获得性疾病 获得性疾病是指非遗传性或出生时未发病,直到出生后某个时间点才发生的疾病。包括:葡萄膜炎,外伤(前房积血、房角后退、晶状体异位),糖皮质激素诱发,肿瘤(良性/恶性,眼内/眼眶),早产儿视网膜病变,手术后继发性青光眼(其中白内障术后继发性青光眼尤为常见)。

(一) 常见青光眼合并非获得性眼部异常

1. Axenfeld-Rieger (AR) 异常 AR 异常通常双眼发病,表现为周边角膜、周边虹膜和房角的异常,房角镜检查可见虹膜附着在后胚胎环(突起的 Schwalbe 线)。其他的虹膜异常表现:广泛的虹膜基质变薄和萎缩,瞳孔异位,虹膜形成(发生在瞳孔异位的对侧象限,还可见虹膜色素外翻。如合并全身异常则称作 AR 综合征,全身的异常可能有:面部发育异常(眼距过宽),牙齿异常(小牙、缺牙),心脏或脐部异常,男性泌尿生殖系统异常(尿道下裂)。还可能有漏斗状胸、空蝶鞍综合征、生长激素缺乏及智力迟钝。AR 异常的青光眼发生率为50%,可能源于房角发育异常。对于先天性或发生于婴幼儿期的继发性青光眼,建议手术治疗,可考虑房角手术、复合小梁切除术或青光眼引流装置植入术。对于较晚发病的病例,药物治疗可以作为一线治疗方法。

2. Peter 异常 Peter 异常表现为先天性角膜混浊,以及对应区域的后部基质层、后弹力层和内皮层缺损,混浊区域大小和致密程度在不同患儿中可存在差异,并且伴随生长趋于透明。80% 病例双眼发病。Peter 异常可分为轻、中、重三种程度,只有角膜问题的为轻度,累及虹膜(虹膜前粘连、虹膜缺损)的为中度,累及晶状体(角膜和晶状体粘连)的为重度。Peter 异常如伴有唇腭裂、右位心、泌尿系统发育不全、听觉异常、中枢神经系统异常、面部畸形、喉软骨软化病、身材短小或巨舌等异常,则被称作 Peter 异常。Peter 异常患儿一生中发生青光眼的概率为50%。Peter 异常的治疗除进行角膜移植等治疗外,如合并青光眼,也需积极治疗,但其治疗难度较大。药物和手术治疗均可考虑,在临床真实的情况是大约 1/3 的病例需要手术控制眼压,有超过 120° 房角开放的病例可考虑房角手术,复合小梁切除术、青光眼引流装置植入术和经巩膜睫状体光凝术都可作为难治病例的手术选择。

3. 无虹膜症 无虹膜症是指先天性虹膜不同程度缺失,双眼发病。可伴有角膜、晶状体、黄斑或视神经的异常。其中 50%~70% 的患者会发生青光眼,大多数发生在童年期或青少年期。合并青光眼的治疗,可选用药物(缩瞳剂被报道有效),以及房角手术(效果较差)、复合小梁切除术、青光眼引流装置植入术或经巩膜睫状体光凝术等进行治疗。

4. 先天性色素膜外翻 先天性色素膜外翻是指源于虹膜基质前表面的虹膜色素皱襞内的虹膜色素上皮增生,可合并神经纤维瘤病Ⅰ型、AR 综合征或先天性无虹膜。青光眼的发生率不确定。治疗上首选药物治疗,房角手术成功率低,复合小梁切除术可提高治疗成功率。

5. 先天性小角膜 先天性小角膜是指出生时角膜水平直径小于10mm,不伴有其他眼部异常。合并青光眼的概率不明。如有瞳孔阻滞,可考虑周边虹膜切除术或摘除晶体来打开房角降低眼压。一般情况下,药物治疗是一线治疗,也有报道使用内镜下的房角切开术或小梁切开术进行治疗。

▶ 附：青光眼合并获得性眼部异常的诊疗流程图

青光眼合并非获得性眼部异常

多数双眼发病

眼部表现：周边虹膜、周边角膜和房角的异常

除眼部面部组织缺损外，合并面部发育异常，牙齿异常、心脏或泌尿生殖系统异常，男性泌尿生殖系统综合征、漏斗状胸、空蝶鞍综合征、生长激素缺乏、智力迟钝等其他系统发育异常

AR 综合征 → 多学科协作，对症支持治疗

仅眼部受累 → AR 异常合并青光眼
- 先天性婴幼儿期爆发 → 手术治疗
- 较晚发病 → 药物治疗

除眼部组织缺损外，合并唇腭裂、右位心、泌尿系发育不全、听觉异常、中枢神经系统异常、面部畸形、喉软骨软化病、身材短小或巨舌等其他系统发育异常

Peter 异常 → 多学科协作，对症支持治疗

仅眼部受累 → Peter 异常合并青光眼 → 角膜移植治疗，手术治疗控制眼压

多数双眼发病

眼部表现：先天性角膜混浊、基质层、后弹力层和内皮层缺损

可伴角膜、晶状体、黄斑或视神经的异常

无虹膜症合并青光眼
- 手术治疗
- 药物治疗（缩瞳剂）

多数双眼发病：发生在童年期或青少年期

眼部表现：先天性虹膜不同程度缺失

可合并神经纤维瘤病Ⅰ型、AR 综合征

眼部表现：虹膜色素膜内的虹膜色素上皮增生

先天性色素膜外翻合并青光眼
- 手术治疗
- 药物治疗（首选）

出生时角膜水平直径 <10mm

不伴有其他眼部异常

先天性小角膜合并青光眼
- 手术治疗
- 药物治疗（一线）

（二）青光眼合并非获得性全身疾病或综合征

1. Sturge-Weber综合征 Sturge-Weber综合征（SW综合征），又称脑三叉神经血管瘤病，可累及眼、皮肤和脑。常见临床表现为面部分布在三叉神经分布区的皮肤血管畸形，可伴有同侧脉络膜血管瘤和/或青光眼，同时可伴有或不伴同侧软脑膜血管瘤或脑萎缩。青光眼的发生率为30%。青光眼治疗方案的选择，取决于发病年龄和机制。出生时或婴儿期发病，通常由于房角发育不良造成，药物治疗通常无效，房角手术为首选。年龄较大才发病的患者，青光眼的发生主要与上巩膜静脉压升高有关的患者，首选药物治疗。药物治疗或房角手术失败的患儿可考虑非穿透小梁手术、复合小梁切除术或青光眼引流装置植入术。

➤ 附：青光眼合并非获得性全身疾病或综合征的诊疗流程图

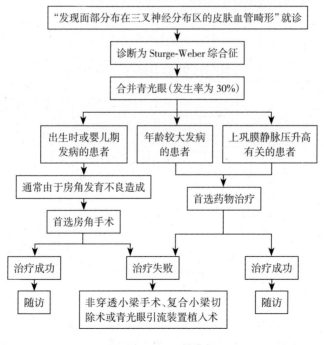

Sturge-Weber综合征

2. 神经纤维瘤病 神经纤维瘤病Ⅰ型的诊断标准是满足如下条件中的两条即可确定诊断:①六处及以上的皮肤咖啡牛奶斑;②腋窝和腹股沟处斑点;③两处及以上的 Lisch 结节;④视路神经胶质瘤;⑤丛状神经纤维瘤/皮下神经瘤;⑥骨损伤;⑦一级亲属中阳性家族史。青光眼发生率不明,尚无针对该类患者的药物或手术治疗的系统性研究报道。房角检查可以确定有无房角发育异常或神经纤维瘤浸润,如无神经纤维瘤浸润可考虑行房角手术,否则可考虑复合小梁切除术、青光眼引流装置植入术或睫状体破坏性手术。

➢ 附:青光眼合并非获得性全身疾病或综合征的诊疗流程图

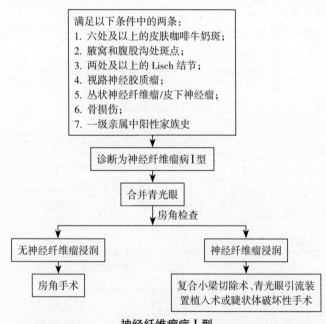

神经纤维瘤病Ⅰ型

3. 结缔组织病 结缔组织病中的马方综合征和 Weill-Marchesani 综合征,会不同程度影响房角、晶状体的悬韧带和晶状体的形态。在 Weill-Marchesani 综合征中球形晶状体可造成继发性闭角型青光眼,在所有并发青光眼的病例中这一比例高达 84.6%。马方综合征中合并青光眼多为开角型。根据病例的具体发病机制选择相应的治疗方式,如合并晶状体异位和球形晶体,需要解决晶状体的问题。

➢ 附:青光眼合并非获得性全身疾病或综合征的诊疗流程图

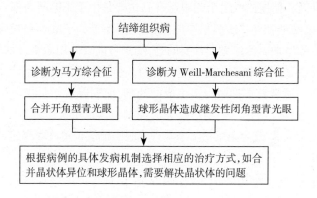

(三)青光眼合并获得性疾病

1. 葡萄膜炎 儿童葡萄膜炎非常罕见,首要原因为青少年特发性关节炎,其次为结节病,也有报道特发性葡萄膜炎也是常见原因。其引起继发性青光眼的原因也较为复杂,有开角因素(小梁网水平的炎症和损伤)和闭角因素(瞳孔阻滞、周边前粘连或睫状体前旋)。临床上在积极治疗原发病的同时,要识别青光眼发生的机制,从药物、激光和手术的各种方法中选取针对发生机制的一种或几种治疗方法来控制眼压。有几点需要注意:①前列腺素衍生物并非该类型青光眼的绝对禁忌,甚至有临床试验中证明了该药的安全性。②无论选择何种抗青光眼手术,手术都应选择在炎症得到很好控制下进行。③发生严重手术并发症的风险更高,如睫状体休克、脉络膜渗漏等发生率都更常见。

2. 眼外伤 眼外伤后发生继发性青光眼的高峰时间为伤后 1 年内和 10 年后。无论钝挫伤还是穿通伤,都可能造成继发性青光眼。发生的机制复杂,包括:葡萄膜炎、前房积血(容积性)、血影细胞性青光眼、房角后退、晶状体位置异常和房角的直接损伤。药物治疗通常是首选,如高眼压持续,考虑有可能造成角膜血染和视神经损害时,应考虑手术治疗。

3. 糖皮质激素继发高眼压和青光眼 无论是局部滴眼液、眼周给药、玻璃体腔注射、口服、静脉注射、吸入糖皮质激素,都可能导致眼压升高。糖皮质激素引起眼压升高主要是由于小梁网内部结构改变、小梁网细胞外基质沉积增加、小梁网降解能力下降等引起房水流出阻力的增加。治疗方面首要的是,如果可能要停用激素,但即使停药后也会有一定比例的患儿眼压不能控制,需要药物或手术治疗。药物治疗中通常首选抑制房水生成的药物,前列腺素衍生物也可根据原发病选择性使用。药物治疗无法控制眼压的情况下,需要手术治疗。房角手术、复合小梁切除术和青光眼引流装置植入术都是可选择的手术方法。

4. 肿瘤 眼内肿瘤的发生率较低,由此造成的继发性青光眼则更为少见。引起青光眼的机制:肿瘤细胞直接种植影响房角功能、炎症细胞或色素细胞播散阻塞前房角、肿瘤侵犯房角部位、肿瘤占位或出血使得晶体虹膜隔被推动向前,导致继发性闭角型青光眼。常见的肿瘤有虹膜和睫状体囊肿、幼年性黄色肉芽肿、视网膜母细胞瘤、脉络膜黑色素瘤和髓上皮瘤等。总体来讲,恶性肿瘤首先需要治疗原发肿瘤、挽救生命,配合药物或手术的降眼压治疗。良性肿瘤伴有眼压升高时,通常需要激光或手术干预。

5. 白内障手术后 在儿童期接受白内障摘除手术后,可出现眼压升高和青光眼。有报道指出先天性白内障术后,人工晶体眼发生青光眼的发生率为24.4%,无晶体眼发生青光眼的发生率为19%。其发生机制可能为:炎症细胞影响小梁网功能、糖皮质激素反应、晶状体上皮细胞增殖或玻璃体影响房水流出(瞳孔阻滞)、潜在的房角发育不良,由于睫状体牵拉的减弱造成小梁网塌陷。在治疗中,首先需要确定引起眼压升高的原因,如有瞳孔阻滞则需要手术治疗。如房角开放,药物治疗是一线治疗,手术治疗方案尚无统一原则,手术方法从房角手术、复合小梁切除术、青光眼阈植入术和睫状体破坏性手术均有报道。

➤ 附:青光眼合并获得性疾病的诊疗流程图

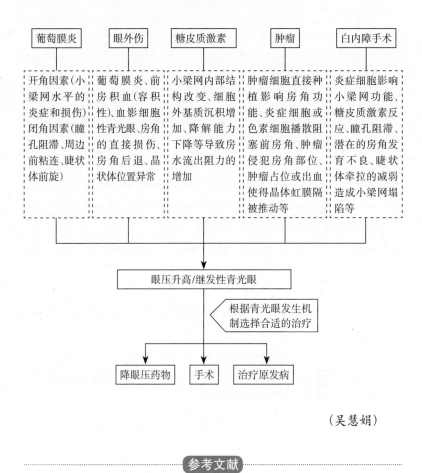

（吴慧娟）

参考文献

1. Radtke ND, Cohan BE. Intraocular pressure measurement in the newborn. Am J Ophthalmol, 1974, 78: 501-504.

2. Sihota R, Tuli D, Dada T, et al. Distribution and determinants of intraocular pressure in a normal pediatric population. J Pediatr Ophthalmol Strabismus, 2006, 43: 14-18.

3. Levy J, Lifshitz I, Rosen S, et al. Is the tono-pen accurate for measuring

intraocular pressure in young children with congenital glaucoma? J AAPOS, 2005,9:321-325.

4. Garcia-Resua C,Gonzalez-Meijome IM,Gilino J,et al. Accuracy of the new ICare rebound tonometer vs. other portable tonometers in healthy eyes. Optom Vis Sci,2006,83:102-107.

5. Bradfield YS,Kaminski BM,Repka MX,et al. Comparison of Tono-Pen and Goldmann applanation tonometers for measurement of intraocular pressure in healthy children. J AAPOS,2012,16:242-248.

6. Kageyama M,Hirooka K,Baba T,et al. Comparison of ICare rebound tonometer with noncontact tonometer in healthy children. J Glaucoma,2011,20:63-66.

7. Lundvall A,Svedberg H,Chen E. Application of the ICare rebound tonometer in healthy infants. J Glaucoma,2011,20:7-9.

8. Flemmons MS,Hsiao YC,Dzau J,et al. Icare rebound tonometry in children with known and suspected glaucoma. J AAPOS,2011,15:153-157.

9. Poostchi A,Mitchell R,Nicholas S,et al. The iCare rebound tonometer: comparisons with Goldman tonometry,and influence of central corneal thickness. Clin Experiment Ophthalmol ,2009,37:687-691.

10. Martinez-de-la-Casa JM,Garcia-Feijoo J,Saenz-Frances F,et al. Comparison of rebound tonometer and Goldman handheld applanation tonometer in congenital glaucoma. J Glaucoma,2009,18:49-52.

11. Wygnanski-Jaffe I,Barequet IS. Central corneal thickness in congenital glaucoma. Cornea ,2006,25:923-925.

12. Brandt JD,Casuso LA,Budenz DL. Markedly increased central corneal thickness:an unrecognized finding in congenital aniridia. Am J Ophthalmol, 2004,137:348-350.

13. Muir KW,Duncan L,Enyedi LB,et al. Central corneal thickness:congenital cataracts and aphakia. Am J Ophthalmol,2007,144:502-506.

14. Lupinacci AP,da Silva Jordao ML,Massa G,et al. Central corneal thickness in children with congenital cataract and children with surgical aphakia:a case-control study. Br J Ophthalmol ,2009,93:337-341.

15. Chen TC, Walton DS, Bhatia LS. Aphakic glaucoma after congenital cataract surgery. Arch Ophthalmol, 2004, 122: 1819-1825.

16. Gatzioufas Z, Labiris G, Stachs O, et al. Biomechanical profile of the cornea in primary congenital glaucoma. Acta Ophthalmol, 2012.

17. Kirwan C, O' Keefe M, Lanigan B. Corneal hysteresis and intraocular pressure measurement in children using the Reichert Ocular Response Analyzer. Am J Ophthalmol, 2006, 142: 990-992.

18. Khan AO, Nowilaty SR. Early diagnosis of the papillorenal syndrome by optic disc morphot. ogy. J Neuroophthalmol, 2005, 25: 209-211.

19. Mochizuki H, Lesley AG, Brandt JD. Shrinkage of the scleral canal during cupping reversal in children. Ophthalmology, 2011, 118: 2008-2013.

20. Lee EJ, Kim TW, Weinreb RN. Reversal of lamina cribrosa displacement and thickness after trabeculectomy in glaucoma. Ophthalmology, 2012, 119: 1359-1366.

21. Law SK, Bui D, Caprioli J. Serial axial length measurements in congenital glaucoma. Am J Ophthalmol, 2001, 132: 926-928.

22. Kiefer G, Schwenn O, Grehn F. Correlation of postoperative axial length growth and intraocular pressure in congenital glaucoma--a retrospective study in trabeculotomy and goniotomy. Graefes Arch Clin Exp Ophthalmol, 2001, 239: 893-899.

23. Panarello SM, Priolo E, Vittone P. Pediatric ultrasound: a personal experience during the period 1991-1994. Ophthalmologica, 1998, (1): 115-117.

24. Blumberg D, Congdon N, Jampel H, et al. The effects of sevoflurane and ketamine on intraocular pressure in children during examination under anesthesia. Am J Ophthalmol, 2007, 143: 494-499.

25. Oberacher-Velten I, Prasser C, Rochon J, et al. The effects of midazolam on intraocular pressure in children during examination under sedation. Br J Ophthalmol, 2011, 95: 1102-1105.

26. Perry LP, Jakobiec FA, Zakka FR, et al. Newborn primary congenital glaucoma: his-topathologic features of the anterior chamber filtration angle. J

AAPOS,2012,16:565-568.

27. Shaw M,Handley S,Porooshani H,et al. A case of arrested primary congenital glaucoma. Eye,2013,27:100.

28. Feitl ME,Krupin I,Tanna AP. Juvenile Glaucoma. In:Roy FH,Fraunfelder FW,Fraunfelder FT(Eds.),Current Ocular Therapy. Amsterdam:Elsevier, 2008.

29. Gupta V,Ov M,Rao A,et al. Long-term structural and functional outcomes of therapy in juvenile-onset primary open-angle glaucoma:a five year follow up. Ophthalmologica,2012, 228:19-25.

30. Maeda-Chubachi T,Chi-Burris K,Simons BD,et al. Comparison of latanoprost and timolol in pediatric glaucoma:a phase 3,12-week,randomized,double-masked multicenter study. Ophthalmology,2011,118:2014-2021.

31. Black AC,Jones S,Yanovitch TL,et al. Latanoprost in pediatric glaucoma-pediatric exposure over a decade. J AAPOS,2009,13:558-562.

32. Yeung HH,Walton DS. Goniotomy for juvenile open-angle glaucoma. J Glaucoma,2010, 19:1-4.

33. Tsai JC,Chang HW,Kao CN,et al. Trabeculectomy with mitomycin C versus trabetioctomy alone for juvenile primary open-angle glaucoma. Ophthalmologica,2003,217:24-30.

34. Strungaru MH,Dinu I,Walter MA. Genotype-phenotype correlations in Axenfeld-Rieger malformation and glaucoma patients with FOXC1 and PITX2 mutations. Invest Ophthalmol Vis Sci,2007,48:228-237.

35. Idrees F,Vaideanu D,Fraser SG,et al. A review of anterior segment dysgeneses. Surv Ophthalmol,2006,51:213-231.

36. Chang JW,Kim JH,Kim SJ,et al. Long-term clinical course and outcome associated with Peters anomaly. Eye,2012,26:1237-1242.

37. Aslam SA,Wong SC,Ficker LA,et al. Implantation of the black diaphragm intraocular lens in congenital and traumatic aniridia. Ophthalmology,2008,115: 1705-1712.

38. de la Paz MF,Alvarez de Toledo J,Barraquer RI,et al. Long-term visual

prognosis of comeal and ocular surface surgery in patients with congenital aniridia. Acta Ophthalmol ,2008,86:735-740.

39. Arroyave CP,Scott IU,Gedde SJ,et al. Use of glaucoma drainage devices in the management of glaucoma associated with aniridia. Am J Ophthalmol,2003, 135:155-159.

40. Willcock C,Grigg J,Wilson M,et al. Congenital iris ectropion as an indicator of variant aniridia. Br J Ophthalmol,2006,90:658-569.

41. Edward DP,Morales J,Bouhenni RA,et al. Congenital ectropion urea and mechanisms of glaucoma in Neurofibromatosis Type Ⅰ:new insights. Ophthalmology,2012,119:1485-1494.

42. Seymenoglu G,Baser E. Congenital iris ectropion associated with juvenile glaucoma. Int Ophthalmol,2011,31:33-38.

43. Lin XQ,Tang X. Congenital ectropion uvea and secondary glaucoma. Zhonghua Yan Ke Za Zhi,2009,45:888-891.

44. Sisk RA,Berrocal AM,Feuer W,et al. Visual and anatomic outcomes with and without surgery in persistent fetal vasculature. Ophthalmology,2010,117: 2178-2183.

45. Hunt A,Rowe N,Lam A,et al. Outcomes in persistent hyperplastic primary vitreous. Br J Ophthalmol,2005,89:859-863.

46. Tsipursky MS,Golchet PR,Jampol LM. Photodynamic therapy of choroidal hemangioma in Sturge-Weber syndrome,with a review of treatments for diffuse and circumscribed cho-roidal hemangiomas. Surv Ophthalmol,2011,56:68-85.

47. Addison PK,Papadopoulos M,Nischal KK,et al. Serous retinal detachment induced by topical bimatoprost in a patient with Sturge-Weber Syndrome. Eye (Lond)2011,25: 124-125.

48. Gambrelle J,Denis P,Kocaba V,et al. Uveal effusion induced by topical travoprost in a patient with Sturge-Weber-Krabbe syndrome. J Fr Ophtalmol, 2008,31:19.

49. Amini H,Razeghinejad MR,Esfandiarpour B. Primary single-plate Molteno

tube implantation for management of glaucoma in children with Sturge-Weber syndrome. Int Ophthalmot, 2007,27:345-350.

50. Ferner RE,Huson SM,Thomas N,et al. Guidelines for the diagnosis and management of individuals with neurofibromatosis 1. J Med Genet,2007,44: 81-88.

51. Morales J,Chaudhry IA,Bosley TM. Glaucoma and globe enlargement associated with neurofibromatosis type 1. Ophthalmology,2009,116:1725-1730.

52. Albers AC,Gutmann DH. Gliomas in patients with neurofibromatosis type 1. Expert Rev Neurother,2009,9:535-539.

53. Edward DP,Morales J,Bouhenni RA,et al. Congenital ectropion uvea and mechanisms of glaucoma in neurofibromatosis type 1:new insights. Ophthalmology,2012,119:1485-1494.

54. Chang L,Dairi MA,Frempong TA,et al. Optical coherence tomography in the evaluation of neurofibromatosis type-1 subjects with optic pathway gliomas. J AAPOS,2010,14. 511-517.

55. Loeys BL,Diet HC,Braverman AC,et al. The revised Ghent nosology for the Marfan syndrome. J Med Genet,2010,47:476-485.

56. Dureau P. Pathophysiology of zonular disease. Curr Opin Ophthalmol,2008, 19:27-30.

57. Deng T,Dong B,Zhang X,et al. Late-onset bilateral dislocation and glaucoma associated with a novel mutation in FBNI. Mol Vis,2008,14:1229-1233.

58. Chebil A,Chaabani L,Kort F,et al. Epidemiologic study of pediatric uveitis:a series of 49 cases. J Fr Ophtalmol,2012,35:30-34.

59. Kim SJ. Diagnosis and management of noninfectious pediatric uveitis. Int Ophthalmol Clin ,2011,51:129-145.

60. Espinosa M,Gottlieb BS. Juvenile idiopathic arthritis. Pediatrics in Review, 2012,33:303-313.

61. Wilson ME,Trivedi RH. Low molecular-weight heparin in the intraocular irrigating solution in pediatric cataract and intraocular lens surgery. Am J

Ophthalmol,2006,141:537-538.

62. Hooper CY,Fraser-Bell S,Farinelli A,et al. Complicated hyphaema:think sickle. Clin Experiment Ophthalmol,2006,34:377-378.

63. Rao A,Gupta V,Bhadange Y,et al. Iris cysts:a review. Semin,2011,26:11-22.

64. Wong RK,Salchow DJ. Iris cyst after iris-sutured intraocular lens implantation in a child. J AAPOS,2012,16:199-200.

65. Conway R,Chew T,Golchet P,et al. Ultrasound biomicroscopy:role in diagnosis and management in 130 consecutive patients evaluated for anterior segment tumours. Br J Ophthalmol,2005,89:950-955.

66. Shen CC,Netland PA,Wilson MW,et al. Management of congenital nonpigmented iris cyst. Ophthalmology,2006,113:1639. el-7.

67. Kashyap S,Meel R,Pushker N,et al. Clinical predictors of high risk histopathology in retinoblastoma. Pediatr Blood Cancer,2012,58:356-361.

68. de Leon JMS,Walton DS,Latina MA,et al. Glaucoma in retinoblastoma. Semin ,2005,20:217-222.

69. Chantada G,Gonzalez A,Fandino A,et al. Some clinical findings at presentation can prodict highrisk pathology features in unilateral retinoblastoma. J Pediatr Hematol Oncol,2009,31: 325-329.

70. Rabiah PK. Frequency and predictors of glaucoma after pediatric cataract surgery. Am J Ophthalmol,2004,137:30-37.

71. Swamy BN,Billson F,Martin F,et al. Secondary glaucoma after paediatric cataract surgery. Br J Ophthalmol,2007,91:1627-1630.

72. Comer RM,Kim P,Cline R,et al. Cataract surgery in the first year of life: aphakic glaucoma and visual outcomes. Can J Ophthalmol,2011,46:148-152.

73. Kuhli-Hattenbach C,Luchtenberg M,Kohnen T,et al. Risk factors for complications after congenital cataract surgery without intraocular lens implantation in the first 18 months of life. Am J Ophthalmol,2008,146: 1-7.

74. Magnusson G,Abrahamsson M,Sjostrand J. Glaucoma following congenital cataract surgery:an 18-year longitudinal follow-up. Acta Ophthalmol Scand, 2000,78:65-70.

第九章 玻璃体病

第一节 胚胎期血管残留

【概述】

胚胎期血管残留（persistent fetal vasculature，PFV）描述了眼部胚胎血管未完全退化导致的一系列异常临床表现，如永存瞳孔膜、瞳孔膜闭、晶状体后纤维血管膜永存、胎儿晶状体后纤维膜鞘永存、视网膜镰刀状皱襞、视网膜漏斗状或蒂状脱离、自发性眼底出血等。既往对这一疾病的认识有限，不同学者曾给予不同命名，最广泛使用的是永存原始玻璃体增生症（persistent hyperplastic primary vitreous，PHPV）。这一名称现已逐渐被胚胎期血管残留取代，胚胎期血管残留这一名称较准确地描述和反映了此类疾病的原因和解剖特征，故本章中统一采用胚胎期血管残留。

【病因】

玻璃体的胚胎发育包括原始玻璃体形成、玻璃体血管侵入，以及次级玻璃体发育三个阶段。当胚长4.5~5.6mm时，从表面外胚叶形成的晶状体板与视泡之间，出现一狭窄腔隙，此为原始玻璃体腔。随着视杯的加深，胚胎第6周起，晶状体后面和视杯内面的玻璃体腔，就被细软的胞浆突网所填充，一部分由晶状体的外胚层细胞发育而来，另一部分由视杯视网膜层的神经外胚层发育而来，此即为原始玻璃体的原基。

当胚长接近10mm时，玻璃体动脉及来自中胚叶的细胞经胚裂进入视杯中。侵入的中胚叶细胞突与原来玻璃体腔内来自外胚叶的细胞突，相互连接共同构成网状组织，充满玻璃体腔，即原始玻璃体

（primary vitreous）。原始玻璃体由玻璃体动脉及其分支供血。次级玻璃体（secondary vitreous）是从原始玻璃体和视网膜发育而来的。它体积迅速增大，充满了玻璃体腔的绝大部分，把原始玻璃体推向眼的中央和晶状体后表面，玻璃体动脉位于其中央。正常情况下，胚胎发育至第 4 个月时，原始玻璃体开始退化，玻璃体动脉逐渐萎缩消失，仅留下无细胞的玻璃体管，称 Cloquet 管，呈漏斗形，在视盘端窄，在晶状体后面宽。

如果此过程中由于各种原因，前晶状体血管膜、后晶状体血管膜或原始玻璃体不消失或消失不完全，残留于晶状体前方或后方，部分甚至发生增殖牵引，形成白色纤维斑块，则可引起多种临床表现，这类疾病统称为 PFV。

【临床表现和诊断】

一、临床表现

广义的胚胎期血管残留（PFV）的临床表现多种多样。本节中，我们结合 Goldberg 的分类法，列出了 PFV 的主要临床表现：

（一）永存瞳孔膜

永存瞳孔膜（persistent papillary membrane）是 PFV 最常见的一种表型（图 9-1），是胚胎发育过程中前晶状体血管膜（anterior tunica vasculosa lentis）退化不完全的遗留物。由此可造成瞳孔变形，有时可伴有先天性瞳孔外翻或称葡萄膜外翻（ectropion uvea）。依据瞳孔被

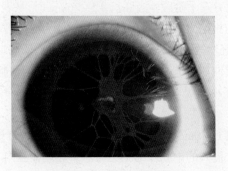

图 9-1　永存瞳孔膜

阻挡的程度,视力可有轻度或明显降低。若患儿患有先天性白内障或晶状体后增生物,同时合并有永存瞳孔膜,可进一步支持 PFV 这一诊断。

(二)虹膜玻璃体血管

虹膜玻璃体血管(iridohyaloid blood vessels)同样是由于前晶状体血管膜退化不完全引起。通常表现为虹膜实质浅层的放射状血管,到达瞳孔缘后呈发夹样环状回旋,有时在同一子午线方位可查见角膜缘结缔组织异常。

(三)Mittendorf 点

Mittendorf 点(Mittendorf dot)是位于晶状体后极偏鼻侧 0.5mm 的白色小点,为玻璃体动脉退化不全留下的残迹。在人群中较常见,发生率为 0.7%~2.0%,一般不引起任何视力障碍,无须治疗。

(四)晶状体后纤维血管鞘残留

晶状体后纤维血管鞘残留(persistent posterior fibrovascular sheath of the lens)是由于后晶状体血管膜(posterior tunica vasculosa lentis)不退化引起,在晶状体后形成的纤维样增殖膜,也就是传统意义上的PFV 综合征。增殖膜往往为白色或粉红色,借此可与 Coats 病的黄色渗出物、视网膜母细胞瘤的雪白色钙化斑相鉴别。晶状体后增殖膜大小不一,小的呈点状,大的可覆盖整个晶状体后囊膜,有的晶状体后增殖物完全不累及晶状体,有的则可引起严重的后囊膜混浊。在瞳孔充分散大的情况下,可查见延长的或向中心牵引的睫状突,是由于晶状体后纤维血管膜侵犯睫状突,进一步增殖与收缩,将睫状突拉向中心而导致的。

(五)晶状体混浊

晶状体混浊大多是由于玻璃体腔纤维增殖膜引起。纤维增殖膜导致白内障的原因主要有:①纤维增殖膜的张力及细胞增殖导致晶状体后囊膜破裂,引起晶状体源性免疫反应、肉芽组织增生,增殖物通过破裂的后囊长入晶状体引起继发性白内障,导致晶状体混浊,这种情形较常见;②残存的玻璃体动脉皱缩牵拉,引起晶状体后囊膜破裂而致晶状体混浊(图 9-2)。

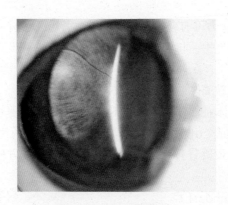

图 9-2　晶状体混浊

(六) 永存玻璃体动脉

正常情况下,玻璃体动脉位于 Cloquet 管内,在胚胎 7 个月时逐渐闭塞退化。若退化不完全,临床上表现为位于视神经和晶状体后囊之间的条索物(图 9-3)。

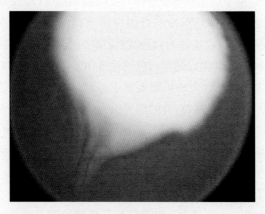

图 9-3　玻璃体动脉永存

(七) Bergmeister 视盘

Bergmeister 视盘是由于玻璃体动脉后段未完全退化引起的,表现为视盘表面的膜样或短条索状病变。本身并不影响视功能,对视功能的影响程度主要取决于增殖物是否引起黄斑部的牵拉病变或遮挡。

(八) 视网膜皱襞

有些 PFV 患者伴有视网膜皱襞,其视网膜皱襞可发生在眼底的任何象限,但以颞下最多。其前房正常,晶状体透明,可有小眼球。原因推测是少量纤维增殖沿 Cloquet 管向后发展与视网膜相连形成皱褶,严重者可导致牵引性视网膜脱离而预后不良(图 9-4)。

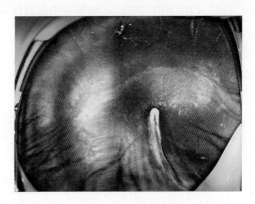

图 9-4　视网膜皱襞

(九) 先天性帐篷样视网膜脱离

视盘处的原始玻璃体增殖并与视网膜粘连,牵拉局部视网膜使其呈皱襞样隆起,其中含有来自玻璃体动脉的血管(图 9-5)。部分患

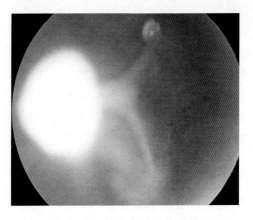

图 9-5　先天性帐篷样视网膜脱离

儿周边部视网膜受累,黏附于晶状体后囊和/或睫状体后表面。视力预后差。

(十) 黄斑异常

继发于牵引性视网膜脱离引起,严重影响视功能。

(十一) 小眼球

可见于前段或后段的 PFV 中,也可能继发于牵引性视网膜脱离。PFV 通常伴有眼球发育阻滞,临床表现为小角膜。

(十二) 继发性青光眼

PFV 患者可合并继发性青光眼,也是该病患者视神经不可逆损伤最终失明的最常见原因。PFV 继发青光眼发病机制包括:①晶状体后纤维血管膜及增殖细胞牵拉晶状体后囊,导致晶状体后囊破裂,继发白内障形成,晶状体膨胀,虹膜隔向前,前房变浅,房角关闭,继发青光眼,在长期高眼压作用下,角巩膜壁扩张膨大,最终形成"牛眼";②虹膜炎症反应,色素脱失而继发青光眼,也可以是以上两个原因共同作用的结果;③晶状体后纤维血管膜侵及睫状突,血管膜增生和收缩可牵拉睫状突向中心,晶状体悬韧带松弛,对晶状体的牵拉减少,晶状体前移,造成瞳孔阻滞,晶状体虹膜隔前移,前房变浅,房角变窄,继发眼压升高。

传统上,根据眼球结构的受累部位通常将 PFV 分为前段、后段和混合型 PFV。前段 PFV 较常见,约占 25%,主要表现为白内障和晶状体后局限型增生物。在部分患者中可见浅前房、睫状突拉长、虹膜血管粗大,有些患儿由于晶状体的膨胀可继发闭角型青光眼。后段 PFV 顾名思义,主要累及玻璃体和视网膜,约占 12%,可表现为玻璃体腔内实性残留物和视网膜增殖膜或视网膜皱襞,有时表现为黄斑及视盘的发育异常。大部分累及后段的 PFV 患者都伴有程度不一的前段 PFV,临床上最常见,约占 60%。这种分类方法对临床治疗尤其是手术入路的选择有一定的指导意义,故在临床上获得广泛应用。

二、影像学诊断

(一) 超声检查和彩色多普勒检查

对 PFV 的诊断,A 超、B 超检查作为眼科临床检查的常用手段。

A 超提示玻璃体前部可有病理波,眼轴较短。B 超示晶状体后部及视盘之间典型的蘑菇状回声(图 9-6),蘑菇伞部位于晶状体后方,紧贴后囊,蘑菇柄部贯穿玻璃体腔与视盘相连,内反射不规则,无后运动。B 超具有无创、无痛、分辨率高、可重复性好、图像清晰、价格低廉、不受屈光间质混浊影响等优点,可弥补裂隙灯、检眼镜等的不足,且其成像具有特异性,因此是诊断 PFV 的重要方法。

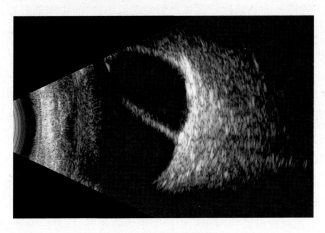

图 9-6 PFV 的 B 超检查

右眼 B 型超声波影像显示玻璃体腔内连于视盘的条索。

彩色多普勒超声检查(color Doppler imaging,CDI)是利用超声波原理对人体组织的物理特征、形态结构与功能做出判断的一种非创伤性检查,能够直观地显示病变部位和形态,以及病变的血流信号和血流频谱特征,已广泛用于眼部疾病的诊断或辅助诊断中。彩色多普勒超声检查作为无创性检查,能够多次重复,在诊断 PFV 上有非常重要的应用价值,对于不能检查配合的患儿或屈光间质混浊无法进行眼底检查的患者尤为重要。

我们研究发现 PFV 彩色多普勒超声类型有四种:I 型、Y 型、倒 Y 型或 X 型。I 型回声表现为前端连于晶状体后,后端连于视盘,呈条带状,前、后端宽度差异不大,血流分布于视盘至晶状体后的条索内;Y 型回声表现为前端连于晶状体后,较宽,向后逐渐变窄,连于视盘,呈现前宽后窄,血流分布于视盘至晶状体后的条索及晶状体后的纤维增殖膜内;倒 Y 型回声表现,即前端连于晶状体后,较窄,向后逐渐变宽,连于视盘,呈现前窄后宽,可见两种不同的血流信号,位于视盘和三角形尖端的血流信号代表玻璃体永存血管,在三角形的两侧表面尚可见血流信号,表示视盘及盘周视网膜被牵引而引起的帐篷样视网膜脱离,血流信号来自视网膜表面的视网膜中央动静脉系统;X 型回声的特征为晶状体后和视盘的两端都很宽,而中间部分较狭窄,血流分布于视盘至晶状体后的条索及晶状体后的纤维增殖膜内,而连于视盘端可见三条血流,中央血流代表永存血管,两侧血流代表视网膜。

PFV 四种不同类型的彩色多普勒超声表现反映了 PFV 的病变部位及程度不同。不联合晶状体等眼前段改变的后部型 PFV 或眼前段病变轻的联合型,对视盘及视网膜牵引力无或弱,则呈现 I 型回声表现。联合型 PFV 对视盘及视网膜的牵引力强,牵拉视盘及旁边视网膜组织离开原位,则呈现倒 Y 型回声表现。若为眼前段病变程度重的联合型 PFV,大片状晶状体后纤维增殖膜形成,呈现晶状体后大片状回声,而对视盘及视网膜组织的牵引力并不强,视盘并未牵引离开原位,视盘前回声呈细线状,所以这类患者的回声呈现前宽后窄的 Y 型表现;若既存在晶状体后纤维增殖膜,又引起视盘处视网膜牵拉脱离,则表现为 X 型。彩色多普勒超声类型及特征不仅有助于 PFV 的诊断,还对患者的疾病发展及预后有一定意义,Y 型易导致白内障、浅前房、继发性青光眼及角膜混浊,倒 Y 型常由于视网膜皱襞和牵引性视网膜脱离导致视功能低下,而 X 型则前后段的并发症均易出现,故特别容易导致小眼球,眼球萎缩等。此外,此分型方法对手术入口的设计及术后疗效预测具有重要意义。

彩色多普勒超声安全无创,可实时显示眼内结构,对不配合眼底检查及屈光间质混浊无法进行眼底检查的患者尤为重要。结合临床特征,彩色多普勒超声检查能为 PFV 的诊断提供重要依据,对晶状体后的形态改变及病变与周边玻璃体之间的关系、晶状体后的纤维增生膜和视网膜及视网膜与球壁之间的关系可以准确分辨,也能清楚显示出病变的血流信号及血流频谱特征。而且通过观察 PFV 彩色多普勒超声显像特征及类型，临床医师可判断病变范围、累及部分及程度，有助于判断手术方式及预测术后疗效。

（二）计算机 X 射线断层扫描技术

CT 作为一种有效的影像学技术，可清楚地显示 PFV 的眼部异常构型，包括小眼球、牛眼、眶壁切迹、小而形状不规则的晶状体等。PFV 的 CT 显著性特征为晶状体后沿 Cloquet 管分布的三角形或圆锥形致密软组织影，基底部朝前，顶端向后。静脉碘造影 CT 增强扫描可有助于显示 PFV 的重要特征，包括以下几点：①视网膜脱离，表现为前部与睫状突或晶状体后相连，后部与视盘前相连视盘，视网膜下间隙呈高密度液体信号；②玻璃体动脉增厚可在 CT 上表现为致密管状信号区；③大部分患者无明显的眶内或眼部钙化点。

三、鉴别诊断

由于 PFV 临床表现多样，患儿年幼，难以配合进行全面检查、对该病认识不深等因素的影响，PFV 的诊断仍然具有一定的挑战性。PFV 样改变可见于多种儿童眼病中，如先天性白内障、视网膜母细胞瘤、家族性渗出性玻璃体视网膜病变等，需排除这些眼病后方可诊断 PFV。检眼镜下观察到连于视盘和晶体后表面的标志性血管是确定诊断的最佳方式，但一些其他的辅助技术包括 CT、MR 成像、超声检查和荧光素血管造影也是有必要的。

本病出现白内障时需与其他原因导致的白瞳症，如先天性白内障、早产儿视网膜病变和视网膜母细胞瘤等相鉴别。先天性白内障通常表现为晶状体本身的混浊，无玻璃体和视网膜的病变。在 PFV 中，晶状体后纤维血管膜首先出现于晶状体的后表面，而晶状体本身可以是透明的。然而，在某些进展性的 PFV 中，由于纤维血管膜的牵拉产生晶状体肿胀，最终可导致晶状体混浊。因此，通过 B 超检查在晶状体后部发现纤维血管膜可以帮助确定 PFV 的诊断。

通过病史、早产儿、低体重和吸氧史等，PFV 容易与早产儿视网膜病变相鉴别。本病还需与视网膜母细胞瘤相鉴别，本病多单眼发病,眼球较小,且有特征性晶状体后白色纤维血管膜和睫状突受牵拉的现象,另外,B超检查未见实质占位病变、无钙化等亦可供鉴别。

【治疗】

PFV治疗的总原则为:早发现,早诊断,积极治疗。PFV患儿,特别是伴有全白内障的患儿,可因其视觉发育过程中视网膜未能得到充分刺激而造成严重弱视。很多患儿出生时眼球即已萎缩,出于美容的考虑,而不得不行眼球剜出。虽然20世纪80年代玻璃体手术已开始运用在PFV患儿中,但当时主要的手术目的是去除混浊白内障和晶状体后增生物,以此来维持眼球外观,促使眶骨的正常发育,达到美容效果,但患儿视力往往恢复有限。一直到90年代后,闭合式玻璃体切割术技术和设备的不断改善,微创玻璃体手术不断改进,加上弱视治疗的极大进步,才使得PFV临床疗效得以改善。

一、手术适应证

PFV通常单眼发病,对侧眼多正常,由于患眼手术后视力预后差,早年对其手术治疗多较保守。近年来,随着对PFV认识的不断深入以及眼科显微手术器械与技术的发展,其手术治疗指征在不断变化,但仍存在争议。对于前部型和混合型PFV患者,早期晶状体切除及玻璃体手术可以重建视觉通道并解除牵引,保存视力,减少继发性青光眼等并发症的发生,结合手术后弱视训练可获得有用视力。

现在学者们多认为,根据手术目的不同,PFV手术适应证可分为两大类:

1. 为改善视力而进行早期晶状体及玻璃体增殖膜切除手术 包括:①早期无并发症的前部和混合型PFV;②已有继发晶状体混浊,但无继发青光眼、角膜改变的PFV;③晶状体自发吸收仅残留纤维机化膜的PFV;④有自发性出血的PFV患儿可试行早期晶状体及玻璃体增殖膜切除手术。对于有手术适应证的病例,及时手术对其恢复视力、防止严重并发症、保存眼球有重要意义。

2. 为保存眼球、终止疾病发展而施行的手术　对于已经出现继发性青光眼的患儿,视力恢复已不再是主要问题,但及时行青光眼和白内障联合手术可解除危险因素并能终止其发展,减轻患者痛苦,挽救残存视力及保存眼球。

二、术前检查

术前尽可能完善形态学和功能学检查,如远视力、近视力、最佳矫正视力等。3 岁以下小儿视力检查较困难,可通过患儿的固视反射,或对外界环境的反应能力对视力进行初步判断。固视不良者提示中心视力发育障碍,术后视力较差。手术前应与患儿家属做好沟通,取得患儿家属的充分理解,保证家属对手术可能造成的后果及并发症等完全知晓并能接受的情况下,方可实施手术。对于视力预后差的患儿,手术应慎重考虑。术前瞳孔对光反射灵敏、ERG 正常的患儿通常术后视力恢复良好。

如有条件,术前应在全麻或镇静情况下,充分检查患儿角膜、晶状体以及眼底情况。注意晶状体混浊形态、部位、密度,晶状体是否吸收、液化、钙化,囊膜是否完整,有无虹膜发育异常,虹膜前粘连或后粘连。应行超声波检查了解眼轴长度,玻璃体病变程度,视网膜有无脱离及脱离程度。同时还应注意角膜直径、前房深度、瞳孔直径及形态等。

三、手术方法

(1) 前路入口法:对于单纯伴有白内障的前段 PFV 患儿,或合并眼前段明显异常(如睫状突拉长、睫状体平坦部增殖膜)的 Y 型和 X 型的 PFV 患儿可采用前路入口法。采用角膜缘切口,以减少对玻璃体基底部和周边部视网膜的扰动,避免在视网膜锯齿缘或周边部造成医源性裂孔。这种方法具有术中操作方便,并发症少等特点。具体方法同常规小儿白内障手术。晶状体皮质吸除后,采用电撕囊的方法去除混浊的晶状体中央后囊膜,并进行前段玻璃体切除。必要时联合人工晶状体植入术,将人工晶状体放置在囊袋内或者睫状体沟以促进患儿的视功能恢复,避免患儿出现弱视、斜视等影响视功能及美容效果的并发症。对于玻璃体蒂的处理可以在晶状体切除后。单纯前部型者需完全切除,混合型者则保留蒂偏向一侧的部分囊膜和悬韧带,使玻璃体蒂进一步偏向该侧,以暴露视轴中心区,而不是完全使之游离而遮挡视轴。

(2) 后路入口法:未合并眼前段明显异常的 I 型和倒 Y 型的联合型 PFV 患儿或者后段 PFV 患儿可采用后路入口法。

在手术过程中特别要注意以下问题:

1) 巩膜切口的位置:术前应充分考虑婴幼儿眼球解剖与成年人的不同。睫状体扁平部切口可能造成锯齿缘截离、视网膜裂孔等并发症。因为婴幼儿睫状体平坦部尚未完全发育,且玻璃体视网膜粘连较严重,因此巩膜切口位置应适当前移,选择巩膜缘 1.5~2.0mm 处睫状冠处做后路入口的巩膜切口是较好的选择。有时为方便晶状体摘除,也可选择经角膜缘或虹膜根部后做切口,以降低手术对患儿视网膜周边部的损伤。

2) 灌注管的留置:伴有视网膜皱襞的患儿术前要精确定位皱襞位置。患儿视网膜皱襞可位于颞下方、下方或鼻下方。注水管位置需避开视网膜皱襞。用 25G 或 23G 套管针行巩膜三切口,小心分离并去除晶状体后增生物和残留的玻璃体动脉,若发生玻璃体动脉出血,一般可加压止血或采用电凝止血。如晶状体后囊已大面积混浊方考虑行晶状体吸除术,用玻切头切除混浊的晶状体后囊膜,吸除晶状体皮质。玻璃体切割术的范围视具体情况而定:若后段组织受累不明显,仅作前段玻璃体切除即可,若后段组织明显受累,则可继续切除玻璃体动脉周围的增殖膜,以缓解玻璃体牵引,部分解除视网膜皱襞。需注意操作务必要轻柔小心,避免医源性视网膜裂孔的产生。

四、术后并发症及处理

小儿白内障术后极易发生前房纤维素性渗出。由于婴幼儿血眼屏障尚未发育完全,以及虹膜在手术刺激下易发生渗出,故小儿白内障术后炎症的可能性更大。渗出最后可形成纤维素性膜,有时候可完全覆盖瞳孔区。因此,术后抗炎治疗非常重要。经抗炎治疗后,渗出物多在1~2周内消失,但部分患儿形成的纤维素性膜可引起瞳孔膜闭。此时,PFV患儿通常需要行前后段联合手术,手术时间长、操作复杂、手术器械进出眼球次数多。炎症消退后,若仍有瞳孔残留膜,可用YAG激光切开治疗。

五、手术疗效

由于黄斑或视神经乳头的先天性异常,术后视功能恢复有限,但出于改善眼内解剖结构、防止疾病进展等因素考虑,手术治疗也是必要的。

伴有PFV的患儿白内障术后疗效与多种因素有关,如PFV类型,术前视轴区的晶状体或玻璃体混浊范围,玻璃体残留条索的宽度,是否存在血流及血流量程度,晶状体后纤维血管膜的面积,眼轴长度,晶状体混浊发生的年龄,手术时的年龄等。在视功能发育关键期尽早手术以及术后弱视的管理都会影响PFV患儿最终视力的恢复。

近年来,CDI等诊断技术的发展推动了PFV的早期准确诊断,并使PFV的早期治疗得以实现。微创玻璃体手术的进展使早期手术变得安全有效,为后期治疗奠定了坚实的基础。

PFV是一组由于胚胎血管不退化或退化不全引起的临床异常,包括Mittendorf点、晶状体后纤维样增殖膜、持续性晶状体后纤维血管鞘残留、镰状视网膜皱褶、视网膜漏斗状或蒂状脱离和自发性眼底出血等。根据累及的部位,PFV可分为前部型、后部型和混合型,其中混合型最常见,约占60%。近年来,彩色超声多普勒等影像学技术的发展,为PFV的早期诊断提供了帮助,使早期治疗得以实现。随着显微白内障手术及玻璃体手术器械与技术的进步,早期手术已成为治疗PFV安全有效的方法,然而,术后长期系统的弱视训练也是PFV患儿视功能得以恢复的关键。

➢ 附:玻璃体病的诊治流程图

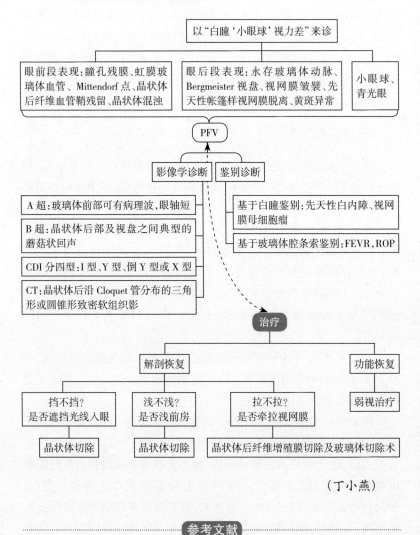

(丁小燕)

参考文献

1. Dass AB, Trese MT. Surgical results of persistent hyperplastic primary vitreous. Ophthalmology, 1999, 106(2):280-284.

2. Dawson DG, Gleiser J, Movaghar M, et al. Persistent fetal vasculature. Arch

Ophthalmol, 2003, 121 (9): 1340-1341.

3. Sanghvi DA, Sanghvi CA, Purandare NC. Bilateral persistent hyperplastic primary vitreous. Australas Radiol, 2005, 49 (1): 72-74.

4. Shastry BS. Persistent hyperplastic primary vitreous: congenital malformation of the eye. Clin Experiment Ophthalmol, 2009, 37 (9): 884-890.

5. Chercota V, Munteanu M. Persistent hyperplastic primary vitreous associated with retinal folds. Oftalmologia, 2004, 48 (1): 28-31.

6. Goldberg MF. Persistent fetal vasculature (PFV): an integrated interpretation of signs and symptoms associated with persistent hyperplastic primary vitreous (PHPV). LIV Edward Jackson Memorial Lecture. Am J Ophthalmol, 1997, 124 (5): 587-626.

7. Sawada H, Fukuchi T, Ohta A, et al. Persistent hyperplastic primary vitreous— a case report of adult onset acute angle-closure glaucoma. Nippon Ganka Gakkai Zasshi, 2001, 105 (10): 711-715.

8. Alward WL, Krasnow MA, Keech RV, et al. Persistent hyperplastic primary vitreous with glaucoma presenting in infancy. Arch Ophthalmol, 1991, 109 (8): 1063-1064.

9. Hu A, Pei X, Ding X, et al. Combined persistent fetal vasculature: a classification based on high-resolution b-mode ultrasound and color doppler imaging. Ophthalmology, 2016, 123 (1): 19-25.

10. Milot J, Michaud J, Lemieux N, et al. Persistent hyperplastic primary vitreous with retinal tumor in tuberous sclerosis: report of a case including tumoral immunohistochemistry and cytogenetic analyses. Ophthalmology, 1999, 106 (3): 630-634.

11. WILLIAMS CP, MARSH CS, HODGKINS PR. Persistent fetal vasculature associated with orbital lymphangioma. J AAPOS, 2006, 10 (3): 285-286.

12. Forster JE, Abadi RV, Muldoon M, et al. Grading infantile cataracts. Ophthalmic Physiol Opt, 2006, 26 (4): 372-379.

13. Wilson ME, Trivedi RH, Morrison DG, et al. The Infant Aphakia Treatment Study: evaluation of cataract morphology in eyes with monocular cataracts. J

AAPOS,2011,15(5):421-426.

14. Haargaard B,Wohlfahrt J,Fledelius HC,et al. A nationwide Danish study of 1 027 cases of congenital/infantile cataracts:etiological and clinical classifications. Ophthalmology,2004,111(12):2292-2298.

15. Mullner-Eidenbock A,Amon M,Moser E,et al. Persistent fetal vasculature and minimal fetal vascular remnants:a frequent cause of unilateral congenital cataracts. Ophthalmology,2004,111(5):906-913.

16. Anteby I,Cohen E,Karshai I,et al. Unilateral persistent hyperplastic primary vitreous:course and outcome. J AAPOS,2002,6(2):92-99.

17. Alexandrakis G,Scott IU,Flynn HW,et al. Visual acuity outcomes with and without surgery in patients with persistent fetal vasculature. Ophthalmology, 2000,107(6):1068-1072.

18. Walsh MK,Drenser KA,Capone A,et al. Early vitrectomy effective for bilateral combined anterior and posterior persistent fetal vasculature syndrome. Retina, 2010,30(4):2-8.

第二节 遗传性玻璃体视网膜变性

在过去的二十年里,遗传学和临床医学的飞速进步使得人们对遗传性玻璃体视网膜变性有了更深入的了解。遗传性玻璃体视网膜变性,以早发性白内障、玻璃体异常(粗大的纤维和膜样改变)以及视网膜脱离为典型特征,可能还会出现其他的眼部和全身特征。由于许多玻璃体视网膜变性疾病是常染色体显性遗传,其表达和病变程度的高度变异性在家庭内部和家庭之间都很常见,因此经常需要检查一个以上的家庭成员来判断诊断是否正确。

本章讨论了三种常见的遗传性玻璃体视网膜变性疾病,包括VCAN相关性玻璃体视网膜病变、软骨发育不良伴玻璃体视网膜变性及X连锁青少年视网膜劈裂。本章将从眼部和全身表现,疾病相关的分子遗传学方面对其进行介绍。

一、VCAN 相关性玻璃体视网膜病变

Wagner 综合征、糜烂性玻璃体视网膜病变和 Jansen 综合征以前被称为 5q 染色体玻璃体视网膜病变。在过去的几十年里,随着等位基因综合征的发现,人们对于 5q 染色体玻璃体视网膜病变有了更全面的认识。

Wagner 综合征是一种常染色体显性遗传病,1995 年首次定位于染色体 5q13-14。2005 年发现了硫酸软骨素蛋白多糖 2 基因(*CSPG2*)的突变,现命名为 *VCAN* 基因,其编码多种蛋白并在多个家系中得到验证。*VCAN* 是目前发现的唯一与 Wagner 综合征和 ERVR 相关的基因。

【临床表现】

1. 眼部特征　Wagner 综合征的特征是在赤道玻璃体视网膜界面上有一个光学空洞伴有无血管的玻璃体条索。其他特征包括起病早、中度近视,以及典型的点状皮质型白内障、中心凹异位、异常视网膜血管(视乳头倒置)、血管周围色素沉着和鞘层、视网膜变薄和缓慢进行性脉络膜视网膜萎缩。Wagner 综合征患者因先天性黄斑向颞侧移位而出现假性斜视。他们在早期出现夜盲症,一些患者的最终暗适应阈值升高,大多数 20 岁以下的患者视力正常;然而,随着年龄的增长,白内障、视网膜脱离、脉络膜视网膜萎缩和视神经萎缩可能进行性加重,并导致视力丧失。最近的一项研究表明,与正常对照组相比,Wagner 综合征患者的大部分视网膜层明显变薄。此外,84% 的 Wagner 综合征患者可观察到厚厚的多层膜状物附着在中心凹周围,但不与中心凹相连,从而在中心凹上形成一座"桥"。

2. 视觉心理物理学　一些患者早期可出现夜盲,但他们的视力通常是正常的,因为病变最初只涉及视网膜周边,但当进行性脉络膜视网膜萎缩导致弥漫性视锥-视杆细胞丧失时,患者会发生严重视力丧失。

3. 电生理学　VCAN 相关视网膜病变患者的 ERG 暗适应在早

期是正常的,但会随着时间推移逐渐出现异常,视杆和视锥系统会受到不同程度的影响。虽然 a 波和 b 波的振幅都降低了,但 b 波的振幅通常下降更少。随着脉络膜视网膜的进一步萎缩,可出现视野缺失,表现为弥漫性周边缺失或部分/完全的中周环暗点。

【鉴别诊断】

眼科检查、常染色体显性遗传模式的家族史、视野检查、ERG 和斜视检查可帮助诊断该病。鉴别诊断包括常染色体显性和隐性遗传性玻璃体视网膜病变。

1. 常染色体显性遗传性玻璃体视网膜病变

(1) 雪花状玻璃体视网膜变性(snowflake vitreoretinal degeneration, SVD):SVD 是一种由 *KCNJ13* 基因突变引起的进行性遗传性眼病。SVD 的诊断特征包括早发性纤维性白内障、玻璃体变性、视网膜神经上皮层中的微小结晶沉积和视网膜脱离。然而,SVD 中未观察到有无血管条索和面纱样的玻璃体膜样变性。视网膜缺损通常始于视网膜浅层,视网膜脱离并不常见。

(2) Stickler 综合征:Stickler 综合征在遗传学上与 Wagner 综合征和其他 5q 染色体视网膜病变不同。Ⅰ型 Stickler 综合征由 *COL2A1* 基因突变引起,其特征为晶状体后膜样玻璃体改变,而Ⅱ型 Stickler 综合征由 *COL11A1* 基因突变引起,其特征为纤维状或串珠状玻璃体改变。Ⅰ型和Ⅱ型 Stickler 综合征均具有眼部和全身症状,而与 *COL11A2* 基因突变相关的Ⅲ型 Stickler 综合征仅有全身症状而无眼部症状。大多数(但不是全部)Stickler 综合征患者表现出严重的先天性和非进行性近视。视网膜脱离在 Stickler 综合征(50%)中比在 5q 染色体玻璃体视网膜病变(15%)更常见。Stickler 综合征中存在全身异常,如面中部发育不全、腭裂、悬雍垂裂、感音神经性听力损失和骨骼异常。ERG 改变相关的异常暗适应在 5q 染色体视网膜病变中很常见,但尚未在 Stickler 综合征中有报道。

2. 常染色体隐性遗传性玻璃体视网膜病变

(1) Goldmann-Favre 综合征:Goldmann-Favre 综合征(Goldmann-Favre syndrome, GFS), 也被称为增强型 S 锥综合(enhanced S-cone

syndrome,ESCS),是由 *NR2E3* 基因突变所致,通常表现为夜盲和视野缺损。典型 ERG 表现为视杆功能严重减退和短波敏感视锥功能异常。典型的临床特征包括屈光不正,进行性玻璃体改变,后极部周围融合性脉络膜视网膜萎缩,以及视网膜色素变性。在病程后期,可能会出现明显的视野丧失。其他表现包括远视、早发性白内障,以及周边和/或黄斑的视网膜劈裂。

（2）Knobloch 综合征：Knobloch 综合征是一种由 *COL18A1* 基因突变引起的常染色体隐性遗传病。Knobloch 综合征的特征包括高度近视、玻璃体视网膜变性伴视网膜脱离和先天性脑膨出。

【遗传咨询】

5q 染色体玻璃体视网膜病为常染色体显性遗传,具有高外显率,可以考虑行产前基因检测。带有相关致病基因突变的父母的后代有50% 的概率遗传该疾病。

【治疗】

屈光不正可以用框架眼镜或隐形眼镜矫正。白内障可通过超声乳化术和人工晶状体植入术治疗。无视网膜脱离的视网膜裂孔采用预防性视网膜固定术和视网膜激光光凝术治疗。玻璃体视网膜手术适用于视网膜脱离、累及黄斑的玻璃体视网膜牵拉或影响视力的视网膜前膜形成。

二、软骨发育不良伴玻璃体视网膜变性

【概述】

软骨发育不良是指一组影响骨骼发育和生长的遗传性和全身性疾病,包括眼部、中枢神经系统或肾脏的异常。这些综合征涉及的基因影响包括Ⅱ、Ⅲ、Ⅳ、Ⅴ、Ⅷ、Ⅹ或Ⅺ型在内的胶原分子,这些分子对于骨骼和其他结缔组织的正常发育至关重要。胶原蛋白占人体蛋白质的三分之一,是结缔组织和细胞外基质中最大的蛋白质家族。胶原蛋白家族具有多种生理功能。这个超级家族包括 28 种不同的类型,根据它们的结构和功能特性,这些类型还可以进一步细分为各种亚型。

根据不同的"软骨发育不良基因"和临床表现,目前确定了五种具有明显眼部特征的综合征:Stickler 综合征、Marshall 综合征、Kniest 发育不良、Knobloch 综合征和 Weissenbacher-Zweymuller 综合征。本节将重点介绍 Stickler 综合征。

Stickler 综合征,也称为遗传性进行性关节眼病,是最常见的软骨发育不良伴玻璃体视网膜变性疾病。根据遗传异质性可将 Stickler 综合征分为Ⅰ型、Ⅱ型和Ⅲ型三个亚组。Ⅰ型和Ⅱ型 Stickler 综合征分别是由编码Ⅱ型胶原的 *COL2A1* 基因突变和编码Ⅺ型胶原的 *COL11A1* 基因突变引起的,也可以根据玻璃体表型区分。*COL2A1* 的突变通常导致先天性玻璃体膜样改变,而 *COL11A1* 的突变往往导致不规则和串珠状玻璃体改变。最近的研究表明,任何胶原Ⅸ基因的突变,如 *COL9A1*、*COL9A2*、*COL9A3*,以及 LRP2(脂蛋白受体相关蛋白-2)和 LOXL3(编码赖氨酰氧化酶样 3)的突变都可能导致常染色体隐性 Stickler 综合征。目前为止,诊断 Stickler 综合征主要基于其临床表现,对最低临床诊断标准尚无国际共识。玻璃体凝胶结构的异常改变及其相应的特征性表现对于诊断Ⅰ型和Ⅱ型 Stickler 综合征至关重要。除临床表现外,明确的家族史及基因检测可帮助确诊。

【临床表现】

1. 全身体征　Stickler 综合征具有高度可变的系统表型,包括传导性和感音神经性听力损失、免疫球蛋白缺乏、腭裂、面中部发育不全和轻度脊椎骨骺发育不良。最近,也报道了 3 例伴有癫痫的病例。

2. 眼部特征　Ⅰ型和Ⅱ型 Stickler 综合征有较高的眼部并发症风险,包括先天性高度近视、白内障、青光眼和视网膜问题,包括玻璃体改变、放射状血管周围视网膜变性和孔源性视网膜脱离。这些临床表现可能在任何年龄出现,并导致视力丧失。

【鉴别诊断】

1. 马方综合征　马方综合征是一种常染色体显性遗传病,以眼部、骨骼和心血管异常为特征。眼部表现包括高度近视、角膜扁平、晶状体半脱位和视网膜脱离。有人认为,编码细胞外基质-结缔组织蛋白纤维蛋白-1 的 *FBN1* 基因突变可能是导致马方综合征病理改变的原因。

2. Wagner 综合征 如上所述,Wagner 综合征经常与 Stickler 综合征混淆。关键的鉴别特征是 Stickler 综合征有典型的玻璃体异常、较高的视网膜脱离风险、全身性表现,而 Wagner 综合征则表现为夜盲、视网膜色素改变和暗适应异常。

【预防与治疗】

Stickler 综合征的治疗方式主要为对症治疗,如针对儿童气道管理可行下颌牵引成骨术,下颌前伸术矫正错颌畸形和小颌畸形,戴镜矫正屈光不正,以及当发生视网膜脱离时行玻璃体切割术加硅油填充术等。预防继发性并发症和定期随访十分重要。在 Stickler 综合征患者中视网膜脱离的发生率高达 60%,定期随访和提前干预(如视网膜激光光凝治疗、剑桥预防性冷冻治疗法)可有效降低视网膜脱离发生的概率。

三、X 连锁青少年视网膜劈裂

【概述】

X 连锁视网膜劈裂症(XLRS)是由 Xp22.1 上 *RS1* 基因突变引起的遗传性视网膜退行性疾病。XLRS 是男性中最常见的青少年发作性视网膜疾病,发病率在 15 000~1/30 000 之间。XLRS 的特征是神经纤维层视网膜劈裂,包括囊样黄斑病变、周边视网膜裂孔和 ERG 上 b 波的振幅降低。目前还没有有效的治疗方法来阻止 XLRS 患者视网膜劈裂的发展。当发生严重并发症时,需要手术干预。

【临床表现】

1. 眼部特征 即使是由相同的 *RS1* 突变引起,XLRS 患者的严重程度可不同。患者双眼病程可不对称,但总是双眼受累。黄斑裂孔是 XLRS 的特征性体征。虽然几乎所有的 XLRS 患者都有黄斑改变,但仅有大约 70% 的 XLRS 患者出现典型的中心凹劈裂,即从中心凹向外辐射的轮状褶皱。周围性视网膜劈裂通常发生在颞下区域,约50%的患者会出现这种情况。其他体征包括视网膜下线性纤维化、色素沉着和视网膜白色斑点。XLRS常见的威胁视力的并发症包括牵拉或孔源性视网膜脱离、玻璃体积血,以及累及黄斑的视网膜内层劈裂。其他不太常见的并发症包括新生血管性青光眼玻璃体视网膜牵引导致的黄斑异位和视神经萎缩。玻璃体积血和视网膜脱离是XLRS最严重的并发症。大约5%~20%的XLRS患者可能进展为视网膜脱离,多达三分之一的患者发生玻璃体积血,这可能导致严重的视力丧失。光学相干断层扫描(OCT)有助于明确XLRS的诊断。

2. 视觉心理物理学　视力下降是XLRS患者最常见的临床表现。患者在二十岁之前视力下降较快,然后保持相对稳定,黄斑萎缩进展非常缓慢,在六七十岁时可达失明(视力 <20/200)。XLRS患者通常因为在学龄期阅读困难和视力不佳就诊。视力从20/20到不到20/200不等。年轻人的平均视力约为20/70。视网膜脱离和玻璃体积血可能是视力急剧下降的原因。XLRS患者也可能存在色觉缺陷(红-绿色觉障碍)。视野可能显示与周边视网膜劈裂位置相对应的视野中的绝对暗点。

3. 电生理学　ERG有助于XLRS的诊断。b/a波振幅的改变(即"负"波形,a波振幅超过b波振幅)被认为是一个重要的诊断依据。然而,并不是所有XLRS患者都表现出经典的ERG"负"波,b波振幅可能是正常的。XLRS患者的a波可以是正常的或接近正常的,但也可能由于光感受器和视网膜色素上皮的进行性萎缩而降低。ERG异常的严重程度似乎与突变类型无关。

【鉴别诊断】

男性患者出现典型的黄斑中心凹劈裂,ERG b波降低,家族史符合X连锁遗传,极有可能为XLRS患者。检眼镜可以看到圆顶状或轻微隆起的含有血管的非常薄的视网膜组织。辅助检查,包括OCT和荧光素血管造影,可以发现检眼镜难以发现的细微中心凹劈裂。RS1基因突变的分子诊断可进一步帮助确诊。与视网膜脱离不同的是,XLRS患者劈裂的神经纤维层不会随眼球转动而移动。此外,XLRS

患者为双眼发病。

除视网膜脱离外,XLRS 的鉴别诊断还应考虑退行性视网膜劈裂、获得性视网膜劈裂、弱视、Goldmann-Favre 玻璃体视网膜变性、ESCs、Eales 病和 VCAN 相关性玻璃体视网膜病变等。

【预防】

应向 XLRS 患者及其家属解释 X 连锁遗传,即女性携带者每次怀孕,其胎儿都有 50% 的概率携带 XLRS 突变基因;携带突变的男性将患病,携带突变的女性不会患病但将成为携带者。受影响的男性会将这种致病突变遗传给他的女儿,但不会遗传给儿子。因此,可考虑建议 XLRS 患者及其家属进行产前诊断。

【治疗】

1. 药物治疗　先前有报道碳酸酐酶抑制剂成功治疗 XLRS 的案例。Genead 等人局部使用多唑胺治疗了 15 名 XLRS 患者的 29 只眼,治疗时间为 4~41 个月,患者的视力、黄斑囊样水肿和中心凹厚度有所改善,尚需要进一步的研究来阐明多唑胺的疗效。随着对 XLRS 发病机制研究的进一步深入,特异性药物治疗将成为可能。

2. 激光治疗　激光光凝通常被认为是 XLRS 的辅助或预防治疗方法。然而,激光光凝在许多情况下是为了平整周边劈裂和降低视网膜脱离的可能性。因此,激光治疗 XLRS 的时机和疗效应慎重考虑。

3. 外科手术治疗　有严重并发症(视网膜脱离、玻璃体积血等)的 XLRS 患者可能需要手术治疗。可根据病情选择巩膜扣带、玻璃体切割术、全氟碳液、全氟十氢或六氟化硫气体填充术等。研究人员显示,在一些进行性 XLRS 患者中,平坦部玻璃体切割术后黄斑中心凹劈裂的严重程度有所改善。

4. 基因治疗　基因治疗可能是 XLRS 患者的有效治疗方法。一项 I/IIa 期的单中心、前瞻性、开放性、三剂量递增临床试验已经在 9 名携带致病性 RS1 突变的参与者中启动。除了一名受试者,所有受试者对该研究产品的耐受性一般都很好。XLRS 基因治疗的其他 I/II 期临床试验正在进行中。

(丁小燕)

参考文献

1. Brown DM, Graemiger RA, Hergersberg M, et al. Genetic linkage of Wagner disease and erosive vitreoretinopathy to chromosome 5q13-14. Arch Ophthalmol, 1995, 113 (5): 671-675.

2. Meredith SP, Richards AJ, Flanagan DW, et al. Clinical characterisation and molecular analysis of Wagner syndrome. Br J Ophthalmol, 2007, 91 (5): 655-659.

3. Black GC, Perveen R, Wiszniewski W, et al. A novel hereditary developmental vitreoretinopathy with multiple ocular abnormalities localizing to a 5-cM region of chromosome 5q13-q14. Ophthalmology, 1999, 106 (11): 2074-2081.

4. Mukhopadhyay A, Nikopoulos K, Maugeri A, et al. Erosive vitreoretinopathy and wagner disease are caused by intronic mutations in CSPG2/Versican that result in an imbalance of splice variants. Invest Ophthalmol Vis Sci, 2006, 47 (8): 3565-3572.

5. Edwards AO. Clinical features of the congenital vitreoretinopathies. Eye (Lond), 2008, 22 (10): 1233-1242.

6. Graemiger RA, Niemeyer G, Schneeberger SA, et al. Wagner vitreoretinal degeneration. Follow-up of the original pedigree. Ophthalmology, 1995, 102 (12): 1830-1839.

7. Hejtmancik JF, Jiao X, Li A, et al. Mutations in KCNJ13 cause autosomal-dominant snowflake vitreoretinal degeneration. Am J Hum Genet, 2008, 82 (1): 174-180.

8. Carroll C, Papaioannou D, Rees A, et al. The clinical effectiveness and safety of prophylactic retinal interventions to reduce the risk of retinal detachment and subsequent vision loss in adults and children with Stickler syndrome: a systematic review. Health Technol Assess, 2011, 15 (16): iii-xiv, 1-62.

9. Audo I, Michaelides M, Robson AG, et al. Phenotypic variation in enhanced S-cone syndrome. Invest Ophthalmol Vis Sci, 2008, 49 (5): 2082-2093.

10. Chavala SH, Sari A, Lewis H, et al. An Arg311Gln NR2E3 mutation in a family

with classic Goldmann-Favre syndrome. Br J Ophthalmol,2005,89(8):1065-1066.

11. Hoornaert KP,Vereecke I,Dewinter C,et al. Stickler syndrome caused by COL2A1 mutations:genotype-phenotype correlation in a series of 100 patients. Eur J Hum Genet,2010,18(8):872-880.

12. Donoso LA,Edwards AO,Frost AT,et al. Identification of a stop codon mutation in exon 2 of the collagen 2A1 gene in a large stickler syndrome family. Am J Ophthalmol,2002,134(5):720-727.

13. Baker S,Booth C,Fillman C,et al. A loss of function mutation in the COL9A2 gene causes autosomal recessive Stickler syndrome. Am J Med Genet A,2011, 155A(7):1668-1672.

14. Nikopoulos K,Schrauwen I,Simon M,et al. Autosomal recessive Stickler syndrome in two families is caused by mutations in the COL9A1 gene. Invest Ophthalmol Vis Sci,2011,52(7):4774-4779.

15. Yaguchi H,Ikeda T,Osada H,et al. Identification of the COL2A1 mutation in patients with type I Stickler syndrome using RNA from freshly isolated peripheral white blood cells. Genet Test Mol Biomarkers,2011,15(4):231-237.

16. Schrauwen I,Sommen M,Claes C,et al. Broadening the phenotype of LRP2 mutations:a new mutation in LRP2 causes a predominantly ocular phenotype suggestive of Stickler syndrome. Clin Genet,2014,86(3):282-286.

17. Alzahrani F,Hazzaa SA,Tayeb H,et al. LOXL3,encoding lysyl oxidase-like 3, is mutated in a family with autosomal recessive Stickler syndrome. Hum Genet, 2015,134(4):451-453.

18. Faletra F,Adamo AP,Bruno I,et al. Autosomal recessive Stickler syndrome due to a loss of function mutation in the COL9A3 gene. Am J Med Genet A, 2014,164A(1):42-47.

19. Couchouron T,Masson C. Early-onset progressive osteoarthritis with hereditary progressive ophtalmopathy or Stickler syndrome. Joint Bone Spine,2011,78(1): 45-49.

20. Savasta S,Salpietro V,Sparta MV,et al. Stickler syndrome associated with epilepsy:report of three cases. Eur J Pediatr,2015,174(5):697-701.

21. Shenoy BH,Mandal AK. Stickler syndrome associated with congenital glaucoma. Lancet,2013,381(9864):422.

22. Miloro M. Mandibular distraction osteogenesis for pediatric airway management. J Oral Maxillofac Surg,2010,68(7):1512-1523.

23. Kim SY,Ko HS,Yu YS,et al. Molecular genetic characteristics of X-linked retinoschisis in Koreans. Mol Vis,2009,15:833-843.

24. Campbell JP,Skalet AH,Lauer AK. Vitreous Veils Associated With Congenital X-Linked Retinoschisis. JAMA Ophthalmol,2015,133(8):151-155.

25. Sikkink SK,Biswas S,Parry NR,et al. X-linked retinoschisis:an update. J Med Genet,2007,44(4):225-232.

26. Grayson C,Reid SN,Ellis JA,et al. Retinoschisin,the X-linked retinoschisis protein,is a secreted photoreceptor protein,and is expressed and released by Weri-Rb1 cells. Hum Mol Genet,2000,9(12):1873-1879.

27. Apushkin MA,Fishman GA,Rajagopalan AS. Fundus findings and longitudinal study of visual acuity loss in patients with X-linked retinoschisis. Retina,2005,25(5):612-618.

28. McKibbin M,Booth AP,George ND. Foveal ectopia in X-linked retinoschisis. Retina,2001,21(4):361-366.

29. Tanimoto N,Usui T,Takagi M,et al. Electroretinographic findings in three family members with X-linked juvenile retinoschisis associated with a novel Pro192Thr mutation of the XLRS1 gene. Jpn J Ophthalmol,2002,46(5):568-576.

30. Bastos AL,Freitas BP,Villas BO,et al. Use of topical dorzolamide for patients with X-linked juvenile retinoschisis:case report. Arq Bras Oftalmol,2008,71(2):286-290.

31. Gopal L,Shanmugam MP,Battu RR,et al. Congenital retinoschisis:successful collapse with photocoagulation. Indian J Ophthalmol,2001,49(4):265-266.

32. Avitabile T,Ortisi E,Scott IU,et al. Scleral buckle for progressive symptomatic

retinal detachment complicating retinoschisis versus primary rhegmatogenous retinal detachment. Can J Ophthalmol, 2010, 45 (2): 161-165.

33. Tantri A, Vrabec TR, Frost A, et al. X-linked retinoschisis: a clinical and molecular genetic review. Surv Ophthalmol, 2004, 49 (2): 214-230.

34. Dyka FM, Molday RS. Coexpression and interaction of wild-type and missense RS1 mutants associated with X-linked retinoschisis: its relevance to gene therapy. Invest Ophthalmol Vis Sci, 2007, 48 (6): 2491-2497.

第三节 玻 璃 体 炎

【概述】

玻璃体是细菌、微生物极好的培养基,细菌及微生物经各种途径进入到玻璃体可导致玻璃体炎,又称眼内炎。

【病因】

根据致病途径,眼内炎分为内源性和外源性眼内炎。

1. 内源性眼内炎 多由免疫功能缺陷、抑制或低下,病原微生物经血液或淋巴液进入玻璃体腔引发感染。如细菌性心内膜炎、肾盂肾炎、肝脓肿等可引起玻璃体的细菌感染。其他危险因素包括糖尿病、恶性肿瘤、长期住院或使用抗生素。器官移植或肿瘤病人化疗后或大量使用光谱抗生素后可引起真菌感染,常见致病菌为白色念珠菌。

2. 外源性眼内炎 是指在眼球完整性遭到破坏后,病原微生物经由眼球裂口进入玻璃体腔,引发感染。常见的原因为外伤及手术,外伤包括眼球破裂伤、球内异物等,手术包括白内障、玻璃体腔注药、青光眼、角膜移植、玻璃体切割术等。常见的致病菌为表皮葡萄球菌。

3. 随着抗 VEGF 的广泛应用,玻璃体腔注药已成为和白内障一样是眼内炎最常见的病因。

根据术后眼内炎发生的时间,又分为术后急性眼内炎和术后慢性眼内炎。

1. 术后急性眼内炎　指眼内炎发生于术后 6 周以内,多为眼附属器正常菌群感染。

2. 术后慢性眼内炎　指眼内炎发生于术后 6 周以后,主要表现为病程缓慢,全葡萄膜炎样,常见的致病菌通常是细菌(最常见的是痤疮丙酸杆菌,其次是凝固酶阴性的葡萄球菌),真菌感染(包括曲霉菌、念珠菌和其他)也可能发生。

无论是内源性还是外源性眼内炎,其致病的机制在于眼血屏障的破坏,使得细菌定居于眼内并大量繁殖。

【诊断】

根据病史,结合临床体征即可初步诊断。

无论是内源性眼内炎还是外源性眼内炎,常见的症状为明显的视力下降,伴或不伴有眼痛。术源性细菌性眼内炎常见于术后 1~7 天,某些条件性致病菌可见于术后 14 天内。真菌性眼内炎常见于术后 3 周后。

内源性眼内炎最先累及眼后部,可伴有视网膜、脉络膜炎症,病灶发白、边界清楚。开始是分散的,逐渐融合,累及玻璃体,产生玻璃体混浊,也可发生前房积脓、角膜水肿、结膜充血、分泌物增加。

术源性细菌性眼内炎常有眼睑红肿、球结膜混合性充血。伤口可以脓性分泌物渗出、前房积脓、玻璃体积脓、视网膜坏死。不治疗视力很快会丧失。

【鉴别诊断】

1. 玻璃体积血　玻璃体积血可引起无痛性视力下降,常见的原因有视网膜血管性疾病、视网膜裂孔、视网膜脱离、Terson 综合征等,眼底检查见玻璃体红色或白色混浊,视网膜可窥不清。但一般无明显眼部刺激症状,病程稳定或进展缓慢。

2. 急性视网膜坏死(acute retinal necrosis syndrome, ARN)　急性视网膜坏死同样可以出现眼痛伴急剧的视网膜力下降,眼科检查可见玻璃体高度混浊。但 ARN 一般有重度葡萄膜炎伴动脉炎,周围大量渗出,视网膜大片坏死,FFA 可帮助鉴别诊断。

【治疗】

1. 抗生素或抗真菌药　根据细菌培养和药物敏感测定的结果给药,在疾病初期可基于房水或玻璃体液革兰氏染色结果。

2. 玻璃体腔内注药　可给予万古霉素 1.0mg/0.1ml,或头孢他啶 0.25mg/0.1ml。

3. 结膜下注射　可给予万古霉素 25mg/0.5ml,或头孢他啶 100mg/0.5ml。

4. 结膜囊点药　可不同抗生素眼液联合使用,并增加一些糖皮质激素。

5. 静脉给药　同全身用药原则。内源性眼内炎主要予以静脉用药及玻璃体腔药物注射。

6. 玻璃体切割术　能清除玻璃体腔病灶及致病菌,有利于前房内感染物质的排出,迅速恢复玻璃体透明度,术中可联合抗生素灌注,术前可抽吸玻璃体液进行革兰氏染色、细菌培养及药物敏感性实验。

➢ 附:玻璃体病的诊治流程图

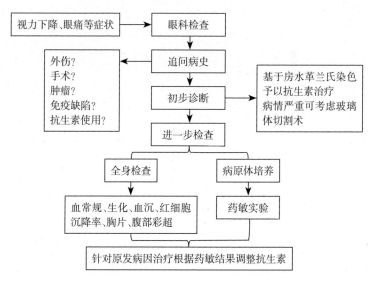

（丁小燕）

参考文献

1. Relhan N,Forster RK,Flynn HW. Endophthalmitis:Then and Now. Am J Ophthalmol,2018,187:xx-xxvii.

2. Durand ML. Bacterial and Fungal Endophthalmitis. Clin Microbiol Rev,2017, 30(3):597-613.

第十章　视 网 膜 病

第一节　视网膜的先天性异常

一、先天性脉络膜缺损

【概述】

脉络膜缺损(coloboma of choroid)是指脉络膜组织的部分缺失,可分为先天性脉络膜缺损和后天性脉络膜缺损。先天性脉络膜缺损由眼球发育缺陷造成;后天性脉络膜缺损与外伤或手术有关。先天性脉络膜缺损约 60% 为双侧性,男女发病率无明显差别。典型的先天性脉络膜缺损是由于胚眼形成过程中胚裂闭合不全所致,缺损范围及形态变异较大,可以是整个象限缺损,也可以是大小不一的一个或数个孤立性缺损灶。先天性脉络膜缺损可同时伴有小眼球、小角膜、虹膜部分缺损等眼部其他先天异常。

【病因】

先天性脉络膜缺损多与早期胚眼发育过程中胚裂闭合不全有关。由于胚裂闭合不全程度不等,组织缺损范围不一。大的缺损可包括虹膜和睫状体缺损,并累及到黄斑和视盘;小的缺损可仅表现为先天性视盘小凹或先天性视盘缺损。

【诊断】

先天性脉络膜缺损的部位不同,对视力的影响差异较大。黄斑未累及的患儿视力可以正常,若黄斑在缺损范围内,视力可降至光感。典型的脉络膜缺损多双眼发病,患儿常伴有斜视、眼球震颤、对应部位虹膜缺损、晶状体混浊或眼部其他发育异常。缺损一般位于视盘下方并略偏鼻侧(胚裂部位),呈直立的钝角三角形、盾形或椭圆形,小者仅约 1~2DD,大者可超过一个象限。缺损区看不到脉络膜,巩膜透见,呈白色或灰白色,表面覆盖菲薄的视网膜组织。非典型的脉络膜缺损较少见,多为单眼,常孤立存在于眼底任何区域(非胚裂部位),缺损处形态与典型者相似。在脉络膜缺损区的视网膜常有萎缩、变性、发育不良,出现裂孔时可导致视网膜脱离。

眼部 B 超检查可显示缺损区眼球壁局限性后凹,与正常球壁之间可呈嵴样隆起回声。视野检查,可查出与缺损区相应的相对或绝对性暗点,但一般视野缺损范围较眼底所见病变区小。

【鉴别诊断】

先天性脉络膜缺损的诊断一般并不困难,有时面积较小、孤立的缺损灶需与局限性脉络膜视网膜炎症或外伤引起的脉络膜视网膜萎缩相鉴别。此外,先天性脉络膜缺损的患儿,尤其是双眼缺损病灶不对称时,应注意是否合并全身系统性疾病,如 CHARGE 综合征。

CHARGE 综合征也称 Hall-Hittner 综合征,是一种累及多种器官的罕见先天性发育异常,在新生儿中的发病率为 1/8 500~1/12 000。1979 年 Bryan Hall 和 HM Hittner 等人分别描述了该病的临床特征。1981 年 Pagon 以各种病变的英文首字母将其命名为 CHARGE 综合征,包括眼组织缺损(coloboma)、先天性心脏病(heart disease)、后鼻孔闭锁(atresia choanae)、生长发育迟滞(retarded growth)、生殖器发育不全(genital hypoplasia),以及耳部畸形或耳聋(ear anomalies and deafness)等。90%~95% 的确诊患者中会出现染色体 8q12 上的 *CHD7* 基因突变,这是目前已知唯一与 CHARGE 综合征相关的致病基因。CHARGE 综合征的主要眼部特征是眼部组织缺损,最常见的是具有双侧不对称的脉络膜缺损,高达 79%~90%,部分患者可继发视网膜脱离。

【治疗】

目前,先天性脉络膜缺损尚无特殊治疗。先天性脉络膜缺损约23%~42% 会发生视网膜脱离,这也是脉络膜缺损致盲的重要原因,因此先天性脉络膜缺损应密切观察,一旦发生视网膜脱离,应积极进行手术治疗。

➤ 附:先天性脉络膜缺损的诊疗流程图

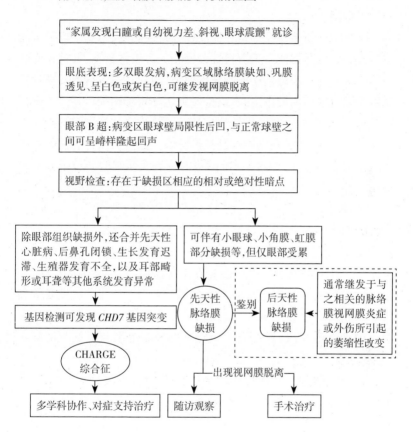

二、视网膜有髓神经纤维

【概述】

视网膜有髓神经纤维(retinal medullated nerve fibers),即视网膜有髓鞘神经纤维,是一种发育性的视网膜异常,眼底表现为沿着视网膜神经纤维分布的白色或灰白色羽毛状或片状病灶。该病不具有遗传倾向,可见于各年龄阶段,发病率约为0.98%,90%以上单眼发病,男女患病率约为 2∶1。患眼视功能的影响与病灶的位置关系密切,多数患儿无症状,常在体检或因其他眼病就诊时发现,也有部分患儿有严重的视力损害。

【病因】

视网膜有髓神经纤维是一种发育异常性病变,其发生机制可能与筛板的发育异常或后天获得性改变相关。正常情况下,视神经从外侧膝状体到巩膜筛板有髓鞘纤维包绕。胚胎发育过程中,视神经髓鞘纤维由中枢向周围生长,出生时到达并止于筛板后端。若筛板发育异常,出生后髓鞘纤维继续生长超过筛板到达视网膜甚至较远处的眼底,即可形成视网膜有髓神经纤维。也有人认为有髓神经纤维的形成是由于生成神经纤维髓鞘的少突胶质细胞异位于视网膜所致。

【诊断】

1. 症状 视网膜有髓神经纤维多在眼科体检或眼病就诊时检查中发现,有较为明显的羽毛状特征,依据特征性的眼底表现并不难诊断。视网膜有髓神经纤维好发于视盘周围,患儿多无症状,而位于黄斑区的病灶则会导致严重的视力损害,并可出现畏光等临床症状。由于存在形觉剥夺,故病灶分布在视轴区的患儿可发生严重的轴性近视眼,且有髓神经纤维的分布范围与近视程度呈正相关。

2. 眼底表现 有髓神经纤维常单眼发病,也可见于双眼,在双眼底呈对称或不对称性分布。病灶多位于视盘周围,尤其是上、下方视网膜,在眼底沿视网膜神经纤维走行分布,其部位、大小、形状和疏密度差异较大。常于视盘周围呈大小不等、疏密不均的斑片,或沿上下血管弓呈弧形分布,甚至包绕黄斑,但一般黄斑很少受累。也可以远离视盘,较少位于视盘或遮盖整个视盘。在病灶稀薄处或边缘部位呈一丝丝羽毛状沿神经纤维走行的条纹为本病的特征性眼底表现。

【鉴别诊断】

1. Bergmeister 视盘 又称视盘前膜,为一种轻型 PHPV,

多被认为是胚胎期玻璃体动脉退化不全,在视盘上残留胶质细胞,使视盘表面残留厚薄不一的胶质组织。与视网膜有髓神经纤维呈现的视盘周围沿神经纤维走行的斑片状或羽毛状特征不同。Bergmeister视盘一般对视力无影响,有时也可与其他胚胎血管残留表现并存。

2. 视网膜渗出 视网膜渗出分为硬性渗出和软性渗出。硬性渗出,是由于视网膜血管病变血浆内脂质或脂蛋白渗出并沉积在视网膜内,呈黄色颗粒状或斑块状,可为局限性或弥漫性,在黄斑区也可呈星芒状或扇形分布,硬性渗出可随时间推移或病变好转缓慢吸收。软性渗出,即棉绒斑,呈形态不一,边界不清的棉絮状或绒毛状灰白色斑片,实质上并非渗出,而是视网膜毛细血管前小动脉阻塞后神经纤维层的微小梗塞,如果血管重新开放,棉绒斑可消退。

3. 视网膜血管白鞘 血管白鞘多为视网膜血管壁及血管周围炎性细胞浸润,常表现为血管壁表面或两侧的白色鞘状改变,无折光性,是视网膜血管病变趋于慢性或稳定、恢复期的表现,荧光素眼底血管造影(fund fluorescence angiography,FFA)显示带有血管鞘的视网膜血管常没有血管壁的荧光着染。任何累及视网膜血管的病变都有可能最终形成血管鞘,包括视网膜静脉阻塞、视网膜动脉阻塞、视网膜血管炎等视网膜疾病,以及缺血性视神经病变、视盘炎等视神经疾病。

【治疗】

对于无症状的患儿一般无须特殊治疗,可随访观察;对于有症状的患儿,临床也缺乏有效的治疗手段,对于合并屈光不正、屈光参差和弱视的患者,可积极进行对症治疗,例如验光配镜、弱视治疗等。但由视网膜有髓神经纤维引起的严重屈光不正和弱视患儿治疗的效果并不理想。

➤ 附：视网膜有髓神经纤维诊治流程图

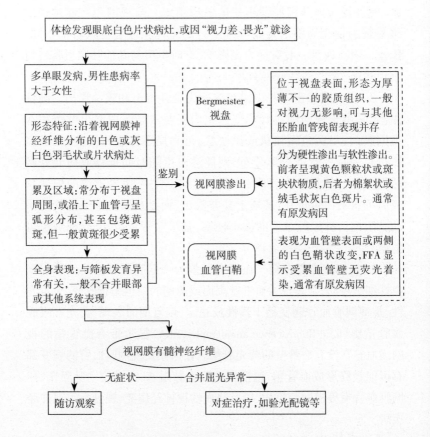

三、先天性视网膜劈裂症

【概述】

先天性视网膜劈裂症（congenital retinoschisis）又称遗传性视网膜劈裂症，是一种 X 连锁隐性遗传病，属于玻璃体-视网膜营养不良的一种。该病先天发病，多见于男性儿童，女性罕见，常为双眼发病，发病率约为 0.004%~0.02%。劈裂可发生在后极部及周边部视网膜，后极部主要是黄斑中心凹劈裂，周边部多发生于颞下象限，并可延伸至两个象限以上。玻璃体积血和视网膜脱离是该病最严重的并发症。

【病因】

视网膜劈裂是指由视杯内层发育的视网膜神经感觉层层间裂开,可分为获得性和先天性两类。获得性视网膜劈裂症发病多位于邻近内核层的外丛状层;先天性视网膜劈裂症的病变则常见于视网膜神经纤维层的表层。本病是X连锁隐性遗传病,母亲为携带者,通常双眼劈裂部位对称。

【诊断】

先天性视网膜劈裂症的诊断主要依靠疾病的遗传特征、临床表现及辅助检查结果。主要诊断依据:①患者的首发年龄较小;②眼底有透明薄纱样膜从视网膜内层隆起,有时内层可有较大的裂孔伴有视网膜血管;③黄斑部异常,有囊样变性、萎缩和色素改变;④玻璃体后脱离;⑤严重视力损害,多是由于黄斑病变、玻璃体积血和视网膜脱离;⑥常有鼻上方视野缺损;⑦X连锁隐性遗传。

先天性视网膜劈裂症多双眼发病,视力常介于0.1~0.5,多为远视眼,可伴发斜视及眼球震颤。黄斑区劈裂初期可见黄斑中心凹反光消失,随病情进展,可出现以黄斑中心凹为中心的放射状囊样皱褶,典型者表现为"轮辐样结构"。约1/2的患儿会合并周边部视网膜劈裂,多位于下方,劈裂的内层隆起薄如纱膜,呈扁平的巨大视网膜囊泡,后缘可见白色的分界线。

光学相干断层扫描(optical coherence tomography,OCT)可见黄斑区视网膜层间囊样改变,并能有效区别黄斑裂孔与黄斑中心凹劈裂;眼部B超检查可显示与球壁连接的弧形带状回声,回声弱于正常视网膜;视网膜电图(electroretinogram,ERG)检查b波振幅与a波振幅不成比例的下降(b/a倒置)为本病特征性改变。

【鉴别诊断】

1. 获得性视网膜劈裂症　多发于50岁以上的中老年人,男女均可患病,早年多无症状,很少累及黄斑,劈裂层次多位于外丛状层或内核层,周边部劈裂多位于颞下方,呈扁平、水泡样,并伴有周边部囊样变性,很少合并玻璃体积血;先天性视网膜劈裂症则常见于男性儿童,幼年视力差,常累及黄斑区,劈裂层次多位于神经纤维层,周边部劈裂多位于下方呈圆形或椭圆形水泡样,玻璃体积血为最常见的并发症。

2. 视网膜脱离 先天性视网膜劈裂症是视网膜神经感觉层层间裂开,而视网膜脱离是视网膜神经感觉层与色素上皮发生分离,常伴有高度近视,多单眼发病。先天性视网膜劈裂症视网膜内层菲薄,常伴有圆形或椭圆形内层孔,易误诊为锯齿缘离断所引起视网膜脱离,但透过内层裂孔可看到变性的视网膜外层,而非橘红色的脉络膜。此外,先天性视网膜劈裂症可并发视网膜脱离,多位于颞下方,呈静止性或缓慢发展,隆起边缘可伴色素界限,隆起的视网膜菲薄、光滑,视网膜血管白线较常见,裂孔多为圆形。而孔源性视网膜脱离可发生于眼底任何部位,多进展迅速,隆起视网膜相对较厚,视网膜血管一般无改变,裂孔可呈马蹄形、新月形或圆形的全层裂孔。眼部 B 超和 OCT 检查有助于两者的进一步鉴别。

【治疗】

先天性视网膜劈裂症当危及黄斑并影响视力、伴有全层裂孔、反复玻璃体积血或视网膜脱离等时,应及时采取玻璃体手术、光凝或冷凝等联合治疗。对于有视网膜脱离危险的视网膜劈裂可采取预防性治疗,如视网膜激光光凝等。

➤ 附:先天性视网膜劈裂症的诊疗流程图

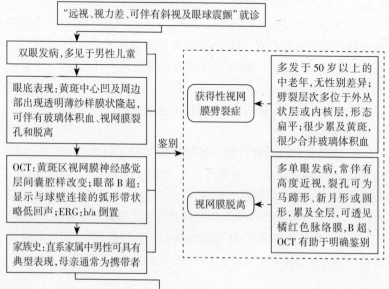

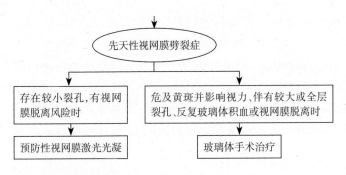

先天性视网膜劈裂症

存在较小裂孔,有视网膜脱离风险时 → 预防性视网膜激光光凝

危及黄斑并影响视力、伴有较大或全层裂孔、反复玻璃体积血或视网膜脱离时 → 玻璃体手术治疗

四、白化病

【概述】

白化病(albinism)是一组由黑色素合成障碍导致的以眼、皮肤和毛发黑色素减退及相关损害为主要特征的遗传病。根据临床特征白化病依据可分为三种类型:眼、皮肤和毛发均呈色素缺乏的眼-皮肤白化病(oculocutaneous albinism,OCA)、仅累及眼部的眼白化病(ocular albinism,OA),以及伴有其他系统症状的综合征型白化病,如Hermanskyr Pudlak综合征(HPS)和Chediak-Higashi综合征(CHS)。白化病的总体发病率约为1/17 000~1/20 000,眼部缺陷是所有类型白化病所共有的特征,眼也是受影响最大的器官,主要有视网膜中央凹发育不良、视觉通路中视网膜神经节细胞轴突在视交叉处的异常交叉、虹膜透明度增加、视力低下、畏光,以及眼球震颤等。

【病因】

白化病是一组与色素合成相关的基因发生变异,导致黑色素缺乏的单基因遗传病。根据临床表现和所涉及的基因可分为非综合征型和综合征型:前者包括OCA 1~7型(COA-1~7)和OA 1型(OA-1);后者包括HPS 1~10型(HPS-1~10)和CHS 1型(CHS-1)。除OA-1表现为X连锁隐性遗传外,其余白化病均为常染色体隐性遗传。白化病具有遗传异质性,与黑素形成及转运相关的多种基因异常均可导致疾病表型的发生。目前已知较为常见的致病基因有 *TYR*、*OCA2*、*SLC45A2*、*GPR143*和*MATP*等18个基因。

体内色素的生成涉及多个环节,包括黑色素母细胞的发育与迁移、黑色素小体的产生与运输,以及黑色素的合成等,是一个复杂而精细的调控过程,其中任何环节的缺陷均可能导致色素产生障碍,引起白化病或其他色素减退性疾病。目前认为白化病的发病机制主要有两种:一是色素合成途径中的关键分子如酪氨酸酶等的缺陷,主要导致非综合征型白化病;二是负责运送这些关键分子到黑色素小体的运输复合物的缺陷,主要导致综合征型白化病。

【诊断】

典型的白化病依据皮肤、毛发颜色和眼部表现,不难做出诊断。各种类型的白化病均可导致不同程度的虹膜和视网膜色素减退,并通常伴有眼球震颤、黄斑区发育不良、视神经交叉错向和视力低下等眼部异常。皮肤和毛发色素减退一般肉眼可判别,特殊情况下需做皮肤病理检测皮肤黑色素细胞及黑色素小体的形体是否异常,也可通过高效液相色谱精确定量皮肤和毛发的色素含量。HPS 和 CHS 的诊断常需做较全面的血液学检查,电镜下全景观察血小板致密颗粒是否减少或缺失为诊断的金标准。

1. **眼部表现**　白化病患儿典型的眼部表现包括:①畏光,为白化病的突出症状,白天阳光下畏光明显,夜间月光下活动自如,故有"月童"之称;②视力低下,视力多介于 0.05~0.8 之间,通常为 0.1,远视并散光多见;③眼球震颤,多表现不同程度的眼球震颤,通常出现在出生后的两三个月内,随年龄增长可有所减轻;④虹膜透明度增加,虹膜因色素沉着不足通常为蓝色或灰色,虹膜的透明度增加使得进入眼内的光线发生散射,引起注视困难,虹膜透明度低者,视力相对较好;⑤视网膜色素上皮色素缺乏,使脉络膜血管清晰可见;⑥黄斑发育不良,白化病患儿的黄斑在发育过程中分化不成熟,中心凹处压迹消失,界限不清,视网膜增厚,反光点消失,甚至中心凹可见视网膜血管;⑦视觉传导通路异常,视网膜神经节细胞轴突在视交叉处的异常交叉(即许多颞侧视神经节细胞的轴突投射到了对侧的外侧膝状体),使得一侧视皮质不仅接收来自对侧眼鼻侧视网膜神经纤维传入的视觉信息,也接收对侧眼颞侧视网膜神经纤维传入的视觉信息,视觉诱发电位检测可反映几乎各种类型的白化病都有这种特异性表现,因此可将其视为白化病的特异性诊断标准。

2. 全身表现　非综合征型白化病 OCA 和 OA 仅累及皮肤、毛发和/或眼部,其他器官一般不受累。OCA 患儿还表现为毛发和皮肤黑色素减少或缺乏,对紫外线敏感,易晒伤,甚至诱发皮肤癌。OA 患儿仅有眼部症状,皮肤、毛发颜色正常或略浅。综合征型白化病 HPS 和 CHS,可因肺、心脏、肠道等器官或系统受累,发生慢性炎症,或因免疫功能受损而出现反复感染等严重并发症,甚至危及生命。

3. 分子诊断　不同亚型的白化病表型差异很大,很难仅通过临床表现做出准确的诊断,而分子诊断则是各亚型鉴别诊断最为可靠的方法。由于一些白化病的致病基因尚未阐明,也给分型诊断造成了一定的困难。分子诊断除经典的 Sanger 测序外,常用的还有 panel 检测和全外显子组检测等。

4. 产前诊断　白化病可造成患儿先天性视力减低或几近丧失,而综合征型白化病还可导致多器官受累甚至死亡,故常被作为产前干预对象。在明确家系致病突变的前提下,可针对该致病位点的特征,采用 Sanger 测序进行产前基因诊断或植入前遗传学诊断。若家系基因型未明或变异位点致病性不确定,可在 20~26 周通过胎儿镜直接观察胎儿头发颜色,以判断胎儿是否患病。

【鉴别诊断】

白化病主要应与其他色素减低的疾病相鉴别。OA 尚需与其他视网膜脉络膜变性所致的脉络膜和色素上皮萎缩性疾病相鉴别,后者一般多有眼部原发疾病史,眼底改变色素脱失或萎缩灶多不是均匀一致的弥漫性分布,且可夹杂形态颜色不等的色素沉着灶。

1. Griscelli 综合征(Griscelli syndrome,GS)　由于 GS 表现出毛发和皮肤色素减退,有时也将其列为白化病的亚类。GS 一般不影响视网膜色素,即不出现眼白化病表现,这是与白化病鉴别的重要依据。部分 GS 患者可出现神经或精神症状、免疫功能受损等异常,容易与 HPS 或 CHS 相混淆,但 GS 一般不影响血小板致密体的发生,无出血倾向,血小板电镜检查是鉴别的重要手段。

2. 斑驳病　又称图案状白斑病(patterned leukoderma),是一种以色素减少为特征的常染色体显性遗传病,*KIT* 基因突变是其主要病因。患儿出生时即有色素脱失斑,可出现在任何部位,常见于面部中央、前胸、腹部等身体前侧。一般白斑边界清楚,形状不规则,大小不一,特征性的表现为额部中央或稍偏部位的三角形或菱形白斑,并伴有横跨发际的局限性白发,有时额部白发是本病的唯一表现。

3. Waardenburg 综合征　又名听力-色素综合征,是一种由于黑色素细胞缺乏所致的以先天性耳聋及皮肤、虹膜、毛发等色素分布异常为特征的遗传综合征。为常染色体显性或隐性遗传,发病率约1/15 000。患儿表现为先天性感音神经性聋、虹膜色素分布异常、白额发、早白发、内眦外移、部分皮肤色素较低等。

4. 白癜风　是一种后天发生的色素减退性疾病。白斑可发生于任何年龄和部位,可呈局部和泛发性,且可进行性发展扩大。泛发性白癜风有时可累及全身,白斑部位毛发也可能变白,但其他器官系统不受累,可与白化病鉴别。

【治疗】

目前,白化病尚无明确有效的治疗方法。鉴于各种类型白化病都具有遗传特性,因此临床遗传咨询是有益且必要的。在基因检测的基础上开展产前诊断、遗传咨询和婚育指导,可有效预防重型患儿的出生,特别是 HPS 和 CHS 等综合征型白化病。白化病的危害主要是眼部和易患皮肤癌。除对症治疗外,应尽可能减少紫外线对眼和皮肤的损害。紫外线强烈时,应尽可能减少外出,或穿长袖服装、戴遮阳帽太阳镜、涂抹防晒霜等。必要时可进行屈光不正矫治,如需要时使用低视力助视器。HSP 患者因有出血倾向,应避免服用含有乙酰水杨酸和阿司匹林等成分的药物。分娩、拔牙或手术治疗时,医师需提前采取相应预防措施。CHS患者可出现严重的免疫缺陷,常需考虑骨髓移植。吸烟可加重肺纤维化,严重肺纤维化的患者可考虑肺移植,炎性肠病可使用激素类或其他抗炎药物治疗。

➤ **附:白化病的诊疗流程图**

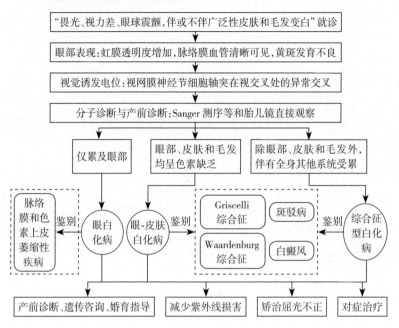

（周子义　严宏祥　张自峰　王雨生）

第二节　新生儿视网膜出血

【**概述**】

新生儿视网膜出血是指在新生儿出生后1个月内发现的视网膜出血,常双眼发生,是最常见的新生儿眼底病变。由于与出生后检查时间、分娩方式、分娩过程、母体状况和新生儿自身情况等多种因素相关,新生儿视网膜出血发生率的报道差异较大,约2.6%~50%。大部分新生儿视网膜出血可在短时间内自行吸收,预后较好。

【**病因**】

新生儿视网膜出血的病因尚不明确。目前认为在长产程、经阴道分娩及辅助分娩的新生儿中发生率较高。此外,新生儿窒息、母亲妊娠期高血压和初产妇等也是新生儿视网膜出血发生的高危因素。与

289

成人相比,新生儿血管系统对压力变化和缺氧等更为敏感,且视网膜深、浅两层毛细血管网发育尚不完善,视网膜大血管粗细不匀,分支血管管壁发育不完全,毛细血管壁较薄,易破裂出血。新生儿经阴道分娩,尤其是使用胎头吸引器和产钳助产时,外界压力可使胎儿颅内压和颅内静脉压升高,出现末梢血管瘀血、扩张,甚至破裂,导致视网膜出血。此外,新生儿凝血功能不全,缩宫素的应用和人工破膜可促进内生性前列腺素的释放,导致血-视网膜屏障一过性破坏,也可增加视网膜出血的风险。

【诊断】

新生儿出生 1 个月内,通过间接检眼镜或广角数码儿童视网膜成像系统(RetCam)行眼底检查,根据典型眼底表现可诊断并分级。

1. 临床表现 新生儿视网膜出血常双眼发生,出血部位多位于后极部视盘表面及其周围。眼底检查多见视网膜浅层出血,视网膜前出血、视网膜下出血和玻璃体积血较少见。常表现为点片状、线状及火焰状,大小多为 0.5~2.0 个视盘直径。融合性出血点较少,可见于视盘及血管弓旁。如出血面积大且累及黄斑,可影响黄斑发育造成弱视。

2. 分级 目前常用的新生儿视网膜出血分级方法为 Egge 分级法,按出血点面积分为三级:Ⅰ级,出血范围小、量少,局限在视盘周围的小点状、线状出血;Ⅱ级,出血量稍多,呈斑片状、火焰状,面积不超过 1 个视盘直径;Ⅲ级,面积超过 1 个视盘直径,沿着血管走行的火焰状出血及黄斑出血。

【鉴别诊断】

新生儿视网膜出血的鉴别诊断需结合患儿的病史、家族史和临床表现等,与其他可以导致视网膜出血的婴幼儿眼底疾病相鉴别,如 ROP、FEVR、摇晃婴儿综合征和 Terson 综合征等。此外,还应注意排除血液系统疾病引起的视网膜出血,如血小板减少症、严重贫血、白血病、凝血因子缺乏和维生素 K 缺乏等。

1. ROP 多见于早产儿和低出生体重儿,常有吸氧史,常伴有视网膜出血,但视网膜有血管区与无血管区交界处存在明显的分界线或嵴样改变,出血多位于嵴样病变附近。

2. FEVR 是一种遗传性视网膜血管发育异常性疾病,常有家族史,多双眼受累,典型表现为视网膜周边血管增多、密集、平直呈柳枝样或毛刷状改变,出血、渗出多与视网膜新生血管相关。

3. **摇晃婴儿综合征** 又称加害性创伤性脑损伤、非意外头部损伤或虐待性头部创伤,是儿童虐待的一种严重形式,死亡率高达30%。患儿多小于1岁,通常表现为脑、眼和骨骼损伤,典型患儿会有硬脑膜下出血和视网膜出血,但外伤迹象少见。高达85%的摇晃婴儿综合征患儿会出现视网膜出血,但其出血表现为大面积的、累及多层视网膜组织的出血,呈多种形态,还可见视网膜皱褶、脉络膜破裂和视网膜劈裂等。该病引起的视网膜出血通常会持续数月。

4. **Terson 综合征** 又称蛛网膜下腔出血合并玻璃体积血综合征,是因外伤、颅内血管性病变等造成蛛网膜下腔出血或颅内出血,并引起玻璃体积血的一种眼-脑综合征。Terson 综合征的眼内出血可表现为大量的玻璃体积血,也可表现为视网膜层间出血或局限性视网膜前出血。根据患儿颅内出血或颅内压增高的病史、视网膜出血或玻璃体积血的体征,Terson 综合征的诊断并不困难。

5. **血液系统疾病引起的视网膜出血** 患儿常伴有皮肤黏膜出血点、瘀斑、紫癜和软组织血肿等体征。除白血病外,血小板减少症、严重贫血、凝血因子缺乏和维生素 K 缺乏等疾病引起的视网膜出血数量少、范围小,视网膜周边部出血少见。必要时可通过血常规、凝血因子、骨髓检查等实验室检查予以鉴别。

【治疗】

本病具有自限性,一般不需针对性治疗。大部分新生儿视网膜出血可在出生后8天内吸收,99%在4周内吸收。火焰状出血通常在3天内吸收,点状和斑片状出血常在出生后1周内吸收,但有时会持续4~6周。出血吸收后视网膜不留痕迹,预后较好,多无须特殊治疗。但黄斑部出血、玻璃体积血或视网膜前出血量大时,出血吸收的时间可延长至数周或数月,吸收后可能会遗留痕迹并影响视觉发育,尤其黄斑区出血,如果吸收缓慢可导致形觉剥夺性弱视。严重视网膜出血或持续黄斑区出血不吸收的患儿应定期复诊,若发现视力影响或弱视,应及时行屈光矫正、遮盖疗法等治疗,以改善患儿视功能。对于玻璃体积血或视网膜前出血手术干预的问题目前尚存在争议,一方面存在视力威胁或弱视的风险,另一方面也面临手术难度大及手术并发症的风险。一般认为除非存在大量明显不吸收的玻璃体积血或黄斑前出血,极少建议手术,具体手术适应证和手术时机的把握也尚无定论。

➤ 附:新生儿视网膜出血的诊治流程图

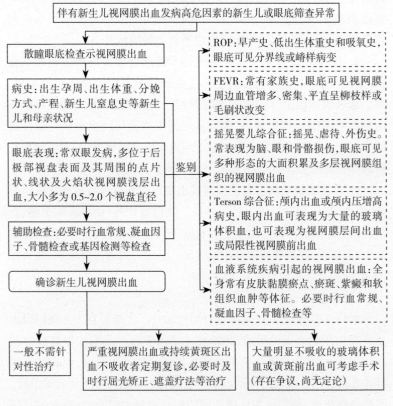

(武 雷 张自峰 王雨生)

第三节 早产儿视网膜病变

【概述】

早产儿视网膜病变（retinopathy of prematurity，ROP）是一种常发生于早产儿和低出生体重儿的视网膜血管增生性疾病，多双眼对称发病，严重者会引起牵拉性视网膜脱离，导致患儿失明。目前 ROP 已成为世界范围内首位的儿童致盲性眼病。随着围产医学的发展和新生儿救治水平的提高，早产儿的出生率和存活率明显上升，ROP 的发病也呈一定的上升趋势。世界各地报道 ROP 的发病率从 9.8% 到 72.7% 不等，我国 ROP 的检出率约为 6.6%~24.6%。2004 年卫生部颁布了《早产儿治疗用氧和视网膜病变防治指南》，积极推动了我国 ROP 的防治工作，严重晚期 ROP 患儿的比例明显降低，大多数患儿得到及时有效的治疗，因 ROP 导致视网膜脱离和失明患儿也显著减少。

【病因】

ROP 的发生与多种危险因素有关。早产和低出生体重是 ROP 发病的最主要危险因素，不规范用氧也是 ROP 的重要危险因素之一。此外，体外受精、宫内感染、多胎妊娠、妊娠糖尿病、妊娠期高血压和胎盘早剥等围产期因素可能与 ROP 的发生有关；呼吸暂停、新生儿呼吸窘迫综合征、支气管肺发育不良、肺炎、脓毒症、败血症、动脉导管未闭、微量元素缺乏、酸中毒、颅内出血、出生后心肌损伤等新生儿自身因素也可能与 ROP 的发病有关；一些治疗处理因素，如有创机械通气、输血、吲哚美辛、表面活性剂和地塞米松等药物的使用可能也与 ROP 相关。

ROP 的确切发病机制尚不十分明确。目前普遍公认的 ROP 的病理过程主要分为两个阶段：血管生长阻滞阶段和继发的血管增生阶段。第一阶段，由于早产儿离开子宫内相对低氧的环境，进入母体外相对高氧环境，母胎间相互作用的丧失和相对高氧状态下血管内皮生长因子（vascular endothelial growth factor，VEGF）等因子的抑制，导致视网膜血管化进程受阻，血管生长停滞，多发生在出生后到矫正胎龄(postmenstrual age,PMA;为出生孕周 + 出生后周数)30 周;第二阶段,随着视网膜发育代谢需求的增加,前期生长受阻的视网膜血管无法满足组织供氧需求,刺激病理性 VEGF 等促血管生成因子过度产生,导致视网膜异常血管生成,并向玻璃体内生长,引发视网膜血管渗漏、出血,甚至牵拉性视网膜脱离,此阶段多发生在 PMA 31 ~ 42 周。

【诊断】

ROP 眼底检查需充分散大瞳孔,采用间接检眼镜或广角数码儿童视网膜成像系统仔细观察,检查过程中可联合巩膜顶压进行。根据早产和低出生体重史以及典型的眼底表现,ROP 多可明确诊断。依据临床表现,国际 ROP 分期委员会制定了 ROP 国际分类法(International Classification of Retinopathy of Prematurity,ICROP),提出了描述眼底分区、病变范围和严重程度的标准术语。ROP 的诊断应包括病变的分区和分期,不同分区、分期的病变预示不同的严重程度,其治疗、随访的原则也不相同。

1. 病变分区 为了更好地描述 ROP 的发生部位,将眼底分为 3 个区(图 10-1)。Ⅰ区,以视盘中央为中心,视盘中心到黄斑中心凹距离的 2 倍为半径画圆;Ⅱ区,以视盘中央为中心,视盘中心到鼻侧锯齿缘为半径画圆,除去Ⅰ区之后的环状区域;Ⅱ区以外剩余的部位为Ⅲ区。一般来讲,早期病变越靠近后极部(Ⅰ区),进展的危险性越大。

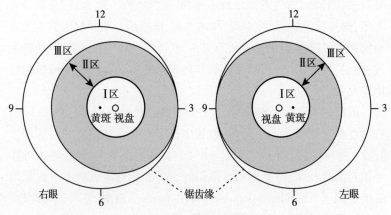

图 10-1 早产儿视网膜病变眼底病变分区示意图

在 ROP 中,眼底病变的分区对于判断病变严重程度,以及确定后续筛查随访和治疗方式都具有重要意义。2021 年最新颁布的《ROP 国际分类法(第 3 版)》(ICROP3)继续保留了 Ⅰ区、Ⅱ区和Ⅲ区的定义,同时细化了Ⅱ区,并提出了"后Ⅱ区"的概念,指在 Ⅰ和Ⅱ区交界处,由Ⅰ区的边缘向周边延伸 2 个视盘直径(disk diameter,DD)的环形区域(图 10-2)。即使病变同处Ⅱ区,后Ⅱ区的病变较周边Ⅱ区病变的威胁更大。因此,后Ⅱ区的提出,对指导临床选择治疗时机和治疗方式、判断预后有重要价值。如抗 VEGF 治疗较激光治疗更适合Ⅰ区和后Ⅱ区的活动性病变。

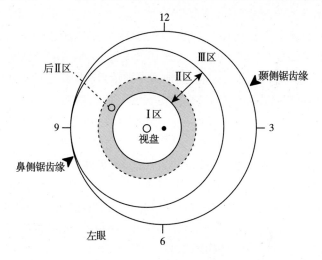

图 10-2 后Ⅱ区示意图

以左眼为例,图中蓝色环形区域即后Ⅱ区

2. 病变范围 除了特有的眼底分区以外,ROP 病变的范围也可同时借助钟点位数来描述。将视网膜按时钟 12 个钟点位置进行划分,以累计钟点方位数描述各阶段病变的范围。

3. 病变分期 根据病变严重程度,ROP 由轻到重可分为 5 期:1 期,约发生在 PMA 34 周,在眼底视网膜周边有血管区与无血管区之间出现分界线;2 期,平均发生于 PMA 35 周(32~40 周),眼底分界线隆起呈嵴样改变;3 期,平均发生于 PMA 36 周(32~43 周),眼底分界线的嵴样病变上出现视网膜血管扩张增殖,伴随纤维组织增殖;4 期,由于纤维血管增殖发生牵拉性视网膜脱离,先起于周边,逐渐向后极部发展,此期根据黄斑有无脱离又分为 A 和 B,4A 期无黄斑脱离,4B 期黄斑脱离;5 期,视网膜发生全脱离(大约在出生后 10 周),为了在床边检查更容易判断,ICROP3 中将完全视网膜脱离分为 A、B、C 三期,5A 期为检眼镜下可见视盘,提示为宽漏斗脱离,5B 期为由于晶状体后纤维增殖阻挡或闭漏斗脱离使视盘不可见,5C 期在 5B 期基础上伴眼前节异常,如晶状体脱位、浅前房、虹膜晶状体粘连、晶状体与角膜内皮粘连并角膜中央混浊等。对视网膜脱离漏斗形态的描述方式(前后均开放型、前部开放-后部闭合型、前部闭合-后部开放型和前后均闭合型)在临床上仍可采用。ROP 病变晚期前房变浅或消失,可继发青光眼、角膜变性、眼球萎缩等。

4. ROP 相关专业术语 ①附加病变(plus disease):指后极部出现视网膜血管的扩张、纡曲。附加病变提示活动期病变的严重性,存在附加病变时用"+"表示,并写在病变分期的期数旁,如"3 期 +"。在 ICROP3 中,强调从正常血管到前附加病变,再到附加病变,代表了视网膜血管的连续变化过程。并建议以广角照片所见 I 区血管为准,而不能仅基于小角度照片中所见的血管或异常血管的象限数。同时,还提出虹膜血管怒张、瞳孔散大困难和伴有玻璃体混浊的周边视网膜血管充血等属于疾病进展的征象,不再作为附加病变。②阈值病变(threshold disease):此概念的提出是为了方便 ROP 治疗的病情判断,是指病变达到某种程度就应该启动 ROP 的治疗。阈值病变平均发生在 PMA 37 周,指 I 区或 II 区的 3 期 +,相邻病变连续至少达 5 个钟点,或累计达 8 个钟点,是必须治疗的病变。③阈值前病变(pre-threshold disease):阈值前病变平均发生在 PMA 36 周,指存在明显 ROP 病变但尚达到阈值病变的严重程度,分为"1 型阈值前病变"和"2 型阈值前病变"。1 型阈值前病变包括 I 区伴有附加病变的任何一期病变、I 区不伴附加病变的 3 期病变、II 区的 2 期 + 或 3 期 + 病变;2 型阈值前病变包括 I 区不伴附加病变的 1 期或 2 期病变,II 区不伴附加病变的 3 期病变。1 型阈值前病变为近年 ROP 早期治疗(early treatment of retinopathy of prematurity,ETROP)推荐的 ROP 治疗指征。④急进型 ROP(aggressive ROP,A-ROP),2005 年版的 ICROP 中提出了一个常见于极低体重儿,更严重、进展更快的视网膜病变的概念,即急进型后极部 ROP(aggressive posterior ROP,AP-ROP),也曾称为急进型病变(rush disease)。常位于Ⅰ区或后Ⅱ区,其特征为病理性新生血管快速发展,伴严重的附加病变,且病变不依常规由轻到重逐期发展,而可直接发展为视网膜脱离。随着对疾病认识的提高,尤其在资源有限的国家和地区,该病变也可见于出生孕周和体重较大的早产儿,病变范围也不仅限于后极部。鉴于病变诊断的关键是基于疾病发展的速度和异常血管的形态,而非病变的部位,因此,ICROP3 建议用 "A-ROP" 替代 "AP-ROP"。A-ROP 不再强调病变的部位,而是更关注了病变的性质。

【鉴别诊断】

ROP 早期病例需与表现周边视网膜血管改变和视网膜牵拉的疾病鉴别,如 FEVR、色素失禁症相关视网膜病变、先天性视网膜劈裂症等;晚期病例需与有视网膜脱离或白瞳症表现的疾病鉴别,包括 PHPV、先天性白内障、Norrie 病、Coats 病、RB 和眼弓蛔虫病等。

1. FEVR 主要见于足月儿,无早产、低出生体重及吸氧史。常有家族史,可表现为常染色体显性或隐性遗传、X 连锁隐性遗传。多为双眼受累,双眼病变程度可不同,典型表现为视网膜血管增多、密集、平直,呈柳枝样或毛刷状改变,周边为无血管区或变性区。

2. **色素失禁症** X 连锁显性遗传,几乎全为女性发病。视网膜病变多双眼发病,且双侧严重程度多不一致,表现为视网膜缺血、新生血管形成、视网膜前纤维增生和牵拉性视网膜脱离,但视网膜有血管区和无血管之间无明显分界线及嵴样改变。患儿具有典型皮肤损害表现,出生时即存在典型分布的红斑水疱,随后经疣状皮疹、色素沉着,最终萎缩。并可伴有牙齿、毛发和神经系统异常。结合患儿全身表现和基因检测可进一步鉴别。

3. **先天性视网膜劈裂症** 为 X 连锁隐性遗传病,先天发病,多见于男性儿童,女性罕见。常双眼发病,劈裂以神经感觉层层间裂开为主要特征,眼底有透明薄纱样膜从视网膜内层隆起,多发生于颞下象限,并可延伸至两个象限以上。结合早产史及眼底表现易与 ROP 鉴别。

4. PHPV 患儿多无早产及吸氧史,约 90% 单眼发病,患眼小,眼底可见纤维血管条索由视盘向晶状体延伸,但无 ROP 的无血管区、分界线或嵴样改变。

5. 先天性白内障 是出生前后即存在,或出生后 1 年内逐渐形成的先天遗传或发育障碍导致的晶状体混浊。混浊的部位位于晶状体,不同于 ROP 因眼底病变所致白瞳。当晶状体混浊致使无法窥见眼底时,需借助眼部 B 超、CT 或 MRI 等辅助检查,排除眼内病变所致的并发性白内障。

6. Norrie 病 是一种罕见的 X 连锁隐性遗传病,通常患儿为男性,出生时或婴幼儿时期即表现为白瞳和视力丧失,常双眼对称性发病。眼部特征性表现为灰色或灰黄色假神经胶质瘤样("南瓜样")视网膜发育不良和晶状体后纤维增生。30%~50% 的患儿伴有听力丧失,以及认知行为障碍和癫痫发作等中枢神经系统异常。阳性家族史及 *NDP* 基因突变有助于鉴别。

7. Coats 病 好发于男性患儿,约 95% 单眼发病,多为散发。视网膜毛细血管扩张和囊样膨大,以及广泛的视网膜内和视网膜下黄白色脂质渗出为特征。可引起渗出性视网膜脱离,但通常不伴视网膜新生血管形成;FFA 以视网膜毛细血管纤曲扩张和动脉瘤样改变为主,渗漏和无灌注区的分布多围绕病变血管。

8. RB 多在 5 岁前发病,单眼多见,无性别倾向,为视网膜实性占位性病变,可在视网膜表面或视网膜下生长,一般呈光滑的球形或弧形隆起,视网膜血管可有纤曲,玻璃体腔内可见白色棉絮状、团块状种植病灶。辅助检查常见特征性表现:眼部 B 超检查显示眼内实性占位,多伴有高回声钙化灶;CT 常表现为伴有钙化灶的实性瘤体;MRI 上呈现 T_1 高信号而 T_2 低信号改变。

9. 眼弓蛔虫病 好发于儿童,多有动物(猫、狗)饲养史或接触史。常单眼发病,表现为后极部脉络膜视网膜内的肉芽肿性团块,同时可伴有玻璃体炎。血清学或房水的弓蛔虫抗体酶联免疫吸附测定也有助于确诊和鉴别。

【治疗】

目前,ROP 最行之有效的诊治措施是建立科学高效的筛查制度,通过早期筛查和及时处置,达到阻止病变发展的目的。大部分 1 期、

2 期和轻度 3 期 ROP 病变可发生自然退行,一般不需要治疗,可定期随访观察。对于阈值病变、1 型阈值前病变和 A-ROP 应尽早及时地进行有效治疗,无治疗条件要迅速转诊;2 型阈值前病变可酌情观察随访。

1. ROP 筛查 根据《早产儿治疗用氧和视网膜病变防治指南》及《中国早产儿视网膜筛查指南(2014 年)》提出的筛查标准,ROP 需遵循以下标准进行筛查和随访。

(1) 出生孕周和出生体重的筛查标准:对出生体重 < 2 000g 或出生孕周 <32 周的早产儿和低体重儿,进行眼底病变筛查,随诊直至周边视网膜血管化;对患有严重疾病或有明确较长时间吸氧史,儿科医师认为比较高危的患者可适当扩大筛查范围。

(2) 筛查起始时间:首次检查应在出生后 4~6 周或 PMA 31~32 周开始。

(3) 干预时间:确诊阈值病变或 1 型阈值前病变后,应尽可能在 72 小时内接受治疗(A-ROP 需立即启动治疗),无治疗条件要迅速转诊。

(4) 筛查人员要求:检查由足够经验和相关知识的眼科医师进行。

(5) 筛查方法:检查时要适当散大瞳孔,推荐使用间接检眼镜进行检查,也可用广角眼底照相机筛查。检查可以联合巩膜压迫法进行,至少检查 2 次。

(6) 筛查间隔期:①Ⅰ区无 ROP,1 期或 2 期 ROP 每周检查 1 次;②Ⅰ区退行 ROP,可以 1~2 周检查 1 次;③Ⅱ区 2 期或 3 期病变,可以每周检查 1 次;④Ⅱ区 1 期病变,可以 1~2 周检查 1 次;⑤Ⅱ区 1 期或无 ROP,或Ⅲ区 1 期、2 期,可以 2~3 周随诊。

(7) 终止检查的条件:满足以下条件之一即可终止随诊,①视网膜血管化(鼻侧已达锯齿缘,颞侧距锯齿缘 1 个视盘直径);②PMA 45 周,无阈值前病变或阈值病变,视网膜血管已发育到Ⅲ区;③视网膜病变退行。

2. ROP 治疗 ROP 防治的重点是及时筛查出需要治疗的患儿,对其进行及时有效的治疗,以最大限度减少 ROP 对患儿视力的损害。目前 ROP 常用治疗方法有:双目间接检眼镜下激光光凝治疗(简称激光治疗),玻璃体腔注射抗 VEGF 药物治疗(简称抗 VEGF 治疗),以及巩膜扣带手术和玻璃体视网膜手术。早期用于 ROP 的冷凝治疗,现多已替代为激光治疗。开展 ROP 治疗的单位必须具备婴幼儿全身麻醉的医疗条件;拥有新生儿重症监护病房医疗资源或使用渠道;具备婴幼儿眼部检查技能,熟练掌握双目间接检眼镜检查技能,能很好完成治疗前和治疗后眼底检查,配备广角儿童眼底照相机;开展抗 VEGF 治疗要有熟练的玻璃体腔注药技能,开展激光治疗要有熟练的双目间接检眼镜激光光凝操作技能,开展巩膜扣带手术和玻璃体视网膜手术要有丰富的婴幼儿玻璃体视网膜手术经验。

（1）激光治疗:是 ROP 的经典治疗,仍是治疗的金标准,适用于有治疗指征的绝大多数分期的 ROP。对于阈值期 ROP 和 1 型阈值前病变可行激光治疗,其中非后Ⅱ区的Ⅱ区 ROP 激光治疗有明显优势,有较明显机化膜增生者首选激光治疗。虽然激光治疗是目前 ROP 治疗的常用手段,但也具有局限性,对Ⅰ区 ROP 和 A-ROP 激光治疗的效果欠佳,并会造成光凝区视网膜永久性破坏,存在远期视野影响等风险。

ROP 激光治疗常用 810nm 和 532nm 激光,因 810nm 激光具有穿透性强、不易被屈光介质吸收、不易引起晶状体损伤等优势而临床更为多用。激光能量设置依激光波长和眼底色素情况调整,常从110mW 开始,曝光时间为 150~200ms,每两个光凝之间相隔半个光斑距离,即近融合光斑。光斑强度以Ⅲ级光斑为宜,使视网膜产生灰白色反应。中周部视网膜一般可直接光凝,而周边部则需借助巩膜顶压进行光凝。光凝范围一般为从锯齿缘到嵴之间的无血管区,不包括嵴,若病变进展较快接近 4 期,或嵴后有"棉絮状"或"爆米花样改变",嵴上和嵴后也可适当光凝。光凝点数依病变范围不同,有条件者,光凝完成后即进行眼底检查,若发现"遗漏区",即刻补充激光。

（2）抗 VEGF 治疗:近年来,抗 VEGF 治疗在 ROP 治疗上的应用逐渐广泛,其安全性和有效性也逐渐被证实。国内外相关临床研究表明,对于需要治疗的Ⅰ区 ROP、后Ⅱ区 ROP 和 A-ROP 可首选抗 VEGF治疗;对于因角膜水肿、晶状体混浊和玻璃体积血等原因造成屈光间质不清以及出现瞳孔散大困难等情况,可首选抗 VEGF 治疗;全身情况差耐受不了耗时较长的激光治疗亦可首选抗 VEGF 治疗。已合并早期纤维增生和玻璃体腔积血的患儿,抗 VEGF 治疗后可能会发生环形纤维增生,一般4期和5期ROP不推荐抗VEGF治疗,除非想尽快降低患眼血管活动性,以便手术干预;有急性结膜炎或其他眼部感染的患儿,要在感染控制后方可进行抗VEGF治疗;前房变浅、瞳孔后粘连的患儿如需行抗VEGF治疗,进针部位和方向有严格要求。抗VEGF治疗后,若出现嵴复发或加重,附加病变复发或加重,应根据病情再次行抗VEGF治疗或进行激光治疗。

目前,临床上用于ROP治疗的抗VEGF药物主要有单克隆抗体类药物和融合蛋白类药物两大类,前者包括贝伐单抗和雷珠单抗,后者包括阿柏西普和康柏西普。治疗剂量多采用成人玻璃体腔注药剂量的半量。ROP抗VEGF治疗,严格按视网膜病玻璃体腔注药术质量控制标准进行结膜囊清洁操作,推荐用蘸有聚维酮碘的棉签轻轻移位并压迫注射部位的结膜10~15秒;进针部位建议在角膜缘后0.75~1.00mm避开结膜血管的位置,针头型号推荐为30G,因患儿眼球小,针头刺入2~3mm即可,以免刺伤对侧视网膜;进针方向以针头平行眼轴刺入巩膜为佳,可避免损伤晶状体;建议在麻醉科的配合下进行,麻醉方式确保患儿头部不动,眼部无痛觉最佳,除非医生操作熟练,方可在表面麻醉下完成;围手术期应接受新生儿重症监护病房管理。

(3)冷凝治疗:冷冻疗法是早年应用于ROP治疗的方法之一,但目前多已被激光治疗所替代。目前,冷凝治疗适应于激光治疗反应不明显时、激光治疗无效时或屈光间质混浊无法进行激光光凝者。一般认为,对于周边病变冷凝和激光治疗效果相同,对于后极部病变激光治疗优于冷凝治疗。对远周边部不易光凝区冷凝可弥补激光治疗的不足。冷凝治疗的并发症相对较多,对组织的损伤大,经正在发育的巩膜实施冷凝,对视网膜、脉络膜和巩膜所造成的破坏以及随后的组织反应要重于激光治疗。冷凝还可以引起球结膜充血水肿、角膜水肿混浊、玻璃体积血、视网膜中央静脉阻塞和视网膜出血等并发症。

(4)外科手术治疗:是4期和5期ROP患儿视力的主要挽救方式。对于Ⅰ区、后Ⅱ区的ROP、A-ROP,若伴有进展明显的增殖膜和眼底出血,可考虑行玻璃体手术治疗;4期ROP如牵拉程度和范围较局限,可选择巩膜扣带术;4期ROP牵拉程度和范围较大及5期ROP可选择玻璃体手术,并视情况联合晶状体切除术。

3. 治疗后随访 治疗后首次眼底检查建议在 3~7 天,如果病变控制良好,随后的随诊时间可分别安排在第一次复查后 2~3 周、第二次复查后 4~5 周、第 3 次复查后 3 个月左右、第 4 次复查后 6 个月左右、第 5 次复查后 12 个月左右。抗 VEGF 治疗和激光治疗后嵴和附加病变出现减轻和消退是 ROP 得到良好控制的主要指标。如果病情不稳定可酌情增加复查次数。表面麻醉下检查不满意的患儿可在全身麻醉下进行。

➤ **附:早产儿视网膜病变的诊治流程图**

```
┌──────────────────────────────────────────────────┐
│ 对 GA<32 周或 BW<2 000g 的早产儿和低体重儿进行眼 │
│ 底筛查,对患有严重疾病或有明确较长时间吸氧史,儿 │
│ 科医师认为比较高危的患者可适当扩大筛查范围        │
└──────────────────────────────────────────────────┘
                        │
                ┌───────────────┐
                │ 确诊为 ROP    │
                └───────────────┘
```

2 型阈值前病变、Ⅱ 区的 1 期或 2 期病变和Ⅲ区的 1~3 期病变	确诊阈值病变或 1 型阈值前病变后,应尽可能在 72 小时内接受治疗(A-ROP 需立即启动治疗),无治疗条件要迅速转诊	4 期 ROP 牵拉程度和范围较局限	4 期 ROP 牵拉程度和范围较大及 5 期 ROP
定期随访观察		巩膜扣带术	

```
┌──────────────────┬──────────────────┐
│ 非后Ⅱ区的Ⅱ区    │ 需要治疗的Ⅰ区    │
│ ROP 或有较明显    │ ROP、后Ⅱ区 ROP   │
│ 机化膜增生者      │ 和 A-ROP         │
└──────────────────┴──────────────────┘
        │                  │
┌──────────────┐   ┌──────────────────┐
│ 首选激光治疗  │   │ 首选抗 VEGF 治疗  │
└──────────────┘   └──────────────────┘
```

┌────────────────────────────────┐
│ 控制不好,嵴复发或加重,   │
│ 附加病变复发或加重   │
└────────────────────────────────┘

玻璃体手术治疗

控制良好,继续观察随访	再次行抗 VEGF 治疗或激光治疗	控制不好,出现视网膜脱离或明显增殖膜、眼底出血

(李曼红 王 亮 张自峰 王雨生)

第四节 家族性渗出性玻璃体视网膜病变

【概述】

家族性渗出性玻璃体视网膜病变(familial exudative vitreoretino-pathy,FEVR)是一种遗传因素导致视网膜血管发育异常的玻璃体视网膜疾病。1969 年由 Criswick 和 Schepens 最先报道并正式命名。该病发生在足月儿,也可见于较大出生孕周、较高出生体重的早产儿,多无吸氧史,有家族史。通常双眼发病,可不对称,轻者无明显症状,重者可出现视网膜脱离,甚至眼球萎缩。部分患者,尤其在 10 岁之前病变可快速进展,导致不可逆的视力损害。

【病因】

FEVR 的发病与基因突变所致的视网膜血管发育迟滞有关,广泛的周边无血管区会引发视网膜缺血缺氧,进而导致玻璃体视网膜的渗出、增生或牵拉性改变。已知的遗传方式为常染色体显性或隐性遗传、X 连锁隐性遗传等。目前已明确的致病基因包括 *FZD4*、*NDP*、*LRP5*、*TSPAN12*、*ZNF408* 和 *KIF11*(表 10-1),能够通过影响 Wnt 信号通路或有丝分裂过程导致眼部发育和血管生成缺陷。此外,其他可疑致病基因如 *CTNNB1*、*JAG1* 和 *CTNNA1* 的致病性及相关机制仍在进一步探索。

表 10-1 家族性渗出性玻璃体视网膜病变的致病基因

致病基因	定位	遗传方式
FZD4	11q14.2	常染色体显性遗传
NDP	Xp11.3	X 连锁隐性遗传
LRP5	11q13.2	常染色体显性或隐性遗传
TSPAN12	7q31.31	常染色体显性遗传
ZNF408	11p11.2	常染色体显性遗传
KIF11	10q23.33	常染色体显性遗传

【诊断】

FEVR 的正确诊断主要依据症状、典型的眼底表现和 FFA 等辅助检查,并要结合患儿的病史、出生史、家族史,以及患儿家长的眼底检查结果综合判断。基因检测对于 FEVR 的诊断也有一定的辅助价值。

1. 临床表现　儿童患者多因白瞳、斜视、眼球震颤或不追光等就诊;婴幼儿患者多在眼底筛查中发现;成年患者则多以视网膜脱离所致的视力下降为首发症状,轻症患者也可无症状,往往在体检时发现异常。FEVR 通常双眼发病,可不对称。早期主要表现为周边视网膜无血管区,以颞侧为主,视网膜血管分支增多、走行平直。随病情进展,视网膜新生血管形成可导致渗出和纤维化,玻璃体视网膜间的垂直牵拉力及视网膜周边纤维增殖产生的水平牵拉力可引起黄斑异位、视网膜镰状皱襞及视网膜脱离。晚期病变可累及眼前节,引起白内障、新生血管性青光眼、角膜变性等并发症,最终出现眼球萎缩。

2. 临床分期　1998 年,Pendergast 和 Trese 根据病变性质、严重程度及受累范围,对 FEVR 进行了临床分期,目前仍用于临床病情判断、指导治疗和预后评估(表 10-2)。

表 10-2　家族性渗出性玻璃体视网膜病变的临床分期(1998 年)

分期	表现
1 期	周边部视网膜存在无血管区,无新生血管形成
2 期	周边部视网膜存在无血管区,伴有新生血管形成(A 无渗出,B 有渗出)
3 期	未累及黄斑中心凹的部分视网膜脱离(A 渗出为主,B 牵引为主)
4 期	累及黄斑中心凹的部分视网膜脱离(A 渗出为主,B 牵引为主)
5 期	视网膜全脱离(A 开放漏斗型,B 闭合漏斗型)

3. FFA　轻症病例主要表现为周边视网膜毛细血管无灌注区,

视网膜血管分支增多、分布密集、走行僵直,呈"柳枝样"改变。视网膜血管可在赤道部附近突然表现为扇形终止,末梢扩张,并出现异常吻合或反折;晚期可出现不同程度的荧光渗漏,伴有视网膜新生血管形成时尤为明显。严重病例还可表现为视网膜血管弓夹角变小,视盘颞侧血管呈牵拉状平直改变,甚至出现黄斑颞侧移位、视网膜皱襞形成和牵拉性视网膜脱离等。

4. 家族史和基因检测 初诊时约80%的病例否认家族史,但超过1/2的FEVR患者的无症状家属具有典型的眼底表现,这对明确重症患儿病因,早期识别潜在患者具有积极意义。现有突变基因仅可解释约50%左右患者的病因,尚有新的致病基因仍待探索。明确患者的致病基因及对应的遗传方式有助于明确疾病诊断,指导产前咨询和优生优育。

【鉴别诊断】

FEVR需要与其他视网膜血管发育不良或表现为白瞳的眼部疾病进行鉴别。

1. 早产儿视网膜病变(retinopathy of prematurity,ROP) 患儿多有明确的早产、低出生体重和高浓度吸氧史,无家族遗传史。视网膜有血管区与无血管区交界处存在明显的分界线或嵴样改变,FFA见视网膜血管末梢处较短的血管分支增多、密集。

2. Coats病 好发于男性患儿,约95%单眼发病,多为散发。以视网膜毛细血管扩张和广泛的视网膜下脂质渗出为特征。FFA显示病变区视网膜毛细血管扩张呈"灯泡样",小动脉、静脉均可受累,小动脉更为明显,可出现囊样、梭形或串珠样强荧光。

3. 永存原始玻璃体增生症(persistent hyperplastic primary vitreous,PHPV) 也称永存胚胎血管(persistent fetal vasculature,PFV)。约90%为单眼发病,患眼较健眼小,多数患儿眼部异常明显,可因出生后家长发现患眼瞳孔区发白或斜视等就诊,眼底可见纤维血管条索由视盘延伸至晶状体后。

4. 色素失禁症(incontinentia pigmenti,IP) 是一种X连锁显性遗传病,一般主要见于女性,约35%~77%的患儿会有眼部受累。

IP 相关视网膜病变多双眼发病,且双侧严重程度多不一致,表现为视网膜缺血、新生血管形成、视网膜前纤维增生和牵拉性视网膜脱离,且患儿有特征性的全身病变。多数患儿出生时皮肤即存在典型的红斑水疱,随后出现疣状皮疹、色素沉着,最终萎缩。此外,还可伴有牙齿、毛发和神经系统异常。

5. Norrie 病 是一种罕见的 X 连锁隐性遗传病,通常为男性,双眼患病。病变在婴儿期即迅速进展,眼部特征性表现为假神经胶质瘤样视网膜发育不良和晶状体后纤维增生等。大部分患儿伴有智力发育迟缓,约 1/3 患者伴有感觉神经性听力丧失。

6. 视网膜母细胞瘤(retinoblastoma,RB) 部分晚期 RB 患儿的眼底表现与出现视网膜脱离的 FEVR 患儿相似,但结合 CT、MRI 和超声造影等检查可明确显示 RB 患儿眼内占位性病变及其性质。此外,RB 可与 *RB1* 基因突变有关,基因检测有助于鉴别诊断。

【治疗】

依据病情严重程度,FEVR 可采取不同的治疗方案:1 期可随访观察;2 期必要时行预防性治疗,可在血管化视网膜边缘的内侧进行 2~3 排的视网膜激光光凝拦截,但光凝强度不宜过大,或可采用冷凝治疗,后者尤其适用于屈光介质混浊的患者;3 期和 4 期可选择巩膜扣带术或玻璃体切割术以实现视网膜解剖学复位,促进视功能恢复,通常优先考虑巩膜外手术;5 期时可行玻璃体切割术,必要时联合晶状体切除及前房成形术等,但通常预后较差。如伴有明显的视网膜血管扩张、渗出、新生血管形成或视网膜出血等活动性病变,可考虑玻璃体腔注射抗血管内皮生长因子药物辅助治疗。出现视力损害的儿童及青少年患者也应重视视觉功能训练和心理康复干预。

➤ 附：家族性渗出性玻璃体视网膜病变的诊治流程图

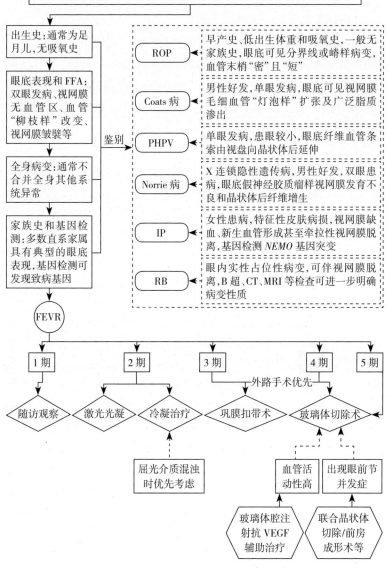

（严宏祥 张自峰 王雨生）

第五节　Coats 病

【概述】

Coats 病，又称视网膜毛细血管扩张症（retinal telangiectasis）或外层渗出性视网膜病变（external exudative retinopathy），是一种以视网膜毛细血管扩张和渗出为特征的特发性视网膜疾病。Coats 病好发于男性儿童，但也可见于成人，绝大多数患者单眼发病，双眼罕见。

【病因】

Coats 病的病因尚不明确。病理学检查可见视网膜毛细血管壁结构异常，以及大量含脂质成分的泡沫细胞。

【诊断】

Coats 病患儿可表现为视力下降、白瞳和斜视等症状，晚期也可出现眼部疼痛。但疾病早期可无明显症状，而是在眼底筛查或常规眼科检查时发现。需要特别注意的是，Coats 病为进展性疾病，且呈现发病年龄越小病变越严重的趋势。

Coats 病的典型临床特征为视网膜毛细血管扩张和囊样膨大，以及广泛的视网膜内和视网膜下黄白色脂质渗出。前者是疾病早期及持续存在的表现，常呈"灯泡样血管扩张"（light bulb telangiectasia）或串珠样、腊肠样改变；后者是视网膜毛细血管结构异常的后果，多是疾病中晚期的表现。随疾病进展可出现视网膜下结节、黄斑水肿和黄斑下纤维化等，最终可发展为渗出性视网膜脱离，甚至视网膜全脱离。临床常用 Shields 分期法将眼底表现由轻到重分为 5 期（表 10-3）。Coats 病患儿眼前节检查一般正常，随疾病进展可出现角膜水肿、前房闪辉、虹膜新生血管等表现。

尽管根据患儿病史和典型临床表现 Coats 病常可诊断，但完善相关辅助检查有助于非典型病例的明确诊断，以及进一步的鉴别诊断和病情进展或疗效评估。其中，FFA 检查可见视网膜毛细血管纡曲、扩张和动脉瘤样改变，荧光素渗漏，也可见视网膜毛细血管无灌注

表 10-3 Coats 病的临床分期

分期		眼底表现
1 期		仅有视网膜毛细血管扩张
2 期	2A	视网膜毛细血管扩张伴中心凹外渗出
	2B	视网膜毛细血管扩张,渗出累及中心凹
3 期	3A	局限性渗出性视网膜脱离
	3B	全视网膜脱离
4 期		全视网膜脱离伴继发性青光眼
5 期		终末期

区,有助于疾病的早期诊断并指导治疗。OCT 检查有助于识别黄斑水肿、黄斑前膜、黄斑裂孔、视网膜下结节和黄斑下纤维化等,并可以用来监测病情变化及治疗效果。当出现渗出性视网膜脱离时,眼部 B 超检查可见脱离的视网膜回声条带,早期视网膜下液通常无回声,但可因胆固醇结晶的存在而呈现中高回声光点,并见"流沙样运动",为本病的特征性改变。眼眶 CT 和 MRI 检查有助于 Coats 病和眼内恶性肿瘤的鉴别。

【鉴别诊断】

Coats 病主要需与其他可引起视力下降和白瞳症的儿童眼底病相鉴别,包括以 RB 为代表的眼内恶性肿瘤,和以 ROP、FEVR 等为代表的视网膜血管性疾病。

1. RB Coats 病需要与 RB 相鉴别,主要鉴别点为:

(1)家族史:Coats 病常无明确家族史,而 RB 可能存在家族史。

(2)临床表现:Coats 病好发于男童,绝大多数单眼患病,其白瞳表现多是由渗出性视网膜脱离引起,严重者视网膜脱离可达晶状体后,直视下可见视网膜表面血管纡曲扩张,局部呈腊肠样或串珠样改变,可伴有少许出血,视网膜下大量脂质渗出,甚至呈结晶样缓慢流动,玻璃体可见血细胞,但无种植灶;而 RB 虽单眼多见,但无性别倾向,为视网膜实性占位性病变,可在视网膜表面或视网膜下生长,视网膜脱离与渗出性脱离不同,一般呈光滑的球形或弧形隆起,视网膜血管可有纡曲,但不呈现串珠样或囊样改变,玻璃体腔内可见白色棉絮状、团块状种植病灶。

(3) 辅助检查:中晚期 Coats 病眼部 B 超检查可见渗出性视网膜脱离,视网膜下液呈"流沙样运动";而 RB 在 B 超检查中呈实性占位,可有高回声钙化灶,彩色多普勒超声显示实性占位病灶内有血流信号。Coats 病的 CT 特征为患侧眼球壁增厚,玻璃体后方呈新月形或"V"形高密度区,通常不伴钙化灶,但晚期病例中也可出现钙化改变,MRI 可见视网膜下渗出在 T_1 和 T_2 上均呈高信号;而 RB 在 CT 上常见伴有钙化灶的实性瘤体,MRI 上呈现 T_1 高信号而 T_2 低信号改变。

2. ROP 患儿多有早产、低出生体重和吸氧史。通常双眼对称发病,眼底周边见无血管区,血管病变主要位于有血管区和无血管区交界处,可见分界线或嵴样改变,表现为视网膜血管扩张、新生血管形成伴纤维组织增生。后极部视网膜血管可有纡曲扩张但通常无脂质渗出,因新生血管形成可伴出血,并因纤维血管增殖可引起牵拉性视网膜脱离。FFA 检查可显示视网膜周边无血管区,以及有血管区和无血管区连接部的视网膜新生血管、异常血管吻合和渗漏等。Coats病则多为单眼发病,眼底表现以视网膜毛细血管扩张和囊样膨大,以及视网膜内和视网膜下脂质渗出为特征,会引起渗出性视网膜脱离,可有少量出血,但通常不伴视网膜新生血管形成;FFA 以视网膜毛细血管纡曲扩张和动脉瘤样改变为主,渗漏和无灌注区的分布多围绕病变血管。

3. FEVR 患儿多有家族史,呈常染色体显性遗传、常染色体隐性遗传和 X 连锁隐性遗传等。患儿父母或直系亲属检查可见视网膜血管异常,为重要的诊断证据。FEVR 多双眼发病,特征性眼底表现为视网膜血管分支增多、分布密集、走行平直,呈"毛刷样"改变,常出现玻璃体视网膜牵拉,严重者存在视网膜皱襞和视盘、黄斑异位等表现,可有视网膜新生血管形成及渗出,最终发展为视网膜脱离。FFA

检查可清晰显示异常视网膜血管形态,表现为视网膜血管分支密集,走行僵直,周边见视网膜毛细血管无灌注区,血管于赤道部附近呈扇形终止,末端吻合,并伴荧光素渗漏等,为诊断提供重要依据。基因检测可见 *FZD4*、*NDP*、*LRP5*、*TSPAN12*、*ZNF408* 和 *KIF11* 等致病基因突变。Coats 病除典型的眼底特征和 FFA 及眼部 B 超等检查表现外,家族史和基因检测也是重要的鉴别点。

【治疗】

Coats 病常需多次、反复、长期治疗和随访,可参考疾病分期根据病情制定具体处置方案。

1 期病变:对于无明显渗漏且远离中心凹的病灶可密切观察随访;当病灶靠近中心凹可能威胁视力或发现病变进展则需要视网膜激光光凝或冷凝治疗,目的为破坏异常血管。

2 期病变:可根据病变部位和渗出情况选择视网膜激光光凝或冷凝治疗。

3 期病变:视网膜激光光凝或冷凝治疗;当患儿出现严重的局部或全视网膜脱离时,需尽早手术行视网膜下放液。

4 期病变:根据病情选择视网膜下放液、抗青光眼或对症治疗;条件允许后视网膜激光光凝或冷凝治疗;玻璃体切除手术需慎重,可作为难治性视网膜脱离的最后治疗手段。

5 期病变:现有治疗手段均对病情控制和视力改善无明显帮助,因此,对于无症状患儿可随访观察,有症状时酌情对症处置,必要时可考虑眼球摘除以改善外观或缓解不适症状。

此外,玻璃体腔注射抗 VEGF 药物有助于减轻渗出,促进视网膜复位,可作为渗出严重时的辅助治疗手段;玻璃体腔或球旁注射曲安奈德可能缓解渗出,但存在加重白内障和青光眼等并发症的风险。

虽然严重的 Coats 病视力预后多较差,但是对于经治疗控制后的病例,及时积极的弱视训练有助于获得最佳的视力改善。

▶ **附:Coats病的诊治流程图**

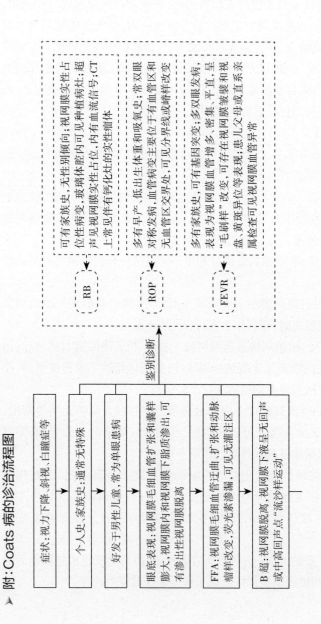

症状:视力下降、斜视、白瞳症等

个人史、家族史:通常无特殊

好发于男性儿童,常为单眼患病

眼底表现:视网膜毛细血管扩张和囊样膨大、视网膜内和视网膜下脂质渗出,可有渗出性视网膜脱离

FFA:视网膜毛细血管迂曲、扩张和动脉瘤样改变、荧光素渗漏,可见无灌注区

B超:视网膜脱离,视网膜下液呈无回声或中高回声点回点"流沙样运动"

鉴别诊断

RB — 可有家族史、无性别倾向;视网膜实性占位性病变、玻璃体腔内可见种植病灶;超声见视网膜实性占位,内有血流信号;CT上常见伴有钙化灶的实性瘤体

ROP — 多有早产、低出生体重和吸氧史;常双眼对称发病,血管病变主要位于有血管区和无血管区交界处,可见分界线或嵴样改变

FEVR — 多有家族史,可有基因突变;多双眼发病,表现为视网膜血管增多,密集、平直,呈"毛刷样"改变,可存在视网膜被牵拽和视盘、黄斑异位等表现;患儿父母或直系亲属眼底检查可见视网膜血管异常

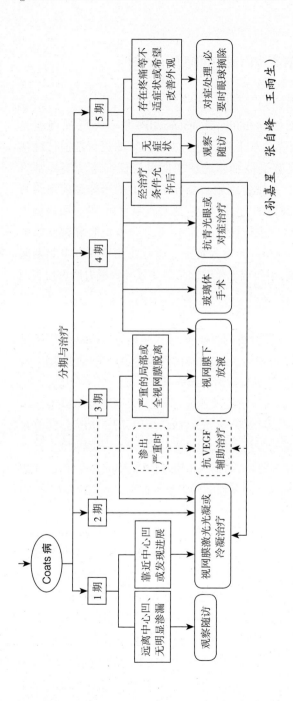

（孙嘉星 张自峰 王雨生）

第六节 视网膜色素变性

【概述】

视网膜色素变性(retinitis pigmentosa,RP)是一类以视网膜光感受器细胞和视网膜色素上皮受损为主要特征的进行性遗传性视网膜变性疾病。光感受器细胞受损初期以视杆细胞功能异常为主,同时或随后可合并视锥细胞功能异常。RP的全球患病率约为1/4 000~1/3 000,在我国约为1/3 467。通常双眼发病,极少数病例为单眼。临床上以夜盲、进行性视野缩小、眼底色素沉着和视网膜电图(electroretinogram,ERG)异常为特征。通常在儿童或青少年期起病,青春期症状加重,中年或老年时因黄斑受累导致视力严重损害而失明。

【病因】

RP是最常见的遗传性视网膜疾病,绝大多数为单基因遗传,遗传方式可为常染色体显性遗传、常染色体隐性遗传、X连锁隐性遗传,线粒体遗传及双基因遗传也有报道。该病具有明显的临床和遗传异质性,不同患者发病时间、病情进展速度、严重程度及遗传方式有很大的不同。RP相关致病基因如*NR2E3*、*NRL*、*RHO*、*RP1*、*RPE65*等在许多不同的生物学通路中发挥作用,包括光信号转导、视黄醇(维生素A)循环、基因转录、RNA剪切、细胞内物质运输、细胞间相互作用、光感受器细胞外节吞噬以及光感受器结构维系等过程。从遗传类型角度,RP可分为以下几种:

1. 家族遗传型视网膜色素变性(familial retinitis pigmentosa, FRP) 目前已确认的相关基因超过90个,这些基因的突变可解释约60%左右的RP。

(1)常染色体显性遗传视网膜色素变性(autosomal dominant retinitis pigmentosa,ADRP)约占FRP的30%~40%,通常发病较迟,进展缓慢,并发近视的程度轻,预后较好。若致病基因的遗传方式为完全显性,系谱分析则表现为连续发病三代以上、患者子女发病风险约为1/2、男女发病机会均等特点;若为不完全显性,则具有病情轻重不等和患者子女发病风险很高的特点。

(2) 常染色体隐性遗传视网膜色素变性(autosomal recessive retinitis pigmentosa,ARRP)约占 FRP 的 50%~60%,一般情况下 10 岁以前发病。患者典型的系谱图特点:父母表现正常,但均为致病基因的确定携带者,系谱图中看不到连续遗传现象,男女发病机会均等。部分 ARRP 可合并眼外表现,多与遗传综合征相关,表现为 Usher 综合征(RP 伴有听力缺陷)、Bardet-Biedl 综合征(RP 伴有肥胖、认知功能障碍、多指畸形、性腺机能减退及肾功能不全等)等 30 余种疾病。

(3) X 连锁遗传型视网膜色素变性(X-linked recessive retinitis pigmentosa,XLRP) 约占 FRP 的 5%~15%。在 XLRP 患者中,*RPGR* 基因突变约占 70%~75%。XLRP 发病早、进展快、病情严重、多并发近视(屈光度超过-2.00D),被认为是最为严重的一种 RP。常在 10 岁前出现夜盲,20 岁前进展为视野缩小,随后出现中心视力下降,到 40 岁已有严重视功能损害。

2. 单纯型视网膜色素变性(simple retinitis pigmentosa) 约占 RP 的 40%。因缺乏家族史,遗传方式无规律可循而得名。研究推测 SRP 中多数可能是 ARRP 或 XLRP。

【诊断】

根据症状、眼底改变和辅助检查,可对多数 RP 做出临床诊断,这些包括:双眼对称性受累,在眼底表现和视功能异常方面双眼有高度的一致性;夜盲;视野进行性缩小,晚期呈管状视野;ERG 检查提示暗适应显著下降,较明适应损害更为明显,晚期患者甚至呈熄灭型;眼底检查初期在赤道部见色素沉着,中晚期眼底呈骨细胞样色素沉着。儿童 RP 的诊断主要依靠病史、家族史及辅助检查,尤其是视网膜功能的异常,而不是典型眼底骨细胞样色素沉着。

1. 症状

(1) 视力:RP 早期视力相对正常或轻度受损,视力一般随病情进展逐渐下降。部分患者病程晚期可保留有限的中心视力,但绝大多数最终盲目。

（2）夜盲：典型的 RP 患者均有夜盲，并常以此为就诊的主要症状，表现为黄昏时户外活动困难或室内暗光下活动受限。这种夜盲双眼受累且与病程高度同步，多数在儿童或青少年时期开始出现，且多发生在眼底出现可见改变之前。夜盲呈进行性发展，开始时症状轻，随年龄增长逐渐加重，而且一般夜盲出现得越早，患者的病情往往越严重。

（3）色觉：多数患者童年色觉正常，其后渐显异常，典型改变为蓝色盲，红绿色觉障碍较少。

2. 眼部表现

（1）眼底：RP 特征性的眼底改变是视网膜色素上皮脱色素、视网膜上皮萎缩和色素迁移，表现为视网膜内色素沉着，以及视网膜小动脉狭窄。早期眼底可正常或接近正常，色素上皮损害初期表现为视网膜内细小的尘状色素沉着，视网膜脱色素可呈虫蚀状或椒盐状外观。随着病情进展，赤道部及周边视网膜出现各种形态的色素沉着，在血管旁聚集更为明显。进展期患者眼底可表现出典型的"三联征"：①中周部视网膜骨细胞样色素沉着；②视网膜血管变细；③视盘蜡黄色外观。并非所有的 RP 患者都会出现典型的骨细胞样色素沉着，且色素沉着程度因人而异，也不一定反映病情的严重程度，因此典型的眼底改变并不作为 RP 诊断的必要标准，尤其是在儿童 RP 的诊断中更要注意。

RP 早期，黄斑区视网膜外观正常或仅见中心凹光反射消失，随后可出现色素紊乱，中心凹旁色素上皮脱色素。RP 进展期，约 60% 患者可有萎缩性黄斑病变，约 20% 出现囊样黄斑变性或板层黄斑裂孔，约 23% 可发生黄斑囊样水肿。

（2）晶状体：约 50% 的 RP 患者会出现后囊下白内障，晶状体后囊下皮质见多孔状、面包屑样或锅巴样混浊，最后可发展为整个晶状体混浊。这种病变在 XLRP 中更多见。

（3）玻璃体：绝大多数 RP 患者玻璃体腔可见浮游细胞、浓缩和后脱离。

3. 视野检查 早期视野呈环形暗点，逐渐向中心和周边扩展，表现为视野进行性缩小。晚期可形成管状视野,但中心视力可较长时间保留,双眼表现对称。但视野检查对年龄较小的儿童患者来说,配合有一定的难度。

4. OCT 检查 RP 中最早的组织病理学变化是光感受器细胞外节缩短,在 OCT 检查中表现为外层视网膜结构的中断或缺失,先是嵌合区,然后椭圆体带,最后是外界膜。随着病程进展,光感受器细胞外节变薄伴随外核层厚度减小,导致广泛的外层视网膜变薄,而黄斑中心区视网膜厚度相对正常。晚期则表现为光感受器细胞外节和外核层的完全丧失,内层视网膜层则相对保存良好。同时,OCT 检查还可发现 RP 相关的黄斑区病变,如黄斑水肿、黄斑前膜、黄斑裂孔和玻璃体黄斑牵拉等。

5. FFA 检查 在眼底自发荧光(fundus autofluorescence,FAF)成像中,约 50%~60% 的 RP 患者,在中心凹周围可见异常的高 FAF 环,该环代表视网膜有功能区和功能障碍区的边界。随病情进展,高 FAF 环逐渐向中心凹缩小,同时环外的 FAF 相互融合并减弱。FFA 检查可显示 RP 早期检眼镜下不易发现的微小病变,有助于早期诊断。FFA 过程中,眼底呈弥漫性斑驳状强荧光,严重者可见大片透见荧光区,色素沉着处显示荧光遮蔽。15%~25% 的患者因黄斑旁广泛的脱色素,而黄斑内特别是中心凹处色素上皮保存完好,可呈"牛眼样"外观。约 75% 的病例可见荧光渗漏,多见于视盘、血管弓区及黄斑区,可伴有黄斑囊样水肿。晚期患眼脉络膜毛细血管萎缩,呈斑片状,多位于赤道附近。

6. 视觉电生理检查 ERG 是客观判断 RP 患者视功能较为敏感且不可缺少的检查。早期患者可出现 a、b 波振幅显著降低,峰时延长,以视杆细胞反应下降为主。85% 以上的中晚期患者 ERG 呈熄灭型,其余为重度降低型改变。RP 患者 ERG 的异常,远早于眼底改变和临床表现的出现,因此 ERG 常作为 RP 早期诊断的重要检查,尤其是无法配合很多检查的儿童。眼电图(EOG)可反映视网膜色素上皮-光感受器复合体的功能,通常在 RP 患者,甚至在早期即可表现出光峰降低、Arden 比降低等异常,但在 RP 的临床和研究工作中的价值不如

ERG。

7. 基因诊断 结合眼科和遗传咨询的多学科方法可以优化 RP 的诊断过程和长期管理。随着基因测序和精准诊疗的发展,通过全外显子测序、高通量测序等技术捕获致病基因,可为 60%~80% 的 RP 患者提供基因诊断信息。目前已发现 50 多个致病基因与非综合征型 RP 相关,12 个致病基因与 Usher 综合征相关,17 个致病基因与 Bardet-Biedl 综合征有关。致病基因筛查可为 RP 确诊、疾病分型、预后评估、遗传咨询,以及疾病过程认知等方面提供重要依据。当然,鉴于 RP 高度的遗传异质性,在解读基因分析结果时应尤为谨慎。

【鉴别诊断】

RP 属于视网膜光感受器细胞与色素上皮营养不良性退行性病变,应与一些先天性视网膜营养不良和后天疾病引发的色素性视网膜病变相鉴别。

1. 先天性视网膜营养不良类疾病

(1) 视锥-视杆细胞营养不良:该病特征为双侧对称性视锥细胞功能损害,也伴有不同程度的视杆细胞功能减退。病变开始主要累及黄斑区,晚期也可发生周边部的视网膜色素变性。视锥细胞损害发生较早,因此主要症状为视力减退和色觉异常。ERG 表现为明视反应比暗视反应损害严重,疾病晚期明、暗视反应均严重降低,此时表现与视网膜色素变性不易区别。

(2) Leber 先天性黑蒙(Leber congenital amaurosis,LCA):是一种严重的遗传性视网膜病变,一般在出生后不久即发病,可造成患儿严重的视功能下降。LCA 多为常染色体隐性遗传,也有少数为常染色体显性遗传,发病率为 1/30 000~1/81 000,约占视网膜变性疾病的 5%,占学龄儿童盲的 20%。LCA 的特征性表现为发病年龄小、严重视力下降,以及 ERG 检测呈熄灭型或近熄灭型。极早的视觉功能低下或丧失(多在出生后 6 个月内)会导致一系列的眼部异常,包括眼球震颤、眼部凹陷、指压眼球征等,畏光和夜盲也不少见。LCA 的遗传异质性导致其临床表型的多样化,尤其是视网膜表型差异较大。眼底表现从接近正常到类似 RP 的眼底改变均可出现,也有黄斑缺损、黄斑牛眼样外观、视网膜黄色斑点,甚至 Coats 样反应的报道。患儿同时还可伴有高度远视、圆锥角膜、白内障、发育迟缓、神经系统异常、肾及骨骼异常等。基因检测有助于 LCA 的鉴别诊断,已确定的相关致病基因有 25 个,突变位点 400 多个,大概可以解释 70% 的 LCA 病例。最常见的致病基因为 *CEP290*(15%)、*GUCY2D*(12%)、*CRB1*(10%)、*IMPDH1*(8.3%)和 *RPE65*(6%)。

(3) 无脉络膜症(choroideremia,CHM):是一种遗传性原发性脉络膜视网膜萎缩性疾病,需与 XLRP 相鉴别。CHM 也是 X 连锁隐性遗传,由编码护卫蛋白-1 的 *CHM* 基因缺失或突变引起。患者均为男性,家族性发病,双眼对称,表现为脉络膜毛细血管、视网膜色素上皮和光感受器进行性变性,通常至晚期也不累及黄斑。患者一般在 10~20 岁出现夜盲,视力下降呈缓慢进行性发展,常在中年达法定盲,但中心视力常可保留到疾病晚期(40~50 岁),晚年视力几乎完全丧失。CHM 最早的眼底改变通常见于儿童期,包括非特异性色素沉积、赤道部和视盘周围细小颗粒状色素上皮萎缩,致眼底呈椒盐状。赤道部脉络膜毛细血管和色素上皮萎缩向后极部进展,视盘周围萎缩向赤道部进展,形成融合的扇形区域,其间可见散在的健康色素条带,眼底病变一般无明显边界。病程早期即可出现 ERG 和 EOG 异常,早期 ERG 明适应可正常,暗适应异常出现较早、较严重。随病变进展,平均每 4~6 年 ERG 波幅下降 50%,在中晚年完全熄灭。EOG 的改变比 ERG 明显,基线电位明显下降,晚期几乎测不到。部分患者难以与 RP 鉴别,*CHM* 基因突变检测有鉴别诊断价值。

(4) 先天性静止性夜盲:是一种少见的遗传性视网膜病变。以幼年起病的非进行性夜盲、屈光不正和视力异常为临床特点,患病率约为 1/30 000。多数患儿为常染色体显性遗传,也可表现为常染色体隐性遗传和 X 连锁隐性遗传。患儿出生时即有夜盲,终生静止不变,光线暗处视力差,行动困难,光线明亮处则视力、视野和色觉均可正常。眼底检查可正常,也可表现为豹纹状眼底、视盘倾斜及盘周萎缩。OCT 检查多显示为黄斑区大致正常。该病最具诊断价值的特征性改变是暗适应曲线和全视野 ERG 异常。多数患者暗适应曲线为视锥细胞单相曲线,偶有视锥细胞阈值升高;少数表现为视锥细胞视杆细胞双相曲线,但视杆细胞阈值显著升高。ERG 表现为视杆细胞反应无波形,暗适应 ERG a 波正常或降低、b 波振幅下降,部分患者明适应 ERG 也表现异常。

2. 疾病或外伤引发的色素性视网膜病变

(1) 围产期梅毒、风疹和麻疹引起的视网膜色素变性:此类继发的色素性视网膜色素病变与 RP 表现相似,但患儿有围产期疾病或感染史,一般 ERG 振幅的降低较轻,而在 EOG 中的降低更明显。

(2) 外伤性视网膜色素沉着:分娩过程中眼部损伤或儿童期眼部外伤,可能会造成视网膜脉络膜损害,遗留色素沉着。此情况通常为单眼受累,对侧眼底及视觉电生理检查基本正常。

(3) 眼外疾病引发的视网膜色素沉着:在部分先天性视网膜色素上皮肥大(congenital hypertrophy of the retinal pigment epithelium, CHRPE)的患者中,眼底可发现多个不规则分布的色素斑块,大小、形态不一,多与家族性腺瘤性息肉病(familial adenomatous polyposis, FAP)相关。此类色素沉着具有多样性、双侧性和遗传性,与 RP 不同的是视网膜血管管径和视觉电生理基本正常。FAP 随年龄的增长发展为结肠直肠癌的风险增大,早期诊断和治疗至关重要。CHRPE 是 FAP 儿童早期的肠道外表现之一,双侧多发性 CHRPE(≥2 个)是 FAP 伴发 CHRPE 的特点,具有高度特异性和敏感性;另一特点是眼底表现在同一家族内有相同的遗传倾向,即同一家族中伴或不伴 CHRPE 的情况是一致的。

【治疗】

目前,RP 的治疗方法主要是延缓病程进展和对症处置,但医学干预的效果仍有待商榷。

1. 药物治疗 RP 药物适用范围广,可在疾病早期或无其他治疗方法适应证时使用,但目前缺乏公认明确有效的 RP 治疗药物,也有很少药物尚存在争议,应谨慎使用。

(1) 维生素 A:目前关于维生素 A 的疗效结论并不一致。最近一项双盲随机对照临床试验(randomized clinical trail, RCT)发现,每天服用 15 000IU 维生素 A 对控制 RP 的病程有益,而对照组每天 400IU 的维生素 E 无效。然而,超过一定剂量的维生素 A 具有毒性,长期服用每天应不超过 25 000IU;对于 *ABCA4* 基因突变的 RP 患者、计划怀孕的妇女或患有严重骨质疏松症的妇女应避免服用维生素 A。另外，不同致病基因突变导致的 RP 发病机制不一，对维生素 A 的需求量也不尽相同，也不推荐患者长期使用维生素 A 治疗 RP。

(2) β-胡萝卜素：一项双盲 RCT 研究评估 β-胡萝卜素对 RP 的疗效，提示每日服 300mg 富含 β-胡萝卜素的药物，可部分改善视网膜功能。

2. 基因治疗 主要包括针对 RP 致病基因的治疗和光遗传学治疗，RP 基因治疗也是当前眼科领域的研究热点。

(1) 针对 RP 致病基因的治疗：虽然已发现近百种 RP 致病基因，但国内暂时还没有投入临床应用的基因治疗方法。2018 年美国和欧盟批准上市了一种基因治疗药物 Luxturna，用于治疗 *RPE65* 基因突变引起的 Leber 先天性黑蒙和常染色体隐性遗传性 RP。另外，有两项分别针对 *RPGR* 基因突变和 *MERTK* 基因突变所致 RP 的基因治疗临床试验已发表研究结果，并有分别针对 *RPGR*、*PDE6A* 和 *PDE6B* 基因突变所致 RP 的多项临床试验正在进行。

(2) 光遗传学治疗：是 RP 基因治疗的另一个思路，其原理是利用病毒载体工具，将光感基因（如 *ChR2*、*eBR*、*NpHR3.0*、*Arch* 或 *OptoXR* 等）转入特定类型的细胞中表达特殊离子通道蛋白。光感离子通道在不同波长的光照刺激下会选择性通过阳离子或阴离子，从而引起细胞膜电位变化，达到对细胞选择性兴奋或抑制的目的。目前已有光遗传学药物玻璃体腔注射治疗 RP 的前瞻性临床试验在开展，但用于光遗传学治疗的合适基因及其载体尚待高级别证据 RCT 研究。

3. 细胞治疗 细胞治疗目前尚处于临床前试验阶段，主要通过视网膜下注射、视网膜下移植或玻璃体腔注射等方法进行。用于临床试验的细胞类型较多，包括胎儿视网膜前体细胞、自体间充质干细胞、胚胎干细胞来源视网膜色素上皮细胞、人原代视网膜色素上皮细胞、成年人光感受器细胞和神经前体细胞等，以前两种最为常用。目前来看，RP 细胞治疗的临床疗效尚不确切，有待开发更加安全有效的细胞制剂。

4. 手术治疗 虽然有研究证实 RP 手术治疗的部分有效性与安全性，目前仍缺乏 RCT 高证据级别研究的支持。RP 的手术治疗主要包括眼外肌植入术、眼内自体富血小板血浆治疗及视网膜假体植入术三种方式。

其中,视网膜假体植入为严重的晚期 RP 患者带来了曙光,对完全丧失光感受器细胞的患者,视网膜假体植入是未来重要的视觉康复手段。但目前植入手术过程较为复杂,假体的稳定性和远期效果均需进一步验证。

5. 遗传咨询 这是目前预防 RP 唯一可行的手段。咨询内容主要包括单基因和多基因遗传病的治疗,产前诊断、结婚、妊娠、生产和婴幼儿保健的指导。ADRP 通常情况下 50 岁以后发病,若有明显家族性遗传病史,应尽早对子女进行基因筛查,便于子女早期防护干预。对致病基因携带者的育龄期夫妇需进行基因检测和产前诊断。

6. 眼部并发症的治疗

(1) 并发性白内障:白内障是 RP 的常见并发症,发病年龄早,以后囊下白内障最常见,对视野缩小的 RP 患者视力影响较大,多需手术治疗。术前需行黄斑 OCT 检查,利于对术后视力进行评估。RP 并发白内障手术治疗后多数患者视力提高,有助于改善生活质量,但术中和术后并发症(如术中囊膜撕裂、悬韧带断裂、术后囊袋收缩综合征、人工晶状体偏位等)相对较多。

(2) 并发黄斑水肿:RP 并发黄斑囊样水肿的发生率达 10%~50%,且复发率较高。对 RP 并发黄斑水肿治疗方法的系统性证据非常有限,尚缺乏 RCT 研究依据。可考虑碳酸酐酶抑制剂、糖皮质激素、抗血管内皮生长因子、激光或玻璃体切割术等治疗,其中碳酸酐酶抑制剂口服或眼局部用药可作为一线治疗方法。

(3) 并发黄斑裂孔:RP 并发黄斑裂孔发生率约 4%~8%,主要继发于慢性黄斑囊样水肿。对Ⅱ级以上裂孔可考虑玻璃体切割术治疗,Ⅱ级以下时可根据临床症状进行随访。

7. 眼外异常的治疗 部分 RP 患者除眼部病变外,还伴有严重的全身系统性损害,表现为智力低下、皮肤异常、感音神经性聋、骨骼异常、心血管损害、共济失调等。这些患者除眼部病变诊治外,还应重视全身系统性疾病的同步处置。多学科联合诊疗可综合考虑患者的全身病情,为其提供最佳治疗方案,以有效改善患者的预后和生活质量。

如 Usher 综合征患者,应注重感音神经性聋以及因视力、听力逐渐丧失而伴发心理疾病的治疗。多数患儿在幼年时进行人工耳蜗植入手术,可在一定程度上提高口语交流能力。早期专业的心理康复治疗,也可以降低精神和行为障碍的患病率。对于 Bardet-Biedl 综合征患者,应注重肥胖、性腺发育不全和肾脏疾病的治疗。肥胖症可通过改变生活方式来减重;慢性肾衰竭可行透析或肾移植;性腺功能低下可给予性激素替代治疗。

➢ 附:视网膜色素变性的诊治流程图

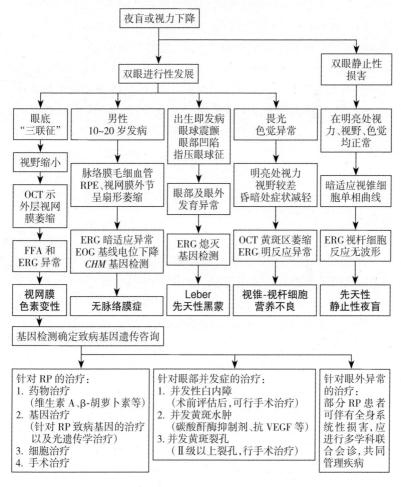

（陶梦璋　张自峰　王雨生）

第七节　色素失禁症相关视网膜病变

【概述】

色素失禁症(incontinentia pigmenti,IP)又称 Bloch-Sulzberger 综合征,是一种较为罕见的 X 连锁显性遗传性疾病,主要累及皮肤、眼、牙齿、骨骼、肌肉和神经系统。1906 年 Garrod 首次报道该病,后由 Bloch 和 Sulzberger 详细描述。IP 发病率仅约 0.002 5% 或更低,约 35%~77% 的患儿会出现眼部受累,眼部异常也是 IP 最严重的临床表现之一。患儿双眼病变严重程度多不一致,表现多样,以视网膜病变最为常见,包括周边视网膜无血管区、视网膜血管异常增生、牵拉性视网膜脱离、视网膜色素上皮改变及黄斑中心凹发育不全等;其次为非视网膜病变,如斜视、眼球震颤、视神经萎缩、白内障、葡萄膜炎、结膜色素沉着、角膜炎及虹膜发育不全等。此外,IP 患儿也可出现惊厥、痉挛性麻痹、运动迟缓和智力迟钝等神经系统受累表现,以及牙齿、指甲、毛发、乳房、心脏和骨骼发育等其他异常。

【病因】

IP 由 X 染色体 q28 区上编码 NF-κB 因子基础调节蛋白的 *NEMO* 基因突变引起,第 4~10 外显子缺失约占 80% 的病例(家族性和散发性)。NF-κB 是调节细胞增殖、凋亡和对促炎因子反应的关键蛋白,*NEMO* 基因突变可导致 NF-κB 的功能受损,最终出现 IP 的临床表现。受累的男性胎儿大多会流产或宫内死亡,故以女性患病为主。该病多为散发,仅 10%~25% 有家族史,且家族史是目前唯一已知的危险因素。

IP 相关视网膜病变是其最具特征且最严重的眼部损害,常常影响患儿出生后最初几个月的视网膜血管形成和视网膜色素上皮发育,通常继发视网膜缺血,可进展至更严重的阶段:视网膜新生血管形成、渗出、视网膜前纤维增生和牵拉性视网膜脱离。该过程也可在任何阶段自然停止,遗留各种视网膜异常,如无血管区、血管纤曲、异常血管吻合、视网膜色素沉着等。

【诊断】

IP 是一种以皮肤损害为典型特征的多系统疾病,皮肤病变也是 IP 最主要的诊断依据。皮肤病损多沿 Blaschko 线分布,根据病情进展可分为 4 期:红斑水疱期、疣状皮疹期、色素沉着期和萎缩期。1 期,红斑水疱期,表现为典型的红斑,以及线状排列的水疱或脓疱;2 期,疣状皮疹期,呈明显的疣状丘疹样皮损和角化斑;3 期,色素沉着期,躯干部和四肢出现典型的漩涡状色素沉着;4 期,萎缩期,表现为皮肤散在的线状或漩涡状色素减退灶,以下肢屈侧多见。

IP 的诊断可参考 1993 年 Landy 和 Donnai 提出的标准:

(1)无阳性家族史者诊断需至少满足一项主要指标和一项次要指标。主要指标包括:典型的新生儿期皮肤红斑、水疱且内含嗜酸性粒细胞;典型的躯干部色素沉着,沿 Blaschko 线分布且青春期常可消退;皮肤线状萎缩或毛发缺失。次要指标包括牙齿异常、脱发、视网膜病变和指甲异常。

(2)有阳性家族史者满足以下任一指标即可确诊:IP 典型的皮肤表现、牙齿异常、脱发、视网膜病变和多次妊娠男胎流产史。此外,皮肤组织病理活检水疱内检出大量嗜酸性粒细胞,以及基因检测也可协助诊断。若患儿主要临床特征不典型,*NEMO* 基因发生致病性突变也可确认诊断。

IP 相关视网膜病变是 IP 患儿最严重的眼部损害,也是 IP 的重要诊断依据之一。因此,对于确诊的 IP 患儿需尽早进行眼底筛查排除视网膜病变,而对于有明确 IP 家族史、特征性皮肤损害或 *NEMO* 基因突变检测阳性等考虑 IP 诊断的患儿,及时的眼底检查也有助于疾病的确诊。IP 相关视网膜病变患儿的视力可从正常到无光感,多双眼发病,且双侧严重程度多不一致,以视网膜血管病变和视网膜色素上皮改变为典型特征,通常表现为视网膜无血管区、血管纡曲和异常血管吻合等,也可出现视网膜色素沉着等表现,更严重的可表现为视网膜新生血管形成、出血、渗出、视网膜前胶质增生和牵拉性视网膜脱离。此外,IP相关视网膜病变也可累及黄斑,可表现为黄斑中心凹发育不全或黄斑异常血管等。尽管有时眼底检查表现并不明显,但对患者视力影响严重。

FFA检查在IP相关视网膜病变的病情判断和预后评估中至关重要,有时视网膜的血管异常或细微病变只有通过FFA检查才可发现。FFA可见视网膜血管充盈延迟、纡曲扩张、血管分支增多、异常吻合、周边毛细血管无灌注区、视网膜新生血管、荧光渗漏,以及黄斑部异常血管和中心凹发育不全等。

目前认为,根据病变严重程度IP相关性视网膜病变可分为5期:1期,仅有视网膜色素上皮的改变;2期,表现为视网膜血管异常(无新生血管);3期,出现视网膜新生血管或继发于视网膜血管病变的其他病变,如视网膜渗出、视网膜前膜/视网膜前增殖或玻璃体积血;4期,表现为视网膜脱离但未出现终末期并发症,其中4a期为视网膜部分脱离,4b期为全视网膜脱离;5期,为终末期,出现严重的并发症如眼球痨、继发性青光眼等。该临床分期对IP患儿眼部病情的治疗和随访具有重要参考意义。

【鉴别诊断】

IP相关视网膜病变表现各异,早期视网膜缺血性改变应与早产儿视网膜病变(retinopathy of prematurity,ROP)和家族性渗出性玻璃体视网膜病变(familial exudative vitreoretinopathy,FEVR)鉴别;晚期引起白瞳需与Coats病、Norrie病和RB等鉴别。另外,对于一些复杂的缺血性或增生性视网膜病变的诊断,尤其是女性患儿,有时需要通过系统性检查排除IP相关性视网膜病变的可能。

1. ROP　患儿常有早产、低出生体重和吸氧史,视网膜有血管区和无血管区交界处出现明显的分界线或嵴样病变,双眼病变严重程度往往一致。与ROP相比,IP患儿FFA检查中荧光素渗漏的范围通常较小。

2. FEVR　常有家族史,多为双眼受累,男女均可发病,典型表现为视网膜周边血管增多、密集、平直呈柳枝样或毛刷状改变,周边为无血管或变性区。FEVR患儿无典型皮肤病变,基因检测也有助于进一步鉴别。

3. Coats 病　好发于男性患儿,约 95% 单眼发病,多为散发。以视网膜毛细血管扩张和视网膜下脂质渗出为特征。眼底检查可见视网膜毛细血管扩张,呈典型的"灯泡样"外观或囊样、梭形及串珠样改变,多位于颞下象限,视网膜下渗出呈弥漫性,常累及远离血管异常区域,尤其是黄斑区。

4. Norrie 病　是一种罕见的 X 连锁隐性遗传病,通常为男性患儿,出生时或婴幼儿时期(多数在 3 个月内)即表现为白瞳和视力丧失,常双眼对称性发病。眼部特征性表现为灰色或灰黄色假神经胶质瘤样("南瓜样")视网膜发育不良和晶状体后纤维增生,可见视网膜皱褶及视网膜脱离,周边视网膜无血管区常伴色素紊乱。30%~50% 的患儿伴有听力丧失,以及认知行为障碍和癫痫发作等中枢神经系统异常。阳性家族史及 *NDP* 基因突变有助于鉴别。

5. RB　多在 5 岁前发病,单眼多见,患儿多因白瞳、"猫眼"前来就诊,眼科检查以及 B 型超声或 CT 等辅助检查可有特征性表现,显示眼内占位性病变的存在。

【治疗】

IP 是一种多系统疾病,皮肤病损为其主要特征,可持续到成年,但多会自行消退,预后较好。一般不需要特殊处理,对于广泛而严重的皮肤病变可给予对症治疗。皮肤外器官损伤则会真正影响 IP 的预后表现,因此,临床上应对 IP 患儿进行全面的病情评估,密切关注眼部、中枢神经系统和牙齿损害及相关并发症,并给予积极处置。

IP 相关视网膜病变可引起严重的视力损害,因此应尽早对 IP 患儿进行眼底筛查,以了解视网膜病变情况。FFA 可进一步明确视网膜血管异常、新生血管渗漏及毛细血管无灌注区范围,特别是周边部视网膜情况,便于根据视网膜病情来选择治疗方案,也有助于随访时的疗效评估,因此建议有条件的情况下尽量对考虑 IP 相关视网膜病变的患儿进行 FFA 检查。

所有 IP 患儿都必须进行眼底筛查,若首次眼底检查正常,第一年应每隔 3 个月检查 1 次,之后前 3 年应每年检查 2 次,3 年后患儿应每隔一年检查 1 次,如各项检查特别是 FFA 正常,则可暂时考虑停止眼科随访。然而,由于 IP 是一种系统性疾病,强烈建议每隔 1 年进行终身随访。对于出现 IP 相关视网膜病变的患儿,目前尚无统一的随访安排计划,应根据病变严重程度适当增加眼底检查随访频次并及时治疗。此外,对于眼底筛查中发现可疑 IP 相关视网膜病变的患儿,须进一步结合全身情况和家族史明确诊断,同时随访全身其他系统情况并及时处置。

IP 相关视网膜病变可依据临床分期确定治疗方案。1 期病变一般不影响视力,可定期随访;2~3 期病变需积极治疗或随访观察,根据眼底检查及 FFA 等辅助检查结果,选择视网膜光凝、玻璃体腔注射抗 VEGF 药物或玻璃体切割术进行治疗。对于 IP 患儿视网膜无血管区的治疗目前尚存在争议,有学者认为大部分 IP 患儿视网膜无血管区的治疗并不十分必要;也有学者认为应对异常血管周边的视网膜无血管区进行激光光凝治疗,以减少 VEGF 的释放。一般认为,如果出现视网膜新生血管,可对无血管区进行激光治疗,避免增殖牵拉导致视网膜脱离。抗 VEGF 治疗近年来在 IP 相关视网膜病变中的应用也逐渐增多,不少研究已初步证实其安全性和有效性,与激光治疗相比,抗 VEGF 治疗更简单有效,但最佳使用时机、剂量和局部及全身安全性问题有待更多研究进一步观察。当出现明显玻璃体积血时,可选择玻璃体切割术治疗。4 期病变出现视网膜脱离时,可选择玻璃体切除或巩膜扣带手术治疗,但对于晚期病变,即使手术治疗,视网膜解剖复位,视力预后依然较差;5 期病变已造成无法避免的视力丧失,甚至失明,可对症处理,但治疗效果欠佳,若病变终末期进展为眼球痨可行眼球摘除术。

总之,应高度重视 IP 患儿眼底病变情况,尽早筛查,及时治疗,定期随访,最大限度减少 IP 相关视网膜病变给患儿带来的视力损害。

> 附:IP 相关视网膜病变的诊治流程图

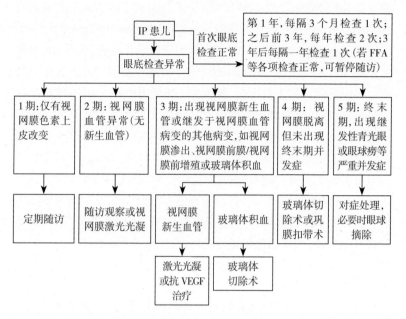

（王 亮 张自峰 王雨生）

第八节 视网膜母细胞瘤

【概述】

视网膜母细胞瘤（retinoblastoma，RB）是婴幼儿最常见的原发性眼内恶性肿瘤，发病率约为 1/20 000~1/15 000，占儿童恶性肿瘤的 2%~5%，严重危害患儿的视功能甚至生命。该病 95% 发生在 5 岁以前；75% 患儿单侧发病（单眼 RB），发病年龄 2~3 岁；双侧性 RB（双眼 RB）发病更早，平均年龄 9 个月；三侧性 RB 则是在双眼发病的基础上，蝶鞍或松果体出现原发性肿瘤，属于双眼 RB 的一种特殊类型。白瞳症和斜视是 RB 患儿就医的最常见症状。

【病因】

RB 的发病受环境、基因、表观遗传等多种因素共同影响，但具体

329

病因尚不明确。目前国际公认肿瘤抑制基因 *RB1* 的等位基因突变或缺失是 RB 的发病基础。*RB1* 基因位于 13q14,编码 928 个氨基酸的 RB 蛋白。RB 蛋白主要参与细胞周期调控,对细胞生长起负向调控作用。Knudson 于 1971 年对 RB 的发病率进行统计分析,认为 RB 的发生是两次基因突变的结果,即 *RB1* 的一对等位基因均发生突变。当两个等位基因均发生突变时,细胞失去正常 RB 蛋白功能,细胞分化失去控制,从而形成肿瘤。根据 *RB1* 基因是胚系突变还是体细胞突变,将 RB 分为遗传型和非遗传型两大类。在遗传型中,第 1 次基因突变发生于生殖细胞,第 2 次突变发生于体细胞,*RB1* 的一对等位基因均发生突变从而引起发病;而非遗传型中,两次突变均发生在同一体细胞(视网膜母细胞)内,使两个正常的 *RB1* 等位基因均突变而失活。遗传型 RB 约占 40%,这类患儿发病早,约 85% 为双眼发病,通常有多个病灶,为常染色体显性遗传,易发生其他部位第二肿瘤。非遗传型 RB 约占 60%,一般发病较晚,单眼发病,单个病灶,无遗传倾向,不易发生第二肿瘤。

环境因素可能也是 RB 的重要致病因素之一,尤其是单眼 RB。可能的危险因素包括放射暴露、高龄父母、父母职业、试管婴儿、人类乳头瘤病毒感染等。

【诊断】

对白瞳症、斜视等眼部异常的患儿,需详细询问病史及家族史,常规散大瞳孔进行双眼眼底检查。根据视网膜实性占位病灶,结合眼部 B 超和 CT 检查发现病灶内有钙化斑,以及 MRI 等辅助检查结果,综合进行 RB 的诊断和鉴别诊断。

1. 症状 RB 患儿最常见的症状是白瞳症和斜视。白瞳症占 60%~80%,斜视约占 25%,其次还可表现为眼红、眼痛、畏光流泪、视力下降、牛眼症和眼球萎缩等。极少部分患儿因各种原因行眼底筛查时发现。当肿瘤体积较大并出现坏死时可引起眼内或周围炎症,出现无菌性眶蜂窝织炎。

2. 眼部表现 患儿的眼科检查应包括视力、眼压、眼前节和眼底检查。充分散大瞳孔,利用双目间接检眼镜进行仔细全面的眼底检查,是诊断 RB 的主要手段。检查不配合的患儿,需要在全身麻醉下进行。RB 早期病变表现为视网膜表面白色或半透明状的扁平或隆起的肿物,表面光滑、边界清晰。随着病变进展,内生型肿瘤向玻璃体腔内突起,肿瘤细胞向玻璃体内播散种植,引起玻璃体混浊。外生型肿瘤则在视网膜下形成肿块,常引起渗出性视网膜脱离。眼内较大的肿瘤会引起虹膜红变、继发性青光眼、角膜混浊水肿、玻璃体积血等。弥散生长的肿瘤常见于发病年龄较大的患儿,可在玻璃体腔和前房出现白色雪球样混浊,形成假性前房积脓,容易误诊为眼内炎。眼外期肿瘤可向前穿破眼球壁而突出于睑裂外;向后突破眼球壁占据眶腔,致使眼球前突,可伴有结膜水肿、眼球突出及眼球运动障碍。转移期肿瘤可经视神经或眼球壁上神经血管的孔道向颅内或眶内扩展;或经淋巴管向附近淋巴结、软组织转移;或经血液循环向全身转移,最终导致死亡。此外,遗传型 RB 的不同时期发生第二恶性肿瘤的风险会增加,青少年好发骨肉瘤和软组织肉瘤,中老年人好发黑色素瘤、脑肿瘤、肺癌、乳腺癌和膀胱癌等。

3. 影像学检查

(1) 眼底照相检查:充分散瞳后的广角数码儿童视网膜成像系统等广角或超广角眼底照相,可见视网膜上圆形或椭圆形灰白色或半透明实性肿物,可向玻璃体隆起,也可扁平生长。病灶表面视网膜血管扩张、出血,可伴渗出性视网膜脱离。肿瘤细胞可进入玻璃体及前房,造成玻璃体混浊、假性前房积脓,或在虹膜表面种植形成灰白色肿瘤结节。眼底照相检查能客观记录肿瘤的数目、大小、累及范围,有时能发现被间接检眼镜检查遗漏的小瘤体;同时可进行眼前节照相,客观记录前房肿瘤细胞、前房积脓或虹膜红变等情况;在比较治疗前后肿瘤的范围和活动性方面具有明显优势。此外,结合 FFA 检查,能够显示肿瘤内血管状态以反映其活动性,可监测治疗效果,利于发现治疗后残留的活性和复发肿瘤,区分肿瘤活动性和非肿瘤性缺血性视网膜血管病变。

(2) 眼部 B 超:RB 的典型眼部 B 超检查表现为,玻璃体腔内 1 个或数个肿物,与眼球壁相连,晚期肿物可充满玻璃体腔;肿物呈实性,光点强弱不等,分布不均,偶有囊性区存在;肿瘤内可见钙化斑;肿瘤跨过筛板侵犯视神经后会探及增粗的视神经;肿瘤浸润眶内后眶内会出现形态不规则低回声区,并与眼内光团相连接。

(3) CT扫描:目前RB诊断的首选检查方法,可发现眼内占位病灶,病变内钙化斑是本病的特征性表现,RB有坏死钙化倾向,利用高分辨CT 80%~100%的患儿可发现钙化斑。若肿瘤向视神经蔓延,可见视神经增粗。若肿瘤经巩膜直接向眶内蔓延,表现为眼球高密度影不规则向后扩展。

(4) MRI:与正常玻璃体相比,RB软组织在T_1WI显示为等信号,在T_2WI图像上信号增强,但仍低于玻璃体;肿瘤内钙化斑在T_1WI和T_2WI上均不显示。MRI对视神经管内和颅内侵犯显示较为清楚,肿瘤的视神经蔓延和眶内侵犯可显示视神经增粗和眼球向后扩展,增强扫描可见肿瘤中等至明显强化。

【鉴别诊断】

典型RB病例通过病史和临床检查多可做出诊断,但不典型病例,特别是当视网膜脱离掩盖肿瘤或出血、炎症反应造成玻璃体混浊时,诊断较为困难,易与其他眼病相混淆。本病应与可引起白瞳症的其他眼部疾病进行重点鉴别,包括Coats病、PHPV、ROP、眼弓蛔虫病、转移性眼内炎和先天性白内障等。

1. Coats病 Coats病是一种以视网膜毛细血管扩张为特征和囊样膨大以及视网膜内和视网膜下脂质渗出为特征的特发性视网膜血管病变,相对于RB,发病年龄较晚,高峰期为6~8岁,好发于男性儿童;视网膜毛细血管纡曲扩张,局部呈灯泡样、腊肠样或串珠样改变;极少见钙化灶;中晚期Coats病眼部B超检查可见渗出性视网膜脱离,视网膜下渗出呈流沙样运动;增强CT扫描表现为视网膜下渗出物与玻璃体分界处的视网膜线状强化,渗出物无强化,不同于RB。

2. PHPV PHPV是胚胎期原始玻璃体未退行消失,且继续增生的一种先天性玻璃体发育异常。90%单眼发病,患侧眼球较小,但眼球内无钙化表现。眼部B超显示晶状体后与视盘间有管状或三角形高回声带。增强CT扫描因病灶明显强化而更容易发现,是本病的特征性表现。

3. ROP　多见于早产儿或低出生体重儿,常有高浓度吸氧史,双眼发病,眼底检查可见视网膜有血管与无血管区交界处存在分界线或嵴样病变,晚期可发生纤维血管增生、收缩,导致牵拉性视网膜脱离。但视网膜无实性占位性病灶,病变区无钙化表现,不伴玻璃体渗出和前房积脓。

4. 眼弓蛔虫病　多单眼发病,患儿可出现白瞳症或斜视,视力减退,发生于眼底后极部的病灶呈灰白或白色隆起肉芽肿。患儿有动物接触史,玻璃体出现分层样混浊,血清或眼内液中弓蛔虫抗体效价上升可与 RB 相鉴别。

5. 转移性眼内炎　多见于儿童高热后,病原体经血液循环到达眼内。患眼前房、玻璃体大量渗出,玻璃体脓肿形成,瞳孔区呈黄白色,也可表现为白瞳症,患眼眼压多低于正常。

6. 先天性白内障　多在出生前后即已存在,可单眼或双眼发病,约 1/2 的先天性白内障与遗传因素相关,最常见为常染色体显性遗传,也可散发。环境因素、妊娠期营养不良或服用某些药物,可影响胎儿晶状体上皮细胞的生长发育或干扰晶状体代谢,导致晶状体不同程度及形态的混浊。借助眼部 B 超、CT 或 MRI 等影像检查可与 RB 鉴别。

【国际分期】

RB 按严重程度进行分期是确定治疗方案和判断预后的重要依据。为了更科学的指导治疗和评估预后,首先将 RB 分为眼内期、眼外期和转移期。眼内期是指肿瘤组织尚局限在眼球内部;眼外期是指肿瘤突破巩膜壁浸润眼眶组织或突破筛板侵犯视神经;转移期是指肿瘤转移至颅内或经淋巴、血液向附近淋巴结、软组织及全身转移。

目前常用的眼内期 RB 国际分期(international intraocular retinoblastoma classification, IIRC),是 2005 年 Linn 提出的洛杉矶儿童医院版(表 10-4)。其中,合并出现的青光眼、虹膜新生血管、肿瘤呈外生型生长、肿瘤高度 >15mm、前房积血、假性前房积脓、巩膜葡萄肿和眼眶蜂窝织炎等,称为 RB 临床高危因素。具有 RB 临床高危因素的肿瘤侵犯视神经和脉络膜的概率明显增加。

RB 眼外情况的分期描述,参照实体恶性肿瘤的 TNM 分期系统,2016 年美国癌症联合委员会(American Joint Committee on Cancer, AJCC)发布了第 8 版 TNM 分期(表 10-5~表 10-7)。该分期在保留眼外期 RB 分期优势的同时,融入了 IIRC 内容,并且在分期中加入了遗传学特征。其中,"T"描述肿瘤原发灶的情况,包括瘤体大小及其与周围组织的浸润关系;"N"表示区域淋巴结受累程度和范围;"M"代表肿瘤远处转移情况。IIRC 主要用于指导眼内期 RB 治疗,在保证生存率的前提下,最大限度保留眼球、保存视力;TNM 分期适用于判断 RB 的整体预后。

表 10-4 视网膜母细胞瘤眼内期国际分期标准(IIRC)

分期	风险程度	临床特征
A 期	很低	视网膜内散在的对视功能无威胁的小肿瘤:(1)所有肿瘤局限于视网膜内,直径≤3mm;(2)距离黄斑 >3mm,距离视神经 >1.5mm;(3)没有玻璃体或视网膜下种植
B 期	较低	没有玻璃体或视网膜下种植的肿瘤:(1)不包括在 A 期的所有大小和位置的肿瘤;(2)视网膜下液局限于肿瘤基底部 5mm 以内
C 期	中等	伴有局部的视网膜下或玻璃体种植和各种大小及位置的播散性肿瘤:(1)玻璃体和视网膜下种植细小而局限;(2)各种大小和位置的视网膜内播散性肿瘤;(3)视网膜下液局限于 1 个象限内
D 期	高	出现弥散的玻璃体或视网膜下种植:(1)肿瘤眼内弥漫生长;(2)广泛的呈油脂状的玻璃体种植;(3)视网膜下种植呈板块状;(4)视网膜脱离超过 1 个象限
E 期	极高	具有以下任何一种或多种特征:(1)不可逆转的新生血管性青光眼;(2)大量眼内出血;(3)无菌性眶蜂窝织炎;(4)肿瘤达到玻璃体前面;(5)肿瘤触及晶状体;(6)弥漫浸润型 RB;(7)眼球痨

表 10-5 视网膜母细胞瘤第 8 版 TNM 分期中原发肿瘤(cT)分期及特征

cT 分期	特征
cT_X	不确定眼内是否存在肿瘤
cT_0	眼内没有发现肿瘤存在
cT_1	视网膜内肿瘤,肿瘤基底部视网膜下液范围≤5.0mm
cT_{1a}	肿瘤直径≤3.0mm 且距离黄斑视盘距离 >1.5mm
cT_{1b}	肿瘤直径 >3.0mm 或距离黄斑视盘距离 <1.5mm
cT_2	眼内肿瘤合并视网膜脱离、玻璃体种植或视网膜下种植
cT_{2a}	肿瘤基底部视网膜下液范围 >5.0mm
cT_{2b}	肿瘤合并玻璃体种植或视网膜下种植
cT_3	眼内晚期肿瘤
cT_{3a}	眼球萎缩
cT_{3b}	肿瘤侵及睫状体平坦部、整个睫状体、晶状体、悬韧带、虹膜或前房
cT_{3c}	眼压升高合并新生血管或牛眼
cT_{3d}	前房出血或合并大范围玻璃体积血
cT_{3e}	无菌性眶蜂窝织炎
cT_4	眼外肿瘤侵及眼眶和视神经
cT_{4a}	影像学检查显示球后视神经受累或视神经增粗或眶内组织受累
cT_{4b}	临床检查发现明显的突眼或眶内肿瘤

表 10-6 视网膜母细胞瘤第 8 版 TNM 分期中区域性
淋巴结转移情况(cN)分期及特征

cN 分期	特征
cN_X	局部淋巴结未进行检查
cN_0	局部淋巴结未受累
cN_1	耳前、下颌下及颈部淋巴结受累

表 10-7　视网膜母细胞瘤第 8 版 TNM 分期中肿瘤
远处转移情况（cM）分期及特征

cM 分期	特征
cM_0	无任何颅内及远处转移的症状和体征
cM_1	存在远处转移但无组织病理学检测结果证实
cM_{1a}	临床及影像学检查显示肿瘤侵犯多组织器官（骨髓、肝脏等）
cM_{1b}	影像学检查显示肿瘤侵犯中枢神经系统（不包括三侧视网膜母细胞瘤）
pM_1	通过组织病理学检测证实存在远处转移
pM_{1a}	肿瘤侵犯多组织器官（骨髓、肝脏或其他）
pM_{1b}	肿瘤侵犯脑脊液或脑实质

【治疗】

RB 患儿的治疗目的是在保生命的前提下保存眼球和挽救视功能。目前治疗方法包括冷冻、激光光凝、全身化疗、眼动脉化疗、玻璃体腔注射化疗、放疗及眼球摘除术等多种方式。除了早期的患眼可以使用单一治疗方法外，绝大多数患眼需要依据肿瘤的分期、部位及生长方式等采取综合治疗方案。在治疗过程中，还需根据患眼对治疗的反应和病情变化及时调整治疗方案。任何治疗均应遵循以保生命为前提的保眼、挽救视功能的 RB 治疗原则。

1. 眼内期 RB 治疗

A 期：激光光凝治疗或冷冻治疗，位于后极部的肿瘤多采用激光治疗，周边部肿瘤则采用冷冻治疗，治疗间隔 3~4 周。

B 期：瘤体较小且在距黄斑、视盘之外（与黄斑中心凹距离 >3.0mm，与视盘距离 >1.5mm）的 B 期可单独采用激光光凝、冷冻治疗，必要时采用全身化疗；瘤体较大且距黄斑、视盘较近（与黄斑中心凹距离≤3.0mm，与视盘距离≤1.5mm）的 B 期，全身化疗，辅以激光光凝治疗或冷凝治疗。

C 期：全身化疗或眼动脉化疗＋激光光凝治疗、冷冻治疗或玻璃体腔注射化疗。

D 期：眼动脉化疗或全身化疗＋激光光凝治疗、冷冻治疗或玻璃体腔注射化疗,必要时摘除眼球。

E 期(无临床高危因素):摘除眼球尚有争议,可行眼动脉化疗或全身化疗＋激光光凝治疗、冷凝治疗或玻璃体腔注射化疗,保眼无望时行摘除眼球治疗。

E 期(伴临床高危因素):摘除眼球,根据术后组织病理学检查结果,确定是否进行全身化疗。

(1) 冷冻治疗:冷冻治疗可以直接杀伤肿瘤,同时破坏眼内血视网膜屏障,有利于药物的渗透。在化疗前对肿瘤行冷冻治疗,可增加眼内化学药物浓度,提高化疗效果。冷冻治疗对邻近肿瘤的玻璃体种植也有效。经巩膜对肿瘤进行 2~3 次冷冻,每次治疗范围不超过 2 个象限或 4 个以上孤立病灶,强度不宜太大,避免引起渗出性视网膜脱离、视网膜裂孔和出血等并发症。

(2) 激光光凝治疗:治疗 RB 的激光以红外激光(波长 810nm)和远红外激光(波长 1 064nm)为主,直接照射肿瘤病灶。红外激光和远红外激光因穿透性更强、受肿瘤色素影响较少,应用更为广泛。绿激光(波长 532nm)因光凝产生的能量较大,可能会同时破坏内界膜,有增加玻璃体种植的风险,在 RB 治疗中应酌情使用。此外,在治疗中要注意激光能量不可太大,避免出现爆破现象引起玻璃体种植、出血、视网膜裂孔等并发症。

(3) 放疗:放疗主要有巩膜外敷贴治疗(plaque radio therapy,PRT)和外照射放疗两种治疗方式。PRT 属于近距离放射,对瘤体的覆盖性好,可以达到对肿瘤的单向、靶向治疗,而对周围组织的影响小。适用于直径 <15mm、高度 <10mm 的 RB,且眼内无玻璃体种植或虽存在玻璃体种植但其与肿瘤表面距离 <2mm 者。对 D 期和 E 期 RB,PRT 不宜应用。PRT 治疗时间短、手术操作损伤小,眼部并发症少,主要为白内障、放射性视网膜病变等。外照射放疗曾是 19 世纪中期 RB 的一线保眼治疗方法,但后来发现外照射放疗明显增加第二恶性肿瘤的发生率,还可造成患儿面部及眼眶发育畸形,因此不再作为眼内期 RB 的一线治疗方法,但对于全身化疗或眼动脉化疗联合激光光凝、冷冻及玻璃体腔注射化疗失败的眼内期 RB 患儿,外照射放疗可作为二线

治疗方法。外照射放疗目前主要用于治疗眼外期 RB。

（4）化疗：根据不同给药途径，化疗分为 4 种方式：全身化疗、眼动脉化疗、玻璃体腔注射化疗及眼球周围局部化疗。

a. 全身化疗：化疗可使瘤体缩小，达到化学减容的目的，是 RB 治疗的基础，为局部治疗创造条件，使局部治疗的强度减低，提高保眼率。目前普遍使用全身化疗方案为长春新碱（vincristine）、依托泊苷（etoposide）和卡铂（carboplatin）联合的 VEC 方案，通过静脉给药。<3 岁患儿的用药剂量：长春新碱 0.05mg/kg 静脉推注，第 1 天；依托泊苷 5mg/kg 静脉滴注，第 1、2 天；卡铂 18.6mg/kg 静脉滴注，第 1 天。≥3 岁患儿的用药剂量：长春新碱 1.5mg/m^2 静脉推注（最大剂 2mg），第 1 天；依托泊苷 150mg/m^2 静脉滴注，第 1、2 天；卡铂 560mg/m^2 静脉滴注，第 1 天。一般每 3~4 周 1 次，共 4~6 次。全身化疗常出现呕吐、脱发、骨髓抑制、呼吸道感染等不良反应，因此需要儿科协助制定并实施。

b. 眼动脉化疗：对中晚期（C~E 期）RB 以及复发 RB 疗效较为肯定。在全身麻醉下行股动脉穿刺，利用数字减影血管造影机，用导丝引导微导管至颈内动脉的眼动脉开口位置，进行超选择性插管，然后通过导管把化疗药物注入眼动脉，在眼局部形成高浓度的药物聚集，以更有效杀灭肿瘤细胞。主要药物为美法仑（melphalan），常与卡铂、拓扑替康等药物联合使用，美法仑每疗程用量为≤0.5mg/kg，一般单眼使用 5mg；卡铂每疗程用量为 20~60mg；拓扑替康每疗程用量为 0.5~1.0mg。每 3~4 周 1 个疗程，连续 2~4 个疗程。眼动脉化疗也会出现骨髓抑制、呕吐等不良反应，但相对于全身化疗其不良反应较小。眼部主要并发症为玻璃体积血、脉络膜视网膜萎缩、视网膜血管阻塞、眼睑水肿等。

c. 玻璃体腔注射化疗：该治疗的主要指征是出现较明显的玻璃体种植。玻璃体腔注射化疗药物，可使眼内迅速达到有效药物浓度，并减小药物对全身的影响。目前玻璃体腔注射化疗的药物主要包括卡铂、美法仑、甲氨蝶呤等。但因玻璃体腔注射有引起肿瘤播散的风险，为防范肿瘤播散，一般注射位点选择远离瘤体的部位，注药前先进行前房穿刺降低眼压，在注射部位的结膜下注射化疗药物，在形成的泡状隆起下进行眼内注射,术毕在注射部位行局部冷凝,防止肿瘤向眼外转移。

d. 眼球周围局部化疗:是其他化疗方式的补充治疗,最常用的方式是结膜下、筋膜下或球旁注射卡铂、美法仑,以提高玻璃体腔内的药物浓度。球周组织纤维化和粘连、球周脂肪萎缩是其最常见的并发症。目前临床已较少使用。

(5) 眼球摘除术:RB 患儿眼球摘除术的指征:①单眼 RB 患儿,D 期或 E 期肿瘤,保留眼球无望或无随访条件者。②双眼病例,当一眼为 E 期而另一眼为 A 期,可考虑摘除 E 期患眼;当双眼均为 E 期时,征得家长同意后,也可考虑摘除双眼。③其他保守治疗均失败,眼内肿瘤复发也是进行眼球摘除的适应证。④当一些并发症(视网膜脱离、屈光间质混浊、前房或玻璃体积血)妨碍对疾病进展进行评估和治疗或无任何功能时也可考虑眼球摘除。⑤影像上肿瘤可疑向视神经蔓延,但范围尚在球后视神经近端的患眼。

眼球摘除术中应避免挤压眼球,手术剪除视神经的长度应尽可能长,剪断视神经最好在 15mm 以上,最短不少于 10mm。以防止视神经残端有肿瘤残留。是否同期植入义眼台目前尚存在争议。眼眶内植入义眼台及结膜囊内配戴义眼片,对刺激眶腔继续生长和获得美容效果至关重要,眶内植入物不会影响眶内病变的影像学检查和治疗。眼球摘除时配戴临时义眼片有积极意义,可帮助家长接受子女摘除眼球。

RB 眼球摘除术后需行组织病理学检查,目的是确定 RB 的组织病理学分期,明确是否存在组织病理学高危因素(histopathological high-risk factor,HRF)。因 HRF 的存在预示患儿术后具有较高的肿瘤扩散和转移风险,需要在术后进行全身辅助性化疗。HRF 包括:肿瘤侵犯穿过筛板、肿瘤侵犯大范围脉络膜(范围直径≥3 mm)、肿瘤侵犯巩膜、肿瘤侵犯眼前节(前房、角膜、虹膜、睫状体)、肿瘤突破眼球至眼球外。

2. 眼外期 RB 的治疗 眼外期 RB 进展快,死亡率高,治疗难度大,常需眼科、儿科、放射科、血液科、麻醉科等多学科合作综合治疗。眼外期患儿均需行眼球摘除手术,眶内有明显肿物者,需行眶内容切除术,术后联合全身化疗和放疗;肿瘤已侵犯至颅内者,眼球摘除术后要联合放疗和大剂量全身化疗、鞘内注射化疗。

3. 随访　RB 患儿的规律随诊是规范化治疗的一部分。保眼治疗的患儿,在首次局部治疗后,间隔 3~4 周复查 1 次,根据复查结果进行必要的重复治疗,直至肿瘤完全消退或钙化。如需联合化疗,则每次复查和眼局部治疗安排在化疗前 1~3 天进行。在肿瘤得到控制后,根据情况间隔 1~3 个月复查 1 次,如肿瘤复发或出现新的肿瘤病灶,则重复治疗直到病情控制。对于眼球摘除的患儿,建议每 3~6 个月复诊 1 次,并注意对侧眼的情况。一般认为病情稳定至 6~7 岁即可视为治愈,可间隔 6~12 个月复查;12~13 岁后可安排每 2~3 年定期随诊,随诊时要注意头部软组织、颅脑、皮肤及骨骼等部位第二肿瘤的发生。

4. 筛查及早期诊断　临床上出现症状的患儿就诊时大多已到晚期,即使得到良好治疗,保眼率仍较低,因此早期诊断是提高 RB 预后水平,保住患儿生命和眼球,保存视力的关键。要做到早期诊断,须开展 RB 的产前预防性检测以及出生后的定期筛查。

5. 基因检测　基因检测对 RB 患儿及其家庭成员的筛查和遗传咨询十分必要。不仅可指导临床治疗,早发现,早治疗,预测其同胞亲属及子女的患病风险,还可借助产前诊断技术,降低 RB 患儿的出生率,达到优生优育,提高人口素质,减轻 RB 患儿家庭的心理、经济负担。基于基因检测对 RB 患儿诊疗的重要指导意义,原则上所有 RB 先证者均应进行基因检测,包括其父母及同胞兄弟姐妹。患病风险高于健康人群的其他亲属也应进行后续基因检测。

基因检测标本可用受检者的外周血、肿瘤组织(眼球摘除手术后)、生殖细胞、着床前胚胎、绒毛膜穿刺及羊水穿刺等。对于双眼 RB 患儿首选外周血 DNA 进行基因检测,而单眼患儿外周血中检测到 *RB1* 基因突变的概率只有 15%,当外周血中无法检测到 *RB1* 基因突变时,检测 RB 肿瘤标本或生殖细胞的遗传物质十分必要。

6. 关注生活质量　RB 作为婴幼儿最常见的原发性眼内恶性肿瘤,严重影响患儿生命、视力、面部外观及身心发育,因此治疗 RB 患儿时,需要综合制定治疗方案、定期随访、心理疏导,需要家庭配合,社会支持等多方共同努力。

➤ 附：视网膜母细胞瘤的诊治流程图

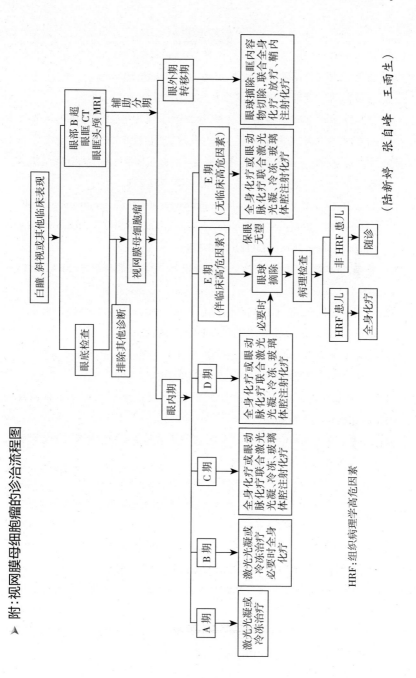

HRF：组织病理学高危因素

（陆新婷 张自峰 王雨生）

参考文献

1. 王雨生.图说小儿眼底病.北京:人民卫生出版社,2018.

2. 王雨生.小儿视网膜.西安:第四军医大学出版社,2013.

3. 李凤鸣,谢立信.中华眼科学.3版.北京:人民卫生出版社,2014.

4. 杨培增,范先群.眼科学.9版.北京:人民卫生出版社,2018.

5. 中华医学会医学遗传学分会遗传病临床实践指南撰写组.白化病的临床实践指南.中华医学遗传学杂志,2020,37(3):252-257.

6. Tang H,Li N,Li Z,et al. Fundus examination of 199 851 newborns by digital imaging in China:a multicentre cross-sectional study. British Journal of Ophthalmology,2018,102(12):1742-1746.

7. 杨宇,李梓敬,丁小燕.新生儿视网膜出血.中华眼底病杂志,2014,30(1):109-111.

8. Chiang MF,Quinn GE,Fielder AR,et al. International classification of retinopathy of prematurity. 3rd ed. Ophthalmology,2021.

9. 中华医学会眼科学分会眼底病学组.中国早产儿视网膜病变筛查指南(2014年).中华眼科杂志,2014,50(12):933-935.

10. 中华医学会.早产儿治疗用氧和视网膜病变防治指南.中华眼科杂志,2005,41(4):375-376.

11. 中华医学会儿科学分会眼科学组.早产儿视网膜病变治疗规范专家共识.中华眼底病杂志,2022,38(1):10-13.

12. 海峡两岸医药卫生交流协会眼科专业委员会小儿视网膜学组,中华医学会眼科学分会眼底病学组.早产儿视网膜病变玻璃体腔注射抗血管内皮生长因子药物治疗的专家共识.中华眼底病杂志,2021,37(11):836-840.

13. 王亮,张自峰,陶梦璋,等.中国大陆地区2008至2018年早产儿视网膜病变发病变化趋势.中华眼科杂志,2021,57(5):379-385.

14. 丁小燕.家族性渗出性玻璃体视网膜病变.北京:科学技术文献出版社,2020.

15. 严宏祥,张自峰,李曼红,等.家族性渗出性玻璃体视网膜病变的临床管理策略.国际眼科纵览,2020,44(04):272-278.

16. Shields JA, Shields CL, Honavar SG, et al. Classification and management of Coats disease: the 2000 Proctor Lecture. Am J Ophthalmol, 2001, 131(5):572-583.

17. Ghorbanian S, Jaulim A, Chatziralli IP. Diagnosis and treatment of coats' disease: a review of the literature. Ophthalmologica, 2012, 227(4):175-182.

18. 惠延年. Coats 病的中文名称应统一. 中华眼底病杂志, 2015, 31(5):485-486.

19. Verbakel SK, van Huet RAC, Boon CJF, et al. Non-syndromic retinitis pigmentosa. ProgRetin Eye Res, 2018, 66:157-186.

20. 中华医学会医学遗传学分会遗传病临床实践指南撰写组. 视网膜色素变性的临床实践指南. 中华医学遗传学杂志, 2020, 37(03):295-299.

21. 中国眼科遗传联盟, 中国眼遗传病诊疗小组, 中国医师协会眼科医师分会遗传眼病学组. 视网膜色素变性治疗循证指南(2021 年). 眼科, 2021, 30(4):249-258.

22. 王亮, 李曼红, 张自峰, 等. 婴幼儿色素失禁症相关眼部病变的临床特征分析. 中华实验眼科杂志, 2021, 39(1):34-41.

23. 任湘, 张明, 陆方. 色素失禁症患者眼底及荧光素眼底血管造影影像特征观察. 中华眼底病杂志, 2017, 33(5):534-535.

24. 王雪, 梁建宏. 色素失禁症相关性视网膜病变 5 例的临床分析. 中华眼科杂志, 2019, 55(4):294-301.

25. Peng J, Zhang Q, Long X, et al. Incontinentia pigmenti-associated ocular anomalies of paediatric incontinentia pigmenti patients in China. Acta Ophthalmol, 2019, 97(3):265-272.

26. 中华医学会眼科学分会眼底病学组, 中华医学会儿科学分会眼科学组, 中华医学会眼科学分会眼整形眼眶病学组. 中国视网膜母细胞瘤诊断和治疗指南(2019 年). 中华眼科杂志, 2019(10):726-738.

27. 中华医学会眼科学分会眼整形眼眶病学组. 中国单侧眼内期视网膜母细胞瘤诊疗专家共识(2019 年). 中华眼科杂志, 2019(04):250-254.

28. 范先群. 重视视网膜母细胞瘤的国际分期应用和综合序列治疗. 中华眼科杂志, 2017, 53(08):561-565.

29. 魏文斌,周楠.重视视网膜母细胞瘤的规范化治疗,提升视网膜母细胞瘤的治疗水平.中华眼底病杂志,2020,36(06):413-418.

30. 程涌,梁建宏,黎晓新,等.眼外期视网膜母细胞瘤临床特点和生存率分析.中华眼底病杂志,2015,31(05):447-450.

31. 首都医科大学眼部肿瘤临床诊疗与研究中心,中华医学会放射学分会头颈学组,中华医学会放射学分会儿科学组.视网膜母细胞瘤影像检查与诊断及选择性眼动脉化疗专家共识.中华放射学杂志,2021,55(05):470-477.

32. 梁建宏,朱雪梅.规范开展视网膜母细胞瘤的基因检测.中华眼科杂志,2019(11):806-810.

第十一章 视神经病

第一节 视盘的先天性异常

一、大视盘

【概述】

大视盘,指视盘大小超过正常视盘直径平均值(1.60mm ± 0.2mm) 3 个标准差,多在 2.1~2.5mm 之间,通常单眼发生。

【病因】

多为先天发育异常,无明显的遗传倾向。

【诊断】

该病患者通常在体检时才被发现。

1. **症状** 视力一般正常,多无影响。

2. **眼底表现** 眼底检查见视盘大小明显增加,视盘周围可见轻度色素紊乱,但并无其他眼内异常。视杯多为圆形或横椭圆形,视杯/视盘比值通常较大,但无垂直性切迹(剥蚀现象)。

3. **辅助检查** 包括视野和眼眶 CT 检查。

(1) 视野检查:除了可有生理盲点扩大外,视野检查一般正常。也有颞上象限偏盲的报道。

(2) 眼眶 CT 检查:视神经孔大小常在正常范围或稍偏大,视神经管多正常。少伴有全身其他的先天性异常,偶伴有蝶筛脑膨出、腭裂和下颌面骨发育不全。

【鉴别诊断】

大视盘容易误诊为青光眼,需在充分排除青光眼后方可诊断。青光眼患者多双眼受累,有高眼压和视力损害病史,视盘大小正常,视杯/视盘比值增大,可见垂直性切迹,视野检查多可见典型的青光眼视野改变。根据患者的症状、体征及视野特点,可排除青光眼。

【治疗】

大视盘为先天发育异常,一般无需特殊治疗,建议长期观察随访。

二、小视盘

【概述】

小视盘,指视盘直径小于正常范围,可不影响视力,也可是视神经发育不全的眼底表现。生理性小视盘多有屈光不正,远视多见。

【病因】

为视盘先天发育异常,无明显的遗传倾向。

【诊断】

小视盘通常在眼部体检或视力下降进行眼科检查时才被发现。

1. 症状　视力一般不受影响,当有视神经发育不全时,视力可能会受影响。

2. 眼底表现　视盘面积较小,视杯不明显,有时外观似视神经炎,但无其他眼底异常。

3. 视野检查　可表现正常。

【鉴别诊断】

小视盘需与视神经发育不全等其他视盘发育异常和视神经炎相鉴别。

1. 视神经发育不全　除了视盘小外,通常有病理性改变,如典型的眼底表现为"双环征",常合并先天性虹膜和脉络膜组织缺损等。视力可正常或很差,视野可有部分缺损、广泛缩小或不对称偏盲等。

2. 视神经炎　视神经炎的眼底可表现为视盘边界不清,视盘周围静脉迂曲扩张;FFA 显示视盘表面血管扩张,荧光素渗漏,晚期荧光着染;视野检查可见生理盲点扩大,或视野损害。而小视盘若表现为假性视盘水肿,视盘可有轻微隆起,但一般不超过 2D;视盘表面毛细血管及视网膜静脉血管无扩张,FFA 无荧光素渗漏;视野检查和矫正视力可正常。

【治疗】

小视盘多需长期随诊,一般无须特殊治疗。

三、视神经发育不全

【概述】

视神经发育不全是最常见的视神经先天发育异常。男性患儿多于女性,约 60% 双眼发病,视力可正常或很差。典型的眼底表现为视盘明显小、色苍白,可有黄色外晕包绕,形成"双环征"。有少数常染色体显性遗传的报道。

【病因】

病因不明,可能由胚胎发育至 13~17mm 时视网膜神经节细胞层分化障碍所致。有人认为该病与妊娠期使用苯妥英钠或奎宁等药物有关,也可能与糖尿病和病毒感染有一定关系。在胚胎发育过程中受这些因素影响,导致视网膜神经节细胞发育障碍。当胚裂闭合,轴旁中胚叶组织不能进入胚裂,则导致视神经不发育。

【诊断】

1. **症状**　可单眼或双眼受累,约 60% 双眼发病,男性多见。有不同程度的视力障碍,少数为正常,也有只存在光感者。单眼发病常可致斜视,双眼患病多合并眼球震颤。

2. **眼部表现**　典型患儿眼底视盘明显较小、色苍白,视盘周围有浓淡不一的黄白色环,为视网膜色素上皮和视网膜向筛板异常延伸的标志,其外的第二环则为巩膜和筛板的交界,即为"双环征"。一般外环相当于正常视盘的大小,而内环则为视盘实际边界。眼底血管多正常,也可伴迂曲,黄斑中心凹反光正常或消失。

视神经发育不全常合并先天性虹膜缺损和脉络膜等眼组织缺损,也可有内分泌和中枢神经系统异常。

3. **辅助检查**　眼部 B 超可发现部分患眼的视神经较正常细小;视野检查可表现为部分缺损、广泛缩窄或盲斑束暗点,以及不对称的双颞侧或鼻侧偏盲等;视觉电生理检查显示约 1/3 的患者 ERG b 波轻度降低,视觉诱发电位无波形或有较重影响。

【鉴别诊断】

视神经发育不全需与单纯的小视盘相鉴别。因小视盘也是视神经发育不全的眼底表现,因此只有在排除视神经发育不全之后,才可考虑小视盘的诊断。

【治疗】

视神经发育不全一般无特殊治疗,只有并发眼部其他病变时,给予相应的治疗。

➢ 附:大视盘、小视盘和视神经发育不全的诊治流程图

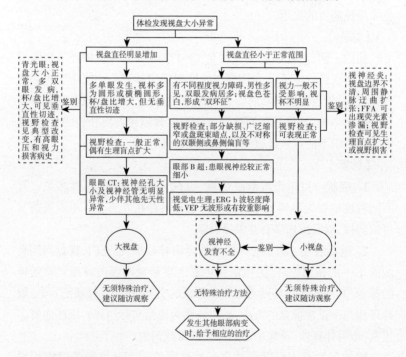

四、视盘缺损

【概述】

视盘缺损(optic disc coloboma)是一种少见的视盘先天发育异常,多因妊娠第 5 周或第 6 周胚裂闭合不全引起,常伴虹膜和脉络膜缺损

及其他先天性眼部异常,仅有视盘缺损者少见。发生率约 1/12 000,单眼或双眼发病,单眼多见,呈散发性,或显性遗传性伴外显不全。视力常明显减退,眼底常表现为视盘部分或全部缺损。

【病因】

某些原因使视杯外胚叶发生畸变,导致胚裂在视盘处闭合不全,如累及胚裂全层则为完全性缺损,仅累及部分胚裂可为部分性缺损。可能与母体在妊娠早期受到药物或感染性疾病的影响有关。视盘缺损或部分缺损患儿常有家族史。

【诊断】

根据患儿自幼视力差、眼球震颤,视盘比正常大,视杯大和深度凹陷,视盘缺损较易诊断。但视盘部分缺损,没有典型临床表现者,则易误诊。

1. 症状 多单眼患病,偶有双眼。一般视力较差,因视盘缺损程度不同,视力可有较大差异,完全缺损者甚至可致全盲。视力较差者常有斜视和眼球震颤。

2. 眼底表现 眼底视盘区域异常扩大,比正常视盘大约 2~4 倍,内部可见边界清晰的碗状凹陷性缺损,多位于下部,下方盘沿消失,上方盘沿存留可见;视网膜血管自缺损边缘进出。

3. 辅助检查 眼部 B 超检查于视盘缺损处见一较深的空腔,视杯扩大深陷。OCT 检查,可清楚地显示视盘轮廓和视盘缺损的深度及大小。因视盘缺损的大小及深度的不同,OCT 检查结果不同,有的可在开口处有一层低密度的组织,形态不规则,有的直接显示深凹的缺损区。视野检查可见生理盲点扩大。

【鉴别诊断】

在视盘和视杯扩大都不是很典型,视力下降不明显的患者,需要和视盘小凹、牵牛花综合征、青光眼、高度近视等进行鉴别。

1. 视盘小凹 一般发生在视盘颞侧,多数只有一个。有时也可出现在下方或鼻侧,视盘中央,或视盘上任何地方,直径大约 0.2~0.4DD。小凹的颜色呈灰白色或青灰或浅灰或黄白色,深浅不等。OCT 或 FFA 检查可明确诊断。

2. 牵牛花综合征 眼底异常酷似一朵盛开的牵牛花,视盘增大,中央呈漏斗状深凹陷,常被不透明白色组织填充;视盘周围似嵴样隆起并伴色素沉着;视盘边缘有数支血管呈放射状分布,走行平直,动静脉难分。眼部B超显示玻璃体腔后部呈倒置的"瓶颈状"回声图像。

3. 青光眼 发病年轻的较晚期患者视杯扩大,较深和苍白,类似视盘缺损。但患者眼压高,视盘直径正常,有着典型的青光眼视野改变,可协助诊断。故根据眼压有无异常、双眼视盘面积不对称、损害呈非进行性等特征易于鉴别。

4. 高度近视 高度近视患者因巩膜后葡萄肿使得视盘变形和颜色蜡黄,类似视盘缺损,但高度近视患者眼轴较长,眼球壁较薄且向后凸出,眼底呈豹纹状,视盘颞侧可见近视弧环绕视盘。两者根据病史、眼底表现及验光检查可鉴别。

【治疗】

本病属于先天性视盘发育异常,无特殊治疗方法。患儿视力差,可行散瞳检影验光,早期配戴眼镜矫正屈光不正和进一步弱视治疗。如发生眼部其他病变,则按相应治疗原则处置。

五、视盘小凹

【概述】

视盘小凹(optic pit)是一种较少见的先天性视盘发育不良,小凹处为局部神经组织缺损。常孤立存在,表现为视神经乳头上小的压陷或凹陷。发病率约为1/11 000,无明显遗传倾向,约10%~15%的患者双眼发病。

【病因】

视盘小凹,是神经外胚叶的先天性发育缺陷。可伴有其他眼部先天异常,如视盘前膜、脉络膜缺损及玻璃体动脉残留等。一般视盘小凹出生前即已存在,早年可能被胚胎残留物充填或遮盖,随着残留物的逐步被吸收,小凹逐渐暴露。因此,临床上常见到一些患者年龄较大就诊时才被发现。

一般认为本病为发育异常,为组织缺损或胚裂上端闭合不良。视盘小凹可并发黄斑部的视网膜劈裂或浆液性脱离等并发症。也有人认为是先发生视网膜劈裂,液体经过小凹水平引发外层视网膜脱离。关于视网膜下液的来源可能是:①液化的玻璃体;②蛛网膜下腔的脑脊液;③小凹内血管渗漏;④盘周脉络膜视网膜萎缩导致的脉络膜渗漏。也有研究认为,视盘小凹引起的黄斑部病变也可能与玻璃体后脱离有关。

【诊断】

尽管该病属先天性视盘发育异常,大多年龄较小的患者没有症状,往往在筛查或因视力受到影响就诊时才被发现,也有成年后体检才偶被发现。表现为视盘一侧圆形或椭圆形深凹陷,OCT 和 FFA 有典型表现,可明确诊断。

1. 症状 视力一般正常,早期不合并黄斑区浆液性视网膜脱离,视力多为正常。后期合并浆液性视网膜脱离会引起视力下降、视物变形。

2. 眼底表现 多数视盘小凹发生在视盘颞侧,一般只有一个,有时也可出现在下方或鼻侧,或视盘中央或视盘上任何地方。小凹的颜色呈灰白色或青灰或浅灰或黄白色,深浅不等,直径大约 0.2~0.4DD。小的视盘小凹容易被忽视,约 40% 的小凹伴有黄斑部视网膜病变,多为视网膜劈裂或浆液性脱离,偶有黄斑裂孔。

3. 辅助检查

(1) OCT 检查:OCT 可很好的显示小凹为视盘组织缺损,筛板组织缺失在视盘小凹处呈一无组织反射的暗区。频域深度增强 OCT 及扫频源 OCT 可以观察到小凹从开口到底部整个过程,小凹形状由小凹深度决定,浅凹呈三角形、深凹呈梨形或者呈一条沿视神经走行的裂隙状隧道,还可以观察到蛛网膜下腔与小凹的距离。如合并视网膜劈裂或黄斑区视网膜脱离,显示劈裂区与视盘小凹相连。

(2) FFA 检查:动脉前期,视盘荧光充盈,视盘小凹处显示为边缘清楚的圆形弱荧光区。随着造影时间的延长,弱荧光区内(小凹处)逐渐出现荧光素渗漏所致的荧光增强,晚期小凹处呈现强荧光。当合并黄斑区浆液性神经上皮脱离时,造影晚期视盘颞侧及黄斑区可呈现一片弱荧光区即神经上皮脱离区。

(3) 视野检查:生理盲点扩大和弓形暗点。与视网膜脱离相关的中心暗点、弓形暗点和周边视野的局限性缩小等。

【鉴别诊断】

1. 中心性浆液性脉络膜视网膜病变　合并黄斑区浆液性神经上皮脱离的视盘小凹,应与中心性浆液性脉络膜视网膜病变相鉴别。后者 FFA 表现为视盘荧光充盈正常,在动静脉期或静脉期视网膜上可看到荧光素渗漏点,呈炊烟状上升或墨渍样弥散扩大,晚期黄斑区呈现出不同形态的荧光积存。而视盘小凹合并黄斑区神经上皮脱离时,FFA 显示视盘荧光异常,在造影早期黄斑区即可看到边界清楚的神经上皮脱离区,但脱离区看不到荧光素渗漏点。

2. 青光眼　青光眼患者可出现视盘生理凹陷扩大、加深。两种疾病可根据病史、眼压、视野及视盘凹陷形态等临床特点进行鉴别。

【治疗】

据报道近 25% 的视盘小凹伴发黄斑病变的患者可自愈并视力提高,故视盘小凹早期可以随访观察。但对自然病程的观察发现,视盘小凹黄斑病变会导致黄斑裂孔的形成或色素上皮营养不良,并最终导致视力不可逆的恶化,因此视盘小凹发现合并黄斑病变时,尤其是出现黄斑区浆液性视网膜脱离时,建议尽早治疗。

(1) 单独激光光凝治疗:目的是使离小凹最近处视盘外缘的视网膜产生瘢痕性粘连,以封闭小凹通向视网膜的通道使黄斑区脱离复位,但治疗结果多难以预料,且液体吸收需耗费数月时间,且疗效甚微。

(2) 玻璃体腔注气联合激光光凝:可使患眼液体改善和减少,有报道称约 75% 视网膜内液体完全消除,视力改善。

(3) 玻璃体切割术联合激光光凝:目前玻璃体切除联合激光光凝治疗视盘小凹已取得较好效果。浓缩的玻璃体或神经胶质对小凹内组织的牵引是实施玻璃体切除手术治疗视盘小凹合并黄斑病变的依据。术中去除玻璃体对视网膜的牵引力,通过激光光凝形成"堤坝样"改变(即治疗后 OCT 上显示的视盘小凹与黄斑之间通道上形成的视网膜脉络膜瘢痕)是手术成功的关键。玻璃体腔内注入 C3F8 或 SF6 气体以使视网膜贴附于经激光光凝的视网膜色素上皮之上。但具体采用单纯玻璃体切除,还是联合激光光凝或玻璃体腔注气与否,目前尚无定论。

(4) 玻璃体切除联合辅助治疗(内界膜剥离 + 自体内界膜翻转填

塞或自体血清覆盖小凹等):视盘小凹黄斑病是一种"隐匿孔"的视盘改变,解除牵引,封闭裂孔是手术成功的关键。微创玻璃体切割术可解除玻璃体牵引,内界膜瓣填塞技术或自体血清注入小凹,目的是在视盘小凹边缘形成阻塞,以封闭"裂孔",阻止液体在视网膜层内的流动。从发病机制上来看,似乎能更好地治疗视盘小凹合并的浆液性视网膜脱离。

希望新的方法、新的技术和新的填塞材料能更有效的治疗该病,但无论哪种方法均要注意其潜在的治疗风险和可能的并发症。

➤ 附:视盘缺损和视盘小凹的诊治流程图

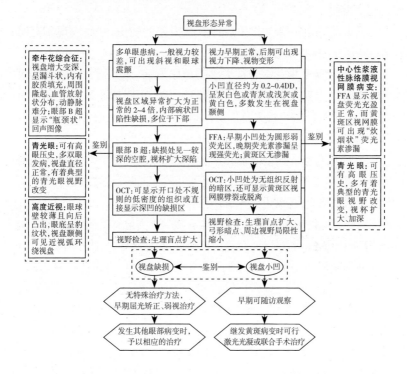

六、牵牛花综合征

【概述】

牵牛花综合征(morning glory syndrome)是先天性视盘发育异常的一种,因异常的眼底形态似一朵盛开的牵牛花而得名。1970年由

kindler 最先报道。一般认为该病无遗传倾向,多单眼发病,男女比例约 1:2。该病可合并 PHPV、先天性白内障、小眼球、脉络膜缺损等眼部异常。

【病因】

病因及发病机制尚不明确,可能与胚胎发育过程中胚裂上端闭合不全及中胚层异常相关。病理特征为视盘在视神经入口处缺损并伴有神经胶质增生。也有人认为该病是由于视盘周围巩膜发育异常、筛板缺损及视神经后移形成的凹陷。

【诊断】

牵牛花综合征患儿出生后即有视力差的病史,眼底表现具有明显的特征性,较易作出诊断。

1. 症状 牵牛花综合征大多为单眼发病,患儿通常在学龄期眼部体检时或因家长发现斜视、白内障、白瞳、小眼球或眼前节异常而就诊。患眼最佳矫正视力范围可从指数/眼前到 0.8,通常多低于 0.1。当出现视网膜脱离时,视力明显下降。

2. 临床特征 典型的眼底异常酷似一朵盛开的牵牛花,表现为视盘增大(较正常扩大 2~6 倍),中央呈漏斗状深凹陷,常被绒毛状或不透明白色组织填充;视盘边界不清,周围似嵴样隆起,多伴色素沉着;嵴外环绕视网膜脉络膜萎缩斑;视盘边缘有 20~30 支血管呈放射状分布,爬出嵴环向四周视网膜延伸,血管走行平直,动静脉难分,很少有分支。

视网膜脱离是牵牛花综合征最常见的并发症,会发生在约 1/3 的患者中,脱离多位于视盘周围及后极部,或范围更广泛。视网膜脱离可为孔源性或非孔源性,视网膜裂孔多位于视盘边缘或凹陷内,往往不易查找。一些牵牛花综合征患儿可合并神经系统异常(如基底脑膨出、胼胝体发育不全、烟雾病等)、内分泌系统异常(如垂体-下丘脑激素水平异常、骨龄低下等),以及泌尿系统异常等。

3. 辅助检查

(1) 眼部 B 超检查:牵牛花综合征具有典型的特征性声像图,即玻璃体腔后部呈倒置的"瓶颈状"回声图像,边界清晰,局限性膨出区内可见不规则低回声光点。

(2) FFA 检查:可清晰显示眼底凹陷区及视盘周围的畸形血管,有助于同视盘缺损等其他眼部疾病相鉴别。FFA 可见视盘漏斗状凹陷中心的白色组织早期呈弱荧光,晚期由于视盘上增生的组织染色,呈强荧光。视盘周围脉络膜萎缩环可透见荧光,边缘视网膜脉络膜色素呈荧光遮蔽。视盘周围可见众多的放射状的血管分布,但无荧光渗漏。

【鉴别诊断】

牵牛花综合征具有典型的眼底异常表现和眼部 B 超特征,诊断较为容易,但需要与视盘缺损和视盘周围葡萄肿等先天性视盘凹陷性病变相鉴别。

(1) 视盘缺损:可能是先天性胚胎发育过程中视杯近端异常融合所致,多单眼发病。典型的眼底表现为视盘区域异常扩大,视盘内可见边界清晰的凹陷性碗状缺损,一般多位于视盘下部,下方盘沿消失,上方盘沿存留可见,部分患儿可同时伴有下方的视网膜与脉络膜缺损。

(2) 视盘周围葡萄肿:是一种罕见的先天性眼底发育异常,通常单眼受累,可能与胚胎发育过程中后巩膜发育异常相关,眼底可见相对正常或颞侧变白的视盘位于局限性后陷的巩膜内,凹陷处视网膜与脉络膜呈萎缩样外观。与牵牛花视盘不同的是视盘内无明显胶质成分,视盘边缘无大量拉直的血管穿出。

(3) 生理性大视杯:视盘大小正常,凹陷大,但不到边缘,血管走行正常。

(4) 高度近视:患者视盘可有变形和颜色蜡黄,但高度近视患者眼轴长,眼底呈豹纹状,视盘周围可见视网膜与脉络膜萎缩弧,动静脉血管相对正常。

【治疗】

牵牛花综合征是一种先天性视盘发育异常,目前尚无有效的治疗方法。患儿视力损害程度因病变严重程度及有无视网膜脱离而不同,多数患儿会伴有屈光不正。在婴幼儿应尽早明确诊断,可针对性地进行验光配镜和弱视训练等积极有效的治疗,可能会改善部分患儿的视功能。

由于视网膜脱离的发生率较高,患儿需长期随访观察。当伴发视网膜脱离时,可根据具体情况行拦截性视网膜激光光凝或玻璃体切除手术治疗。玻璃体视网膜手术多联合长效气体填充,重水和硅油的使用应当谨慎。对存在视网膜脱离高风险的患眼,是否进行预防性激光干预,目前观点不一。部分专家认为,视网膜脱离高风险的牵牛花综合征患眼,需要进行拦截性视网膜激光光凝,以预防视网膜脱离的发生。但也有专家认为激光是一种破坏性治疗,会损伤视网膜神经细胞,使周围视野变暗,影响患者的视觉质量,因此,对于高危人群,建议每月定期观察随访。此外,对于对合并全身异常的患儿应积极与相关专科合作治疗。

七、视盘周围葡萄肿

【概述】

视盘周围葡萄肿是一种较为罕见的先天性眼部发育异常。眼底特征性表现为视盘及其周围组织向后凹陷形成葡萄肿,边缘陡峭,视盘位于凹陷底部,外观相对正常。该病不具有遗传性,通常单眼受累,双眼同时发病较少,一般不伴有其他系统性疾病或先天异常。

【病因】

视盘周围葡萄肿是一种先天性眼病,属视神经发育不良范畴,可能与后巩膜的发育异常有关。巩膜的先天缺陷或病理损害导致其抵抗力减弱,在眼压的作用下,巩膜及深层的葡萄膜向外扩张、膨出,形成葡萄肿。

【诊断】

视盘周围葡萄肿为先天性疾病,在临床上比较罕见,可能因为外观、视力或并发症等原因就诊,根据其特有的眼底表现,诊断并不困难。临床上视盘周围葡萄肿的诊断标准为:①围绕视盘的眼底深凹陷;②视盘位于凹陷底部,外观可正常,也可出现颞侧苍白;③凹陷壁和边缘可见视网膜色素上皮和脉络膜萎缩样改变;④视网膜血管形态正常。

1. 症状 视盘周围葡萄肿多单眼发病,双眼发病少见。一般患眼视力差,可伴斜视、眼球震颤,病情轻者视力不一定减退。

2. 眼部表现 特征性的眼底表现为视盘及周围组织向后陡峭凹陷,凹陷顶部可有脱色素或色素增生现象,视盘位于凹陷底部,外观相对正常或颞侧变白,视网膜血管自视盘发出,数目及管径比例相对正常,沿陡峭的凹陷侧壁爬出后于视网膜平面走行自然。有些病例可见视盘周围葡萄肿随呼吸运动同步搏动。

3. 并发症 视盘周围葡萄肿一般不伴全身系统性或先天性疾病,但眼部可合并先天性白内障、先天性小眼球、先天性永存瞳孔膜和永存原始玻璃体增生症等先天异常。随访过程可出现斜视、眼球震颤、白内障和视网膜脱离等并发症。其中,视网膜脱离最为常见。

4. 辅助检查 眼球 B 超和眼眶 CT 显示视盘及周围组织向后凹陷,陡峭,呈桶状外观。眼轴测量的后界位于葡萄肿底部时,眼轴较长,但眼球后壁弧度正常。

【鉴别诊断】

视盘周围葡萄肿的诊断,需排除合并其他先天性或系统性疾病者,同时需重点与牵牛花综合征和高度近视性后巩膜葡萄肿相鉴别。

1. 牵牛花综合征 视盘葡萄肿与牵牛花综合征极易混淆,两者主要的鉴别点:①牵牛花综合征视盘增大,面积约为正常视盘的 2~6 倍,而且视盘表面有绒毛状白色胶质增生,而视盘周围葡萄肿的视盘形态大致正常,视盘表面也没有明显胶质增生变性;②牵牛花综合征视盘凹陷不像视盘周围葡萄肿凹陷明显、陡峭;③牵牛花综合征视盘周围爬出血管可多达 20~30 支,动静脉不易分辨,走行平直,而视盘周围葡萄肿视网膜动静脉可分辨,血管走行自然。

2. 高度近视性后巩膜葡萄肿 50.5% 的高度近视眼会出现后巩膜葡萄肿,其中 45.5% 的后巩膜葡萄肿会累及视盘,但相对于视盘葡萄肿而言,高度近视性后巩膜葡萄肿的发病年龄较大,凹陷坡度较缓,且双眼发病概率较高。

【治疗】

视盘周围葡萄肿患儿多视力差,早期眼科检查及治疗具有重要意义,部分患儿的视力可通过遮盖、训练的方法得到提高。视力差的成人患者,尽量纠正其屈光不正,以提高视功能。如合并先天性白内障或出现斜视,可进行白内障或斜视矫正术治疗。如发生视网膜裂孔或出现视网膜脱离,可根据具体情况进行激光光凝拦截或视网膜脱离手术治疗。

> 附:牵牛花综合征和视盘周围葡萄肿的诊治流程图

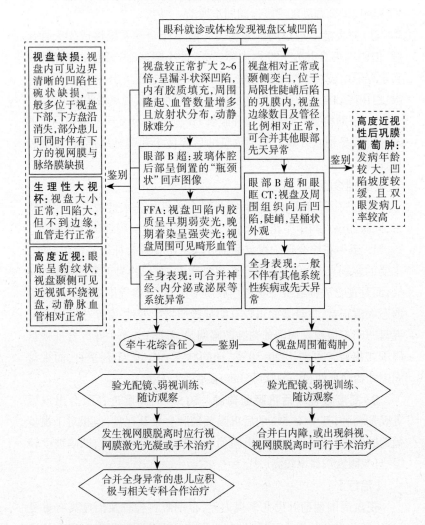

八、视盘玻璃膜疣

【概述】

视盘玻璃膜疣(optic disc drusen)是由视盘未成熟的视神经胶质增生变性,或视神经纤维轴浆崩解钙化而成。本病在婴儿期比较少见,多在十几岁时才出现,而且病情不断进展。临床上分为两类,即可见性和埋藏性视盘玻璃膜疣。可见性视盘玻璃膜疣为视盘上粗糙的、边缘凹凸不平的、发亮的不规则结晶样体,呈桑葚样外观,有些表现为假性视盘水肿;埋藏性玻璃膜疣则位于视盘深部,眼底表现为视盘隆起,随年龄增长,疣体增大,可以转变为可见性玻璃膜疣。该病多双眼发病,埋藏性玻璃膜疣更为常见,可见性视盘玻璃膜疣相对较少。

【病因】

关于视盘玻璃膜疣的病因和发病机制有多种假说。Sacks 等认为其属于先天性视盘血管异常,当血液循环障碍时,血浆蛋白漏出,聚积于视盘,形成视盘玻璃膜疣;Seitz 等从组织化学角度研究,认为视盘玻璃膜疣起源于视神经纤维崩解后轴浆的衍生物,它的形成是一个慢性变性过程;Spencer 认为视盘玻璃膜疣的形成是由于轴浆流传输的变化所致;Tso 则认为是由于轴突代谢紊乱导致细胞内线粒体钙化,轴突崩解,线粒体释放到细胞外,产生微小的钙化体,随着钙质不断地积聚在这些病灶上,形成视盘玻璃膜疣。

【诊断】

可见性视盘玻璃膜疣相对容易诊断,在视盘表面见半透明桑葚状发亮结晶样物质,OCT 显示高反射,眼部 B 超显示视盘钙化点;埋藏性玻璃膜疣视盘表面正常或仅见视盘饱满,需借助辅助检查才可确诊。

1. **症状**　患者视力多数正常或缓慢下降。因发病隐匿,症状轻微,患者一般因发生并发症视力下降或体检时发现。

2. **眼底表现**　视盘处常有玻璃样物质,位于视盘浅表时呈黄白色或蜡黄色、半透明、发亮的圆形小体,多数患者常出现在视盘鼻侧。深埋在视神经组织内者称埋藏性视盘玻璃膜疣,视盘稍扩大、隆起,边界不清,呈不规则起伏状。视网膜血管在视盘上弯曲爬行,呈现假性视盘水肿外观。由于神经纤维受压,视网膜下出血或视网膜下新生血管形成可以引起视力丧失,但很少见。

3. **并发症**　视盘玻璃膜疣可并发多种眼底病变,如视盘旁脉络膜新生血管、前部缺血性视神经病变、视网膜中央动脉或静脉阻塞等。

4. 辅助检查

（1）视野：可表现为视野缺损，包括生理盲点扩大，神经纤维束性缺损，偶尔出现不规则的周边视野缺损，以及向心性视野缩小等。

（2）FFA 检查：表浅玻璃膜疣呈高自发荧光。FFA 检查造影晚期病灶处荧光着染，但无荧光渗漏。

（3）眼部 B 超：可见视盘处钙样物质沉积及强回声反射。

（4）OCT：表现为视盘神经纤维组织内高反射致密光点，其下阴影遮蔽，可用于发现埋藏性玻璃膜疣。

【鉴别诊断】

埋藏性玻璃膜疣所致假性视盘水肿样外观，需排除颅内高压增高导致的视盘水肿，以及视神经视盘炎等疾病。

1. 视盘水肿　由颅内病变所致颅内压增高引起，患儿可同时伴有头痛、复视、恶心、呕吐等症状，视盘边缘模糊，可伴视盘周围视网膜水肿，静脉扩张纡曲，视网膜可见火焰状出血和棉絮状渗出物，FFA可见视盘表面和周围血管扩张，晚期荧光渗漏。

2. 假性视盘水肿　是一种常见的视盘先天异常，多见于眼球较小的远视眼，视盘本身也小。表现为视盘边界不清，生理凹陷缺如。因血管较密集，视盘色红，视盘可有轻微隆起，但一般不超过 2D。眼部 B 超和 OCT 检查有助于鉴别。

【治疗】

视盘玻璃膜疣若无并发症，一般随访观察，无须特殊治疗；若出现视盘出血，可给予止血祛瘀及营养视神经治疗；若伴有脉络膜新生血管形成，可根据情况行玻璃体腔抗 VEGF 药物注射或光动力疗法（photodynamic therapy，PDT）治疗；如出现缺血性改变，可给予改善微循环、营养视神经及对症治疗等。

> **附:视盘玻璃膜疣的诊治流程图**

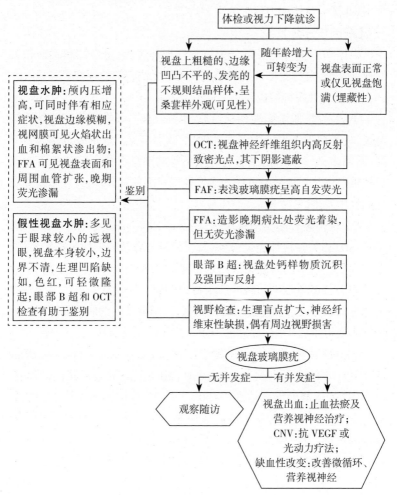

（吕 洋 严宏祥 王 亮 张自峰 王雨生）

第二节 视神经炎

【概述】

视神经炎是指累及视神经的各种炎性病变。视神经炎在儿童中发病较成人少见,发病率约为(1~5)/10 万人。视神经炎的危害性较大,是儿童亚急性视力损害的主要病因之一。

【病因与分类】

根据病因视神经炎可分为特发性视神经炎、感染性和感染相关性视神经炎、自身免疫性视神经炎和其他无法归类的视神经炎。

1. 特发性视神经炎

(1) 特发性脱髓鞘性视神经炎:也称经典多发性硬化相关性视神经炎,近半数患者发展为多发性硬化,欧美多见。以单眼急性视力下降、眼痛多见,约 1/3 的患者有轻重不等的视盘水肿,余 2/3 患者为球后视神经炎。视神经炎可作为多发性硬化的首发表现,或在多发性硬化病程中发生,易复发。

(2) 视神经脊髓炎谱系疾病(neuromyelitis optica spectrum disorder, NMO-SD)相关性视神经炎:是累及视神经与脊髓的炎性脱髓鞘疾病,亚洲高发。双眼同时或相继出现迅速而严重的视力下降,眼痛少见,多数患者会遗留至少一眼的严重视力障碍。急性脊髓损害可于视力下降之前、之后或同时发生,表现为截瘫、感觉及括约肌功能障碍。分为抗水通道蛋白 4(aquaporin, AQP4)抗体阳性及阴性。

(3) 抗髓鞘少突胶质细胞糖蛋白(myelin oligodendrocyte glycoprotein, MOG)抗体相关性视神经炎:在出现疑似脱髓鞘综合征的儿科患者中,抗 MOG 抗体的检出率达 30%~50%。抗 MOG 抗体相关性视神经炎在临床上主要表现为双眼同时或快速序贯受累,可出现球后疼痛或转眼时疼痛,急性期视力受损严重,表现为视力下降、视野缩小、视盘水肿等。抗 MOG 抗体阳性的患者糖皮质激素辅助免疫球蛋白注射或血浆置换治疗效果较好,但糖皮质激素减量或停止时存在迅速复发的倾向。

(4) 其他中枢神经系统脱髓鞘疾病相关性视神经炎:较少见,其中急性播散性脑脊髓炎最多见于儿童接种疫苗后 1~3 个月内,脱髓鞘病灶可累及视神经而发生视神经炎。这种视神经炎通常双眼同时发生,伴有较明显的视盘水肿,视功能损害程度不一,但在糖皮质激素治疗后视功能恢复较好。

2. **感染性和感染相关性视神经炎** 病原体可通过直接蔓延、血行播散等途径直接侵犯视神经(感染性视神经炎),也可通过触发免疫机制导致视神经炎(感染相关性视神经炎)。可单眼或双眼急性、亚急性起病,具有明确的感染性疾病(如风疹、麻疹、水痘、梅毒、结核和HIV)等的临床及实验室证据。

3. **自身免疫性视神经病** 可以是系统性自身免疫性疾病(如系统性红斑狼疮、结节性多动脉炎、结节病等)的一部分,也可作为系统性自身免疫性疾病的首发表现。单眼或双眼均可累及。视力损害程度多较严重,且恢复较差,部分患者有糖皮质激素依赖现象。

【诊断】

1. **临床表现** 儿童视神经炎以双眼起病为主,双眼受累约占患病总人数的 60%~70%,且发病前多具有前驱症状,如发热、感染、疫苗接种史等。常见双眼视力损害程度不一致,约半数患儿会有色觉异常表现,且以获得性红绿色觉障碍为主。

2. **眼科检查** 包括单眼或双眼视力下降、视野缺损、对比敏感度下降、色觉异常,以及眼底检查见视盘水肿等。相对性传入性瞳孔障碍(relative afferent pupillary defect, RAPD)阳性及视觉诱发电位(visual evoked potential, VEP)的改变能够较为客观、敏感地评价视觉通路的异常,对儿童视神经炎的诊断具有着重要辅助价值。部分儿童患者视网膜神经纤维层变薄,光相干断层扫描(optical coherence tomography, OCT)检查也具有辅助诊断意义。

3. **辅助检查** 大部分患者的眼眶增强 MRI 检查示视神经呈现长 T_2 信号,部分有 T_1 增强。脑 MRI 异常提示多发性硬化症的可能性大。血清学检查中,抗 AQP4、抗 MOG 抗体阳性患者易出现视神经炎反复发作。脑脊液检查对于排查感染性视神经炎至关重要。

【鉴别诊断】

1. **视盘水肿** 多因颅内压增高所致,可有头痛、复视及恶心、呕吐;其他原因有急进性高血压、肾炎和严重贫血等全身性疾病。早期视力正常,视野检查可有生理盲点扩大;眼底检查可见双眼视盘水肿、视盘边界模糊、视盘周围视网膜线状出血、渗出及散在棉绒斑。

2. 压迫性视神经病变 因视神经的受压部位不同,可有不同的早期视野和视盘损害表现,视盘可正常、色淡或水肿;眶内占位性病变者多单侧发病,常伴眼球突出或眼球运动受限;影像学检查可见眶内或颅内占位性病变。

3. Leber 遗传性视神经病变 可有母系家族史,青少年男性多见。表现为无痛性急性或亚急性视力下降,双眼可同时或间隔发病。病变早期视盘旁浅层毛细血管明显扩张,但无荧光素渗漏;视盘无明显水肿,仅充血,晚期视神经萎缩;线粒体 DNA 点突变检测可明确诊断。

4. 中毒性或代谢性视神经病变 双眼进行性视力下降,常伴营养不良、药物及重金属中毒等。

【治疗】

目前尚无前瞻性的临床试验可以为儿童视神经炎提供循证医学证据。目前主要使用的治疗方法来源于视神经炎治疗试验(optic neuritis treatment trial,ONTT)。

1. 病因治疗 应尽力找出病因并积极治疗。因视功能障碍可能只是潜在全身性疾病的前期表现,故一旦发现相关疾患,应及时请儿科、神经科、风湿免疫科或感染科等相关科室会诊,并转诊至相关科室进行全身系统性治疗。

2. 药物治疗

(1) 糖皮质激素:静脉输液甲强龙为非感染性视神经炎的一线用药。静脉滴注甲强龙剂量为 20mg/kg,每天一次,治疗 3 天,后改口服泼尼松片 1mg/(kg·d),逐渐减量,维持不应少于 3 个月。如视功能损害严重且合并抗 AQP-4 抗体或抗 MOG 抗体阳性,或反复发作呈现糖皮质激素依赖现象,冲击治疗可于 3 天后减半再冲击 3 天,后改为口服泼尼松片并逐渐缓慢减药,维持总疗程不少于 6~12 个月。

(2) 免疫治疗:免疫球蛋白及免疫调节剂对于病情反复或糖皮质激素治疗不敏感者具有重要治疗意义。免疫调节剂可选择吗替麦考酚酯或利妥昔单抗。

(3) 其他治疗:血浆置换可用于辅助激素治疗 NMO-SD 及抗 MOG

抗体阳性视神经炎,对于糖皮质激素使用禁忌证的患儿也可作为首选治疗方式。

(4) 辅助治疗:营养神经、改善微循环等治疗,如复方樟柳碱注射液颞浅动脉旁皮下注射。

➤ 附:视神经炎的诊治流程图

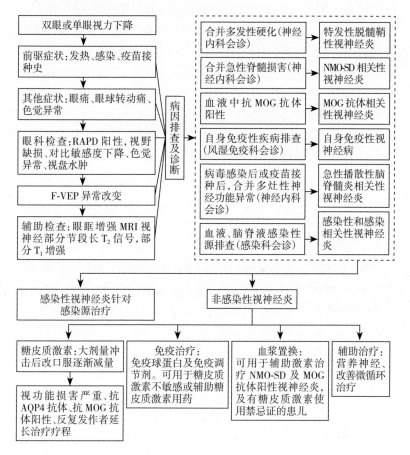

（徐文芹　张自峰　王雨生）

第三节　Leber 遗传性视神经病变

【概述】

Leber 遗 传 性 视 神 经 病 变（Leber hereditary optic neuropathy，LHON）是一种由线粒体基因突变引起的视神经退行性病变，属于母系遗传性疾病，仅女性患者或携带者的后代会发病，男性患者或携带者的后代则不会发病。1871 年由 Theodor Leber 确认该病是一种独立的遗传性疾病。通常 10~35 岁发病，多见于男性，我国估计发病率约为 1/100 000。LHON 以无痛性双眼或单眼中心视力减退为主要症状，晚期主要表现为视神经萎缩，视功能预后总体较差。

【病因】

LHON 是一种经典的线粒体疾病。线粒体基因和功能的稳定性同时受核基因和线粒体基因的调控。线粒体基因突变是导致 LHON 的必要条件，细胞核修饰基因、线粒体继发突变、线粒体单体型、环境因素（如吸烟、饮酒、药物、情绪和应激）等，均可独立影响 LHON 的外显，也可能与线粒体基因原发突变协同作用而致病。85%~95% 的 LHON 患者是由 *MT-ND4* m.11778G>A、*MT-ND6* m.14484T>C 和 *MT-ND1* m.3460G>A 三个致病的原发性突变位点引起，其中 *MT-ND4* m.11778G>A 是我国 LHON 患者最常见的突变位点。视网膜神经节细胞（retinal ganglial cells，RGC）受损或凋亡是 LHON 的主要病理生理机制。线粒体 DNA（mitochondiral DNA，mtDNA）突变引发线粒体内膜的呼吸链酶复合体Ⅰ功能障碍，导致线粒体三磷酸腺苷（ATP）生成减少和活性氧产生增多，造成 RGC 轴突能量代谢障碍，引发 RGC 发生功能丧失或凋亡，导致患者视力下降，甚至丧失。

【诊断】

LHON 的诊断一般需要结合患者的临床表现、神经眼科检查和 mtDNA 基因检测结果。患者的发病年龄、病史、家族史、眼底表现，以及视野和 FFA 等临床特征是该病诊断的重要依据。LHON 的临床诊断标准：①双眼同时或先后出现无痛性急性或亚急性视力下降；②急性期视盘充血,视盘周围毛细血管扩张纡曲,神经纤维层肿胀;晚期视神经萎缩,以颞侧为主;③常见的视野缺损类型为中心或旁中心暗点;④VEP 振幅和峰潜时异常;⑤母系成员有发病或携带者家族史,mtDNA 检测确定有突变存在;⑥CT 或 MRI 检查排除颅内肿物及中枢神经系统其他疾病。

1. 临床表现 LHON 为母系遗传病,主要累及青少年男性,多于10~35 岁起病,10 岁以下及 50 岁以上发病者相对较少。患者主要表现为急性或亚急性的无痛性视力下降,双眼在 1 年内相继或同时受累,可伴有红绿色为主的色觉障碍。视力可在 1~2 年内逐步下降,也可能突然完全丧失,视力通常减退至 0.1 左右,甚至仅有指数/眼前,但无光感者罕见。同一家系不同患者可以出现不同程度的视力下降。

由于含黑色素的 RGC 在病变过程中能相对保留,患者瞳孔对光反射可保持完好,但当双眼先后发病或双眼受累程度不同时,可以查见相对性传入性瞳孔障碍。LHON 急性期眼底表现为视盘充血、色红,视盘边界模糊,视盘周围毛细血管扩张纡曲,视盘周围神经纤维层肿胀(假性视盘水肿);少数患者视盘可表现正常。随着疾病进展,视盘充血逐渐消退,颞侧盘沿颜色变淡。进入慢性期后,由于视盘黄斑束轴索损伤、丢失,表现为颞侧为主的视盘苍白,也可扩展至视杯甚至出现弥漫性视盘苍白。LHON 突变携带者眼底表现可完全正常,也可出现视盘表面或周围毛细血管扩张样微血管病变、视盘水肿或其周围视网膜神经纤维层肿胀。

除眼部表现外,少数 LHON 患者还可能合并预激综合征、Q-T 间期延长及肢体痉挛等心血管及神经系统症状,又称为"LHON plus"综合征。因此,伴随神经系统症状的视神经病变患者需注意排除LHON。

2. 辅助检查

(1) 视野:早期视野表现以中心暗点、旁中心暗点和与生理盲点相连的中心暗点最为多见,视野缺损范围可随病情进展逐渐扩大。

(2) FFA:急性期患者可见视盘毛细血管及小动脉明显纡曲扩张,视盘黄斑束血管床减少,毛细血管充盈延迟或充盈缺损,管径不规则,但视盘及盘周无荧光素渗漏;慢性期视盘血管分布总体减少,动静脉循环时间延长,视盘区域异常扩张的小动脉及毛细血管消失,视网膜动脉明显变细。

(3) VEP:早期图形 VEP 的 P100 潜伏期及波幅均正常;随疾病进展,可表现为 P100 潜伏期延长、波幅下降甚至波形引不出。

(4) OCT:临床前期、急性期可见颞侧及下方象限视网膜神经纤维层增厚;随病情进展,颞侧象限神经纤维层逐渐变薄;慢性期视盘上方、鼻侧、下方象限的神经纤维层也逐渐变薄,一般在发病一年后达到稳定。

3. 基因诊断 通过 mtDNA 靶向测序、多基因包或 mtDNA 全测序等分子诊断方法,发现外周血 mtDNA 致病性突变可证实诊断,是 LHON 的确诊标准。LHON 致病的主要位点明确,且 3 个原发位点所占人群比重大,因此对 3 个原发位点的靶向测序是最有效和首选的方案。

【鉴别诊断】

1. 视神经炎 LHON 在临床表现上与视神经炎存在相似之处,包括单眼或双眼急性视力下降、眼底正常或视盘"水肿"等,容易误诊为视神经炎。但与 LHON 不同的是,视神经炎可由感染、炎症、自身免疫疾病等因素导致,患者视力损害程度轻重不等且通常不对称,视力下降在发病 2 周内达峰值。且视神经炎常伴随转眼痛,视力恢复程度相对较好。视野损害类型多样,FFA 可见荧光素渗漏,急性期视神经炎 MRI 可见视神经强化,mtDNA 检测阴性可排除诊断。

2. 常染色体显性遗传性视神经萎缩(autosomak dominant optic atrophy,ADOA) 该病有明显的家族遗传史,父母患病可直接遗传至子女。常在儿童期隐匿发病,表现为正常、轻中重度甚至极重度视力损伤。色觉障碍主要为蓝黄色觉异常,不同于 LHON 的红绿色盲为主。视野损害通常表现为中心暗点或旁中心暗点,眼底表现为颞侧视盘苍白。除视功能障碍外,ADOA 还可伴有神经、心血管及骨骼肌系统异常。*OPA* 基因突变可证实诊断。

3. 营养不良性及中毒性视神经病变 维生素 B_{12} 缺乏、叶酸缺乏、长期大量吸烟饮酒、药物中毒等均会损伤视神经。典型临床表现为双眼进行性、对称性视力下降。病变初期视盘可正常或轻度充血、水肿，亚急性期和慢性期视盘逐渐苍白。此类病因所致视神经损伤多为慢性病程，视力损害多在 0.05 以上(甲醇中毒除外)，色觉减退可为首发或唯一早期症状，P100 波幅下降但潜伏期多正常(维生素 B_{12} 及叶酸缺乏除外)。mtDNA 检测可加以鉴别。

4. 其他眼科疾病 一些起病隐匿的视网膜病变与 LHON 患者的双眼对称性视力下降表现相似。黄斑病变视野检查可发现中心暗点，与 LHON 视盘黄斑束损害导致的中心视野缺损不易鉴别。部分视锥细胞营养不良患儿初诊为"视神经萎缩"。OCT 及视觉电生理检查对这些疾病的鉴别诊断具有重要意义。

【治疗】

尽管药物治疗对 LHON 有一定效果，但目前尚无特效治疗手段，仍以改善患者生活质量为主。针对 LHON 患者的治疗方法主要包括艾地苯醌、辅酶 Q_{10} 及基因治疗等，其中艾地苯醌是 LHON 最为常用的治疗方法，基因治疗是未来最有希望的治疗方法。目前不推荐对 LHON 突变携带者进行治疗，远离烟草，避免使用易致线粒体损伤的药物(如乙胺丁醇)，并控制酒精的摄入，是降低 LHON 突变携带者发病风险的重要举措。此外，也不推荐对 LHON 患者的无症状亲属进行治疗。

(1) 艾地苯醌：艾地苯醌对于发病早期以及视力相对较好的患者可以取得一定的疗效，是国外目前唯一经临床研究证实有效的药物，并已在欧洲获得批准用于临床。推荐早期使用艾地苯醌，900mg/d 口服，至少持续 1 年。但国内尚无随机双盲对照研究证实艾地苯醌治疗 LHON 的有效性及安全性。

(2) 辅酶 Q_{10}：辅酶 Q_{10} 是位于线粒体内膜上的亲脂性电子载体，可绕过酶复合物 I 直接将电子传输到酶复合物 III 中，从而克服 LHON 患者酶复合物 I 呼吸链的缺陷，恢复细胞能量的产生，可防止视力的进一步丧失，促进视力的恢复。但在临床研究中发现，人体对于辅酶 Q_{10} 的吸收十分缓慢，生物利用度低，治疗效果十分有限。

(3) 其他药物:可以选择复合维生素、α-硫辛酸、左卡尼汀、肌酸、L-精氨酸及改善微循环相关药物。但目前尚无随机对照研究证实其临床疗效。

➢ 附:Leber 遗传性视神经病变的诊治流程图

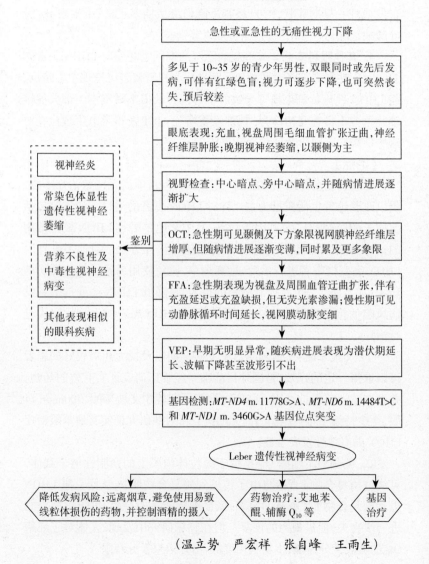

（温立势　严宏祥　张自峰　王雨生）

第四节　视盘水肿和视神经萎缩

一、视盘水肿

【概述】

视盘水肿（optic disc edema）又称视乳头水肿（papilledema），指视盘肿胀，它不是一个独立的疾病，而是一种典型的体征，表现为视盘充血、隆起的状态。既往将视盘水肿分为非炎性及炎性两种情况，现视盘水肿多指因颅内压增高所致的非炎性视盘肿胀。视盘水肿多双眼发病，而由颅内压增高所致的视盘水肿也可双眼不对称。与成人相比，儿童神经系统发育不够完善，常缺乏典型的颅脑神经病变症状，因此视盘水肿发病也较为隐匿，较易漏诊。但持续的视盘水肿预示患儿可能存在视力丧失甚或危及生命的风险，因此早期发现并对视盘水肿做出定性、定量的评估具有重要的临床意义。

【病因】

在儿童患者中，视盘水肿最常见的原因是颅内占位性病变所致的梗阻性脑积水。这种损伤可导致突然的小脑幕裂孔疝及死亡，因此儿童视盘水肿的准确诊断和快速治疗尤为重要。其他原因还包括外伤、先天性颅脑畸形以及良性颅内压增高等。视盘水肿的主要发病机制为视神经筛板后鞘膜间隙与蛛网膜下隙相通，增高的颅内压传导至筛板处，使得视盘处视网膜神经节细胞轴突轴浆运输障碍，或引起视神经周围血液循环障碍，导致神经纤维水肿、水向前隆起。如持续的颅内高压得不到缓解，则可表现为视盘局部缺血、出血、神经纤维坏死和胶质增生等。

【诊断】

视盘水肿患儿视力早期多数正常，视力下降少见。可伴有短暂、一过性视物模糊，多发生在转动眼球时，称注视性黑矇。同时可伴有头痛、复视、恶心、呕吐等症状。随病程延长，患儿视力可减退，最后甚至完全失明。复视也是视盘水肿患儿常出现的症状之一,多因基底动脉的一个横支压迫外展神经,引起外直肌麻痹所致。严重的急性或慢性视盘水肿均可出现视野缺损及视力下降。早期视野检查可有生理盲点扩大,末期表现为视野向心性缩小,甚至形成管状视野。根据视盘水肿的发病过程及临床表现,可将其分为初期、进行期、恶性期和末期。

(1) 初期:视盘充血,边界模糊,以上、下界为著,生理凹陷消失,筛板小凹不见,视盘向前稍隆起,高起不超过 2D,轻压眼球,视网膜静脉管腔变细,搏动减弱或消失。视网膜静脉自发性搏动消失对该期判断有一定意义。用立体眼底彩色照相或直接检眼镜检查可发现早期视神经纤维肿胀。FFA 检查见视盘毛细血管扩张、静脉回流缓慢等都有助于早期诊断。视野检查可见生理盲点水平扩大。

(2) 进行期:视盘边缘不清,生理凹陷消失,高起 3~4D,视盘毛细血管扩张,静脉怒张弯曲,搏动消失,呈断续现象,视盘周围视网膜呈灰色,部分患儿黄斑区可见扇形或星芒状白色渗出。若患儿颅内压迅速升高,视网膜可见大片火焰状出血和棉絮状渗出物,甚至玻璃体积血。严重者可见 Paton 线,即视盘旁 3~4 条纤细同心性弧形线条,是由于视盘水肿使视网膜向周围移位所致。长期视盘水肿者可见视盘周围的视网膜下新生血管。

(3) 恶性期:视盘水肿呈蘑菇状隆起,可高达 5D 以上,并有较多的视网膜出血和渗出物,彼此互相融合,分布范围较广。本期为视盘水肿最严重阶段,患儿视力常有一定程度减退,视野检查可呈向心性缩小。

(4) 末期:亦称慢性萎缩期视盘水肿。视盘隆起逐渐降低或消失,颜色苍白,边缘不清,生理凹陷消失,筛板小凹不见,视盘处可见小圆形硬性渗出物。视网膜动脉变细,静脉恢复正常或稍细,神经纤维退变,神经胶质增生,血管周围可有白鞘。患儿表现为明显视力减退、色觉障碍和严重视野缺损等。

初期视盘水肿由于临床表现及体征并不典型,诊断略困难。辅助检查如眼底照相、视野检查、眼部 B 超、OCT 和 FFA 等对诊断有一定帮助。对诊断不明确的患儿,应在短期内连续复查眼底,观察视盘及其周围视网膜变化,以明确诊断。进展期的视盘水肿具有典型的临床表现,较易诊断。对已明确的视盘水肿,需作头颅 CT、MRI 检查或腰椎穿刺、脑脊液分析,请神经科、儿科或相关科室会诊,明确视盘水肿病因。特别需要注意的是,由于患儿检查配合欠佳,眼部 B 超有助于确定视盘水肿的诊断。

【鉴别诊断】

1. 视盘炎　视盘的一种急性炎症,发病急,视力损害严重,多累及双眼,很易与视盘水肿混淆。视盘炎的主要鉴别点:①多数患儿双眼突发视物模糊,在 1~2 天内视力严重障碍,甚至无光感。可有眼球转动痛,少数患儿可有头痛、头昏,但多无恶心、呕吐。②瞳孔不同程度的散大,对光反射迟钝或消失。③眼底表现为视盘充血,边界模糊,水肿较轻,多不超过 2~3D。视盘周围的视网膜水肿,甚至累及整个后极部视网膜。视网膜静脉纡曲扩张,视盘周围少许轻的火焰状出血,很少有渗出。视盘附近的玻璃体内可见炎性细胞。晚期视盘炎可发生继发性视神经萎缩。④视野改变主要是巨大的中心暗点,周边视野一般变化不大,炎症严重时也可有明显的向心性视野缩小。

2. 前部缺血性视神经病变　是因供血不足引起的视盘梗塞性疾病,常为特发性,多 50 岁以后发病。在明确的致病因素中,最常见的为巨细胞动脉炎,眼部损害一般为睫状后短动脉感染所致。临床有如下特征:①两眼同时或先后受累,相隔数周至数年不等。②发病突然,无疼痛。视力可在数小时或数天内逐渐下降,直到无光感。丧失的视功能几乎不可能恢复,或恢复极有限,此点有别于视盘炎。③眼底早期表现为轻度视盘水肿,可见部分视盘肿胀,通常伴视盘周围神经纤维层出血。水肿消退后,视盘可呈现区域性颜色变淡或苍白。④FFA检查显示视盘荧光不对称。造影早期多表现为视盘某一区域呈弱荧光,其余部分荧光正常;弱荧光区后期因渗漏而呈强荧光。少数病例在造影早期即显强荧光,后期荧光更加强烈。⑤视野改变具有重要的诊断价值,多为与生理盲点相连的弓形视野缺损,或呈水平或垂直偏盲,但视野缺损不以正中线为界。FFA 视盘荧光异常区与视野缺损范围相对应。

3. 视盘玻璃膜疣　为筛板前神经组织中出现的玻璃样物质,发病率为 0.3%~1%,75%~80% 双眼发病。多在十几岁时才出现,发病隐匿,症状轻微,且病情不断进展,一般因发生并发症视力下降或体检时发现。临床上可分为 2 型:①可见性视盘玻璃膜疣,表现为视盘上不规则、黄色反光颗粒,呈桑葚样外观;②埋藏性视盘玻璃膜疣,位于视盘深处,不易直接看到,表面被视神经纤维组织覆盖,可呈现视盘饱满、边界不清等与视盘水肿相似的眼底表现。眼部 B 超检查所见的视盘处强回声反射和钙化灶,以及 OCT 显示的视盘神经纤维组织内高反射致密物质均有助于与视盘水肿的鉴别。

4. 假性视盘水肿　是一种常见的视盘先天异常,多见于眼球较小的远视眼,视盘本身也较小。由于视神经纤维通过较小的巩膜孔,神经纤维较拥挤,因而可表现为视盘边界不清和生理凹陷缺如。因血管较密集视盘色红,视盘可有轻微隆起,但一般不超过 2D。在进出视盘的视网膜中央动、静脉血管旁多可见灰白色或略带青灰色的半透明的鞘膜包裹。

【治疗】

患儿若无明显视力损害或视野缺损,一般不需要对视盘水肿本身进行药物或手术治疗,主要是针对原发病的积极处置。若已发生视神经萎缩,药物或外科手术对于视力的改善可能没有帮助。其他治疗,如应用血管扩张药、球后封闭、理疗、中医中药等的疗效有待进一步观察。

> 附:视盘水肿的诊治流程图

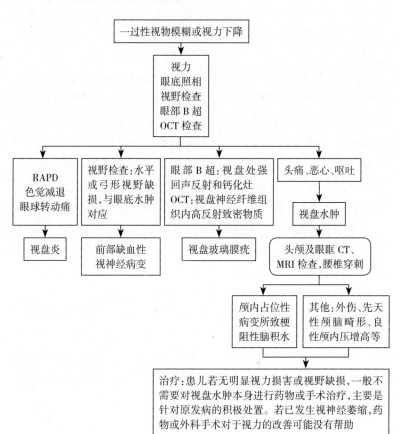

二、视神经萎缩

【概述】

视神经萎缩(optic atrophy)不是一种单独的疾病,是指由任何疾病引起的视网膜神经节细胞及其髓鞘的不可逆损害,造成神经纤维退变、坏死及胶质增生的一个病理结局和形态转归。一般是发生于视网膜至外侧膝状体之间的神经节细胞轴突变性。儿童视神经萎缩有类似成人视神经萎缩的组织病理学改变和视功能损害,但在流行病学、病因分类及临床表现、处治原则等多方面有不同特点。据统计,儿童低视力病因分析中视神经萎缩居第三位。近年随早产儿存活率的提高,婴幼儿视神经萎缩的发病率也有增加趋势。

【病因】

引起视神经萎缩的病因很多,视神经的各种疾病如炎症、退行性变性、缺血、外伤和肿瘤压迫等均可引起视神经萎缩,但有时临床上很难查出视神经萎缩的具体病因。一般认为,造成儿童视神经萎缩的病因中,炎症所致占首位(28%),其次为外伤(21%)和围产期疾病(14%)。常见的原因:①颅内高压或颅内炎症造成的视网膜神经节细胞或神经纤维的损害,如脑脓肿、结核性脑膜炎等;②视网膜疾病造成的视网膜神经节细胞或神经纤维的损害,包括血管性(如视网膜中央动、静脉阻塞)、炎症(如视网膜脉络膜炎)和变性(如视网膜色素变性)等;③视神经病变,包括血管性(如前部缺血性视神经病变)、炎症(如视神经炎)和感染性(如梅毒)等;④压迫性病变,眶内或颅内的肿瘤、血肿等,尤以垂体肿瘤对视交叉的压迫最为常见;⑤外伤性病变,包括原发性视神经损伤,如视神经的挫伤或撕脱;继发性视神经损伤如颅脑或眶部外伤造成的视神经损伤;⑥代谢性疾病,如糖尿病;⑦遗传性疾病,如 Leber 遗传性视神经病变、Behr 综合征、黏多糖贮积病和脂沉积症等;⑧中毒及营养性疾病,如砷、铅、甲醇、奎宁、乙胺丁醇和烟草等的毒性损害,以及维生素 B 缺乏等。

【诊断】

视神经萎缩的患儿多伴有视力减退和视野缩小。视野的改变依视神经损害的部位不同而各异:靠近眼球端的视神经萎缩,视野可见巨大中心暗点;离眼球稍远端的视神经病变,则可表现为视野局限性缺损或向心性缩小;视交叉病变可呈双眼颞侧偏盲;单侧外侧膝状体或视束病变,双眼在病变的对侧出现同侧偏盲。眼底检查可见视盘苍白及轻度凹陷,后极部视网膜可残留硬性渗出或未吸收的出血。无赤光眼底照相或激光眼底扫描,可见视网膜动脉变细,血管可有白鞘,视神经纤维常呈杂乱斑点状。视觉电生理检查可发现引起视神经萎缩的原发疾病相关的特征性改变:儿童视神经炎可表现为 VEP 潜伏期延长和幅值下降,甚至 P2 波无波形;Leber 先天性黑蒙患儿典型表现为 F-ERG 为近熄灭型或熄灭型;视锥细胞营养不良患儿单次闪光明视 ERG 与明视闪烁 ERG 表现为明视反应降低或消失,暗视反应通常正常。根据眼底表现可分为两类:

1. 原发性视神经萎缩(primary optic atrophy) 是由于筛板以后的眶内、管内、颅内段视神经,以及视交叉、视束和外侧膝状体的损害引起的视神经萎缩,因此又称为下行性视神经萎缩(descending optic atrophy)。眼底改变仅限于视盘,表现为视盘色淡,颜色呈灰白色,边界清楚。由于视神经纤维萎缩及其髓鞘的丧失,生理凹陷显得略大稍深呈浅碟状,并可见灰蓝色小点状的筛板。视网膜和视网膜血管一般正常。

2. 继发性视神经萎缩(secondary optic atrophy) 是由于视盘、视网膜或脉络膜的病变引起视网膜神经节细胞的损害而导致的视神经萎缩,因此又称为上行性视神经萎缩(ascending optic atrophy)。病变多局限于视盘及其邻近区域,表现为视盘因神经胶质增生而呈白色,边界不清,生理凹陷因被神经胶质填满而消失、筛板不能查见。视盘附近的视网膜动脉血管可变细或伴有白鞘,视网膜静脉可稍粗且弯曲。后极部视网膜可残留一些未吸收的出血及硬性渗出。

由于小儿,尤其是婴幼儿,有限的语言表达和思维使得多不能及时准确地提供病史,常又难以配合主观的视功能检查。因此,对于视神经萎缩的诊断,不能仅依靠眼底检查发现视盘苍白就做出诊断,要从以下三方面进行综合判断:①患儿及双亲的详细病史调查,包括父母是否近亲联姻,饮酒、吸烟状况,母亲孕期用药、感染情况;患儿是否有早产或吸氧史,围产期有无外伤、窒息史,眼病前有无高热、抽搐、外伤史,用药详情和饮食结构,生活环境、动物接触史、疫区生活史及家族遗传疾病史。②多学科合作结合全面辅助检查:尤其是内分泌化验,神经系统体检及神经影像学检查。必要时应做分子生物学基因检测。③眼科检查:观察眼位、眼球转动情况,有无眼球震颤,确认角膜大小、瞳孔反应,并常规测量眼压。充分散瞳,直接检眼镜配合间接检眼镜优势互补检查。不合作的患儿可在短暂镇静或麻醉后检查。观察视盘色泽、形态及视杯视盘比例,应注意检眼镜光源的强弱、瞳孔的大小。轴性近视的视盘大而色淡,以及小儿相对多见的视盘先天异常均可能对诊断视神经萎缩造成误导。对视盘颜色变淡或苍白者,应同时观察视盘周围神经纤维层是否变薄,有无扇形萎缩,楔形、裂缝状缺损,相应区域视网膜血管裸露程度。有无视网膜动脉变细,黄斑中心凹光反射消失及 Gunn 点(遗传性视网膜小点)。理解并配合检查的患儿,可做矫正视力及视野检查。并借助视觉电生理评价和鉴别视路损害情况。

【鉴别诊断】

1. 视神经发育不全 视神经发育不全是一种视神经先天异常。男性患儿多见,60% 双眼发病,视力可正常或很差。典型的眼底表现为视盘明显小、苍白色,可有黄色外晕包绕,形成"双环征"。可合并先天性虹膜和脉络膜等眼组织缺损,也可有内分泌和中枢神经系统异常。而视神经萎缩表现的视盘苍白、视杯凹陷等特征更为突出,但无视盘明显变小及"双环征"。

2. 生理性大视杯 生理性大视杯一般因先天发育异常形成,视神经乳头原本的胶质在发育过程中逐渐吸收、萎缩,形成视杯。如果出生时胶质吸收过度就会形成生理性大视杯。生理性大视杯是一种先天的生理性变异,只是视杯扩大,对视功能无影响。眼底特征性表现为:双眼对称性大视杯,视杯呈横椭圆形,大而深,可占据视盘的2/3,但不达视盘边缘;血管亦可从凹陷边缘爬出,但盘沿颜色、面积正常,盘沿均匀,没有视盘出血、杯凹切迹和视网膜神经纤维层缺损等表现。此外,生理大视杯为静止性,无进展,也不需治疗。

【治疗】

目前,视神经萎缩尚无十分有效的治疗方法。应积极寻找病因,治疗原发疾病。大多数脑垂体肿瘤压迫所致的视神经萎缩即使视力下降、视野损害已经非常严重,术后患儿视力及视野仍可获得明显的恢复。外伤后视神经管骨折引起的视神经萎缩,如视神经管骨折能及时手术、早期行手术减压、清除骨折片,也可能收到较好的效果。其他原因所致的视神经萎缩,可给予神经营养剂、血管扩张药、中医中药等治疗,但其治疗效果有待进一步评估。

➤ 附:视神经萎缩的诊治流程图

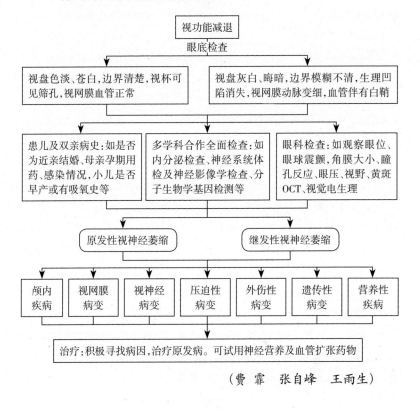

（费 霏 张自峰 王雨生）

参考文献

1. 王雨生.图说小儿眼底病.北京:人民卫生出版社,2018.

2. 王雨生.小儿视网膜.西安:第四军医大学出版社,2013.

3. 李凤鸣,谢立信.中华眼科学.3 版.北京:人民卫生出版社,2014.

4. 杨培增,范先群.眼科学.9 版.北京:人民卫生出版社,2018.

5. 谢立信.Harley 小儿眼科学.5 版.北京:人民卫生出版社,2009.

6. 陈晨,张迎秋,彭晓燕.先天性盘周葡萄肿 6 例.中华眼底病杂志,2015,31(3):293-294.

7. 陈兰兰,姜利斌.儿童视神经炎诊治的现状与进展.中华眼科杂志,2014,50 (12):941-945.

8. Gise RA,Heidary G. Update on Pediatric Optic Neuritis. Curr Neurol Neurosci Rep,2020,20(3):4.

9. Wingerchuk DM,Banwell B,Bennett JL,et al. International consensus diagnostic criteria for neuromyelitis optica spectrum disorders. Neurology,2015, 85(2):177-189.

10. Reindl M,Di Pauli F,Rostasy K,et al. The spectrum of MOG autoantibody-associated demyelinating diseases. Nat Rev Neurol,2013,9(8):455-461.

11. Rappoport D,Goldenberg-Cohen N,Luckman J,et al. Parainfectious optic neuritis:manifestations in children vs adults. J Neuroophthalmol,2014,34(2): 122-129.

12. Hacohen Y,Wong YY,Lechner C,et al. Disease Course and Treatment Responses in Children With Relapsing Myelin Oligodendrocyte Glycoprotein Antibody-Associated Disease. JAMA Neurol,2018,75(4):478-487.

13. 王佳伟,赵娟.Leber遗传性视神经病变诊断和治疗专家共识.眼科,2019, 28(05):328-335.

14. 蒋萍萍,王剑勇,顾扬顺,等.Leber遗传性视神经病变的临床实践指南.中华医学遗传学杂志,2020(03):284-288.

15. 姜利斌,郭思彤.Leber遗传性视神经病变诊治进展与挑战.中华眼底病杂志,2021,37(10):749-752.

16. 韦企平,赵树东.小儿视神经萎缩.国际眼科杂志,2005,5(4):628-631.

第十二章　眼外肌病及弱视

第一节　内　斜　视

内斜视是指任何一眼视轴向内偏离的临床现象,内斜视可能与屈光不正、弱视、双眼单视异常或者控制眼球运动的神经肌肉异常有关。根据内斜视的发生年龄、融合状态、眼位偏斜的特征等不同,可以分为先天性内斜视、共同性内斜视、非共同性内斜视等。

一、先天性(婴儿型)内斜视

先天性内斜视(congenital esotropia)又称为婴儿型内斜视(infantile esotropia),是指在出生后 6 月内出现的一种非调节性的大角度的内斜视。发病率约为 0.1%~1%。病因尚不明确,目前可能的发病机制:一种学说认为是双眼运动融合缺陷引起;另一种学说认为是先天视觉系统发育缺陷,引起眼球运动不稳定,从而导致眼位异常。

【临床表现】

1. 发病年龄在出生后 6 个月内出现的内斜视。

2. 内斜角度相对较大,一般大于 35°。

3. 可伴有轻度远视,通常无明显屈光不正。

4. 眼球运动多伴有外转不足或内转过强,可通过娃娃头试验(doll's head test)或遮盖一眼数小时与外直肌麻痹鉴别。

5. 一般可双眼交替注视,存在屈光参差或弱视时可转为单眼注视。

6. 可合并斜肌功能异常、DVD、DHD、眼球震颤等。

7. 可伴有头或面转向注视眼方向的代偿头位。

8. 中枢神经系统无明显异常。

【鉴别诊断】

1. 先天性展神经麻痹 可能为先天性展神经发育不全,或分娩过程中颅内压增高引起。也表现为内斜视,单侧受累时面转向受累眼方向。娃娃头试验或遮盖试验可鉴别。

2. 假性内斜视 婴幼儿常因内眦赘皮、鼻梁过宽等面部表现被误认为内斜视。可通过角膜映光及交替遮盖检查法排除假性内斜视。诊断不明确者需定期随访观察。

3. 眼球震颤阻滞综合征 发生在婴儿早期的先天性眼球震颤伴内斜视,表现为眼球外转时冲动性眼震较重,内转时减轻,最终引起继发性内斜视。

【治疗】

1. 非手术治疗 充分散瞳验光矫正屈光不正,术前存在单眼弱视患儿应先治疗弱视,双眼可交替注视后行手术治疗。

2. 手术治疗 先天性内斜视需要手术治疗,一般选择在双眼可交替注视后,在2岁以内进行手术。手术方式有双眼内直肌后徙或联合外直肌缩短等。合并斜肌异常、DVD等同时矫正。

3. A型肉毒毒素注射 作用机制是通过抑制突触前神经末梢乙酰胆碱的释放,导致肌力暂时性减弱,可用于治疗先天性内斜视患儿,尤其是无法配合检查或不愿接受手术治疗的患儿的替代治疗。常见不良反应包括暂时性上睑下垂、斜视过矫或欠矫、垂直斜视、复视、瞳孔散大等。

二、共同性内斜视

共同性内斜视(comitant esotropia)包括调节性内斜视、非调节性内斜视、微小内斜视、周期性内斜视、急性共同性内斜视等。

(一)调节性内斜视

调节性内斜视指调节与集合之间的异常联动,如调节过强或高AC/A比值引起的过度集合而产生的眼位向内偏斜,主要包括以下几类:

1. 屈光调节性内斜视(refractive accommodative esotropia) 发

病年龄在 2~3 岁,与该年龄段患儿用眼需求增加有关。一般认为是未矫正的远视性屈光不正和分开融合功能不足导致。矫正不足或未矫正的远视眼需动用更多调节促使视网膜上的物象清晰,但是过度的调节可引起过度的集合,若分开性融合功能不足以对抗过度的集合,就会引起内斜视。

(1) 临床表现

1) 发病年龄通常在 2~3 岁,也有部分患儿提前至 1 岁时发病。

2) 睫状肌麻痹后验光存在+3D~+6D 的中度或高度远视性屈光不正。

3) 散瞳或屈光矫正后,内斜视可得到矫正。

4) 眼球运动无受限。

5) AC/A 比值正常。

(2) 鉴别诊断

1) 非屈光调节性内斜视:即高 AC/A 型调节性内斜视,与屈光不正无关,表现为看近斜视角度大于看远斜视度≥15$^\triangle$,通过配戴双光镜矫正内斜视。

2) 部分调节性内斜视:也伴有中度或高度远视性屈光不正,散瞳或戴镜后,部分内斜视得到矫正,无明显眼球运动限制。

(3) 治疗:非手术治疗:使用 1% 阿托品眼用凝胶充分麻痹睫状肌后进行客观检影验光,通常需要全矫屈光不正。有弱视患儿联合进行遮盖治疗。5 岁前每半年进行一次散瞳验光,观察眼位变化,5 岁后一般每年需进行一次散瞳验光检查,根据屈光变化调整眼镜,全矫者半年后根据情况可适当降低眼镜度数,防止睫状肌失代偿。

2. 非屈光(高 AC/A 型) 调节性内斜视(nonrefractive accommodative esotropia,high AC/A ratio) 其发病机制与屈光因素无关,而是由于 AC/A 比值高,调节与集合间存在异常联动,即看近时每调节一个屈光度产生过多的调节性集合,导致内斜视。

(1) 临床表现

1) 发病年龄在 7 个月至 7 岁,平均 2.5 岁。

2）看近内斜视,看远可正位,或小角度内斜视。

3）斜视度看近大于看远,一般大于 10~15$^\triangle$。

4）AC/A 比值超过 6 : 1。

5）多为轻度远视性屈光不正,也可发生在正视眼或近视眼。

（2）鉴别诊断

1）集合过强型非调节性内斜视:内斜视表现为视近斜视度大于视远斜视度 15$^\triangle$,一般无明显屈光不正,与调节因素无关,AC/A 比值正常。

2）V 型内斜视:表现为无论看近还是看远,向下方注视均比向上方注视时内斜视角度大于 15$^\triangle$,呈现类似字母"V"形状,而高 AC/A 型内斜视则是在第一眼位时看近斜视度明显较大。

（3）治疗

1）非手术治疗:在睫状肌麻痹下充分验光并矫正远视性屈光不正。配戴双光镜抑制看近时的过度调节性集合,即下加+2.50D~+3.0D。如不能配合配戴双光镜的儿童,可使用缩瞳剂。弱视患儿可联合进行弱视训练。

2）手术治疗:保守治疗效果不明显者,可选择手术治疗,如双眼内直肌后徙、或内直肌后固定。

3. 部分调节性内斜视（partially accommodative esotropia） 矫正远视性屈光不正后可以矫正部分内斜视,但眼位不能完全矫正。病因可能由屈光调节性内斜视和先天性内斜视的发病因素联合引起。

（1）临床表现

1）发病年龄在 1~3 岁。

2）中度或高度远视性屈光不正。

3）完全屈光矫正后内斜视角度减小,但眼位不能完全矫正。

（2）鉴别诊断

可与屈光性调节性内斜视鉴别,后者完全矫正屈光不正后眼位正常。

（3）治疗

1）非手术治疗:在睫状肌麻痹下充分验光并矫正远视性屈光不

正,调节部分每年一次重新验光,换镜时应满足视力及眼位正常。弱视患儿先进行弱视训练。

2）手术治疗:戴镜 3~6 个月后眼位不能完全矫正,非调节部分可选择手术治疗,如双眼内直肌后徙、或非对称内斜视矫正手术。手术量设计应以戴镜斜视度计算。

（二）非调节性内斜视

一般认为由于神经支配异常及解剖因素异常导致,紧张性集合和分开之间失衡,而无明显的调节因素,AC/A 比值正常。约占共同性内斜视 39%。

【临床分型】

1. 基本型 看近及看远斜视度相等。

2. 集合过强型 看近比看远斜视角大,相差≥15$^\triangle$。

3. 分开不足型 看远比看近斜视角大,相差≥15$^\triangle$。

【临床表现】

1. 发病年龄在 6 个月至 6 岁。

2. 内斜视角度一般小于婴儿型内斜视,通常在 20~70$^\triangle$,可有逐渐增加的趋势。

3. AC/A 比值正常。

4. 眼球运动无明显限制。

5. 部分患儿发病前常有外伤、高热等诱因。

【鉴别诊断】

先天性内斜视:后者发病年龄在出生后 6 个月内,斜视角度大而稳定,通常合并 DVD、下斜肌功能亢进、A-V 征、眼球震颤以及神经系统发育异常等。

【治疗】

1. 屈光检查及弱视治疗 在睫状肌麻痹下充分验光并矫正屈光不正。弱视患儿先进行弱视训练。

2. 手术治疗 双眼视力平衡后,尽早手术治疗,基本型的非调节内斜视手术量按共同性内斜视的计算方法。集合过强或分开不足型内斜视,以看远看近斜视度数的平均值计算。

(三) 微小内斜视

微小内斜视指斜视度小于 $10^{\triangle}$ 的内斜视,通常合并有和谐/非和谐异常视网膜对应、异常知觉融合、异常近立体视觉和弱视。病因尚不明确,可能与出生时黄斑发育异常造成中心凹抑制,旁中心异常固视点形成;或屈光参差性弱视眼中心凹抑制;或继发于大角度内斜视术后欠矫而残余小角度内斜视等。

【临床表现】

1. 视角度小于 $10^{\triangle}$。

2. 并有弱视,屈光参差性弱视常见。

3. 异常视网膜对应,伴有异常知觉融合及近立体视觉,通过同视机、$4^{\triangle}$三棱镜试验、Bagolini 线状镜可帮助诊断。

【鉴别诊断】

负 Kappa 角:一眼注视光源时,反光点落在瞳孔颞侧,即视轴位于瞳孔轴颞侧,称为负 Kappa 角。负 Kappa 角外观形似内斜视,容易被误诊。此类患者并无斜视,双眼为正常中心凹注视,有正常的双眼视功能,因此可鉴别。

【治疗】

矫正屈光不正,单眼遮盖治疗弱视,适当配合脱抑制及双眼视功能训练,有助于恢复双眼视功能。原则上不需要手术治疗。

(四) 周期性内斜视

周期性发生的内斜视,周期一般为 48 小时,即 24 小时显性内斜视、24 小时正位,也有 72 小时或 96 小时为一个周期。发病机制尚不明确,可能与生物钟机制失调有关。周期性内斜视在斜视的发生比率约为 (3 000~5 000)∶1。

【临床表现】

1. 视发生突然。

2. 可能存在惊吓、发热、外伤等诱因。

3. 屈光度导致的调节过强,AC/A 比值正常。

4. 视呈周期性变化,一般为 48 小时为一个周期,少数也有 72 小时或 96 小时为一个周期,也可因为融合失代偿,逐渐转变为恒定性内斜视。

5. 患儿尚存在双眼视功能时,可在斜视日出现明显复视;当融合和双眼视功能完全破坏后斜视日复视症状可消失。

【鉴别诊断】

周期性内斜视存在明确的周期性变化,因此容易与其他类型内斜视相鉴别,也有部分可逐渐转变为恒定性内斜视。

【治疗】

此类斜视与调节因素无关,因此治疗主要以手术为主。对于诊断明确、观察半年左右或已转化为恒定性内斜视后,可手术。手术量根据斜视发作时的最大斜视度,按共同性内斜视常规计算方法设计。

(五) 急性共同性内斜视

急性共同性内斜视(acute acquired comitant esotropia, AACE)特指后天突然发病的共同性内斜视,常伴有复视,多见于年龄较大的儿童。病因尚不清楚。一般无斜视病史,无神经系统器质性疾病病史,但常在体质虚弱、精神紧张、过度近距离用眼或单眼遮盖等情况下诱发,尤其多见于存在近视性屈光不正未给予矫正的儿童。

【临床分型】

1. Swan 型 由于长期遮盖单眼,导致融合功能破坏引起内斜视。

2. Burian-Franceschetti 型 发病前可能存在融合范围较窄,在精神受压、身体虚弱等情况下诱发急性内斜视,并伴有复视。

3. Bielschowsky 型 通常有近视患者,长期近距离用眼引起过度调节,导致集合分开失衡,分开融合力无法对抗内直肌紧张而出现内斜视。

【临床表现】

1. 突然发生的共同性内斜视及复视,斜视可表现为间歇性或恒定性内斜视。

2. 各个方向斜视角度相等,眼球运动各方向正常。

3. 神经系统无明显器质性病变。

【鉴别诊断】

与展神经麻痹鉴别,后者也表现双眼内斜视伴水平复视,眼球运动检查可见双眼外转受限,多伴有中枢神经系统异常。

【治疗】

1. **非手术治疗** 矫正屈光不正。15$^\triangle$以内的内斜视可考虑底向外压贴三棱镜改善复视。

2. **手术治疗** 大角度内斜视,尤其年龄小于 5 岁的患儿,戴镜保守治疗斜视角度仍不能好转,应尽早手术治疗,避免抑制或弱视发生。年长儿童或视觉发育相对成熟的儿童可在斜视度稳定后择期手术。手术量按常规共同性内斜视计算方法。也可以考虑双眼内直肌 A 型肉毒毒素注射。

三、继发性内斜视

(一) 连续性内斜视

外斜视术后继发出现眼位过矫,持续向内偏斜称为连续性内斜视。连续性内斜视的发病与多个危险因素相关,报道认为与手术设计过矫(测量不准确或计算错误)、手术时年龄(低于 4 岁)、屈光状态(未矫正的远视)、手术方式(双眼外直肌后徙比单眼手术更易出现)、医源性因素(包括肌肉滑脱、拉伸瘢痕综合征)相关。

【临床表现】

1. 手术早期出现的大角度内斜视并伴有眼球外转受限的患者,要考虑外直肌脱位或者内直肌截除过量。

2. 通常表现为共同性,小角度连续性内斜视随时间会逐渐减轻或消失。

【鉴别诊断】

有明确的病史,无需鉴别。

【治疗】

1. **非手术治疗** 除外肌肉滑脱和内直肌截除过量的因素,儿童连续性内斜视早期可使用非手术治疗保守观察一段时间,无效则转为手术治疗。

(1) 单眼遮盖:对于儿童,术后早期小于 15$^\triangle$的过矫可选择单眼交替遮盖,密切关注两周后,无改善或者进行性加重,可使用阿托品散瞳,合并远视的儿童可全矫配镜。

（2）三棱镜：通过配戴底朝外的三棱镜促进患者重建视觉融合。

（3）双光镜：对于高 AC/A 的患者，可验配双光镜，减少调节性集合。

（4）A 型肉毒毒素注射：对于存在双眼单视的患儿，持续复视可选择双眼内直肌 A 型肉毒毒素注射，可迅速降低内直肌张力，不改变外斜视术后肌肉位置，研究证实在术后早期干预有更好的临床效果。

2. 手术治疗　手术方案的设计应基于术中牵拉试验来决定，存在外转限制因素的患者，应解除限制，对于拉伸瘢痕造成的限制，应松解瘢痕；对于不存在外转限制因素的患者，探查外直肌，可将滑脱的外直肌复位，无滑脱外直肌选择前徙，大角度内斜视，可联合内直肌后徙；对于预测性欠佳的患者，术中对前徙外直肌/后徙内直肌，使用调整缝线，可提高手术成功率。

（二）知觉性内斜视

在婴幼儿时期，一眼或双眼视力严重下降，知觉性融合功能障碍而引起的内斜视。当患眼视力很差，无法维持注视和眼位时，会出现眼球向内偏斜。常见的病因包括先天性白内障、严重的眼外伤、角膜白斑、黄斑病变、视神经发育不良、视神经继发萎缩、视网膜母细胞瘤、屈光参差等。

【临床表现】

1. 存在一眼或者双眼视力严重下降的病因，出现知觉性内斜视与集合张力强有关。

2. 长期性的知觉性内斜视，可出现内直肌挛缩，外转受限。

3. 通常知觉性内斜视是视网膜母细胞瘤和视神经萎缩患儿最常见的继发症状。

【鉴别诊断】

1. 先天性内斜视　发病年龄在出生后 6 个月内，双眼屈光度平衡，双眼可交替注视，没有原发病因。

2. 麻痹性内斜视　展神经麻痹（详见下一节内容）。

【治疗】

1. 积极治疗原发病，如白内障、角膜白斑、屈光参差、眼外伤等，提高视功能。

2. 对于视功能提高无望,希望改善外观的患者,可选择手术治疗,术后为避免出现连续性外斜视,通常欠矫 10~15 $^\triangle$。

四、非共同性内斜视

(一)麻痹性内斜视:展神经麻痹

展神经(第Ⅵ脑神经)在颅内的行程比较长,从脑干、颅底,经过海绵窦穿过眶上裂再入眶,神经核之下的各个部位的病变都可能累及展神经,引起外直肌功能异常,受累眼外转受限。儿童展神经麻痹最常见的原因包括肿瘤、创伤、颅内压增高和先天性病变。

【临床表现】

1. **复视**　展神经麻痹患儿如果双眼视觉发育成熟,主要症状是复视。

2. **运动**　患眼外转受限。被动牵拉试验时,眼球可顺利到外转位。

3. **麻痹程度较重**　患儿各方向均有复视;相对较轻者正前方存在复视,轻微麻痹患儿向麻痹眼一侧注视时存在复视。向麻痹肌作用方向转动时,复视像分离最大。

4. **头位**　面部转向患侧,如患儿无头位,预示斜视眼可能存在弱视。

【鉴别诊断】

1. **限制性内斜视**　甲状腺相关眼病累及内直肌时会限制眼球外转,常常类似于展神经麻痹。眶底骨折、眼眶肿瘤可引起限制性眼外肌病变,这些均可通过牵拉试验鉴别。

2. **肌炎**　可表现为疼痛、复视伴外转受限。MRI可发现受累肌肉肥大。

3. **肌无力**　对于任何无痛且瞳孔未受累的眼外肌麻痹,都应考虑到重症肌无力。患者常合并上睑下垂,斜视角变化,疲劳试验及新斯的明试验可鉴别。

4. **核上性凝视障碍**　可出现与展神经麻痹同样的外转受限,但核上性凝视障碍患者不会出现内斜视。

【治疗】

1. 手术治疗

(1) 病因治疗:首先针对病因,促进展神经功能恢复,使用神经营养药物,较早发病患儿,可能出现弱视,应积极进行弱视治疗。

(2) 三棱镜:斜视度较小患儿,可用三棱镜消除复视,改善头位及复视。

(3) A 型肉毒毒素:A 型肉毒毒素注射可减弱内直肌张力,避免内直肌挛缩。

2. 非手术治疗

(1) 手术时机:一般观察 3~6 个月,外直肌力量稳定不再恢复,可行手术治疗。

(2) 手术方式:对于外直肌不全麻痹,如残余力量较大,麻痹眼外转能过中线,首选术式是内直肌大幅后徙加外直肌截除,但麻痹眼不能水平运动;对于外直肌完全麻痹,可将内直肌大幅后徙至赤道后,联合麻痹外直肌大幅度截除,如垂直肌正常,可借助垂直肌力量加强外转力量,获得一定外转功能。

(二) 限制性内斜视

1. Duane 眼球后退综合征(Duane retraction syndrome,DRS) 最初由 Alexander Duane 于 1905 年报道。是一种罕见的先天性斜视,其特征是不同程度的水平运动异常、眼球内转时伴有眼球后退及睑裂变窄;共分为三型。30% 的病例可合并全身其他系统异常,如上肢畸形、颌面部异常、心脏病或者听力异常。

(1) 临床表现

1) 眼球外转极度受限,且出现睑裂开大。

2) 内转时出现睑裂变窄,更容易合并眼球上射或下射。

3) 值得注意的是,除外眼部特征性改变,应关注全身先天异常。

(2) 治疗

1) 非手术治疗

三棱镜:对于双眼视功能好、存在异常头位的患者,可配戴三棱镜改善头位。

A 型肉毒毒素:A 型肉毒毒素注射可减弱内直肌张力,对于部分患者可以奏效。

2) 手术治疗:对于大角度斜视、无法使用三棱镜改善的头位,合并上射及下射的患者可选择手术治疗。内斜视的手术方案可选择内直肌后徙。对于眼球后退及上射/下射,可同时后徙内直肌以及外直肌,或者外直肌 Y 型劈开。

2. 先天性眼-面麻痹综合征(Möbius syndrome,MS) Möbius 综合征是一种罕见的内斜视,患者同时出现面神经和展神经发育异常。

(1) 临床表现

1) 患者通常表现为双侧面瘫及面部表情缺失,内斜视及双眼外转受限。

2) 三分之一的患者合并马蹄足。

3) 可出现小下颌和舌运动异常。

(2) 鉴别诊断:先天性面神经麻痹可能是由发育缺陷或创伤性病因导致。出生体重大于 3 500g、产钳助产及早产均是创伤性面瘫的危险因素。少数先天性面瘫是由先天性神经异常支配综合征等发育缺陷所致,存在多系统畸形。

(3) 治疗

1) 非手术治疗:对于面神经受累的患者,需观察有无角膜暴露并给予对症治疗。

2) 手术治疗:大角度内斜视可选择手术治疗,手术方案主要是双眼内直肌后徙。

3. 眼眶爆裂性骨折(blow out fracture) 爆裂性骨折所继发的内斜视,多考虑内直肌或者周围组织嵌顿所致。

(1) 临床表现

1) 根据创伤程度不同,患者可出现不同程度的视力损伤、复视、眼球运动受限,眼球突出或者内陷。

2) CT 检查是诊断爆裂性眼眶骨折的重要方法。

（2）治疗

1）非手术治疗：局部水肿消退一周后开始进行眼球转动训练，有可能使嵌顿的眼外肌和软组织逐步脱离骨折处。

2）手术治疗：手术目的是松解嵌顿的眼外肌和软组织，恢复眼球运动功能，矫正复视，修复眼眶骨质缺损，改善眼球内陷。如果术后复视和眼球运动改善较差，有可能需要再次行眼肌手术治疗。

五、有眼球震颤的内斜视：眼球震颤阻滞综合征

【概述】

眼球震颤阻滞综合征特指婴儿早期发生眼球震颤伴有内斜视、代偿头位，以及假性展神经麻痹为特征的特殊类型的斜视，患儿通过辐辏来减轻或消除眼球震颤，慢慢出现继发性内斜视。

【临床表现】

1. 眼球震颤　多为冲动型眼震，眼球内转时眼震强度和幅度减轻或消失；当眼球分开或向外转动时眼震明显加重。

2. 内斜视　内斜视多为非调节性，AC/A 比率正常，内斜角度与眼震成反比，即内斜度数增加时，眼震强度减轻或消失，视力增加；当内斜度数减小时眼震强度增加，视力减退。

3. 代偿头位　当视力不平衡时，会使用主导眼注视并内转，面转向主导眼那侧方向。

【治疗】

手术方法可采用双眼内直肌后退、双眼内直肌后退加后固定、双侧内直肌后退加外直肌缩短。手术通常具有预测性差特点，患者往往需要多次手术来矫正内斜视及改善头位。

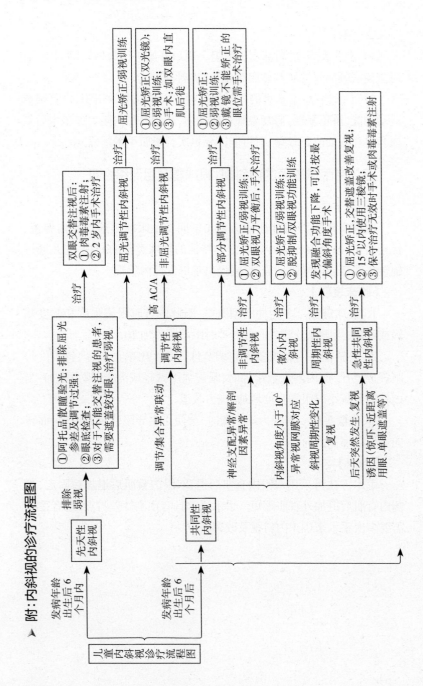

附:内斜视的诊疗流程图

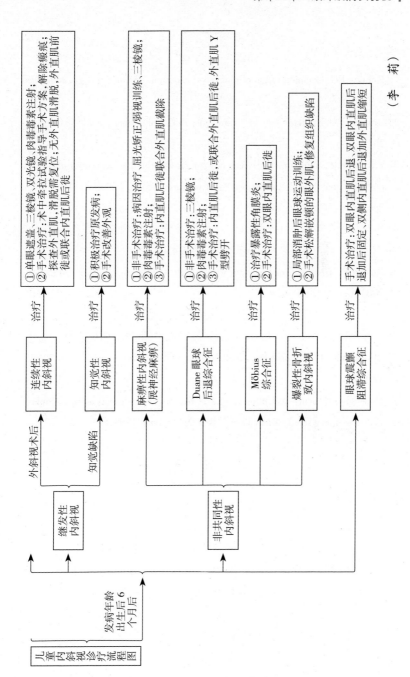

儿童内斜视诊疗流程图

发病年龄出生后6个月后

非共同性内斜视

继发性内斜视

外斜视术后 → 连续性内斜视 — 治疗 — ①单眼遮盖，三棱镜，双光镜，肉毒毒素注射；②手术治疗：术中牵拉试验指导手术方案，解除瘢痕；探查外直肌，滑脱需复位；无外直肌滑脱，行徙或联合内直肌后徙

知觉缺陷 → 知觉性内斜视 — 治疗 — ①积极治疗原发病；②手术改善外观

麻痹性内斜视（展神经麻痹） — 治疗 — ①非手术治疗：病因治疗，屈光矫正弱视训练，三棱镜；②肉毒毒素注射；③手术治疗：内直肌后徙联合外直肌截除

Duane 眼球后退综合征 — 治疗 — ①非手术治疗：三棱镜；②肉毒毒素注射；③手术治疗：内直肌后徙，或联合外直肌后徙，外直肌Y型劈开

Möbius 综合征 — 治疗 — ①治疗暴露性角膜炎；②手术治疗：双眼内直肌后徙

爆裂性骨折致内斜视 — 治疗 — ①局部消肿后眼球运动训练，修复组织缺陷；②手术松解嵌顿的眼外肌，复原组织缺陷

眼球震颤阻滞综合征 — 治疗 — 手术治疗：双眼内直肌后退，双眼内直肌后退加固定，双侧内直肌后退加外直肌缩短

（李 莉）

395

参考文献

1. Mohney BG. Common forms of childhood esotropia. Ophthalmology, 2001, 108 (4): 805-809.

2. Graham PA. Epidemiology of strabismus. Br J Ophthalmol, 1974, 58 (3): 224-231.

3. Friedman Z, Neumann E, Hyams SW, et al. Ophthalmic screening of 38 000 children, age 1 to 2.5 years, in child welfare clinics. J Pediatr Ophthalmol Strabismus, 1980, 17: 261-267.

4. 中华医学会眼科学分会斜视与小儿眼科学组. 我国斜视分类专家共识 (2015 年). 中华眼科杂志, 2015, 51 (6): 408-410.

5. Dusica R. Treatment of esotropia with a high AC/A ratio. Srp Arh Celok Lek, 2003, 131 (1-2): 36-39.

6. 葛坚, 王宁利. 眼科学. 3 版. 北京: 人民卫生出版社, 2015.

7. 卢炜. 斜视诊疗图谱. 2 版. 北京: 北京科学技术出版社, 2016.

8. Costenbader FD, Mousel DK. Cyclic esotropia. Arch Ophthalmol, 1964, 71 (2): 180-181.

9. Houston CA, Cleary M, Dutton G, et al. Clinical characteristics of microtropia—is microtropia a fixed phenomenon? Br J Ophthalmol, 1998, 82 (3): 219-224.

第二节 外 斜 视

外斜视指双眼视轴偏离正常向外的偏斜, 发生在儿童年龄阶段称为儿童外斜视。儿童外斜视根据病因, 可分为原发性外斜视和继发性外斜视。原发性外斜视根据融合功能控制斜视程度, 可分为外隐斜、间歇性外斜视、恒定性外斜视, 其中有一类出生早期发病的原发性外斜视又被称为先天性外斜视。继发性外斜视包括知觉性外斜视、自发性外斜视、连续性外斜视、残余性外斜视、外伤性外斜视、继发于眼眶肿瘤或全身病的外斜视等。

一、先天性外斜视

【概述】

先天性外斜视指发生于出生后 1 年内的外斜视,外斜角度大且稳定,多表现为交替性、恒定性外斜视。部分患者同时伴有眼部或全身疾病。眼球运动正常,可合并垂直分离偏斜、A-V 综合征、斜肌功能亢进等。常有轻微屈光不正,可伴有弱视。多无正常双眼视觉功能。先天性外斜视患儿需注意监测弱视和神经发育迟缓的可能。目前病因尚不明确。

【诊断】

出生后 1 岁内发病,且斜视表现为交替性或恒定性外斜视,斜视角度稳定。眼球运动正常,也可合并斜肌功能亢进、垂直分离性斜视及 A-V 综合征。

【鉴别诊断】

1. 假性外斜视 通常是因双眼间距过大或者头部畸形所表现出来的假象,眼位检查仍为正位。

2. 知觉性外斜视 发病年龄相似,也表现为外斜视,但眼部检查可发现一眼视力严重下降的病因。

3. 动眼神经麻痹 除了因内直肌麻痹引起的外斜视外,还合并有上直肌、下直肌及下斜肌的运动障碍,以及上睑下垂、瞳孔变大等表现。

【治疗】

1. 屈光矫正和弱视治疗 对患儿进行睫状肌麻痹后检影验光,如存在非生理性的异常屈光不正,应进行配镜矫正。如存在弱视,应进行弱视治疗。对恒定性外斜视者进行遮盖治疗,在能够双眼交替注视后方可进行手术治疗。

2. 手术治疗 对于诊断明确、斜视度稳定、双眼可交替注视者,应在 12~18 月龄内手术;斜视度不稳定者,可推迟至 18~24 月龄。手术应尽量在 2 岁内完成,否则术后形成融合的可能极小。手术方案主要以双眼外直肌后退术、双眼外直肌后退联合内直肌加强术为主。术后需密切观察是否发生弱视,及时治疗。

二、共同性外斜视

【概述】

外斜视是视轴异常分离,由于双眼融合功能不良,不能控制视轴正位所导致的视轴偏斜。目前发病原因仍不清楚,主要是集合和分开功能之间的平衡失调,集合功能不足,融合功能低下,以及机械和解剖因素的影响。有研究发现,外斜视的发病,与早产、围产期疾病、遗传病、孕期用药、斜视家族史、性别、散光、近视、屈光参差等因素相关。

人群中外斜视发病率约为1%,外斜视多在儿童时期发病。根据融合能力的不同,外斜视可分为外隐斜、间歇性外斜视和恒定性外斜视,其中间歇性外斜视是最常见的类型。间歇性外斜视的眼位偏斜,可在部分时间被融合机制控制,而恒定性外斜视的眼位偏斜,在任何时间都不能改善。患者可由外隐斜逐步进展为间歇性外斜视,再到恒定性外斜视,也可以发病初始即为间歇性外斜视或恒定性外斜视。

根据外斜视发展的通常规律,可把外斜视的发展过程分为四个时期:第一个时期,看远出现外隐斜,看近为正位、无隐斜;第二个时期,看远出现间歇性外斜视,看近变现为外隐斜;第三个时期,看远出现显性外斜视,看近出现外隐斜或间歇性外斜视;第四个时期,看远与看近均表现为显性外斜视。第一个时期属于正常范围,无任何症状,无须治疗;第二个时期患者疲劳或注意力不集中时看远出现间歇性外斜视,此时偏斜眼尚未发生抑制,临床表现为强光下喜闭一眼,以减少复视和混淆视的影响,交替遮盖易诱发外斜视,但融合控制尚可,取消遮盖后患者可控制正位。第三个时期,在眼位偏斜时,很难自我控制正位,长期处于偏斜状态,为避免复视,偏斜眼可能出现抑制。第四个时期,偏斜眼的视网膜抑制已经稳定形成。当儿童出现间歇性外斜视时,应密切观察斜视的变化,对于经历长期间歇性外斜视阶段的患者,术后恢复正常双眼单视比自幼发病即为显性斜视的患者容易。

【临床表现】

儿童外斜视症状不明显,不易出现成人外斜视的视疲劳症状,如头痛、眼痛、眼睑沉重感、视疲劳、复视等。儿童仅在发病初期可能出现上述症状,但单眼抑制很快发生,症状随之减轻。

间歇性外斜视是儿童最为常见的外斜视。患病率在各类共同性斜视中占首位,为35.7%。幼年发病,平均发病年龄4~5岁。女性多发。多数间歇性外斜视的患儿表现为强光下畏光或喜闭一眼,或看远处目标时喜闭一眼。这是门诊常见的就诊原因。其可能的原因为,户外强光下,注视目标多在远处,缺少近距离视标刺激集合运动,同时,强光打破融合功能,易诱发显斜,为避免复视与混淆视,出现一眼闭合现象。

间歇性外斜视的斜视角变化大,当融合代偿机制下降时才暴露出外斜视。融合功能不稳定时,斜视角也相应表现为不稳定。不同时间和不同环境下,斜视角都可能不同。特别是,强光环境下,融合功能减弱,更容易暴露斜视。

间歇性外斜视可能伴发调节性近视。为控制双眼正位,过度集合引起过度调节,导致调节性近视,临床上可观察到患者双眼视力较单眼视力差。患者的主观感觉是注视目标变小,这种知觉状态被称为视物显小征。

间歇性外斜视的视网膜对应可能是正常与异常并存,当双眼正位时,视网膜对应是正常的;当眼位偏斜时,视网膜对应可能是异常的,也可能是正常。间歇性外斜视经常存在双重视网膜对应,即眼位正位时视网膜对应正常,眼位偏斜时视网膜对应异常。当患者具有正常视网膜对应时,出现眼位偏斜,抑制为主要表现,而不发生复视。斜视眼有两个比较深的抑制性暗点,其一位于黄斑部,另一个位于复视点,即注视点暗点,也就是与注视眼黄斑相对应的周边视网膜上的一点。

眼球运动方面的异常,可能伴有假性斜肌亢进。大角度外斜视患者经常伴有四条斜肌的假性亢进。外斜视手术矫正后,这种假性斜肌亢进随之消失。另外,可能伴有A-V征和斜肌异常,但在间歇性外斜视患者中发病率不高,恒定性外斜视中比例较高。

【诊断】

外斜眼位的间歇出现和斜视度的变化是本病的主要特征。病史的采集应包括出现眼位偏斜的时间占比，能否自我控制眼位偏斜，何种状态易发生眼位偏斜（如疲劳、生病、发呆、视远），出现眼位偏斜的频率变化等。此外，需询问有无引起限制性或麻痹性斜视的头部外伤或颅内病史。检查应包括视近和视远时的斜视度，以及融合控制情况。融合控制情况可能随时间发生改变。患者就诊时可能因为紧张始终控制正位，可通过反复交替遮盖，及注视远处视标，破坏融合，引出外斜。采用交替遮盖或遮盖-去遮盖检查眼位时，操作时需注意延长遮盖时间，以充分暴露间歇性外斜视的斜视角度；交替遮盖时需注意选择合适宽度的遮眼板，宽度应超过瞳距，移动遮眼板时避免双眼同时注视目标，恢复融合功能。另外，检查斜视度时，应使患者放松调节，避免过度动用集合，掩盖外斜视，可把注视目标设为视力表中 1.0 那行视标，患者为了看清视标必然放松调节。外斜视患者在看远时，可能出现调节痉挛，表现为间歇性视物模糊，可通过比较单眼视力是否优于双眼视力，判断是否出现调节痉挛。

单眼遮盖半小时后查斜视度，结合视远和视近的斜视度检查，可对外斜视进行分型。根据视远、视近时斜视度的不同，可分为 4 型：基本型：视远、视近时的斜视度基本相等；分开过强型：视远斜视度明显大于视近（ ≥15$^\triangle$）；集合不足型：视近斜视度明显大于视远（ ≥15$^\triangle$）；假性分开过强型：视远斜视度明显大于视近，但单眼遮盖 1 小时或双眼配戴+3D 球镜后，视远、视近时的斜视度基本相等。最常见的是基本型外斜视。

对于儿童，单眼遮盖法鉴别基本型和假性分开过强型尤为重要。除近处目标刺激融合外，儿童时期过强的主动性集合也可能是引起假性分开过强型的一个重要影响因素，看近时基本偏斜受到控制，斜视角变小，看远时主动集合机制消失，斜视角暴露。儿童的主动集合机制是最强的，像交替遮盖这种短暂打破融合功能的方式不足以打破主动集合机制，必须采取长时间的单眼遮盖，才能区别基本型和假性分开过强型这两种类型的斜视。

对于单眼遮盖法证实为分开过强型者,需进一步行+3.00D球镜试验,已明确是否存在异常AC/A。双眼前放置+3.00D的球镜,看近时无须调节,也不产生调节性集合,看近的眼位不受调节因素的影响,可暂时消除调节和调节性集合,减轻异常AC/A对看近斜视度的影响。如果患者外斜视伴有高AC/A,双眼前放置+3.00D球镜则表现为看近斜视角明显增大,甚至等于看远斜视角,那么这种类型的本质是基本型外斜视合并高AC/A。这个鉴别诊断具有重要的临床意义。手术前了解患者的AC/A,可以反映外斜视对正球镜的反应,对斜视手术后欠矫或过矫的处理具有重要指导意义。对于外斜视伴高AC/A者,看近的斜视可以通过调节功能控制,看远的斜视可以用负镜片矫正。

【鉴别诊断】

1. **与非共同性外斜视鉴别** 原发性外斜视是共同性外斜视,第一斜视角与第二斜视角相等,不存在限制性或麻痹性因素,及限制性或麻痹性病因伴发的其他临床表现。

2. **外隐斜、间歇性外斜视与恒定性外斜视之间鉴别** 外隐斜与间歇性外斜视均为融合功能降低所致的外斜视,鉴别困难。通过遮盖-去遮盖法检查,如去遮盖后被遮盖眼停留在偏斜位则为间歇性外斜视,如去遮盖后被遮盖眼自行恢复正位为外隐斜。间歇性外斜视与恒定性外斜视的鉴别点在于是否存在眼球正位状态,如有则为间歇性外斜视,如始终为偏斜状态则为恒定性外斜视。

【治疗】

多数外斜视患者病情会逐渐发展,不断加重,一般需要进行治疗,治疗方案包括非手术治疗和手术治疗。治疗的目的为改善双眼视功能和单眼视功能,同时有利于儿童的心理健康和正常社交活动。

1. **屈光矫正** 矫正屈光不正,一是为了恢复单眼视力,进一步恢复双眼融合功能,控制外斜视,二是恢复或增加调节功能,增加调节性集合,控制外斜视。对于散光,应予矫正,使视网膜成像清晰,可增强融合有助于控制外斜视。对于近视,应予全矫,以恢复正常的调节功能和调节性集合功能。对于远视,需根据具体情况选择全矫、部分矫正或不矫正。一般对于高度远视和远视性屈光参差,应予矫正;而儿童的双眼等量轻中度远视,往往无需矫正,以免加重外斜视。对于选择远视矫正的度数,需要考虑远视的度数、斜视度、年龄、AC/A、矫正视力,以及校正后的斜视情况。

如近视者配戴负球镜片刺激调节,有利于维持眼位正位。

2. 负球镜　负球镜是针对小度数外斜视的一种保守治疗方法。低龄儿童对负镜片的耐受性比较好,可以接受 3.00D 甚至 4.00D。尤其是 AC/A 比值较高者,负镜片的效果更好。

集合不足型也可选择负镜片,以加强调节性集合,控制外斜视度数,可把负镜片加到原有镜片上或把负镜片加到镜片下半部分。分开过强型,可把负镜片加在原镜片上半部分。这可以作为儿童等待手术期间保持双眼视的措施。

3. 弱散瞳剂　弱散瞳剂可降低睫状肌对神经冲动的反应,人为地提高 AC/A 比值,适用于年轻患者。如 0.05% 的阿托品滴眼液或 0.02% 的阿托品滴眼液。对于儿童可以用于推迟手术时间,直至患者能够配合检查或局麻手术。

4. 三棱镜疗法　小度数的外斜视($10^\triangle$~$15^\triangle$)可以选择配戴三棱镜替代手术治疗。外斜视术后过矫时,可用三棱镜矫正斜视度的 1/2 或 1/3,恢复双眼视觉。外斜视术后欠矫时,残余性外斜视在 $10^\triangle$~$15^\triangle$ 范围时,也可通过三棱镜诱发复视,刺激融合功能,恢复双眼视觉。

5. 正位视训练　存在抑制或异常视网膜对应的外斜视患者,可以考虑正位视训练,训练后进行手术矫正,治疗效果更好。对于儿童,正位视训练可以作为术前和术后过矫时预防抑制的措施。术后如存在集合不足或单眼抑制,应予正位视训练。

6. 手术治疗　手术治疗是为了改善眼球运动和知觉方面的病理状态,改善患者的外观和心理状态,恢复双眼视觉。

(1) 手术指征:主要根据三个指标:融合功能控制眼球正位的能力、斜视度的大小和年龄,从三个方面综合评估。

1)融合功能控制眼球正位的能力:采用眼球正位和眼球偏斜的时间比进行评估,可向患者或其家属了解患者外斜视的变化情况,如斜视出现的频率和时间增多,则代表融合功能降低,双眼视觉不断加重,需手术矫正。当眼球偏斜的时间超过清醒时间的一半或出现视疲劳症状,基本型外斜视出现集合不足,斜视度变大,显斜状态不出现复视,及立体视下降,都是手术指征。

2) 斜视度的大小:一般认为斜视度超过 15$^\triangle$才考虑手术治疗,同时需考虑患者的知觉状态和症状。

3) 年龄:儿童的间歇性外斜视,在视觉发育成熟之前,应推迟手术时间,避免发生术后过矫,出现连续性内斜视,内斜视对双眼视觉的损害更为严重。一般认为,间歇性外斜视儿童的手术在 4 岁以后进行比较合适。儿童外斜视由间歇性转变为恒定性或交替性外斜视,应尽快手术治疗。

(2) 手术方案设计:外斜视手术的理想目的是保持远期眼球正位。根据临床经验,手术方案的设计应尽量使手术达到正位或近期轻度过矫(≤10$^\triangle$),而不能按照欠矫或过矫来设计方案。手术后近期获得正位,不一定是最理想的结果,远期欠矫发生率较高。一般认为,术后近期轻度过矫会获得比较好的治疗效果。但对于年幼的儿童需谨慎,因为术后内斜视可能严重影响视觉发育。

手术方式根据斜视度的大小和斜视的类型选择单眼手术或双眼手术。对于单眼手术,一般选择斜视眼进行。基本型外斜视根据斜视度大小,可以选择单眼外直肌后退、双眼外直肌后退、单眼水平直肌截-退术或多条肌肉的手术。集合不足型外斜视需重点加强内直肌,根据看远、看近的斜视度大小和差距,可以选择双眼内直肌缩短或单眼水平直肌截-退术。外展过强型外斜视首选单眼或双眼的外直肌后退术,或选择单眼水平直肌截-退术。高 AC/A 型间歇性外斜视,可选择双眼外直肌后退加双眼内直肌后固定缝线的术式。

斜视手术量的计算易受各种因素的干扰,目前公认的斜视手术量计算依据为,眼球直径 23mm,其周长为 72mm,则眼球圆周每毫米对应 360°/72=5°,即眼外肌后退或缩短 1mm 可以矫正 5°斜视度。基于此,不同的学者或机构结合自身经验,制定出了不同的斜视手术量估计方案。以北京同仁医院经验为例进行介绍,外斜视的术式、手术量和矫正量见表 12-1。

表 12-1　外斜视手术量估计

术式	手术量/mm	矫正量/△
单眼外直肌后退	7	15
	8	20
双眼外直肌后退	6/6	25
	7/7	30
	7.5/7.5	35
	8/8	40
单眼外直肌后退联合内直肌缩短	7+5.5	50
	7+8	60
双眼外直肌后退联合单眼内直肌缩短	7/7+5	70
	7/7+7	80
双眼外直肌后退联合双眼内直肌缩短	7.5/7.5+5.5/5.5	90

（3）手术效果

1）手术治愈的标准：对于共同性斜视，完全功能治愈标准为双眼视力均正常，任何情况下眼球均正位或少量隐斜，正常视网膜对应，中心凹融合，有中心凹立体视≤60″，无自觉症状。但仅部分患者能达到完全功能治愈，另一部分只能获得临床治愈，临床治愈的标准为水平偏斜≤15△，垂直偏斜<10△。另外，需注意外斜视的复发很常见，应慎重评估外斜视的预后，尤其是远期治愈率。

2）手术欠矫（残余性外斜视）：外斜视手术后的欠矫可以术后即刻出现或术后数月数年表现出来。对于小角度的残余性外斜视，可采用压贴三棱镜保守治疗，三棱镜度数可大于残余外斜视的度数，以诱发集合，减小外斜视度数；但也有人认为三棱镜度数应等于残余外斜视的度数，以改善融合功能，扩大融合范围，为再次手术创造条件。如术后数月或数年再次出现外斜视，呈间歇状态或显性外斜视，一般需要再次手术矫正。

3）手术过矫（连续性内斜视）：术后近期 10$^\triangle$ 以内的内斜视，一般认为是理想的过矫状态，可随时间推移完全消失。如术后近期出现明显过矫并伴有眼球运动受限，应立即再次手术，术中探查有无内直肌截断过量或外直肌滑脱、附着点离断等问题并及时调整。

对于小于 15$^\triangle$ 的连续性内斜视，可采用压贴三棱镜，尤其是视觉发育尚未成熟的儿童，在斜视角变化时可以随时调整三棱镜的度数，始终保持满意的眼位矫正状态。当出现以下情况时应考虑手术矫正：患者拒绝保守治疗，三棱镜治疗没有改善或加重，眼球运动存在非共同性，复视不能缓解，术中水平直肌截-退过量引起的眼球运动受限。第二次手术的时机应选择第一次手术后 6 个月，且斜视角稳定，如斜视度较小且保持间歇性状态，应进一步推迟手术时间，待到儿童可以配合局麻手术时为佳。部分患者还可采用肉毒毒素 A 注射治疗。

7. 肉毒素 A 注射治疗　一般认为，肉毒素 A 注射对小角度外斜视和间歇性外斜视效果较好，特别是对于 ≤40$^\triangle$ 的斜视。对于不能配合三棱镜检查的低龄儿童，可用于等待手术前维持双眼视觉的措施。术后小角度欠矫或过矫，也可采用肉毒素 A 注射治疗。

三、非共同性外斜视

非共同性外斜视包括麻痹性外斜视、限制性外斜视以及 Duane 眼球后退综合征、先天性眼外肌纤维化、继发性外斜视等特殊类型的外斜视。麻痹性外斜视、Duane 眼球后退综合征等斜视类型由后续独立章节介绍。继发性外斜视包括：知觉性外斜视、自发性外斜视、连续性外斜视、残余性外斜视、外伤性外斜视以及继发于眼眶和全身系统性疾病的外斜视。

（一）知觉性外斜视

知觉性外斜视指知觉缺陷导致的外斜视，比如屈光参差、角膜混浊、白内障、视神经萎缩、黄斑病变、视网膜病变等眼先天性发育异常或眼病及眼外伤，引起单眼视力严重下降或丧失，部分或完全打破融合功能,导致单眼外斜视。对于伴有先天性疾病或出生后6个月以内发病者,因其辐辏反射尚未发育,患眼多表现为外斜。此外,年长的儿童和成年人发生导致知觉缺陷的眼病,也多表现为知觉性外斜视。此类斜视首先尽可能治疗原发病提高视力,如视力不能改善或治疗效果不佳,手术治疗目的仅为改善外观,手术设计应使眼位成为轻度内斜位,以延缓日后外斜复发。

(二)连续性外斜视和残余性外斜视

连续性外斜视指内斜视手术过矫引起的外斜视。残余性外斜视指外斜视手术欠矫引起的术后持续外斜视或外斜视复发。手术相关性外斜视的原因多为诊断不明确、或和斜视手术是一种范围性手术的性质有关;与术前治疗不规范、手术设计不合理、手术操作不规范等也有一定的关系。

治疗需结合斜视度的大小、原手术的类型、眼球运动是否受限,有无垂直方向非共同性以及单眼视力等因素。具体详见内斜视和外斜视手术治疗部分章节。

(三)自发性外斜视

自发性外斜视指原有小度数内斜视或眼球正位,在无明确病因下转变为外斜视。患者的内斜视发病较早,多在2岁之前,斜视度较小,随时间推移,自发地变为外斜视。可能伴有单眼的中高度远视,甚至弱视。或内斜视发病早,双眼视觉未得到正常发育,逐渐变为外斜视。

(四)其他

继发于外伤性外斜视,多见于眼眶骨折外直肌嵌顿造成的限制性外斜视,需要手术解除嵌顿因素矫正外斜视。对于无明确肌肉嵌顿的外伤性斜视,需要伤后6个月,斜视无法自行恢复且斜视度数稳定者,可以手术矫正。继发于眼眶肿瘤及全身系统性疾病者,如甲状腺相关性眼病、重症肌无力眼肌型,需要积极治疗原发病。

➤ 附:儿童外斜视的诊治流程图

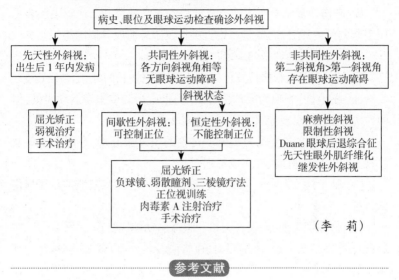

（李　莉）

━━━━━ 参考文献 ━━━━━

1. 卢炜. 斜视诊疗图谱. 2版. 北京:北京科学技术出版社,2016.

2. 牛兰俊,林肯,韩惠芳. 实用斜视弱视学. 苏州:苏州大学出版社,2016.

3. Wallace DK,Christiansen SP,Sprunger DT,et al. Esotropia and Exotropia Preferred Practice Pattern(R). Ophthalmology,2018,125(1):143-183.

第三节　麻痹性斜视

麻痹性斜视(paralytic strabismus)是由支配眼外肌的神经核、神经或者肌肉本身的病变,导致全部或部分眼外肌麻痹的一类斜视,眼球运动障碍是其典型临床表现,属于非共同性斜视。其分类方法较多,根据病变的部位可分为核上性、核间性(中枢性)及核下性(周围性)麻痹性斜视,其中核上及核间性麻痹性斜视往往是神经科或脑外科疾病临床症状的一部分;根据肌肉麻痹的程度可分为完全性或部分性肌肉麻痹;根据发病年龄可分为先天性和后天性麻痹性斜视。

麻痹性斜视的病因复杂,与全身性疾病关系密切。先天性麻痹性斜视可累及单眼的一条眼外肌或多条眼外肌,也可累及双眼同名肌。病因有:

1. 先天发育异常　眼外肌和筋膜发育异常,手术探查可证实其存在。

2. 产伤　多见于产钳助产或产程不正常的婴儿。产程中胎头受压引起的颅内压升高,或是产钳直接伤及眼外肌及其周围组织。

后天性麻痹性斜视的病因包括:

1. 神经源性　根据位置可分为神经核上性、核间性、脑神经病变。

(1) 核上性:表现为眼球侧方运动、垂直运动或集合运动丧失,但眼位无偏斜,无复视症状。

(2) 核间性:多表现为双侧不对称的眼外肌麻痹,有眼位偏斜及复视,可由炎症、肿瘤、外伤或毒素引起。

(3) 脑干病变:少见,除眼球运动障碍外,还伴有其他神经受损伤的体征。

(4) 脑神经病变:多表现为单一眼球运动神经受损。颅内压升高、肿瘤压迫、浸润、炎症、海绵窦血、血管瘤及外伤都可损伤脑神经。其中第Ⅵ脑神经在颅内走行最长,从海绵窦内穿过,最易受到损伤。第Ⅲ、Ⅳ、Ⅵ脑神经的损害均可造成麻痹性斜视。

2. 肌源性　中毒、眼眶及鼻窦炎症、重症肌无力、肌营养不良等造成的眼外肌功能丧失。

3. 限制性因素　眶内及眼球周围的异常粘连或牵制条带形成,引起眼球运动障碍。

先天性麻痹性斜视由于发病早,且患儿表达能力有限,常无自觉症状,患者可出现代偿头位;后天性麻痹性斜视多发生在双眼视觉已经建立后,患儿可出现明显的复视、视混淆和眩晕等症状。体征包括:眼位偏斜、眼球运动障碍、代偿头位、知觉异常(形成抑制、弱视、异常视网膜对应)等;第二斜视角大于第一斜视角;被动牵拉试验对于鉴别麻痹性和限制性斜视很重要。应用复视像和 Hess 屏检查,可以帮助定位麻痹肌肉,代偿头位的分析帮助确定麻痹肌。Parks 三步法对先天性及陈旧性垂直肌麻痹的诊断均有帮助。

当麻痹性斜视影响双眼视觉,或引起的复视、混淆视等症状影响患儿正常生活,代偿头位可影响外观可能导致继发颜面部发育问题,以及颈椎结构改变,应及时治疗斜视。通常先天性麻痹性斜视应尽早手术;后天性麻痹性斜视应寻找病因,积极治疗原发病;引起的复视问题可通过光学矫正(配戴三棱镜)或注射 A 型肉毒毒素治疗,保守治疗 6 个月或以上且斜视角稳定者可采用手术。本节将根据累及的脑神经不同,分类阐述临床上最常见的一些麻痹性斜视的类型。

一、第Ⅲ脑神经(动眼神经)麻痹

【概述】

动眼神经支配上直肌、内直肌、下斜肌和下直肌四条眼外肌,同时还支配上睑提肌和眼内肌的瞳孔括约肌及睫状肌。动眼神经麻痹时可导致单条或多条眼外肌麻痹。根据程度可分为完全性和不完全性麻痹。

【临床表现】

1. 动眼神经完全麻痹表现

(1) 多数发生在双眼视觉已经建立后,患儿可出现明显的复视、混淆视和眩晕等症状。

(2) 患眼外斜视、轻度下斜视和内旋斜视。眼球运动内转不过中线,上下转不能。

(3) 上睑下垂(上睑提肌受累)。

(4) 瞳孔散大,对光反射及集合反射消失。

(5) 部分患者有代偿头位,下颌上举,面转向健侧。

(6) 可出现轻度眼突,是由于四条肌肉麻痹,肌张力松弛所致。

2. 动眼神经不完全麻痹患者,其所支配的 4 条眼外肌受累程度不同。患眼上睑位置正常或仅为轻中度上睑下垂。

(1) 上直肌麻痹在先天性动眼神经支配的单条眼外肌麻痹中最为常见。斜视角度大于 25$^\triangle$为完全麻痹,小于 25$^\triangle$为不完全麻痹。

1) 患眼下斜视,外上转运动受限,可伴有拮抗肌下直肌、配偶肌对侧眼的下斜肌的力量亢进。

2) 代偿头位表现为头向健侧倾,面转向患侧,下颌上举。当伴发配偶肌亢进时,头可以倾向患侧。

3) 上直肌不全麻痹时 Bell 征不受累。可与内外斜视、同侧上睑下垂伴发。

4）患眼可以发生弱视,一般无复视。

5）后天性上直肌麻痹少见,斜视角度小。有垂直复视。右眼麻痹时,复视像检查示右上方垂直分离最大,周边物像为右眼所见;左眼麻痹时,复视像检查示左上方垂直分离最大,周边物像为左眼所见。Hess 屏检查提示麻痹眼上直肌力量减弱。

（2）下直肌麻痹

1）患眼上斜视,外下转运动受限。当用患眼注视时,健眼下斜视伴假性上睑下垂。

2）常伴代偿头位,表现为头向患侧倾斜,面转向患侧,下颌内收。

3）先天性下直肌麻痹在先天性麻痹斜视中少见,斜视角大于 $25^{\triangle}$ 为完全麻痹,小于 $25^{\triangle}$ 为不全麻痹。可与内外斜视伴发。可伴有拮抗肌上直肌、配偶及上斜肌力量亢进。患眼可以发生弱视,一般无复视。

4）单独发生的后天性下直肌麻痹也很少见,常有下睑外伤史,可有下睑、结膜组织红肿,瘢痕的表现。患者出现垂直复视,右眼麻痹时,复视像检查示右下方垂直分离最大,周边物像为右眼所见;左眼麻痹时,复视像检查示左下方垂直分离最大,周边物像为左眼所见。Hess 屏检查常提示麻痹眼和下直肌力量不足。

（3）内直肌麻痹

1）患眼外斜视,第二斜视角大于第一斜视角。

2）代偿头位表现为面转向健侧。

3）Hess 屏检查提示麻痹眼和内直肌力量不足。

4）单独发生的先天性和后天性内直肌麻痹都非常少见,先天性内直肌麻痹如果仅为内转受限为内直肌不全麻痹,如果内转不能过中线为内直肌完全麻痹。患眼可以发生弱视,一般无复视。后天性内直肌麻痹多由外伤或医源性损伤引起,如鼻内镜手术,翼状胬肉手术直接损伤内直肌。通常患眼外斜视角度大,有同侧水平复视。

（4）下斜肌麻痹

1）用健眼注视时患眼下斜视,如用患眼注视则健眼上斜视。

2）患眼内上转运动受限,该注视眼位斜视角最大。

3）代偿头位表现为头向患侧倾斜,面转向健侧,下颌上举。

4）Bielschowsky 征阳性：头向健侧倾斜时，垂直斜视加大。

5）Hess 屏检查提示麻痹眼和下斜肌力量不足。先天性和后天性下斜肌麻痹都很少见。在先天性下斜肌麻痹时，可发生弱视，一般无复视。后天性下斜肌麻痹多由眶底部外伤引起，会出现垂直复视，右眼麻痹时，复视像检查示左上方垂直分离最大，周边物象为右眼所见；左眼麻痹时，复视像检查示右上方垂直分离最大，周边物象为左眼所见。眶下壁骨折时，行牵拉试验可发现限制因素。

【鉴别诊断】

1. 重症肌无力 当儿童发生无痛性、不累及瞳孔的动眼神经麻痹表现，应注意排除重症肌无力的诊断：其导致的上睑下垂表现为晨轻暮重，并可合并全身症状（呼吸困难、呛噎、流涎、面瘫），疲劳试验及新斯的明试验可帮助鉴别。

2. 先天性脑神经异常支配疾病 通常是由眼外肌接受异常的神经支配或缺乏正常的神经支配以及眼外肌发生病理生理性改变引起。包括先天性眼外肌纤维化，Duane 眼球后退综合征等。先天性眼外肌广泛纤维化 3 型的儿童可能表现为上睑下垂、外斜视及下斜视，类似瞳孔不受累的动眼神经麻痹，但牵拉试验为阳性。眼球后退综合征 2 型的患者可以有孤立性内转不足，可能会类似动眼神经麻痹，但伴有眼球内转时睑裂缩小，外转时睑裂开大。根据其特殊的基因与眼球运动受限情况可与单纯动眼神经麻痹性斜视鉴别。

3. 限制性斜视 常见由外伤，手术引起的眼周组织粘连肌肉变性等，以及全身疾病引起的眼局部改变如甲状腺相关眼病等引起的斜视。如先天性下斜肌麻痹需与 Brown 综合征进行鉴别，后者被动牵拉试验眼球运动有明显受限。主要根据病史及被动牵拉试验对限制性斜视进行鉴别。

【治疗】

1. 麻痹性斜视的手术治疗

（1）内直肌麻痹：轻度外斜视，内直肌不全麻痹首选麻痹眼的外直肌后徙术，可联合麻痹眼内直肌缩短术；重度外斜视可采用超常量的一退一缩手术，但需要注意有造成新的眼球运动不足的风险，同时做两条以上的直肌手术还可能造成眼前节缺血;外斜视角度大,内直肌完全麻痹,采用将垂直直肌移位至内直肌止端上下缘的方法。

(2) 垂直直肌麻痹:对于上直肌或下直肌麻痹,单纯进行垂直直肌的后徙和加强手术,如拮抗肌后徙或麻痹肌缩短即可达到满意的效果,对具体患者需要根据六个诊断眼位的斜视度及注视眼来决定,目前多数专家倾向于将手术放在麻痹眼上,有时需要选择水平直肌转位手术。

(3) 下斜肌麻痹:减弱拮抗肌、加强麻痹肌的手术原则在下斜肌麻痹患者中并不适用。通常的做法是将对侧健眼的上直肌减弱,下直肌加强。对于继发出现患侧上斜肌亢进的患者,对上斜肌断腱的手术方式可以消除内旋和代偿头位。

2. 伴发上睑下垂和弱视的治疗　对于伴发上睑下垂的动眼神经麻痹患者,应在手术矫正上睑下垂之前矫正下斜视,以免造成术后的暴露性角膜炎;斜视性弱视或上睑下垂可导致形觉剥夺性弱视,决不能忽视对此类患者后续的弱视治疗。

二、第IV脑神经(滑车神经)麻痹

【概述】

滑车神经是眼球运动神经中最细和最长的。它是唯一从脑干背侧面发出并跨越全程的脑神经。滑车神经核位于下丘平面导水管周围灰质的腹侧,紧靠着动眼神经核下方;在下丘下方上髓帆交叉到对侧,后经环池绕过中脑,沿着大脑脚与小脑幕之间向腹侧行走,在小脑上动脉与大脑后动脉之间、动眼神经外侧继续向腹侧走行,然后伴动眼神经,经过后床突外下方进入海绵窦,又经眶上裂入眶,支配上斜肌。滑车神经麻痹是最常见的单支脑神经麻痹,也是引起获得性垂直复视的最常见病因,约占垂直斜视的50%。绝大多数上斜肌麻痹的病因为外伤性或先天性;血管性、肿瘤性或神经性疾病很少引起滑车神经麻痹。儿童可通过代偿头位倾斜获得双眼融合,后天性滑车神经麻痹很少造成弱视。

【临床表现】

1. 单、双眼均可发病。

2. 垂直斜视,患眼为高位眼。患眼内转时上转,表现为下斜肌功能亢进,内下转时上斜肌功能不足。

3. 代偿头位和眼球运动　代偿头位是该病的最显著体征,往往是首诊原因,出现在3~4月龄后。单侧麻痹时,代偿头位为头向健侧倾斜,面向健侧转,下颌内收。Bielschowsky征阳性。双眼先天性上斜肌麻痹时,双眼内转时均表现上转,双眼下斜肌功能亢进,双眼内下转时,双眼上斜肌功能不足。双侧Bielschowsky征阳性。对称性双眼上斜肌麻痹一般无明显代偿头位,偶见下颌内收。双眼上斜肌麻痹不对称时可以有头位倾斜。

4. 伴有V型内斜视或者V型外斜视。

5. 复视　后天性上斜肌麻痹有明确的发病时间及病因,垂直复视明显。右眼麻痹时,复视像检查左下方垂直分离最大,周边物象为右眼所见。左眼麻痹时,复视像检查右下方垂直分离最大,周边物象为左眼所见。Hess屏检查,麻痹眼图形小,向上方移位,上斜肌力量明显不足。

【鉴别诊断】

1. **先天性肌性斜颈**　可通过下列方面与先天性滑车神经麻痹进行鉴别:

(1) 检查者将头扶正或扶向对侧时有阻力。

(2) 可触诊到歪头一侧胸锁乳突肌紧张。

(3) 平躺或睡觉时歪头固定,但无垂直斜视。

(4) 遮盖上斜眼时歪头持续存在。

(5) 出生时或出生后不久即出现歪头。

2. **垂直分离性斜视**　可能表现为上斜视和对侧的歪头,这与滑车神经麻痹相似,但不伴有复视。交替遮盖时,被遮盖眼上飘,同时合并外旋;去遮盖后缓慢回到注视位。患者精神不集中时也可暴露,看远时表现更明显。侧方注视时,交替遮盖双眼,仍存在交替上飘现象,可与单纯麻痹性斜视进行鉴别。

3. **对侧上直肌麻痹**　患眼下斜,外上转受限,头向患侧倾斜。歪头试验(阴性)和Hess屏检查可帮助鉴别。

4. **可发生垂直复视或上斜视的疾病**　如甲状腺相关眼病、眼眶炎性疾病、眶下壁骨折造成的限制性斜视等,病因可鉴别。

【治疗】

1. 非手术治疗　垂直斜视度小于 10 个棱镜度者,可配戴三棱镜矫正;超过 10 个棱镜度并有代偿头位的患儿则应尽早手术。

2. 上斜肌麻痹的手术治疗效果通常令人满意。手术方法选择通常根据 Knapp 的分型(表 12-2),采取对应的手术方法。但手术方法是多变的,有些患者并不能单一划分到某一种分型中。

表 12-2　上斜肌麻痹的 Knapp 分型和手术选择

分型	特点	手术方式
I	垂直分离最大的方位,在麻痹眼拮抗肌的作用方向,即下斜肌亢进	减弱拮抗肌,即下斜肌减弱
II	垂直分离最大出现在麻痹眼作用的方向,上斜肌功能不足	折叠上斜肌,第二选择是减弱健眼下直肌
III	1 型和 2 型的合并,同时存在上斜肌不足和下斜肌亢进	1. 垂直斜视度小于 25$^\triangle$,折叠上斜肌或减弱下斜肌 2. 垂直斜视度大于 25$^\triangle$,同时行上斜肌折叠和下斜肌减弱,或行上斜肌折叠联合对侧眼下直肌减弱
IV	垂直分离最大方向呈 "L" 型分布,除了同时存在上斜肌不足和下斜肌亢进,还继发上直肌挛缩	手术方式较难选择,建议先采取III型的手术方式。对于斜视度残留的患者,可以二期手术加强患侧下直肌
V	垂直分离最大出现在整个下方,上斜肌功能不足,继发上直肌挛缩,也称双下转肌麻痹	根据牵拉试验来判断,如果上直肌挛缩,需要减弱上直肌,和/或折叠麻痹的上斜肌,可根据斜视度决定是否联合对侧健眼下直肌后徙
VI	双侧的上斜肌麻痹,可以表现对称或非对称;可合并 V 征	双眼手术
VII	外伤性麻痹性斜视同时合并内转时上转受限,假性 Brown 综合征	寻找滑车,分离粘连,解除限制因素,等待眼球运动稳定后选择适合的手术

三、第Ⅵ脑神经(外展)麻痹

【概述】

外展神经(第Ⅵ脑神经)在颅内的行程比较长,从脑干、颅底,经过海绵窦穿过眶上裂再入眶,神经核之下的各个部位的病变都可能累及展神经,引起外直肌功能异常,受累眼外转受限。儿童展神经麻痹最常见的原因包括肿瘤、创伤、颅内压增高和先天性病变。

【临床表现】

1. 后天性展神经麻痹患儿如果双眼视觉发育成熟,主要症状是复视。麻痹程度较重患儿各方向均有复视;相对较轻者正前方存在复视,轻微麻痹患儿向麻痹眼一侧注视时存在复视。向麻痹肌作用方向转动时,复视像分离最大。

2. 第一眼位为内斜视;若外直肌全麻痹,患眼外转不能过中线,如不全麻痹则表现为不同程度的外转受限。被动牵拉试验阴性。

3. 代偿头位 面部转向患侧,如患儿无头位,预示斜视眼可能存在弱视。

【鉴别诊断】

1. **限制性内斜视** 甲状腺相关眼病累及内直肌时会限制眼球外转,常常类似于展神经麻痹。眶底骨折、眼眶肿瘤可引起限制性眼外肌病变,这些均可通过牵拉试验可鉴别。

眼眶肌炎:可表现为疼痛、复视伴外转受限。MRI 可发现受累肌肉肥大。

2. **重症肌无力** 对于任何无痛且瞳孔未受累的眼外肌麻痹,都应考虑到重症肌无力。患者常合并上睑下垂,斜视角变化,疲劳试验及新斯的明试验可鉴别。

3. **核上性凝视障碍** 可出现与展神经麻痹同样的外转受限,但核上性凝视障碍患者不会出现内斜视。

【治疗】

1. 非手术治疗

(1) 病因治疗:首先针对病因,促进展神经功能恢复,使用神经营养药物,较早发病患儿,可能出现弱视,应积极进行弱视治疗。

(2) 三棱镜:斜视度较小患儿,可用三棱镜消除复视,改善头位及复视。

(3) A 型肉毒毒素:A 型肉毒毒素注射可减弱内直肌张力,避免内直肌挛缩。

2. 手术治疗

(1) 手术时机:一般观察 3~6 个月,外直肌力量稳定不再恢复,可行手术治疗。

(2) 手术方式:对于外直肌不全麻痹,如残余力量较大,麻痹眼外转能过中线,首选术式是内直肌大幅后徙加外直肌截除,但麻痹眼不能水平运动;对于外直肌完全麻痹,可将内直肌大幅后徙至赤道后,联合麻痹外直肌大幅度截除,如垂直肌正常,可借助垂直肌力量加强外转力量,获得一定外转功能。

四、先天性双上转肌麻痹

【概述】

亦称为单眼上转不足,指单眼上直肌和下斜肌麻痹,在先天性眼外肌麻痹中并不少见。

【临床表现】

1. 健眼注视时,患眼下斜视,同时伴有假性或混合性上睑下垂。亦可表现为健眼下斜视。

2. 可以合并水平斜视。患眼注视时,健眼上斜角度加大,第二斜视角大于第一斜视角。

3. 患眼内上转、外伤转均受限,完全麻痹时患眼上转角膜缘不能过内外眦连线。下转亢进,内外转正常。

4. 代偿头位为下颌上举。牵拉试验无限制因素。患眼可以发生弱视,无复视。

【鉴别诊断】

1. **上直肌麻痹** 发生较长时间后,不但向颞上方运动减弱,向鼻上方运动功能也减弱,类似双上转肌麻痹表现,但其最大斜视角仍在颞上方,且斜视度较小。

2. 限制性斜视 下直肌挛缩或纤维化、机械限制因素(如眶下壁骨折)、下斜肌附着点异常等疾病均可限制眼球的内上和外转功能,鉴别点在于病史(全身疾病、外伤史)和牵拉试验。

【治疗】

1. 只有出现垂直斜视和/或代偿头位时才需要手术。

2. 术前行牵拉试验,若无下直肌挛缩,可行水平直肌垂直移位术;否则应行挛缩的下直肌后徙术。

3. 健眼上斜视者往往提示该眼弱视,采用的术式为高位眼上直肌后徙术,严重者联合高位眼下斜肌减弱术。

4. 麻痹眼下斜视时,手术首选拮抗肌减弱术,主要是减弱麻痹眼的下直肌,必要时联合该眼的上斜肌减弱和上直肌加强术。

5. 合并上睑下垂者,应在斜视矫正后再考虑矫正上睑下垂。

五、先天性双下转肌麻痹

【概述】

指单眼下直肌和上斜肌麻痹,在先天性眼外肌麻痹中少见。

【临床表现】

1. 健眼注视时,患眼上斜视。

2. 可以合并水平斜视。患眼注视时,健眼下斜视,第二斜视角大于第一斜视角。

3. 患眼内下转、外下转均受限,上转亢进,内外转正常。

4. 牵拉试验无限制因素。

5. 患眼可发生弱视,无复视。

【治疗】

手术首选拮抗肌减弱术,主要是减弱麻痹眼的上直肌,可以根据斜视度大小,联合对侧健眼行下直肌减弱。

> 附:儿童麻痹性斜视的诊治流程图

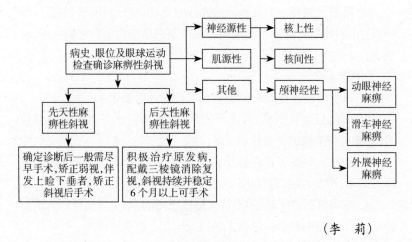

（李　莉）

参考文献

1. Knapp P, Moore S. Diagnosis and surgical options in superior oblique surgery. Int Ophthalmol Clin, 1976, 16(3): 137-149.

2. 胡聪,刘桂香.斜视诊断与手术详解.2版.北京:人民卫生出版社,2018.

第四节　A-V 综合征

【概述】

A-V 型斜视又称 A-V 征、A-V 现象、A-V 综合征,是一种特殊的水平斜视,或者可称之为水平斜视的一种亚型。其特征是当向上和向下注视时,水平斜视度发生较明显的变化,原在位、双眼上转 25° 和下转 25°,依据水平斜视度的差别,以 "A" 和 "V" 字母形象命名。两字母开口方向表示分开强或集合弱,字母尖端方向表示集合强或分开弱。

在 20 世纪初,White 和 Brown 首次提出应重视水平斜视中的垂直方向的非共同性。1948 年,Urrets-Zavalia 发表一系列文章,分析水平斜视手术的治疗效果,寻找手术疗效不满意的原因,其中一个重要原因就是垂直方向的非共同性上未处理。手术后的欠矫或过矫与垂直方向的非共同性有关。1951年,Urist提出A-V型斜视的概念,1957年Albert用形象的最佳的描述方式,使用"A"和"V"字母来描述垂直方向的非共同性。

不同类型的A-V型斜视患者的双眼视觉恢复预后也是不同的。原在位、正上方或正下方,只有一个主视眼位存在视轴平行,这些患者比各个眼位皆存在显性斜视者预后更好。

斜视人群中,关于A-V型斜视的发病率多数报道认为15%~25%。目前各种类型的A-V型斜视的发病率不完全清楚。美国相关报道指出,内斜V征居多,其次是内斜A征,然后是外斜V征,发病率最低的是外斜A征。我国报道中外斜V征的发生率最高,其次是内斜V征,再次是外斜A征和内斜A征。

【病因】

1. 水平肌功能障碍 生理状态下,双眼向正上方注视时,分开功能增强,一般认为是双眼外直肌的作用;向下方注视时,集合能力增强,一般认为是双眼内直肌作用。

(1) 双眼外直肌功能不足会导致上转时分开不足(内斜A征),而双眼内直肌功能不足则会导致下转时集合减弱(外斜A征)。

(2) 双眼外直肌功能过强会导致外斜V征,双眼内直肌功能过强会导致内斜A征。

2. 垂直肌功能障碍 上下直肌的第三个作用是使眼球内转,所以上直肌力量过强或下直肌力量较弱时,可导致A型斜视;上直肌力量较弱或下直肌力量过强时,可导致V型斜视。

3. 斜肌功能障碍和旋转效应(cyclo-torsional effect) 目前,多数学者认为斜肌异常是A-V型斜视的主要原因。对于该类型斜视,斜肌矫正术后常可获得很好的眼位,说明斜肌功能失调可以引起特殊斜视征。斜肌的第三作用是外转,因此斜肌的功能异常可产生相应的斜视形态。

在向上方注视时,下斜肌的水平作用是外转,因此下斜肌亢进或上斜肌不足会导致V型斜视。下斜肌不足或上斜肌亢进会导致A型斜视。同理,下斜视时上斜肌亢进会导致下转时相对外转 A 征。

4. 眼眶解剖异常　颅面畸形患者的眼眶较浅,影响眼外肌运动,而导致特殊斜视征。眼睑内眦角高于外眦角的患者与 V 征存在相关性。这可能由于眼眶较浅导致下斜肌与视轴之间的角度增大,使向上注视时下斜肌外转增强,从而形成 V 征斜视。相比之下,A 征内斜视与外眦部高于内眦部的眼睑倾斜有关。这是由于眶内眼外肌及 pulley 位置异常从而导致上斜肌亢进所致。

5. 眼外肌方向异常　颅缝早闭可能与眼球旋转有关。例如,在 Crouzon 综合征中,眼眶外旋导致内直肌位置较正常位置高。因此出现"内转时上转"而导致特征性的 V 征外斜视和假性下斜肌亢进。

6. 眼外肌 pulley 系统异常　外直肌 pulley 位置过度上移会导致内转亢进,引起 V 征斜视。相反的内直肌 pulley 位置过度上移会引起 A 征斜视。

【诊断】

检查水平斜视时,注视目标摆放在 6m 远处,嘱患者低头或仰头(下颌上抬 25° 或内收 25°)注视远处目标,测量水平斜视度。内斜时,上方注视斜视角度更大;外斜时,上方注视斜视角更小,上方和下方的斜视角相差至少 $10^\triangle$ 为 A 征。内斜时,上方注视斜视角度更小;外斜时,上方注视斜视角更大,上方和下方的斜视角相差至少 $15^\triangle$,为 V 征。

A-V 型斜视的分类和示意图:

(1) 外斜 V 征:向上注视时的斜度比向下注视时大($\geqslant 15^\triangle$)。

(2) 内斜 V 征:向上注视时的斜度比向下注视时小($\geqslant 15^\triangle$)。

(3) 外斜 A 征:向上注视时的斜度比向下注视时小($\geqslant 10^\triangle$)。

(4) 内斜 A 征:向上注视时的斜度比向下注视时大($\geqslant 10^\triangle$)。

【临床表现】

(1) 上、中、下三个方向注视时眼位水平斜视角不等,且超过以上既定角度。

(2) 代偿头位:一般情况下 A 型内斜视、V 型外斜视的代偿头位为下颌上举;A 型外斜视、V 型内斜视的代偿头位为下颌内收。若合并垂直肌异常,特别是上、下斜肌异常时可同时受其影响。

(3) 复视及视疲劳:起病初期,患者若存在双眼视觉则会出现复视及视疲劳,但长时间患病,因异常视网膜对应则上述症状减轻。

(4) 合并其他斜视:如斜肌麻痹或亢进、先天性内斜视、DVD、双外直肌麻痹或旋转肌麻痹等。

【鉴别诊断】

(1) λ 征:第一眼位和向上注视时正位,仅向下注视分开斜视度大,常见于双侧上斜肌功能亢进或下直肌功能不足。

(2) Y 征:第一眼位和向下注视时正位,仅向上注视分开斜视度大。典型见于双侧下斜肌亢进、Duane 综合征和 Brown 综合征。

(3) 菱形征:向上和向下注视时眼位较第一眼位相对会聚。

(4) X 征:向上和向下注视时眼位较第一眼位相对分开。见于长期的外斜视,由于缰绳效应(leasheffect)导致的外直肌紧绷。

(5) 箭头征:第一眼位和向上注视时正位,仅在下方注视时双眼会聚,见于双侧上斜肌麻痹。

【治疗】

1. 手术适应证 A-V 型斜视患者选择手术的主要目的是矫正原在位和阅读眼位上的视轴偏移,消除或者减轻眼球运动障碍,保持、改善或恢复患者双眼单眼视功能。消除异常头位也是手术矫正眼位的目的之一。随着患者对视觉质量要求的不断提高,临床上将会遇到斜视度很小的 A-V 征,患者的代偿头位可能成为更突出的问题。

各类 A-V 型斜视可能同时伴有屈光不正或者有调节因素参与的水平斜视,因此,在手术之前应散瞳验光,配戴合适的矫正眼镜,使原在位的水平斜视成为非调节性水平斜视。然后根据水平斜视度数以及垂直方向的非共同性度数设计手术方式。原在位及阅读眼位是最重要的功能眼位。在功能眼位上,只要视轴保持平行,即使存在 A-V 型斜视,上方出现轻度的斜视,没有临床症状,对头位影响不大,也无须手术矫正。

2. 手术方法(表 12-3)

(1) 斜肌手术:A-V 型斜视伴有明显的斜肌功能异常,特别是功能亢进,手术时应该减弱亢进的斜肌功能。

表 12-3　斜视类型与对应术式

斜视类型	术式
V 型内斜视合并下斜肌亢进	下斜肌减弱+内直肌后徙或后徙-缩短术
V 型外斜视合并下斜肌亢进	下斜肌减弱+外直肌后徙或后徙-缩短术
上斜肌过强合并 A 型内斜	内直肌后徙或后徙-缩短+上斜肌减弱术
上斜肌过强合并 A 型外斜	外直肌后徙或后徙-缩短+上斜肌减弱术
单纯 V 型斜视（上方外斜视、下方内斜视）	双侧下斜肌减弱术
单纯 A 型斜视（上方内斜视、下方外斜视）	双侧上斜肌减弱术

　　有些患者需要做斜肌手术矫正 A-V 征同时做水平直肌的手术来矫正水平斜视。如果是严重的 V 征（下方注视和上方注视水平斜视度相差超过 30$^\triangle$），不仅需要减弱斜肌功能,同时还要做水平直肌附着点的垂直移位手术。

　　外斜 V 征发病率高,多由于斜肌亢进引起。所以常用的术式为双眼下斜肌减弱术。只有经过查体发现对侧眼的下斜肌亢进确实不存在,才可以减弱单眼下斜肌。这样才能避免对侧眼出现上斜视。VonNoorden 选择下斜肌断腱术,切断的部位尽可能地靠近肌止端;而 Parks 则推荐下斜肌后徙术,他认为下斜肌后徙较断腱更安全。Pratt-Johnson 等经常选择下斜肌截除 5mm,即截除位于下直肌与外直肌之间的一段下斜肌。3 种手术方式的效果差异并不大。一些研究表明,截除部分下斜肌的手术效果优于前两者。手术后向上方注视时,双眼集合增强,V 征的上方开口闭合,使外斜视的度数减小约 20$^\triangle$。若为内斜视,斜视度数的变化相似,对原在位和阅读眼位没有明显影响。

　　上斜肌减弱术的效果非常明显,有时单纯上斜肌减弱术就能够矫正外斜 A 征。双上斜肌断腱的手术可矫正下方 20~40$^\triangle$ 的外斜视,原在位矫正 0~10$^\triangle$,上方的水平斜视没有影响。当矫正内斜 A 征时,常采用上斜肌联合水平肌的手术。截除数毫米的上斜肌（包括肌腱和肌鞘）或将上斜肌后徙,A 征下方开口能够闭合 25~35$^\triangle$。若大角度 A 征,最大程度减弱上斜肌即可,如:双眼上斜肌断腱或后徙一般可以矫正 35~45$^\triangle$,最多可矫正≥50$^\triangle$的外斜 A 征。但是若患者双眼融合功能良好,则不应采用上斜肌减弱手术,以避免引起垂直斜视而引起代偿头位。患者当对侧眼不存在上斜肌功能亢进,仅单眼上斜肌亢进,可考虑行单眼上斜肌断腱术。否则,单眼手术之后可能出现非手术眼下斜。若下斜肌功能不弱,双眼上斜肌断腱后,可能导致 A 征反转成 V 征。

(2) 水平直肌手术:单纯水平直肌手术矫正 A-V 征也非常有效。当斜肌功能异常不明显或完全正常可行单纯水平肌手术。这时的斜肌异常可能继发于水平斜视,也可能是假性斜肌亢进。若存在斜肌功能比较明显的异常,则选择水平肌联合斜肌手术。

(3) 水平直肌附着点垂直移位:1967 年,Goldstein 提出单眼水平直肌移位治疗 A-V 征,1971 年,Knapp 提出双眼水平直肌附着点垂直移位治疗方案。水平直肌附着点移位后,当眼球向上方或下方注视是,水平直肌的水平分离强弱会发生改变。

① 水平直肌的垂直移位:内直肌后徙,向 A-V 征字母尖端移位(A 征向上,V 征向下移位);外直肌后徙,向 A-V 征字母开口方向移位(A 征向下,V 征向上移位)(图 12-1)。水平直肌的半个肌腹(5mm)垂直移位可矫正约 15$^\triangle$的 A 或 V 征,一个肌腹的垂直移位可矫正 20$^\triangle$的 A 或 V 征。但 Wright KW 著作中认为整个肌腹移位有导致在原在位过矫的危险,因此在实际临床上很少应用,除非对大角度 A、V 征合并颅面异常或眼外肌缺如。②单眼一条水平直肌上移位,其拮抗肌下移位的手术:可用于双眼单视不良的弱视患者 A 或 V 征的矫正。但双眼视较好患者,单眼水平肌的垂直移位可能引起显著的旋转性复视。

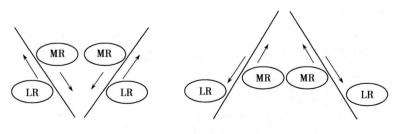

图 12-1 A-V 征的眼外肌运动

附着点移位的幅度大约是5~8mm,一般认为移位一个肌肉附着点的宽度大约为10mm,1/2附着点移位大约5mm。研究表明,附着点移位1mm,大约矫正垂直方向的非共同性斜视2$^{\triangle}$。所以,通常情况下,术中移位半个或一个附着点的宽度足够矫正垂直方向的非共同性斜视。水平直肌附着点垂直移位同时会产生眼球旋转作用,但旋转幅度较小,患者能够代偿,可通过抑制或者旋转融合功能代偿旋转斜视。

(4)垂直直肌附着点水平移位:在A-V征治疗中,常采用斜肌手术、水平直肌垂直移位,而垂直直肌附着点的水平移位应用较少。虽然此种手术方式对于各种形式的A-V征具有很好的矫正治疗作用,但对于外斜A征并不适用。对于内斜A征:上直肌向颞侧移位7mm,术后当眼球上转时,上直肌的上转作用减弱,外转作用加强;对于内斜V征:下直肌向颞侧移位7mm,术后当眼球下转时,下直肌的下转作用减弱,外转作用较强。上下直肌附着点通常移位一个附着点宽度。术中应保持附着点本身的宽度不变,同时保持附着点内、外角与角膜缘的距离不变。由于多数患者在原在位上存在水平斜视,所以多数患者选择水平直肌减弱或加强术联合附着点移位,而非垂直直肌附着点的水平移位。

【典型病例】

病例一,外斜A征

女童,6岁,发现眼斜4年余,散瞳验光:R +1.50DC×90°=1.0,L −0.50DS+2.00DC×105°=0.8。

映光:右注=左注=0~−25°,

三棱镜检查

裸眼:33cm 右注=左注−45$^{\triangle}$,6m 右注=左注−50$^{\triangle}$ L/R5$^{\triangle}$;

戴镜:33cm 右注=左注−45$^{\triangle}$,6m 右注=左注−50 △ L/R5$^{\triangle}$

上方25°:右注=左注−40$^{\triangle}$ L/R5$^{\triangle}$

原在位:右注=左注−50$^{\triangle}$ L/R5$^{\triangle}$

下方25°:右注=左注−65$^{\triangle}$ L/R5$^{\triangle}$

手术方式:双眼外直肌减弱+双眼上斜肌肌腱延长术

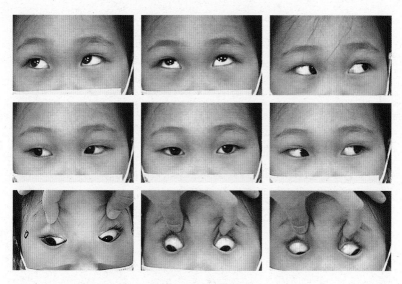

图 12-2 术前眼位

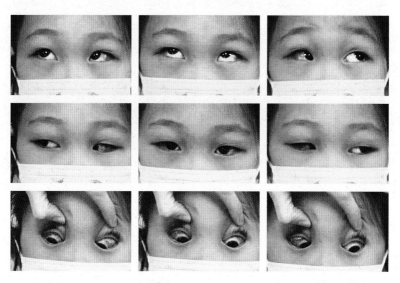

图 12-3 术后眼位

病例二,内斜 V 征

女,9 岁,发现眼斜 4 年。散瞳验光:R +1.00s=0.8,L +1.25s=0.8

映光:右注=左注+40°

三棱镜检查

裸眼:33cm 右注=左注+95$^{\triangle}$ L/R5$^{\triangle}$,6m 右注=左注+90$^{\triangle}$

上方 25°:右注=左注+70$^{\triangle}$ L/R5$^{\triangle}$

原在位:右注=左注+90$^{\triangle}$ L/R5$^{\triangle}$

下方 25°:右注=左注+95$^{\triangle}$ L/R5$^{\triangle}$

眼球运动:双上斜肌不足−1,双下斜肌亢进+1

手术方式:双眼下斜肌后徙+双眼内直肌减弱+左眼外直肌加强术

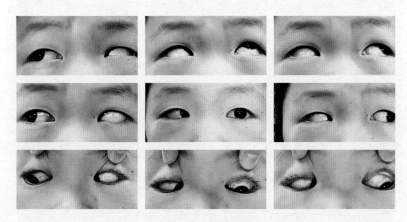

图 12-4 术前眼位

➤ 附：A-V综合征的诊治流程图

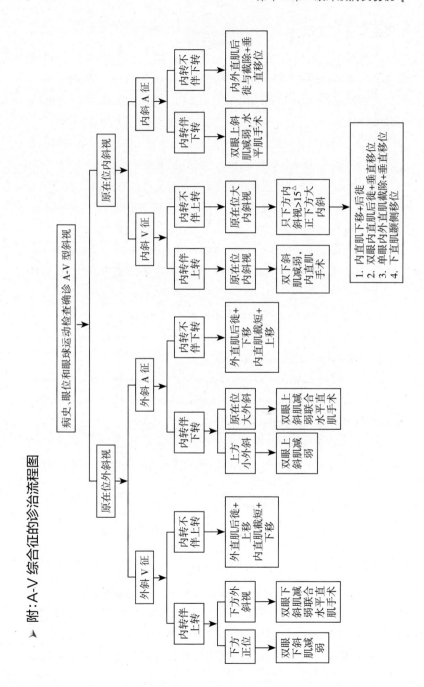

参考文献

1. Rajavi Z, Norouzi S, Sabbaghi H, et al. The effect of inferior oblique muscle weakening on horizontal alignment. J CurrOphthalmol, 2019, 31 (3): 298-304.

2. 李月平, 赵堪兴, 马惠芝. 上斜肌分级悬吊术治疗上斜肌亢进 A 型斜视的临床效果观察. 中华眼科杂志, 2016, 52 (8): 579-583.

3. 王丹, 杨素红. 单眼内直肌截除联合外直肌后徙术和双眼内直肌截除术治疗儿童集合不足型间歇性外斜视的疗效分析. 中国斜视与小儿眼科杂志, 2020, 28 (2): 28-31.

4. Peng M, Poukens V, da Silva Costa RM, et al. Compartmentalized innervation of primate lateral rectus muscle. Invest Ophthalmol Vis Sci, 2010, 51 (9): 4612-4617.

5. Ren M, Wang Q, Wang L. Slanted bilateral lateral rectus recession for convergence insufficiency-type intermittent exotropia: a retrospective study. BMC Ophthalmol, 2020, 20 (1): 287.

6. Wang B, Wang L, Wang Q, et al. Comparison of different surgery procedures for convergence insufficiency-type intermittent exotropia in children. Br J Ophthalmol, 2014, 98 (10): 1409-1413.

7. 王嘉璐, 亢晓丽, 董凌燕, 等. 外直肌倾斜后徙术与外直肌后徙术治疗集合不足型外斜视的效果比较. 中华眼视光学与视觉科学杂志, 2020, 22 (12): 902-907.

第五节　Duane 眼球后退综合征

【概述】

Duane 眼球后退综合征（Duane retraction syndrome, DRS），亦称为 Duane 征、眼球后退综合征（retraction syndrome），是一种由先天发育异常导致眼球运动异常的疾病。主要特征为眼球水平运动障碍，可有不同程度外转、内转受限，内转时睑裂缩小伴眼球后退，外转时睑裂开大,部分患者内转时伴有上射或下射,可伴斜视、代偿头位、屈光不正。

DRS 是近一个多世纪以来,才逐渐被认识的临床疾病。最早由 Stilling(1887)、Türk(1896)和 Duane(1905)报道,故在早期的欧洲文献中,眼球后退征也被称为 Stilling-Turk-Duane 综合征。DRS 在一般人群中患病率很低,约为 0.1%,占斜视发病的 1%~5%。近年来研究发现是由于第六对脑神经(外展神经),单侧或双侧的外展神经核先天发育异常或缺如,外直肌异常神经支配而导致的眼球运动异常,属于先天性脑神经异常支配疾病(congenital cranial dysinnervation disorders,CCDDs)的一个类型。DRS 还有一些特征包括:单侧多于双侧,左眼多于右眼,女性等于或略多于男性,但这些特点目前尚无合理解释。

因 DRS 患者临床表现各异,增加了诊疗难度。需对其临床特征进行仔细观察,并结合影像学检查,方可明确诊断,并为患者设计个性化的治疗方案。

早期的研究者因为没有发现 DRS 具有神经系统的异常,通过解剖发现外直肌的肌纤维失去了弹性,而变成了纤维条带,从而导致其外转受限,因此认为 DRS 的病因是眼外肌的纤维化。但学者们逐渐发现这并不能解释 DRS 的其他临床表现,比如眼睑退缩、上射、下射等。后来,学者们发现 DRS 患者存在脑干及眼眶后部双侧的外展核及外展神经发育不全。这提示了 DRS 的外直肌是由于外展神经发育不全,和动眼神经上或下分支的异常支配,这一解剖学上的发现提供了重要证据来支持肌电图发现。1974 年,Huber 得出了患眼外直肌的矛盾神经支配是所有 DRS 的致病原理,并根据不同的肌电图模式和临床特点,Huber 将 DRS 划分为三个类型:Ⅰ型(外转障碍性),Ⅱ型(内转障碍型),Ⅲ型(内、外转障碍型)。Huber 的发现成为了 DRS 病因学研究的里程碑。

在过去的 20 年里,磁共振成像(MRI)可以看到大脑和神经的路径以非侵入性的方式提供高分辨率图像,进一步证实了 DRS 的解剖学特点,并量化了眼肌局部收缩和延伸,从而进行更深入的研究。另外,对于发现颅内病变,及鉴别其他慢性外展神经麻痹或者先天性眼外肌纤维化具有特殊意义。

遗传和环境因素都可能在 DRS 的发展中发挥作用。大多数 DRS 病例是散发的,只有大约 2%~5% 的患者具有家族遗传特点,而且大型的家系少有报道。DRS 的常染色体显性遗传和常染色体隐性遗传方式均已经被证明。家族性的单侧和双侧家族性 DRS 通常为常染色体显性遗传。在这些家庭中,具有外显率降低和表达率变化的特点,表现为疾病可以跳过一代或临床表现的变异性。

综合上所述,随着关于 DRS 研究的深入,学者们从 DRS 的理解肌源性病因逐渐深入到神经源性病因。目前国内外学者均认为 DRS 是由于第六对脑神经(外展神经),单侧或双侧的外展神经核先天发育异常或缺如,外直肌异常神经支配而导致的眼球运动异常,其实质是神经源性病变,为先天脑神经发育异常疾患(CCDDs)的一种类型。

【诊断】

1. 临床表现　DRS 典型的临床表现包括眼球运动障碍,可以是外转受限,内转受限,或二者兼有。内外直肌同时收缩,导致眼球后退内陷,从而表现为眼球内转时眼睑变窄。同时,内外直肌的一起收缩也可导致眼球产生"缰绳效应",从而在眼球内转时引起上射或下射。挛缩的外直肌在眼球试图由内转位变为内上或内下转时,缰绳一样的外直肌在眼球表面快速滑动,导致眼球向内上或内下方弹射,称为上下射现象。其病理基础是外展神经和先天性发育不良或缺如,外直肌缺乏神经传导支配,于是部分支配内直肌的神经纤维(动眼神经)错位支配了外直肌,导致了外转受限,以及内转时内直肌和外直肌同时收缩。

2. 临床分型　最初的 DRS 分类是由 Huber 于 1974 年根据肌电图研究将 DRS 分为Ⅰ型、Ⅱ型和Ⅲ型,其中Ⅰ型约占 78%,Ⅲ型占 15%,Ⅱ型占 7%。异常神经支配外直肌的不同比例,导致了不同眼球运动障碍的 DRS。近年来,学者们还发现了其他特殊类型的 DRS——协同分开型和变异型 DRS。

(1) Ⅰ型眼球后退综合征(外转障碍型):如果外直肌获得少量的内直肌异常神经支配,内转力量大于外转,那么第一眼位为内斜视,外转受限,但内转无明显受限。另一种情况为,如果错位支配外直肌的神经纤维不足 50%,即内直肌的一部分神经纤维转而支配外直肌,内转力量依然大于外转,第一眼位也为内斜视,但内转和外转均受限。以上两种情况均表现为内斜视,所以被称为内斜型或Ⅰ型眼球后退综合征,占 75%~80%,其特征为:外转受限;内转可正常或轻度受限;内转时眼球后退,睑裂缩小;企图内转时可合并上下射;第一眼位内斜视;代偿头位:面转向受累眼一侧。肌电图表现为外转时外直肌神经冲动弱或无,内转时有放电现象。

(2) Ⅱ型眼球后退综合征(内转障碍型):Huber 将Ⅱ型后退综合征的特征描述为:内转明显受限;外转好或者轻微受限;内转时眼球内陷,睑裂缩小;试图内转时可有上下射;第一眼位多为外斜视;代偿头位,面转向非受累眼一侧。肌电图表现为内、外转时外直肌均有神经冲动,强度基本相同,但外直肌有两个放电高峰,说明外直肌有双重神经支配。但这类患者非常罕见,有学者认为大多数的Ⅱ型后退综合征患者实际为Ⅲ型眼球后退综合征。

(3) Ⅲ型眼球后退综合征(内、外转障碍型):如果约 50% 的内直肌神经纤维错位支配外直肌,则内转和外转力量相当,第一眼位无明显斜视或为轻度隐斜视,此时内、外转均受限。如果超过 50% 的内直肌神经纤维错位支配外直肌,外转的力量大于内转,第一眼位为外斜视,内、外转均受限,一般来说,内转不足更为明显。上述两种情况,因内、外转均受限,第一眼位多为外斜视或外隐斜,所以被称为外斜型眼球后退综合征,即Ⅲ型眼球后退综合征,占 10%~20%,其临床特征为:外转受限;内转受限;试图内转时眼球内陷,睑裂缩小;试图内转时上下射(较Ⅰ型和Ⅱ型多见);第一眼位可大致正位或轻度内斜视/外斜视;代偿头位,面转向非受累眼一侧。肌电图表现为内、外直肌的异常神经冲动:内、外转时,外直肌和内直肌均有神经冲动,但是外转时神经活动较内转弱。

(4) 协同分开型:近年来,学者们发现了新的一类 DRS 患者。协同分开型是一种特殊罕见的 DRS 类型。在极端罕见的情况下,如果接近 100% 的内直肌神经纤维错位支配到外直肌,那么内转明显受限,但外转良好,第一眼位为外斜视。试图内转时,受累眼的神经冲动不支配内直肌,而均支配外直肌,导致内转不能,同时外转。当好眼外转时,受累眼也表现为外转,这种情况在临床称为协同分开,也称之为眼球后退综合征 4 型。

(5)垂直后退综合征:表现为眼球垂直运动受限伴眼球后退,被认为是眼球后退综合征的变异类型。有作者认为是先天神经支配异常,更多认为是组织结构异常所致,MRI 影像学发现部分患儿与眶内球后肌锥内异常结构存在有关。

3. 诊断依据

(1)病史:询问发病年龄、有无外伤史、家族史以及有无其他眼的疾病或全身疾病,如听力障碍、唇裂、畸形足、Goldenhaar 综合征、Okihiro 综合征、Wildervank 颈-眼-声综合征等。

(2)眼科专科检查:关注视力情况,所有 DRS 患者都应接受睫状体麻痹性屈光和弱视治疗。多达 66% 的 DRS 患者可能有屈光不正——最常见的是远视或远视散光(31.5%),其次是近视或近视散光(22%),引起斜视性弱视。还要注意角膜、晶体、眼底、泪道情况,因本病可能合并白内障、鼻泪管阻塞、视网膜变性、角膜皮样瘤、鳄鱼泪等。

(3)眼肌专科检查:首先观察第一眼位有无水平斜视及各个注视方位的眼位情况有无代偿头位;其次观察眼球运动异常情况,包括内转、外转时有无受限及受限程度,内传时是否伴有上射或下射;再次观察观察眼球水平运动时睑裂的变化等。主动牵拉及被动牵拉试验用于鉴别其他类型斜视,如外展神经麻痹性斜视,或限制性斜视。

(4)相关的全身检查:如听力检查,是否合并躯体畸形、唇裂、足部异常、拇指发育不全等,注意与 DRS 相关的全身综合征。

(5)辅助检查:可进行肌电图及 MRI 检查,特别是脑神经及眼眶的 MRI 检查,了解外展神经核团、走行及肌肉异常神经支配情况,内外直肌发育情况等。

根据以上所述的病史、眼部临床表现、全身检查及相关辅助检查结果,可做出 DRS 诊断。

【鉴别诊断】

1. 外展神经麻痹 DRS I 型第一眼位多表现为内斜视,且存在外转受限,临床上需与外展神经麻痹相鉴别。首先先天性外展神经麻痹极为少见,而后天获得性者常有确切的发病时间,并表现出明显的复视症状。外展神经麻痹的内斜视度往往较大,眼球内外转时睑裂大小无改变,无眼球后退及眼球上射或下射现象,被动牵拉试验阴性,肌电图检查或 MRI 检查外直肌均无异常神经支配。

2. 眼外肌纤维化 对于存在眼外肌解剖结构改变的 DRS 患者,除外直肌存在纤维条索样改变外,还可累及内直肌甚至上斜肌,较难将其与眼外肌纤维化进行鉴别。但眼外肌纤维化患者不存在 DRS 典型的睑裂改变。CFEOM 患者还常伴有上睑下垂、大角度斜视等,眼球固定于极度内转或内下转位,向各方向眼球运动均存在障碍。

3. 先天性内斜视 需与存在内斜视的 DRS I 型相鉴别,因先天性内斜视患者可能存在内直肌紧张、挛缩,表现出类似外展受限。但先天性内斜视患儿单眼运动往往正常,可用娃娃头试验进行鉴别,且无明显代偿头位,同时先天性内斜视者多存在患眼视力低下,内转时也无眼球后退和睑裂缩小等表现,肌电图检查或 MRI 检查外直肌均无异常神经支配及外展神经发育异常。

4. 假性眼球后退综合征 可由眶内壁外伤性骨折、肿瘤造成的骨质破坏或医源性损伤造成内直肌受损或嵌顿引起,表现出与 DRS 类似的外转受限,但眼球后退呈反向型,即外转时眼球后退、睑裂变小,内转时睑裂开大,但这类病变为后天出现,患者多有复视,可鉴别。

5. 因节制韧带或其他原因造成眼球侧转时"眼球后退" 有些内斜视患儿或正常儿童也存在内转时睑裂小,外转时睑裂大,有的还可能合并轻度眼球后退,不能仅以此就诊断 DRS,要合并眼球运动受限的体征,同时内外转时睑裂大小变化、内转时眼球后退等体征。

【治疗】

1. 保守治疗　对于斜视度数较小的 DRS 患者,应首先矫正屈光不正和治疗弱视,以提高视力、建立双眼视功能。对于代偿头位较轻的患者,可考虑使用三棱镜矫正头位。

2. 手术治疗　DRS 手术治疗的指征是第一眼位有明显的斜视,有明显的代偿头位,内转时有明显的上射或者下射现象或睑裂缩小、眼球后退,影响外观。手术主要目的也是为了矫正原在位的眼位偏斜,改善头位及眼球后退。手术无法改善眼球运动的异常,也不能完全解决各诊断眼位的眼位偏斜,术前需与患者及家长充分沟通。手术设计需根据患者的临床表现,包括水平偏斜情况、代偿头位、上射下射等设计个性化的手术方案。

(1) 第一眼位内斜者:术中先行牵拉试验,如发现内直肌存在限制因素,则需进行内直肌后徙。

1) 单侧内直肌后徙术:适应证为内斜≤20$^{\triangle}$,被动牵拉试验内直肌挛缩,眼球外转不过中线患者。一般后徙量不超过 6mm 以防止医源性外斜视。

2) 双眼内直肌后徙术:适应证为大角度内斜视(>20$^{\triangle}$),严重的眼球后退,患侧内直肌挛缩。健眼所做的手术量由患眼做内直肌后徙后残存的斜视度决定,一般不超过 5~6mm。

3) 单眼内直肌后徙+外直肌缩短:适应证为内斜≥25$^{\triangle}$,轻度眼球后退(内转时睑裂缩小<33%),内转功能正常,严重外转受限,没有或仅有轻度上下射现象。文献报道比双眼内直肌后徙的术式对内收功能影响小。但由于外直肌缩短可能加重眼球后退,所以仅适用于轻度眼球后退且内转功能正常的患者,且外直肌的缩短量应<3.5mm,同时内直肌后徙≤5mm。

4) 垂直肌转位术:为了解决眼位、头位的同时改善眼球的外转功能。一种是上直肌下直肌分别转位至外直肌附着点上方和下方,这种方法改善外转程度有限。还可在外直肌附着点后 8~10mm 将转位的垂直肌肌纤维与外直肌 1/4 肌纤维进行联结,可更好地改善外转,矫正内斜视,还降低了眼前节缺血综合征的危险。也有文献报道将上直肌转位至外直肌附着点与上直肌附着点之间,同时进行上直肌与外直肌联扎,再进行内直肌后徙术,可更好地改善外转功能同时避免垂直肌转位后患者出现垂直斜视。

(2) 第一眼位外斜者:术前同样需要进行牵拉试验,如外直肌受限则行外直肌后徙。对于单侧 DRS2 型原在位斜视度<20$^\triangle$时,可行单眼外直肌后徙,原在位斜视度>20$^\triangle$时可做双侧外直肌后徙。但是患者外转功能严重受限时单眼外直肌后徙会加重外转受限,所以有时会做非对称型双眼外直肌后徙。对于双侧 DRS2,需根据具体情况,可行双眼外直肌后徙。

(3) 内转时眼球后退、睑裂缩小和上下射的矫正:如果存在明显内转时眼球后退、睑裂缩小、眼球上下射,以往行内外直肌联合等效的后徙术或外直肌后固定术,现更多采用外直肌 Y 型劈开术,即将外直肌自附着点向后 10~12mm 处做 Y 型劈开,然后将上下两端间隔10mm 分别固定在浅层巩膜上,可稳定眼球,减少由于外直肌紧张引起的"缰绳"效应,避免产生滑动,还可以防止眼球上下旋转,并可增加肌肉张力。

3. 肉毒杆菌毒素注射治疗 对于大部分患者来说治疗效果是相对的、短效的。注射治疗最重要的目的是模拟手术后效果。但是,也有报道重复注射肉毒杆菌毒素产生了永久性的斜度变化。对于合并内斜视的年龄较小患儿(3 岁以下),可有效改善内斜视和面转,推迟手术干预时间。

总之,由于 DRS 患者临床表现各异,手术方案设计也需考虑所有异常的表现成分,进行个性化的设计。同时由于外直肌性状改变,斜视度与直肌后徙量之间不存在固定的对应关系,手术量很难准确估算,手术效果往往不稳定,需术前与患儿家长进行充分的沟通,术前术中牵拉试验及术中彻底松解限制因素是手术成功的关键。同时DRS 患眼外直肌常紧张、无弹性,与周围组织粘连,分离困难,需小心操作,充分解除粘连和牵拉。

➤ 附：Duane 眼球后退综合征的诊治流程图

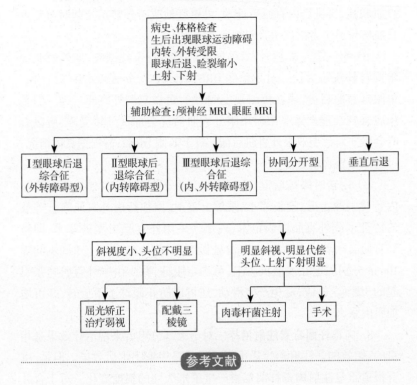

参考文献

1. 胡聪,刘桂香.斜视诊断与手术详解.2版.北京:人民卫生出版社,2018.

2. DeRespinis PA,Caputo AR,Wagner RS,et al. Duane's retraction syndrome. Surv Ophthalmol,1993,38(3):257-288.

3. Khan AO,Oystreck DT. Clinical characteristics of bilateral Duane syndrome. J AAPOS,2006,10:198-201.

4. Kekunnaya R,Gupta A,Sachdeva V,et al. Duane retraction syndrome:series of 441 cases. J Pediatr Ophthalmol Strabismus,2012,49:164-169.

5. Matteuci P. I difetti congenti di abduzione con particolare riguardo alla pathogenesi.Rassegna Ital Ottalmologia,1946,15:345-380.

6. Hoyt WF,Nachtigaller H. Anomalies of ocular motor nerves.Neuroanatomic correlates of paradoxical innervation in Duane's syndrome and related congenital

ocular motor disorders.American Journal of Ophthalmology,1965,60(3):443-448.

7. Miller NR,Kiel SM,Green WR. Unilateral Duane's retraction syndrome(Type 1).Archives of Ophthalmology,1982,100(9):1468-1472.

8. Breinin GM. Electromyography;a tool in ocular and neurologic diagnosis. Ⅱ. Muscle palsies.AMA Archives of Ophthalmology,1957,57(2):165-175.

9. Hotchkiss MG,Miller NR,Clark AW,et al. Bilateral Duane's retraction syndrome. A clinical-pathologic case report.Archives of Ophthalmology,1980,98(5):870-874.

10. Pizzuti A,Calabrese G,Bozzali M,et al. A peptidase gene in chromosome 8q is disrupted by a balanced translocation in a Duane syndrome patient. Invest Ophthalmol Vis Sci,2002,43:3609-3612.

11. Lehman AM,Friedman AM,Chai D,et al. A characteristic syndrome associated with microduplication of 8q12,inclusive of CHD7. Eur J Med Genet,2009,52:436.

12. Appukuttan B,Gillanders E,Juo SH,et al. Localization of a gene for Duane retraction syndrome to chromosome 2q3 1. Am J Hum Genet,1999,65:1639-1646.

13. Ev ans JC,Frayling TM,Ellard S,et al. Confirmation of linkage of Duane's syndrome and refinement of the disease locus to an 8.8cM interval on chromosome 2q3 1. Hum Genet,2000,106:636-638.

14. Chan WM,Miyake N,Zhu-Tam L,et al. Two novel CHN1 mutations in 2 families with Duane retraction syndrome. Arch Ophthalmol,2011,129:649-652.

15. 杨士强.斜视手术彩色图谱策略与技巧.3版.北京:北京大学医学出版社,2013.

16. Schliesser JA,Sprunger DT,Helveston EM. Type 4 Duane syndrome. J A APOS,2016,20(4):301-304.

17. 陈丽萍,郝瑞,张伟.双眼协同分开的研究进展.中华眼科杂志,2019,55(1):63-67.

18. 杨士强；眼球后退综合征的临床研究进展. 中国斜视与小儿眼科杂志，2019, 27 (2): 7.

19. Derespinis PA, Caputo AR, Wagner RS, et al. Duane's retraction syndrome. Surv Ophthalmol, 1993, 38: 257-288.

20. Abu-Amero KK, Kondkar AA, Salih MA, et al. Partial chromosome 7 duplication with a phenotype mimicking the HOXA1 spectrum disorder. Ophthalmic Genet, 2013, 34 (1-2): 90-96.

21. Tischfield MA, Bosley TM, Salih MA, et al. Homozygous HOXA1 mutations disrupt human brainstem, inner ear, cardiovascular and cognitive development. Nature Genetics, 2005, 37 (10): 1035-1037.

22. Holve S, Friedman B, Hoyme HE, et al. Athabascan brainstem dysgenesis syndrome. American Journal of Medical Genetics. Part A, 2003, 120 (2): 169-173.

23. 申涛, 邓大明. 先天性脑神经异常支配性疾病的分子遗传学新发现. 国际眼科纵览, 2014, 38 (5): 333-340.

24. 周金琼, 付晶, 卢炜. Duane 眼球后退综合征的诊治要点. 眼科, 2014, 23 (6): 365-368.

25. von Noorden GK. Binocular vision and ocular motility: theory and management of strabismus. Saint Louis: Mosby, 1990.

26. 杨琼, 焦永红, 满凤媛, 等. 眶内异常结构与垂直后退综合征. 中华眼科杂志, 2011, 47 (11): 983-988.

27. Kekunnaya R, Kraft S, Rao VB, et al. Surgical management of strabismus in Duane retraction syndrome. J AAPOS, 2015, 19 (1): 63-69.

28. Jesús FM, Rosario Gómez de Liaño, María Rocio García Catalán, et al. Botulinum toxin treatment in patients up to 3 years of age who have esotropic Duane retraction syndrome. Strabismus, 2013, 21 (1): 4-7.

29. 谢文芳, 李俊红. 眼球后退综合征的临床分析及手术治疗进展. 国际眼科纵览, 2016, 40 (5): 357-360.

第六节 分离性垂直偏斜

【概述】

分离垂直性斜视（dissociated vertical deviation，DVD）又称交替性上隐斜视，当交替遮盖双眼时，遮盖眼呈上斜视状态，这与 Hering 法则相矛盾，常与先天性内斜视相伴发。因为 DVD 不仅仅局限于上斜，并且包含着较为特殊的外旋，以及常常合并着外转运动的成分。因此后来选用了"分离性垂直斜视"这一名词，并且已经被广泛的认可。

关于 DVD 的发病机制，目前还不是很清楚。但是有些推测的学说有助于解释 DVD 的现象。Bielschowsky 等支持垂直性集合神经支配的起源理论，该学说认为在两个皮层下的中心交替和间歇性地发放支配垂直方向眼球运动的神经冲动。Spielmann 等提出 DVD 是由双眼刺激的不平衡引起的，但这一理论并不适合双眼功能正常的患者所出现的 DVD。Van Rijn 等指出 DVD 代表了一种眼球不对称的垂直异位。Crone 等认为，DVD 多见于儿童、青少年，由于发病年龄较小，也有可能是由于存在眼部病变影响了视觉的发育，因而皮质的双眼控制功能发育不良，产生了 DVD。Guyton 等认为 DVD 与隐性眼球震颤有关，特别是含有旋转成分的眼球震颤。

总之，DVD 的病因学仍然是模糊的。从 Bielschowsky 对这种斜视形式的最初解释，一直到运用现代医学手段进行研究，虽无可争议地确立了 DVD 是一种垂直方向的眼球运动异常，然而，其发生以及与其他斜视（如先天性内斜视）伴随出现的根源至今并没有定论。

【临床表现】

DVD 是儿童早期发病的一种斜视，但是很少出生后就发生。而是多发生在 1 岁以后，常常在婴幼儿期内斜视矫正手术后表现的更明显。它可以表现为轻度一眼上斜视，或者仅在遮盖时出现被遮盖眼的明显上斜视。有些也会表现为频繁的较大斜视角度上斜视，像大角度水平斜视一样影响外观。

1. 上斜视 虽然 DVD 是双眼性疾病,但是常常表现为一眼的上斜视。特别是对于一眼弱视的患者,经常是非弱视眼注视,弱视眼出现上斜视或上瞟。对于双眼视力一致的患者,上斜视或上漂也会总偏爱同一眼出现。当一眼注视时,对侧眼缓慢上漂,斜视眼在上漂时会出现缓慢外旋外转,当恢复注视时出现内旋内转。DVD 被遮盖眼的向上偏斜角数是可变的,延长遮盖的时间后,偏斜的角度有增加的趋势,并且双眼通常是不对称的。

2. 环形眼球运动 Bielschowsky 发现,多数 DVD 患者表现出眼位上瞟时外旋外转运动,而回到注视眼位时内旋内转运动,因此形成了眼球的环形运动。这样的眼球运动特点不需要借助特殊的仪器就可以观察到。将近一半 DVD 患者伴有隐性眼球震颤。

3. 异常头位 DVD 可以合并异常头位,发生率为 23%~35%。头部倾斜的方向可以是垂直偏斜较大的一侧,也可以是对侧方向。而将头被动的由习惯姿势的倾斜方向,向另外一侧倾斜时,会增加垂直方向上的倾斜。双侧 DVD 患者可出现下颌内收的异常头位。通过手术矫正 DVD 以后,倾斜的头位能够得以改善。

4. 合并综合征 DVD 常伴有下斜肌亢进,以及上斜肌亢进和 A 型斜视。如果 DVD 伴有上斜肌亢进和 A 型斜视要考虑 Helveston 综合征的可能性。

5. 弱视 由于 DVD 患者发病年龄常处于儿童视功能形成的关键时期,立体视功能不易建立,影响固视,因此双眼或单眼视力欠佳较多,常合并弱视。

【辅助检查】

1. 斜视度检查 三棱镜加交替遮盖法,此方法需要患者双眼都可以注视。嘱患者注视 6m 远的目标,在非注视眼前放置底向下的三棱镜,双眼进行交替遮盖直到三棱镜可以中和非注视眼的向下运动。然后再在对侧眼重复这一过程。三棱镜不可能同时中和双眼垂直分离的斜视度数,放置三棱镜的一眼静止不再上漂即可。另外一种方法是三棱镜加标准的 10 秒持续遮盖检查法,临床观察发现后者比前者交替遮盖测量法更接近实际斜视角度。DVD 患者的斜视度数可能会经常变化,而且随着遮盖时间的延长斜视的度数趋于增加。可以将 DVD 分为 4 级:1 级,<10 $^\triangle$;2 级,10~15 $^\triangle$;3 级 15~20 $^\triangle$;4 级,>20 $^\triangle$。

2. 眼球运动检查 正常。可以伴有下斜肌或者上斜肌亢进。部分患者伴有眼球震颤。

3. 眼位检查 角膜映光:第一眼位可以正位或上斜视,交替遮盖双眼时,遮盖眼呈现上斜状态。

4. 眼底检查 正常。伴有下斜肌或者上斜肌亢进时可以出现外旋或者内旋。

5. 其他 可以通过裂隙灯下观察虹膜形态和结膜血管来验证 DVD 的环形运动现象。可以见到当高位眼下落到中线时虹膜和结膜的血管出现向内环转,而在眼球上升时虹膜和结膜的血管出现向外环转。当 DVD 一只眼被遮盖时,可以只表现向外环转和隐性的眼球震颤。

Bielschowsky 现象,在注视眼前放置一个滤光片,而对侧被遮盖并处于上视状态,而后被遮盖眼的眼位会逐渐下降;当注视眼前的滤光密度增加视觉输入减少时,被遮盖眼的眼位甚至移动到静止眼位以下;当注视眼前的视觉输入增加时,被遮盖眼的眼位又会升高。Bielschowsky 对于这一现象的解释是这样的,当视觉输入固定时,比如右眼为注视眼,则当右眼的视觉输入通过在它面前放置密度增加的过滤器而减少时,维持注视的努力会引发对于对侧眼上视的异常神经支配,当右眼极力的为了维持注视的眼位却打破了这一神经支配,引发了补偿性的神经支配,左眼在这种补偿性神经支配的保护下,回到中线位置,甚至低于中线位置。

红玻璃片试验,无论将红玻璃片放在 DVD 患者的注视眼或者非注视眼,红色复视像永远在白色灯影的下方。这一方法有助于鉴别诊断,因为其他类型的垂直斜视,复视像的方向取决于哪只眼为注视眼。

【诊断】

儿童期发病,常常在 1 岁后出现单眼或双眼交替上斜视或上漂,常常在视远或精力不集中时发生。可伴有或不伴有上漂眼弱视。部分发生在婴幼儿内斜视手术矫正术后,部分伴有外斜视。根据患儿发病年龄等病史,结合裂隙灯下上斜视眼眼位上升时,虹膜纹理和血管外旋,眼位下降时内旋,以及 Bielschowsky 现象、红玻璃片试验等方法可以诊断 DVD。

【鉴别诊断】

临床上 DVD 容易与下斜肌亢进引起的垂直斜视混淆。而下斜肌亢进可以同时合并 DVD。两者鉴别的要点如下(表 12-4):

表 12-4　DVD 和下斜肌亢进这两种情况的鉴别诊断的要点

	DVD	下斜肌亢进
眼位升高	外转和内转	内转,外转从不升高
上斜肌	可以亢进	不足
A-V 征	可以 A 征,无 V 征	V 征
假性对侧上直肌麻痹	无	有
回到注视眼位内旋内转	有	无
回到注视眼位垂直扫视的速度	(10°~200°)/s	(200°~400°)/s
隐性眼球震颤	有	无
Bielschowsky 现象	有	无

鉴别 DVD 和下斜肌亢进在临床上是很重要的,如果患者有 DVD,那么手术减弱或切除下斜肌并不能改善其眼位内转是上射的现象。在共同性或旋转垂直麻痹性斜视中发现鉴别 DVD 的成分更为困难。在评估这类病人时,必须考虑到眼位在被遮盖之前的起始位置,每只眼睛在被遮盖之前的起始位置。例如,如果右眼上斜视合并 DVD,那么右眼被遮盖后眼位会进一步升高,而之前处于低位眼的左眼,在被遮盖以后则眼位上升与右眼相同的量,但却仍然处于中线以下,这是由于左眼在遮盖以前处于低位眼。

与其他类型的垂直斜视进行鉴别。

Brown 综合征:主要的表现是患眼的眼球内收时上转受限或不能上转,外展时上转正常。正前方注视时轻度上转受限。被动牵拉试验阳性。

眼球后退综合征:患眼在内收时可以伴有上射或下射的现象,这是由于外直肌的共同收缩导致其在内收时滑到中线之上或之下,形成垂直偏斜。

Jampolsky 综合征(上直肌亢进/收缩综合征):表现为患侧上斜视,向上注视和同侧注视时,垂直分离增大,对侧上斜肌亢进,眼底常表现为内旋。

限制性斜视:包括眶底骨折、眼外肌纤维化、Graves 眼病,以及斜视术后因瘢痕形成或嵌顿,导致受影响的肌肉运动的受限,牵拉试验阳性。

【治疗】

1. 保守治疗 在 20 世纪上半期,对 DVD 的患者眼科医生多主张不给予积极进行手术治疗。这种保守的观点源于 Bielschowsky,他认为光学或手术治疗会带来一些并发症:如麻痹性的斜视。对于双眼不对称受累或习惯于戴眼镜的患者可以尝试保守治疗的方法。例如,一位没有双眼视的患者,当他用右眼注视时出现左眼明显的 DVD,但在左眼注视时右眼并不出现明显的偏斜。可以增加右眼的正球镜(通常+2.00D)或阿托品散瞳每天一次,引起右眼的轻微光学模糊,以将主导眼转移到高位眼的方式改善 DVD 的外观。

2. 手术治疗 对于隐性分离性垂直偏斜,上斜角大于 5°,有碍美观或影响心理发育,或者伴有较大度数的内斜视或外斜视者需要手术治疗。在手术设计上由于 DVD 的病因未明,而且 DVD 垂直斜视角度易变难以准确测量,手术效果有不确定性。在 DVD 斜视角的测量上,角膜映光法比三棱镜法所测的结果更接近实际偏斜角度。手术方式主要包括:上直肌后退术、上直肌后退联合后固定术、下直肌缩短术、下斜肌转位术,目前术后效果较为满意的是上直肌大量后退术。

表 12-5 为首都医科大学附属北京同仁医院治疗 DVD 患者上直肌后退手术评估量,表 12-6 为 Creig 和 Taylor 教授主编《Pediatric Ophthalmology and Strabismus》一书中 DVD 患者上直肌后退手术评估量。

表 12-5　首都医科大学附属北京同仁医院治疗DVD 患者上直肌后退手术评估量

上斜视角度	双眼上直肌后退	
	双眼上斜视量对称、视力正常者	双眼上斜视量对称、一眼中度以上弱视者
6°~10°	4mm	2mm
11°~15°	6mm	4mm
≥16°	8~10mm	6~8mm

备注:双眼上斜视量不对称者,双眼上直肌后退量以每相差 5° 减少 2mm;对于 Helveston 综合征中的上斜肌亢进,一般不施行减弱手术。

表 12-6　DVD 患者上直肌后退手术评估量

上斜视角度(PD)	双眼上直肌后退(mm)	单眼上斜肌后退(mm)
<10	7	5
10	8	6
15	9	7
20	10	8
≥25	10	9

➤ 附：分离垂直性斜视的诊疗流程图

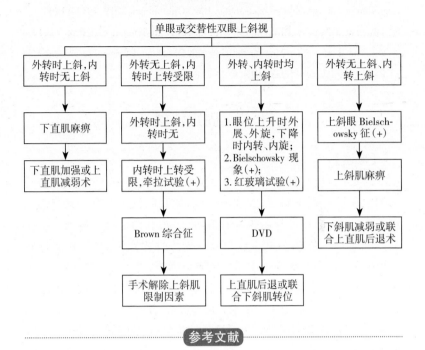

参考文献

1. 卢炜.斜视诊疗图谱.2 版.北京：北京科学技术出版社，2016.

2. Kaur K，Gurnani B. Dissociated Vertical Deviation. 2021 Aug 15. In：StatPearls. Treasure Island（FL）：StatPearls Publishing，2021，PMID：34424634.

3. Von Noorden GK，Campos EC. Binocular Vision and Ocular Motility.6th ed.2002.

4. Creig H，David T.Pediatric Ophthalmology and Strabismus. 4th ed. 2013.

5. Noorden GK. Current concepts of infantile esotropia（Bowman Lecture）. Eye，1988.

6. Klaehn LD，Hatt SR，Leske DA，et al. Role of a Standardized Prism Under Cover Test in the Assessment of Dissociated Vertical Deviation. Strabismus，2018，26（1）：1-5.

7. Wu SQ，Xu QB，Sheng WY，et al. Unilateral inferior oblique anterior

transposition for markedly asymmetric dissociated vertical deviation with unilateral inferior oblique over-action. BMC Ophthalmol,2019,19(1):196.

8. Tibrewal S,Nguyen PTT,Ganesh S,et al. Bilateral Symmetric and Asymmetric Superior Rectus Recession for Patients with Dissociated Vertical Deviation. Asia Pac J Ophthalmol(Phila),2019,8(3):218-223.

第七节　固定性斜视

【概述】

固定性斜视指的是眼球固定于某一位置,不能向其他方向转动的一种特殊类型斜视;发病率较低,依其眼位偏斜方向又分为固定性内斜视、固定性外斜视、固定性上斜视和固定性下斜视。临床上以固定性内斜视多见。分类包括先天性固定性斜视、后天性斜视;病因可包括先天发育异常、脑神经麻痹、外伤、颅内出血、颅内肿瘤等。临床表现为眼球固定,运动受限,斜视角常较大,固定性斜视常常需要手术治疗。手术目的是矫正第一眼位斜视、改善眼球运动,尽可能恢复双眼视。手术操作较为复杂,常常需要动用多条眼外肌。

【病因】

1. 先天性眼外肌发育异常、缺如　大部分先天性固定性斜视合并眼外肌发育异常或者眼外肌缺如,这种情况造成的斜视发生早且斜视度大。对视功能影响明显。

2. 外伤、颅内肿瘤、出血等造成的脑神经麻痹　脑神经麻痹后受累肌麻痹,进而导致拮抗肌挛缩,久而久之形成固定性斜视。如脑出血后引起的外展神经麻痹导致的固定性内斜视。

3. 高度近视相关性固定性斜视　多位后天性,患者近视度往往超过-15.0D。表现为固定性内斜视或内下斜视,外转受限,上下转也部分受限,牵拉试验各方向均有阻力。研究认为高度近视相关斜视与Pulley悬带组织的破裂有关,导致上直肌向鼻侧偏移,影响外转,外直肌向下方偏移,影响上转从而肌肉圆锥在颞上方形成一个较大的"薄弱空间",导致扩张的眼球由此空间"疝出",继而形成了高度近视限制性内下斜视,并导致眼球外转及外上转严重受限。

【诊断】

根据临床表现可做出诊断;眼球固定于某个方向,运动受限,被动牵拉试验阳性。可行影像学检查如眼部 CT 和 MRI 评估眼外肌及脑神经结构;行牵拉试验明确有无眼外肌受限。

【鉴别诊断】

固定性斜视需要注意考虑以下疾病

1. 慢性进行性眼外肌麻痹(chronic progressive external ophthalmoplegia,CPEO) 慢性进行性眼外肌麻痹是一种罕见的眼球运动障碍疾病,为慢性、进行性、双侧性病变,以上睑下垂开始,逐渐出现眼球运动障碍,最终眼球固定不动。属于线粒体脑肌病较为常见的类型。任何年龄均可发病,但儿童或青少年,即 30 岁以前起病多见,多为散发,亦有家族性报道。主要表现为进行性的上睑下垂和眼球运动障碍,可伴有肢体肌无力。由于双侧眼肌均受累,且眼肌麻痹极为缓慢。

2. 先天性眼外肌纤维化(congenital fibrosis of extraocular muscles,CFEOM) 是一组少见的斜视综合征,属于家族遗传性眼病,也有散发病例报道。主要特征包括:先天发病,多有阳性家族史;眼球各方向运动均有障碍;上睑下垂,且无 Bell 现象;双眼多固定于下转位;伴有代偿头位:下颌上抬,伴头后倾;被动牵拉试验阳性。目前发现有 *CFEOM1*、*CFEOM2*、*CFEOM3* 等 3 个基因位点突变与该病有关。目前根据临床表现及致病基因将 CFEOM 分为三型:

1 型,出生时有双侧上睑下垂,双眼固定在向下注视的位置,上转不能过中线,伴有不同程度水平运动受限。该类型最常见,属于常染色体显性遗传。

2 型,出生时存在双侧上睑下垂,眼球随意运动缺如,眼球固定于极度外转位,表现为固定性外斜视,为常染色体隐性遗传。

3 型,重度患者表现典型,但中度患者眼位可正常,垂直运动运动可轻度受限,为常染色体显性遗传,多为不完全外显性。

3. Möbius 综合征 是一种少见的先天性发育异常,临床表现为先天性展神经麻痹和面神经麻痹,以患者哭笑、面无表情、不能皱眉、眼球外展运动受限、双眼不能闭合、双侧鼻唇沟消失、吸吮困难等为特点,常合并其他脑神经的异常。发病原因认为与孕期感染或者基因或染色体异常有关。

4. 甲状腺相关性眼病(thyroid associated ophthalmology,TAO)为自身免疫性疾病,多为后天性,是眼外肌和眶脂肪等眼眶内组织以及甲状腺组织免疫反应攻击的靶目标,其损伤可致眼外肌纤维瘢痕化、失去弹性和眶内软组织增容,进而导致不同程度眼球突出、眼睑闭合不全、眼睑退缩迟落,甚至压迫性视神经病变等系列眼征。眼外肌纤维化导致限制性斜视,眼球运动受限,严重者可表现为眼球固定性斜视。眼部 CT 提示眼外肌增粗肥大。

5. 重症肌无力(myasthenia gravis,MG) 是由神经-肌肉接头处传递功能障碍所引起的自身免疫性疾病,临床主要表现为部分或全身骨骼肌无力和易疲劳,活动后症状加重,经休息后症状减轻。儿童 MG 可分为新生儿型、先天型和少年型。特征表现为单侧或双侧上睑下垂、眼肌麻痹甚至固定、复视、斜视、吞咽困难、饮水呛咳、声音嘶哑,严重可表现为呼吸困难。眼肌型重症肌无力(ocular myasthenia gravis,OMG)可只伴有眼部表现。可通过新斯的明试验阳性、乙酰胆碱受体抗体阳性、重复电刺激检查提示低频刺激运动神经时,肌肉电位逐渐衰退等加以确诊。部分患者还伴有胸腺肿瘤。

【治疗】

固定性斜视的患者眼球常被固定在某一位置上,不能向其他方向运动,严重影响患者的外观及视功能。先天性固定性斜视患者常常合并斜视性弱视。若因颅内肿瘤、重症肌无力等其他疾病引起的斜视,需要积极治疗原发病,原发病治疗稳定后半年以上,考虑斜视的治疗。

固定性斜视的治疗需要手术进行斜视矫正。固定性斜视常常存在单条或多条眼外肌纤维化,常规手术往往难以奏效,需要结合患者斜视类型、斜视度大小、受累眼外肌形态情况个性化制定手术方案。合并弱视的患儿在斜视手术后需要进一步进行弱视的治疗,提升视力、恢复双眼视。

➢ 附:固定性斜视的诊疗流程图

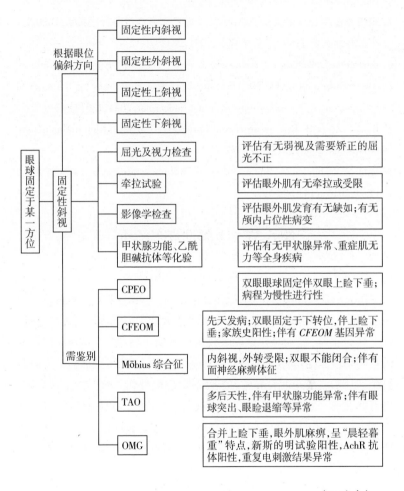

（王乐今）

参考文献

1. Flanders M. Restrictive strabismus: diagnosis and management. Am Orthopt J, 2014,64:54-63.

2. Ranka MP, Steele MA. Esotropia associated with high myopia. Curr Opin Ophthalmol, 2015, 26(5): 362-365.

3. 中国免疫学会神经免疫分会. 中国重症肌无力诊断和治疗指南(2020版). 中国神经免疫学和神经病学杂志, 2021, 28(1): 1-12.

4. Bartalena L, Kahaly GJ, Baldeschi L, et al. The 2021 European Group on Graves' orbitopathy (EUGOGO) clinical practice guidelines for the medical management of Graves' orbitopathy. Eur J Endocrinol, 2021, 185(4): 43-67.

5. Bau V, Zierz S. Update on chronic progressive external ophthalmoplegia. Strabismus, 2005, 13(3): 133-142.

6. Vyas S, Prabhakar A, Bhanu KU, et al. Möbius syndrome. J Neurosci Rural Pract, 2016, 7(4): 596-597.

第八节　上斜肌鞘综合征

【概述】

Brown 综合征又称上斜肌鞘综合征,是一种特殊类型的斜视。该病由 Brown 于 1950 年报道,该病主要特点表现为患眼内转时不能上转,外上转可正常,被动牵拉试验表现为内转时上转受限。Brown 综合征的发病率较低,占斜视的 0.2%,常为单眼发病,约 10% 病因包括上斜肌肌鞘、肌腱、或滑车发育异常,或者局部炎症、外伤导致的内上转受限。患者如在第一眼位时为正位,并有双眼单视功能,无明显代偿头位,则无须治疗;如患眼于第一眼位时呈下斜视,有明显代偿头位,影响双眼视功能及外观,则可手术治疗,以恢复第一眼位时的双眼视。

【病因】

1. 先天性上斜肌腱鞘综合征　指由于先天性腱鞘缩短并肌腱肥厚影响滑车处的正常活动,或因下斜肌有异常的节制韧带等解剖发育异常所致的眼球内转时上转受限。此类眼球运动异常是恒定性的且不可能自愈,故称为真性 Brown 综合征。

2. 后天性上斜肌腱鞘综合征　又称获得性 Brown 综合征。指由于外伤、炎症或手术所致的上斜肌腱鞘局部肿胀、肥厚、腱鞘收缩或类似狭窄伴腱鞘炎而引起的眼球内转位时上转受限。此类眼球运动异常,部分病例可自行缓解而症状消失,故将这类病例称为间歇性Brown综合征。

【诊断】

第一眼位正位或者下斜视,单眼运动和双眼运动时均表现眼球内转时上转受限;眼球内转时可出现眼球下转;外转时上转改善或基本正常;上斜肌功能正常,未见明显亢进被动牵拉试验提示眼球内上转时阻力增加。可伴有代偿头位:如下颌上抬或者面向健侧转。

根据第一眼位情况可分为轻、中、重三度:

轻度:第一眼位不出现下斜视,眼球内转时不出现眼球急速下转现象。

中度:第一眼位不出现下斜视,眼球内转出现眼球急速下转现象。

重度:第一眼位存在下斜视,眼球内转出现眼球急速下转现象,常伴有下颌上抬,面转向对侧。

影像学检查:眼部CT或MRI可以发现Brown综合征患者的上斜肌发育不良或缺如、上斜肌肌腱-滑车复合体不规则增大,滑车神经缺如等体征。

【鉴别诊断】

需要与眼球上转受限的其他病因相鉴别:

1. **下斜肌麻痹** 先天性下斜肌麻痹发病率较低,表现为第一眼位下斜视,内转时上转无力,下斜肌功能不足,但被动牵拉试验检查在向内上方牵拉时无明显阻力。若进行肌电图检查,会发现下斜肌肌电图减弱。Brown综合征患者的下斜肌肌电图正常。

2. **下直肌纤维化** 先天性下直肌纤维化表现为第一眼外下斜视,在内转位可表现为上转受限,但在外转位时也表现下转受限,牵拉试验时外上转阻力明显。

3. **甲状腺相关性眼病** 甲状腺相关性眼病可表现为受累眼下斜视,各个方向运动受限,且合并眼球突出、眼睑退缩等体征,故可与Brown综合征鉴别。

【治疗】

1. 病因治疗 当患者伴有鼻窦炎、类风湿关节炎等其他系统性炎性疾病时,先行抗炎治疗,口服或滑车周围注射激素治疗,待炎症性疾病改善后,Brown 综合征也可以得到缓解和治愈。

2. 手术治疗 手术目的是为了能在原位获得双眼视觉,改善头位和骨骼结构的发育。患者如在第一眼位时为正位,并有双眼单视功能,无明显代偿头位,则无须治疗;如患眼于第一眼位时呈下斜视,有明显代偿头位,影响双眼视功能及外观,则可手术治疗,以恢复第一眼位时的双眼视。手术方式主要采用上斜肌减弱术,包括上斜肌肌腱截除术、断腱术、后徙术和延长术等。

➤ 附:上斜肌鞘综合征的诊疗流程图

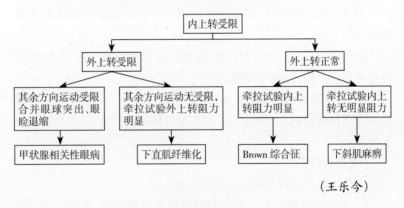

（王乐今）

参考文献

1. Brown HW. True and simulated superior oblique tendon sheath syndromes. Documenta Ophthalmol, 1973, 34:123-136.

2. Manley DR, Alvi RA. Brown's syndrome. Curr Opin Ophthalmol, 2011, 22(5): 432-440.

3. Coussens T, Ellis FJ. Considerations on the etiology of congenital Brown syndrome. Curr Opin Ophthalmol, 2015, 26(5):357-361.

4. 刘家琦, 实用眼科学. 3 版. 北京:人民卫生出版社, 2015.

第九节 广泛先天性眼外肌纤维化

【概述】

广泛先天性眼外肌纤维化,又称为先天性眼外肌纤维化综合征(congenital fibrosis of extraocular muscles, CFEOM),是一种累及单眼或双眼的先天性非进行性肌肉筋膜分化异常,多为常染色体显性或隐性遗传,也可为散发病例,临床较为少见,人群中最低发病率为 1/230 000。目前发现有 *CFEOM1*(*KIF21A* 基因)、*CFEOM2*(*PHOX2A* 基因)、*CFEOM3*(常见 *TUBB3* 基因)等基因位点突变与该病有关。患者多伴有上睑下垂,眼球运动不同程度受限,是一种先天性脑神经异常支配性疾病。眼外肌组织学检查可见部分眼外肌组织被纤维组织所替代,影像学检查可见提上睑肌、上直肌等眼外肌广泛的萎缩、变细、变薄,甚至缺如。

【诊断】

广泛先天性眼外肌纤维化的诊断依据:①先天发病,多有阳性家族史,病情无进展及缓解;②眼科检查有下述临床表现;③被动牵拉试验阳性。

1. **Ⅰ型** 双眼上睑下垂,眼球固定于下转位,上转不能过中线,水平运动不同程度受限,下颌上抬。一般不存在眼球后退,多伴有异常神经支配现象,该类型最常见,属于常染色体显性遗传。

2. **Ⅱ型** 双眼上睑下垂,眼球处于外转位,水平及垂直运动均受限,注视目标时下颌上抬,为常染色体隐性遗传。

3. **Ⅲ型** 临床表现与Ⅰ型类似,但常不对称,变异性大,为常染色体显性遗传,多呈不完全外显性,家族中患者症状差异大,散发病例及单眼发病患者属于此型。

【鉴别诊断】

1. **麻痹性斜视** 广泛先天性眼外肌纤维化与麻痹性斜视的区别在于前者被动牵拉试验时有阻力,甚至眼球被固定不能离开其斜位。

2. **上斜肌腱鞘综合征(Brown 综合征)** 被动牵拉试验时上斜肌腱鞘综合征患者内上转受阻不能达到正常生理范围,而广泛先天性眼外肌纤维化多个方向运动受阻。

【治疗】

广泛先天性眼外肌纤维化的治疗包括非手术治疗及手术治疗。

非手术治疗主要是矫正屈光不正,提高视力,防止弱视发生。

手术治疗主要是矫正斜视和上睑下垂,改善头位,由于眼外肌纤维化粘连贴住球壁,手术操作较难。斜视的矫正以下直肌后徙为主,若患者合并水平斜视,可联合水平直肌后徙,一般不采用缩短术。术后眼位可改善,但不能恢复正常眼球运动。部分患者可行上睑下垂矫正术改善头位,术式多采用额肌悬吊术,由于无 Bell 现象,手术以欠矫为主,以免发生暴露性角膜炎。

➤ 附:广泛先天性眼外肌纤维化的诊治流程图

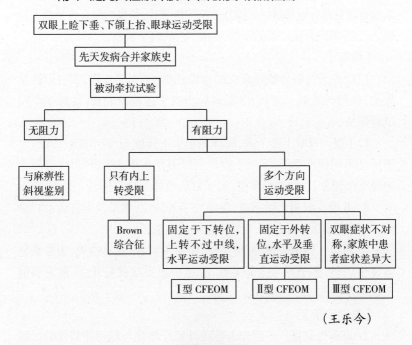

（王乐今）

━━━━━ 参考文献 ━━━━━

1. 葛坚,王宁利.眼科学.3 版.北京:人民卫生出版社,2015.

2. 赫雨时. 斜视. 天津:天津科学技术出版社,1982.

3. Reck AC, Manners R, Hatchwell E. Phenotypic heterogeneity may occur in congenital fibrosis of the extraocular muscles. Br J Ophthalmol, 1998, 82 (6):676-679.

4. Chan WM, Andrews C, Dragan L, et al. Three Novel Mutations in KIF21A Highlight the Importance of the Third Coiled-coil Stalk Domain in the Etiology of CFEOM 1. BMC Genetics, 2007, 8:26.

5. Yazdani A, Chung DC, Abbaszadegan MR, et al. A novel PHOX2A/ARIX mutation in an Iranian family with congenital fibrosis of extraocular muscles type 2 (CFEOM 2). Am J Ophthalmol, 2003, 136 (5):861-865.

6. Demer JL, Clark RA, Tischfield MA, et al. Evidence of an Asymmetrical Endophenotype in Congenital Fibrosis of Extraocular Muscles Type 3 Resulting From Tubb3 Mutations. Inves Ophthalmol Vis Sci, 2010, 51 (9):4600-4611.

第十节 集合与分开异常

集合与分开眼球运动异常包括集合功能异常和分开功能异常,前者包括集合不足(又称为辐辏功能不足)、集合痉挛(又称为辐辏过强或辐辏痉挛),后者包括分开不足或分开过强。

一、集合功能异常

(一)集合不足

【概述】

集合不足是指双眼视线平行运动正常,但双眼内直肌同时收缩、眼球内转的运动表现欠佳,集合近点变远或集合近点虽在正常范围但不能稳定久用。其发病与很多因素有关,如屈光调节因素(高度远视、近视、屈光参差等)、单眼视力下降、发育异常、精神紧张、合并慢性全身疾病、瞳距过大、斜视矫正术后并发症等。

【诊断】

集合不足的诊断依据:①视疲劳、近距离工作困难、眼球胀痛、头痛等症状;②双眼侧向运动无异常,但集合范围减小和/或集合近点变远(多在 10cm 以外),目标注视物由远及近运动时一眼能坚持注视,而另一眼不能。

集合不足的症状轻重与集合不足的程度不成正比,部分患者集合功能明显不足,但症状轻微,有的患者集合不足较轻,但是自觉症状严重。部分患者看近可出现外隐斜或看近斜视度较看远增大的情况。

【鉴别诊断】

1. **分开过强** 该类患者看远斜视度大,看近斜视度减小,集合近点可不后退。

2. **外隐斜** 单纯外隐斜患者看远及看近斜视度差异很小,且集合近点不明显后退,集合不足患者看远及看近斜视度有一定差异。

【治疗】

1. **眼肌训练** 融合训练对集合不足效果较好,很多患者训练后可改善或消除视疲劳、近距离工作困难等症状,一般是首选方法,可以采用同视机训练、笔尖训练等。

2. **矫正屈光不正** 远视患者度数适当低矫,近视患者度数应足矫。

3. **手术治疗** 间歇性外斜视合并集合不足,或外隐斜合并集合不足、融合训练效果不佳患者可以考虑手术治疗,手术多采用内直肌缩短术,可适当过矫,术后短期内可出现复视,远期效果较好。

调整用眼习惯及精神情绪状态,若合并全身性疾病应积极治疗全身病。

(二) 集合痉挛

【概述】

集合痉挛又称为辐辏过强或辐辏痉挛,双眼看远为正位,侧向共同运动多正常。临床上最常见的是由于过度调节引起的集合痉挛,如未矫正的远视屈光不正、新戴近视眼镜、近距离工作时间过久、光线昏暗下工作时间过长等。原发性的集合痉挛患者多合并中枢神经系统病变,由于脑膜刺激或半规管压力增大等诱发,临床上多与瞳孔缩小、调节痉挛同时出现。部分分开不足患者可继发集合痉挛。

【诊断】

集合痉挛的诊断依据:①近距离工作困难,看近时出现复视、视物模糊、头痛等症状;②双眼侧向运动无异常,看近集合程度增加、集合近点缩小。

部分患者看近可出现内隐斜,严重者双眼可处于内转位。

【鉴别诊断】

分开不足:该类患者看远可出现内隐斜,看近内隐斜消失或变成外隐斜,集合功能正常,与集合不足相反,且一般近距离工作无困难。

【治疗】

1. 矫正屈光不正 远视患者度数应足矫,近视患者度数应适当欠矫。

2. 调整用眼习惯,尽可能减少近距离工作,改善照明等用眼环境,若合并全身性疾病应积极治疗全身病。

3. 可使用睫状肌麻痹剂或配戴双光镜(下部增加正球镜)以减小调节。

二、分开功能异常

(一) 分开不足

【概述】

单独的分开不足临床较少见,常继发于集合痉挛,往往合并远视、老视、屈光参差等,双眼外展功能降低,若合并神经系统病变则称为分开麻痹。

【诊断】

分开不足的诊断依据:①视疲劳、头痛等症状;②双眼侧向运动无异常,看远出现内隐斜伴同侧复视,看近内隐斜消失或出现外隐斜,同视机检查正融合范围正常、负融合范围缩小,一般近距离工作无困难。

【鉴别诊断】

分开麻痹:该类患者一般合并神经系统器质性病变,如多发性硬化、肿瘤、外伤、血管性疾病等。

【治疗】

1. **配戴三棱镜** 患者可配戴底向外的三棱镜,增加双眼分开功能,消除看远时的复视症状,提高视觉质量。

2. **手术治疗** 若患者三棱镜疗法不适应或者看远时内斜度数较

大达到手术指征,可行外直肌加强术(外直肌缩短或折叠)。

(二) 分开过强

【概述】

原发性分开过强临床极少见,常继发于集合不足,且病因不明。

【诊断】

分开过强的诊断依据:①症状不明显,部分可出现视疲劳;②双眼侧向共同运动无异常,分开功能过强,看远出现较大的外隐斜或看远时出现显性外斜视,看近呈正位或内隐斜。

【鉴别诊断】

集合不足:该类患者多伴有近距离工作困难、头痛等症状,正融合范围减小或/和集合近点变远(多在 10cm 以外),目标注视物由远及近运动时一眼能坚持注视,而另一眼不能。

【治疗】

1. 融合训练　可以采用同视机训练、笔尖训练等。

2. 手术治疗　间歇性外斜视分开过强,或融合训练效果不佳患者可以考虑手术治疗。

3. 若继发于集合不足,可按集合不足治疗。

➤ 附:集合与分开异常的诊治流程图

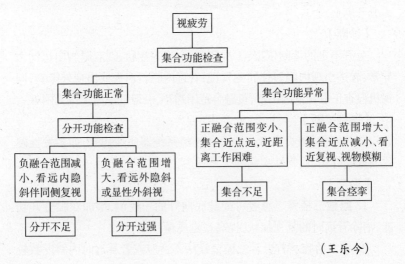

(王乐今)

参考文献

1. 牛兰俊,林肯,韩惠芳.实用斜视弱视学.苏州:苏州大学出版社,2016.
2. 赫雨时.斜视.天津:天津科学技术出版社,1982.
3. 葛坚,王宁利.眼科学.3 版.北京:人民卫生出版社,2015.

第十一节　弱　　视

【概述】

视觉发育期由于单眼斜视、未矫正的屈光参差、高度屈光不正及形觉剥夺引起的单眼或双眼最佳矫正视力低于相应年龄的视力为弱视;或者两眼视力相差 2 行及以上,视力较弱眼为弱视(amplyopia)。

不同年龄组儿童的正常视力参考值:3~5 岁≥0.5,6 岁以上>0.7。

【病因】

根据病因可以将弱视分为以下四类:

1. 斜视性弱视　单眼性斜视形成的弱视。

2. 屈光参差性弱视　双眼远视性球镜屈光度数相差 1.50DS,或柱镜屈光度数相差 1.00DC,屈光度数较高眼形成的弱视。

3. 屈光不正性弱视　多发生于未配戴屈光不正矫正眼镜的高度屈光不正患者。屈光不正主要为双眼高度远视或散光,且双眼最佳矫正视力相等或接近。远视性屈光度数≥5.00DS、散光度数≥2.00DC,可增加产生弱视的危险性,一般在配戴屈光不正矫正眼镜 3~6 个月后确诊。

4. 形觉剥夺性弱视　由于屈光间质混浊、上睑下垂等形觉剥夺性因素造成的弱视,可为单眼或双眼,单眼形觉剥夺性弱视较双眼弱视后果更为严重。

【诊断】

1. 视力　最佳矫正视力≤0.8,或两只眼的视力相差两行以上。学龄前儿童处于视觉发育期,视力发育尚未达到成人的水平,属于正常的发育状态。各年龄组正常视力参考值 3 岁≥0.5,4~5 岁≥0.6,

6~7 岁≥0.7,7 岁以上≥0.8。只有最佳矫正视力低于正常范围,或者双眼视力之差≥2 行者,才能被诊断为弱视。

旁中心注视是弱视眼的一个重要临床特征。所以,在诊断弱视的时候,一定要注意注视性质是否存在异常。最佳矫正视力低于 0.3 者往往伴有旁中心注视,重度弱视者多为中心注视,对于年幼的弱视儿童,应该重复检查注视性质,注视性质异常对弱视的诊断具有重要价值。

2. 屈光不正　两只眼屈光不正必须达到一定度数,远视超过+3.00D,近视超过-6.00D,散光超过 2.00D,才能诊断为屈光不正性弱视。屈光参差达到一定度数,比如,球镜之差≥1.50D,柱镜之差≥1.00D,屈光度数较高的一只眼可能存在弱视。

3. 眼位检查　婴幼儿期曾经存在着斜视,而且优势眼注视,非优势眼长期处于偏斜状态,则非优势眼可能患有弱视。

斜视性弱视中的斜视主要指的是内斜视。无论斜视度数的大小,只要是婴幼儿期出现的恒定性内斜视,而且总是某一只眼偏斜,这只偏斜眼就会产生弱视。外斜视在发病初期常存在间斜期,引起斜视性弱视的概率较低。垂直斜视常是非共同性斜视,在各个诊断眼位上的斜视度不等,通过代偿头位,两只眼的视力也可能得到良好的发育,弱视的发病率相对较低。

4. 眼部检查　包括眼前节(角膜、晶状体)及后节(视盘、黄斑、周边视网膜)是否存在结构异常。双眼眼底红光反射不同,色觉、对比敏感度、双眼视觉、立体视觉、调节功能,以及各项电生理检查指标是否存在异常。在诊断弱视之前,应该排除眼部及视觉通路相关器质性病变。

5. 病史　询问病史,特别注意患者是否存在弱视发病的危险因素,家族中是否有弱视和斜视患者,特别是直系家属。

【鉴别诊断】

1. 病理性近视　病理性近视指的是脉络膜毛细血管-玻璃膜-视网膜色素上皮复合体(choriocapillario-bruch-membrane-retinal pigment epthilium complex,CBRC)变性。这类患儿初次就诊时即发现近视度数往往很高,最佳矫正视力低下,有家族史,而且随年龄的增长,眼轴不断延长,近视程度快速加深,按弱视治疗无效,最佳矫正视力也可能逐渐降低。

2. 先天性眼底疾病 无论是先天性视神经发育异常还是先天性视网膜疾病，都是视力减退最常见的病因。仅仅依靠观察视盘颜色，诊断视神经萎缩可能存在困难。此时需结合患儿全身情况，结合眼电生理检查，必要时利用基因检测做出准确诊断。

【治疗】

弱视的治疗分为两部分：第一，消除形觉剥夺；第二，压抑优势眼。弱视治疗效果与以下因素有关：初诊年龄、初诊视力、弱视类型、注视性质等，其中初诊年龄、初诊视力和注视性质对治疗效果的影响最大。

1. 消除形觉剥夺

(1) 矫正屈光不正：屈光不正性弱视和屈光参差性弱视约占全部弱视的 50%~70%。多数斜视性弱视患者也伴有不同程度的屈光不正。因为弱视眼的调节能力差，没有能力代偿尚未矫正的远视性屈光不正。一般为了治疗弱视，睫状肌麻痹下检影的结果，把远视性屈光不正全部矫正(the full refractive error as determined with cyclerplegia)。为了让弱视儿童尽快接受远视眼镜，也可以对称性地适当减去生理性远视度数。

屈光矫正有多种方式，其中最常用的是框架眼镜。这种方式既安全又方便，是有效的治疗方法。另外，还有角膜接触镜、压贴球镜、角膜屈光手术等，这些矫正方法只有在特殊情况下才选择使用。比如，先天性白内障术后暂不具备人工晶体植入调节的，可以选择角膜接触镜。

我国眼科学会在弱视诊断标准中指出了屈光不正的干预指标，即远视≥+3.00D，近视≥-6.00D，散光≥+2.00D。对于屈光参差者，两只眼屈光不正的差别：球镜≥1.50D，散光≥1.00D。

(2) 手术消除形觉剥夺

1) 先天性白内障：对于先天性白内障的密度很高、大部分瞳孔被遮挡者，需要早期手术治疗。先天性白内障患儿 2~3 月龄是手术的最佳时机，半岁之内手术也能获得比较令人满意的治疗效果，半岁之后手术效果不如早期手术好，单眼白内障应该更早手术。人工晶体植入在 2 岁左右进行。

2) 上睑下垂：如果是先天性完全性上睑下垂，瞳孔完全被遮挡，应该尽早手术治疗。术后存在屈光参差的患儿应该及时进行屈光矫正,治疗弱视。生后早期治疗先天性完全上睑下垂或其他眼病,比如眼睑血管瘤,术后采用眼睑缝合或长时间遮盖均是引起形觉剥夺性弱视的重要因素。

3) 角膜混浊:角膜中央混浊,严重遮挡视轴,必要时行穿透性角膜移植手术。若混浊尚未遮挡视轴,可考虑充分散瞳,暂缓角膜移植手术。

4) 斜视矫正手术:第一步应该先治疗弱视,待弱视治愈,视力正常之后,或者两只眼的视力恢复平衡之后,再考虑手术治疗。

有时即使弱视尚未完全治愈或治疗出现瓶颈期,应该适时进行斜视矫正手术,不能无限期地拖延手术时间。手术之后,眼球恢复正位,能够减少抑制的发生,继续弱视的疗效,促进融合功能的完善。

2. 压抑优势眼

(1) 遮盖疗法:在 20 世纪 60 年代,弱视的动物模型研究成功后,认识到弱视最重要的发病原因之一是竞争性抑制。在视觉输入过程中,弱视眼输入的视觉信号比较弱,皮质中受弱视眼驱动的细胞大量减少。遮盖疗法能够消除优势眼对弱视眼的竞争性抑制,压抑患者优势眼,迫使使用弱视眼。在正常视觉刺激的过程中,促进视网膜与视皮质之间的视路发育。

遮盖疗法适用于斜视性弱视、屈光参差性弱视或双眼视力相差两行以上的单眼或双眼弱视。

(2) 压抑治疗:利用光学、药物或半透明的压抑膜来降低优势眼的远视力或近视力。压抑疗法不适于重度弱视。因为重度弱视患者的视力太差,即使压抑优势眼,优势眼的视力仍然比较好,所以仍然会用原来的优势眼注视目标。

分为药物压抑、光学压抑、光学和药物联合压抑以及半透明压抑膜。

1) 药物压抑疗法:优势眼用睫状肌麻痹剂(1% 阿托品眼用凝胶),使优势眼不能看清近处目标,阅读困难。而弱视眼既能看远处目标,也能够看清近处的目标。

2) 光学压抑疗法:优势眼过矫+3.00DS,降低优势眼的远视力;弱视眼戴上合适的眼镜,既能看清远处,也能看清近处目标。

3) 光学药物压抑疗法:全压抑比较常用,既抑制优势眼看远,又抑制优势眼看近。降低优势眼镜片的远视度数,且使用阿托品眼用凝胶,使优势眼的远视力和近视力都降低。弱视眼配戴合适度数的镜片。

　　具体调整优势眼前镜片度数的方法是降低远视的度数+3.00D~+5.00D,或者摘掉优势眼前的远视镜片。

　　4) 半透明压抑膜:在优势眼的镜片上贴半透明的压抑膜,使优势眼的视力比弱视眼视力低 2 行时,可强迫弱视眼注视目标。

　　3. 其他辅助治疗方法　海丁格刷、后像疗法等。

　　➤ 附:弱视的诊治流程图

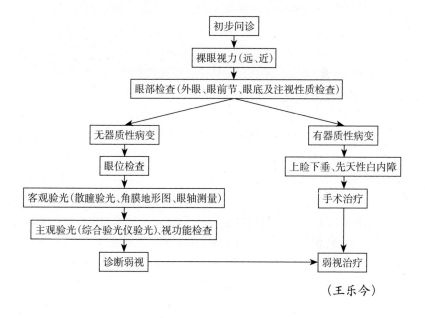

（王乐今）

------- 参考文献 -------

1. 葛坚,眼科学.7 版.北京.人民卫生出版社,2008.

2. 中华医学会眼科学分会斜视与小儿眼科学组.弱视诊断专家共识(2011年).中华眼科杂志,2011,47:768.

3. 赵堪兴,史学锋.学习新版临床指南进一步规范弱视诊断诊治.中华眼科杂志,2014,7:481-484.

第十三章　屈　光　不　正

　　眼球在调节完全松弛的状态下,外界 5m 以外的平行光线经眼屈光系统屈折后,聚焦在视网膜黄斑中心凹上,形成清晰物像,称为正视眼(emmetropia);不能聚焦在视网膜黄斑中心凹上,称为非正视眼(ametropia),也称为屈光不正(refractive error)。

　　正视眼的屈光与眼轴长完全适应。当眼调节静止时,由眼外某一点发出的光线恰好在视网膜上形成焦点,眼外的这一点即为该眼的远点,眼的远点与视网膜上的焦点,永远互为共轭焦点,或称联合焦点。在屈光不正眼,眼球的屈光与眼轴长不能完全适应。屈光不正分为近视、远视和散光三大类。

　　在出生时,人眼的屈光状态呈正态分布,多数屈光状态为 +2.00~+3.00D 的远视,又称为生理性远视,散光则多数为顺规散光。随年龄增长,眼球发育、眼轴增长,生理性远视度数逐渐降低,至 10 岁左右达到正视水平。这一过程也称为正视化。近些年来,越来越多地呈现儿童正视化过程缩短,生理性远视(即远视储备)过早消失现象,学龄前及学龄儿童近视患病率也逐渐增高。

第一节　近　视　眼

【概述】

　　1. 定义　眼球在调节完全松弛状态下,平行光线经过眼球屈光系统屈折后,在视网膜之前形成焦点,为近视眼(myopia)。近视眼的远点在眼前某一点。

　　2. 分类　根据不同分类标准,近视可以分为以下几种类型:

（一）根据屈光成分，分为屈光性近视与轴性近视

1. **屈光性近视**　眼轴长度正常或基本正常，由于眼的屈光成分异常，如角膜或晶状体曲率过大、各成分间组合异常，屈光力超出正常范围，使平行光线经眼的屈光系统屈折后，在视网膜前形成焦点。屈光性近视可以是暂时性的，也可以是永久性的。主要有三种情况，即曲率性近视、屈光指数性近视、调节性近视。

2. **轴性近视**　眼轴延长而角膜和晶状体曲率在正常范围。平行光线进入眼内经眼的屈光系统屈折后，成像焦点不能到达视网膜上而是位于视网膜之前，在视网膜上仅形成模糊像，即形成轴性近视。大多数单纯性近视及病理性近视为轴性近视。

（二）根据近视度数，分为轻度、中度和高度近视

1. **轻度近视**　<-3.00D

2. **中度近视**　-3.00~-6.00D

3. **高度近视**　>-6.00D

（三）根据发展进程和有无病理改变，分为单纯性近视和病理性近视

1. **单纯性近视**　在眼球发育基本稳定之后发生的近视，发展较为缓慢，成人后基本稳定，屈光度多数在-6.00D 以下，眼部一般没有病理性改变，戴合适眼镜矫正视力可以达到正常。

2. **病理性近视**　又称为变性性近视、进行性近视、恶性近视等，通常有遗传因素，病程在成人后仍在进展，眼球逐渐加长，近视屈光度持续增高，一般在-6.00D 以上，其眼球的病理变化也逐渐加重。-10.00D 以下眼球变性不明显者，矫正视力可达到正常，-10.00D 以上的近视，且眼球变性明显者，矫正视力往往不能达到正常水平。如果出现并发症，有可能导致低视力甚至盲。

3. **病因**　主要为先天遗传因素及后天环境因素两大类，确切发病机制仍在探索中。不同种族近视眼发生率也有很大差异，黄种人发生率最高，白种人次之，黑种人最低。现在公认单纯性近视为多因子遗传，也已经找到几个可能的基因易感位点，分别位于染色体 15q14、15q25 等部位。环境因素对于单纯性近视有重要作用，户外时间短及近距离用眼持续时间长,这是促进近视发生发展的最重要环境因素。病理性近视多为单基因遗传,多数为常染色体隐性遗传,也有常染色体显性遗传和性连锁隐性遗传,已经发现 12 个相关基因位点,其中定位在常染色体显性遗传病例的 9 个,常染色体隐性遗传病例的 1 个,性连锁隐性遗传的 2 个。

【诊断】

1. 临床表现

(1) 视力症状:单纯性近视一般表现为视远模糊不清,视近清楚,儿童常表现为视物眯眼、侧脸斜眼注视、喜凑近注视等。病理性近视除了远视力差,可能近视力也降低,以及矫正视力不能达到正常。

(2) 其他视觉症状:近视度较高的单纯性近视偶有飞蚊症主诉。病理性近视,可出现夜间视力差、飞蚊症、漂浮物、闪光感、视野缺损等。

(3) 眼位:近视眼使用调节减少,易于伴有外隐斜及外斜视。

(4) 眼底:单纯性近视一般眼底正常,少数可见视盘颞侧有较窄的弧形斑,在近视程度较高者,有时可见到轻度的豹纹状眼底改变。病理性近视可以发生程度不等的眼底改变,如视盘倾斜、近视弧形斑、豹纹状眼底、黄斑部出血或新生血管、Fuchs 斑、黄斑部视网膜劈裂、黄斑变性、漆裂纹样病变,形状不规则的白色萎缩斑、色素沉着、视网膜周边部格子样变性、囊样变性、后巩膜葡萄肿、视网膜裂孔,同时可伴有玻璃体液化、混浊和玻璃体后脱离。

(5) 近视眼的并发症:①白内障,晶状体混浊、晶状体脱位。②青光眼:在近视患者中,开角型青光眼患病率为正常人的 6~8 倍,正常眼压性情光眼及可疑青光眼的比例也明显高于其他人群。③视网膜脱离:近视眼人群中的发生率为其他人群的 8~10 倍,多见于中高度近视眼。

2. 辅助检查

(1) 视力检查:远视力不同程度降低,近视力正常。病理性近视可能出现近视力降低。

(2) 主客观验光检查:明确近视及近视度数。客观验光含检影验光或电脑验光,主观验光含综合验光仪检查和试镜片等。睫状肌麻痹检影验光是儿童少年验光最基本的方法。可以合作儿童在检影验光基础上进行主观验光。依据客观验光结果明确近视类型及程度。

(3)儿童睫状肌麻痹验光用药建议:所有儿童初次验光均应在睫状肌麻痹下进行。6 岁以下儿童初次验光应使用强效睫状肌麻痹剂1% 阿托品眼膏或眼用凝胶,建议每日 2 次,连续 3~5 天;或每晚 1 次,连续 7 天。6~12 岁不伴有内斜视的儿童初次验光可使用 1% 环喷托酯滴眼液。建议先使用表面麻醉剂滴眼 1 次,2~3 分钟后再使用 1% 环喷托酯滴眼液,每 5 分钟 1 次,共 3 次;最好联合使用 0.5% 复方托品酰胺滴眼液 1~2 次;1% 环喷托酯最后 1 次滴眼后 30~60 分钟进行验光。对短期内视力下降需要排除调节痉挛的儿童,仍需使用 1% 阿托品充分睫状肌麻痹后验光。12 岁以上近视儿童验光可使用 0.5%复方托品酰胺滴眼液,每 5 分钟滴眼 1 次,共 3 次,最后 1 次滴眼 30分钟后进行验光。

(4)眼位及眼球运动检查:明确是否伴随斜视。

(5)眼前节及眼底检查:明确有无病理性改变。

(6)眼轴和角膜曲率检查:帮助诊断是轴性近视还是屈光性近视,并监测眼轴的增长。

(7)其他辅助检查:包括眼压、眼科 AB 超、OCT、广域眼底照相、FFA 等,帮助明确是否伴随眼底、玻璃体病变和青光眼等。

3. 诊断标准

(1)远视力降低,低于同龄儿童正常水平。近视力在单纯性近视多表现为正常,在病理性近视可能表现为降低。

(2)睫状肌麻痹验光检查显示为近视性屈光不正,并可以明确屈光度数。

(3)眼前后节检查除外其他疾病造成的视力下降。

(4)依据近视分类标准进行分类诊断。

【鉴别诊断】

导致远视力下降的疾病有很多,需要与近视眼相鉴别的疾病主要有:

1. **其他类型屈光不正** 远视、散光也可以导致远视力下降,也可以存在近视力优于远视力的现象,儿童通过散瞳验光检查可以很容易地进行鉴别。但是,不做散瞳验光,可能误诊、漏诊。

2. **调节性近视** 通常被称为假性近视,多见于儿童或青少年患者。是由于睫状肌持续紧张无法自行松弛,而使眼的调节不能放松,造成患者远视力低于正常,近视力正常的状态。易于被误诊为近视。在充分休息放松后,或者使用药物使睫状肌充分麻痹放松后,远视力通常可恢复正常,检影验光为正视或轻度远视。

3. **原发性青光眼** 高度近视人群中,青光眼患病率高于普通人群。由于青光眼和高度近视眼都可以表现为视力降低,高度近视眼的巩膜壁较薄,采用眼压计测定的眼压经常偏低,早期容易漏诊青光眼。应注意眼压测量、眼底检查和视野检查等,注意与原发性青光眼相鉴别。

4. **球形晶体** 晶状体呈球形,由于屈光度增高而常呈现高度近视。球形晶体体积较小而前后径较长,充分散瞳后可见晶状体赤道部和悬韧带。散瞳后观察晶状体形态可帮助鉴别。

5. **圆锥形晶状体** 晶状体前极或后极突出呈圆锥形,由于屈光力增加而呈现高度近视状态。通过检查晶状体形状可帮助鉴别。

【治疗】

到目前为止,还没有发现治愈近视的方法。一般采用光学矫正的手段,帮助近视眼患者提升矫正视力。最常使用的是框架眼镜片或角膜接触镜。光学矫正的原理是通过合适的凹透镜,使光线发散后再进入眼内,从而聚焦于视网膜上。

儿童近视患者配镜前应进行睫状肌麻痹验光。依据验光结果,再结合年龄、患者对视力的需求,眼位及屈光不正程度决定是否配镜。

一般遵循最佳矫正视力并有利于控制近视进展的原则给予配镜。近视眼伴有外斜视者,应配足矫眼镜。近视眼伴有内斜视,在保障视力的情况下应配低矫眼镜。

婴幼儿近视儿童,配镜屈光度标准相对较高,低度近视不一定需要配镜矫正。

应每半年至一年验光一次。

成人使用的激光角膜手术和眼内人工晶体植入等方法一般仅适用于 18 岁以上的成人,不适用于儿童。

近些年来,已经有研究者发明了一些方法,并被证实能够有效帮助减缓儿童近视的进展。这些方法包括角膜塑形镜、近视离焦设计的框架眼镜片和角膜接触镜,还有一些药物,比如低浓度阿托品点眼等。研究者们还在探索更多的控制近视进展的方法。

➢ 附:近视眼的诊治流程图

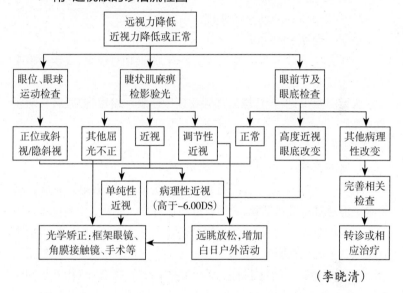

(李晓清)

第二节　远　视　眼

【概述】

在调节完全放松状态下,平行光线经过眼球屈光系统屈折后,聚焦在视网膜之后,为远视眼(hyperopia)。远视眼的远点在眼后,为虚焦点。

1. 分类　根据不同分类标准,远视可以分为以下几种类型:

(1) 根据屈光成分

1) 屈光性远视(refractive hyperopia):眼轴长度在正常范围。由于眼球屈光成分的屈光力下降而导致远视,包括曲率性远视、屈光指数性远视等。

2)轴性远视(axial hyperopia):屈光系统屈光力在正常范围,由于眼轴长度相对较短而导致的远视,包括生理性眼轴缩短和病理性眼轴缩短。

(2)根据远视程度

1)轻度远视:<+3.00D。

2)中度远视:+3.00~+5.00D。

3)高度远视:>+5.00D。

2. 病因 主要为先天遗传因素影响,眼轴相对较短,或者角膜或晶状体屈光力不足。

后天因素少见,包括球后部肿物顶压使眼球缩短、糖尿病影响屈光力等。

【诊断】

1. 临床表现

(1)视力症状:轻度远视能够被调节代偿者,视力可以正常。远视眼不能通过调节代偿者,看远看近均不清楚。常见于中高度远视患者。儿童可能表现为视物眯眼、侧脸斜眼注视、喜凑近注视等,可能被家长误认为是近视眼。

(2)内隐斜或显性内斜视:看近物时,调节、集合、瞳孔缩小同时发生,称为近反射的三联运动,是为了保证视物清晰和双眼单视功能。中度,以及少数轻度或高度远视患者,为视物清晰而增加调节,过多调节引起过多集合而出现内隐斜或者内斜视。斜视多发生在远视度数较高的眼,且常伴有弱视发生。

(3)弱视:易于发生在高度远视且6岁前未予适当矫正者。因为看远看近均不清楚,没有清晰物象刺激视觉发育而形成弱视。

(4)视疲劳:小年龄儿童较少出现,年长儿童、青少年及成年患者可能出现。轻度远视,由于调节力不强,一般无明显症状。中高度远视在未矫正前调节力过强,近距离用眼时间稍久后,可能出现视物模糊、字迹串行、眼球酸胀、头痛,严重者甚至可能出现恶心,呕吐。一般闭目休息、户外远眺放松,或者戴矫正眼镜后可缓解。

(5) 双眼视功能缺欠;中高度远视,尤其引起内斜视或内隐斜者,可能影响双眼视功能发育而导致双眼视功能异常。

(6) 其他症状:反复出现结膜炎、睑腺炎或睑缘炎等。

2. 辅助检查

(1) 视力检查:远视力不同程度降低,中高度远视眼可能近视力也降低。

(2) 主客观验光检查:明确远视性质及远视度数。所有儿童初次验光均应在睫状肌麻痹下进行客观验光检查。

(3) 儿童睫状肌麻痹验光用药建议:6 岁以下儿童及所有内斜视的儿童初次验光均应使用 1% 阿托品眼膏或眼用凝胶。6~12 岁不伴有内斜视的儿童初次验光可使用 1% 环喷托酯滴眼液。对使用 1% 环喷托酯滴眼液验光发现远视屈光度数不稳定(有残余性调节)的儿童,仍需使用 1% 阿托品充分睫状肌麻痹后验光。

(4) 眼位及眼球运动检查:明确是否伴随斜视。

(5) 眼前节及眼底检查:除外眼部病理性改变。中高度远视眼的眼轴较短,可能会伴有小角膜及浅前房。远视眼眼底可以看到:视盘较正常小,边缘不清晰,颜色偏红,呈视乳头炎外观,又称为假性视乳头炎。由于远视眼前房浅,可发生闭角型青光眼,但很少发生在儿童。

(6) 眼轴和角膜曲率检查:帮助诊断是轴性远视还是屈光性远视。

(7) 调节功能检查:辅助斜视及视疲劳的诊断。

(8) 其他辅助检查:必要时进行,包括远近立体视功能、调节功能、眼压、眼科 AB 超、OCT、广域眼底照相、视觉诱发电位、FFA 等,帮助排除其他眼病。

3. 诊断标准

(1) 远视力降低,低于同龄儿童正常水平,轻度远视可以不出现视力降低。近视力在轻度远视也可以表现为正常,在中高度远视常表现为降低。

(2) 睫状肌麻痹验光检查显示为远视性屈光不正,并可以明确屈光度数。

(3) 眼前后节检查除外其他疾病造成的视力下降。

(4) 依据远视分类标准进行分类诊断。

【鉴别诊断】

1. 正视眼 轻度或中度远视常能通过调节而自行矫正者,远近视力均可以表现为正常,与正视眼无法区分。在视力正常而伴有视疲劳及内隐斜或内斜视患儿,通过睫状肌麻痹散瞳验光检查,可以很容易地进行鉴别。

2. 近视眼 儿童及青少年远视患者,由于眼的调节能力较强,常可以通过调节看清目标,但是,当出现调节痉挛时,则会出现远视力减退,表现为近视症状。即所谓假性近视(调节性近视)。不进行散瞳验光容易误诊为真性近视。通过进行睫状肌麻痹散瞳验光检查,则很容易进行鉴别。

3. 老视眼 是由于晶状体老化弹性降低,调节力减退而使近视力降低,发生于老年人,远视力正常无下降。通过戴凸透镜可以改善近视力。儿童一般不存在此种情况。

【治疗】

主要为光学镜片矫正,眼前放置合适的凸透镜,使光线先聚合后再进入眼内,从而在视网膜上聚焦成像。儿童患者均应进行睫状肌麻痹验光后给予光学矫正。

1. 轻度远视,不伴有斜视和视疲劳,裸眼视力达到或接近正常,无其他眼部疾病且调节幅度较大的儿童,无须配镜。

2. 儿童中高度远视一般需要配镜,不伴有内斜视者,可以减去生理远视给予配镜矫正,以提高视觉效果防止弱视发生。

3. 远视眼伴有内斜视,初次配镜应配足矫眼镜,以后视眼位及视力情况给予调整。远视眼伴有外斜视,应在保障视力情况下配低矫眼镜。

4. 婴幼儿远视儿童,参照本章附表 1 的婴幼儿配镜原则,给予配镜矫正。

5. 屈光角膜手术:采用各种准分子、飞秒激光进行屈光角膜手术。儿童很少采用。

▶ 附:远视眼的诊治流程图

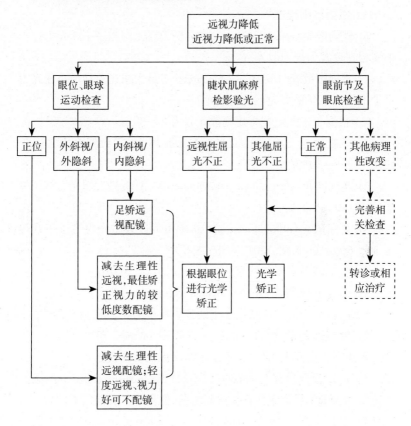

（李晓清）

第三节 散 光 眼

【概述】

眼球在不同子午线上屈光力不同,平行光线经过眼球屈光系统折射后不能形成一个焦点,而是形成在空间不同位置的两条焦线,和最小弥散圆,这种屈光状态称为散光(astigmatism)。散光由角膜产生称角膜散光;由晶状体产生称眼内散光。

1. **分类** 根据不同分类标准,散光可以分为以下几种类型:

(1) 根据规则程度

1) 规则散光(regular astigmatism):最大屈光力和最小屈光力主子午线相互垂直为规则散光。

2) 不规则散光(irregular astigmatism):最大屈光力和最小屈光力主子午线不相互垂直为不规则散光。

(2) 根据子午线定位将规则散光分为

1) 顺规散光(astigmatism with the rule,WR):最大屈光力主子午线位于 90° ±30° 位置。

2) 逆规散光(astigmatism against the rule,AR):最大屈光力主子午线位于 180° ±30° 位置。

3) 斜向散光(oblique astigmatism,OBL):最大屈光力主子午线位于 30°~60° 之间,或者 120°~150° 之间。

(3) 根据两条主子午线聚焦与视网膜的位置关系

1) 单纯近视散光(simple myopia astigmatism,SMA):一条主子午线聚焦在视网膜上,另一条主子午线聚焦在视网膜之前。

2) 单纯远视散光(simple hyperopia astigmatism,SHA):一条主子午线聚焦在视网膜上,另一条主子午线聚焦在视网膜之后。

3) 复合近视散光(compound myopia astigmatism,CMA):两条互相垂直的主子午线均聚焦在视网膜之前,但聚焦位置前后不同。

4) 复合远视散光(compound hyperopia astigmatism,CHA):两条互相垂直的主子午线均聚焦在视网膜之前,但聚焦位置前后不同。

5) 混合散光(mixed astigmatism,MA):一条主子午线聚焦在视网膜之前,另一条主子午线聚焦在视网膜之后。

(4) 根据规则散光的屈光力

1) 轻中度散光:<3.00D。

2) 高度散光:≥3.00。

2. **病因** 主要来源于角膜、晶状体曲率不对称,眼各个屈光成分排列不对称,屈光指数改变,眼轴长度变化等。分为生理性和病理性的。生理性者与成长发育过程中各屈光成分的发育变化相关,婴儿多为逆规散光,随年龄增长逐渐转为顺规散光更常见。病理性者见于圆锥角膜、晶体半脱位等。

【诊断】

1. 临床表现

(1) 视力症状:视散光程度,出现看远不清,或者看远看近均不清楚。眯眼、斜眼注视,歪头或侧脸注视等。

(2) 弱视:低度散光视力一般不受影响,中高度散光则使远近视力均受影响,散光≥2.00D 会增加弱视风险,复合性散光、混合散光程度重者,对视力影响更大。

(3) 视疲劳:最常见表现为眼痛、头痛,尤其前额部疼多见。视物有重影。近距离工作不能持久等。

(4) 双眼视功能缺欠:散光程度高者,尤其未予矫正者,可能影响双眼视功能发育而形成双眼视功能异常。

2. 辅助检查

(1) 视力检查:远视力不同程度降低,中高度散光眼可能近视力也降低。散光对视力的影响取决于程度和轴向,散光度数高或斜轴散光对视力影响大;逆规比顺规散光对视力影响大。

(2) 主客观验光检查:明确散光类型及程度。所有儿童初次验光均应在睫状肌麻痹下进行。睫状肌麻痹剂的选择和使用方法同第一节近视眼内容。

(3) 眼位及眼球运动检查:明确是否伴随斜视。

(4) 眼前节及眼底检查:除外眼部病理性改变。角膜两个主要经线曲率不一致,是造成规则散光的主要原因,多为先天因素所致。后天角膜病变,如圆锥角膜、角膜周边退行性变、角膜瘢痕、眼睑肿物压迫等,多引起不规则散光。散光眼的眼底检查基本是正常的,视盘常呈椭圆形,高度散光时可以呈现视盘垂直缘或水平缘清晰而另一侧视盘边缘模糊的现象。

(5) 角膜曲率检查和角膜地形图检查:帮助了解角膜曲率情况和除外圆锥角膜。

(6) 调节功能检查:辅助视觉功能判断及视疲劳的诊断。

（7）其他辅助检查：必要时进行，包括眼轴、眼压、眼科 AB 超、OCT、广域眼底照相、视觉诱发电位、FFA 等，帮助排除其他眼病，远近立体视功能检查帮助评估双眼视功能。

3. 诊断标准

（1）远视力降低，低于同龄儿童正常水平，轻度散光可以不出现视力降低。近视力在轻度散光也可以表现为正常，在中高度散光常表现为降低。

（2）睫状肌麻痹验光检查显示为散光性质的屈光不正，并可以明确屈光度数及散光轴。

（3）眼前后节检查除外其他疾病造成的视力下降。

（4）依据散光分类标准进行分类诊断。

【鉴别诊断】

1. 正视眼 轻度或中度散光能通过调节而自行矫正者，远近视力均可以表现为正常，通过睫状肌麻痹散瞳验光检查，可以进行鉴别。

2. 其他类型屈光不正 都可以影响远近视力，通过进行睫状肌麻痹散瞳验光检查，则很容易进行鉴别。

3. 圆锥角膜 进行性视力下降伴随进展性不规则散光。检查可见角膜中央或旁中央圆锥形扩张突起，圆形或卵圆形，突起区角膜基质变薄，以顶端最明显。往往视力严重下降、散光程度高并伴有高度近视。早期角膜地形图检查可显示角膜中央地形图畸变，先出现在下方象限角膜变陡峭，随病变进展畸变象限可逐渐扩大至全角膜。普通散光角膜组织正常，一般散光较少进展，散光程度变化不大。通过进行角膜、角膜地形图、和散瞳验光检查，再结合病史，可进行鉴别。

【治疗】

1. 主要为光学镜片矫正。单纯散光使用柱镜片矫正，复合性和混合性散光使用球柱镜片矫正。规则散光分别矫正两条主子午线的不同屈光度。

2. 散光度数低，视力正常且没有视疲劳的患者可暂不配镜。6 岁及以下儿童散光度数超过 1.00D,宜配镜。顺规散光可以适当降低度数配镜,逆规散光和斜向散光足矫配镜。

3. 婴幼儿散光儿童,参照表 13-1 的婴幼儿配镜原则,给予配镜矫正。

4. 不能适应全矫时,可分次给予矫正,先选择低度数,以后再逐渐增加度数,使患者逐渐适应。

5. 不规则散光不能用柱镜矫正,可试用硬性角膜接触镜。度数较低者可以选择软性角膜接触镜,度数较高者则需要使用硬性角膜接触镜。

6. 角膜屈光手术一般适用于成人患者,对儿童很少使用。

➢ 附:散光眼的诊治流程图

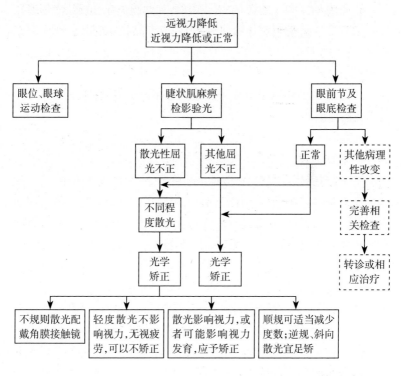

(李晓清)

第四节 屈光参差

【概述】

两眼在一条或者两条子午线上的屈光力存在差异,为屈光参差(anisometropia)。两眼屈光差异<1.00D 时,可以被人眼所忽略,称为生理性屈光参差。

【病因】

1. 遗传因素 具体机制尚不明确。

2. 发育性因素 两眼远视消退的程度不同,两眼近视进展不平衡等。

3. 继发性因素 外伤、手术或眼病,如角膜炎症、破裂、溃疡穿孔或手术后形成角膜瘢痕导致屈光参差,或者晶状体摘除后形成屈光参差等;上睑下垂、某些特殊类型斜视、眼睑肿物压迫等,也可以造成儿童屈光参差。

4. 不正确的用眼习惯或者配镜度数不合适等,也可能是屈光参差形成的原因。

【诊断】

1. 临床表现

(1) 视力症状:两眼视物清晰度不一致,一只眼视物清楚,另一眼视物模糊;或者两眼视力均低于正常,但降低程度有差异。视两眼屈光参差的程度,可以在看远看近时均有差异,或者仅在看远时表现明显。患儿可能出现皱眉、眯眼、揉眼、凑近注视或者歪头看等行为,也有可能因为一只眼视物清楚,而不表现出如上行为,甚至因此而难以发现儿童存在单眼视力异常,贻误早期发现弱视。

(2) 弱视:由于双眼同时进行相同程度的调节,屈光度较低眼易于看清,而屈光度较高眼则处于视物模糊状态,可能影响儿童视觉发育,形成弱视。两眼屈光差异超过 1.00D 时,可能出现视觉问题,尤其远视或散光度数较高眼更容易发生弱视。近视性的屈光参差较不容易发生弱视。两眼远视性球镜屈光度相差≥1.50D,或柱镜屈光度数相差≥1.00D 时,屈光度数较高眼有形成弱视的风险。

(3)双眼视功能缺陷:两眼清晰度不等及物像大小不等均可以影响双眼单视功能的建立。两眼屈光差异超过 2.50D 时,两眼物像差将超过 5%,大脑无法融像而影响立体视。

2. 辅助检查

(1)视力检查:两眼远视力和/或近视力不一致,一只眼视力较低,或者两眼视力不同程度降低。

(2)主客观验光检查:明确两眼屈光类型及程度。所有儿童初次验光均应在睫状肌麻痹下进行。睫状肌麻痹剂的选择和使用方法参见第一节近视眼和第二节远视眼相关内容。

(3)眼位及眼球运动检查:明确是否伴随斜视。

(4)眼前节及眼底检查:除外眼部病理性改变。

(5)角膜曲率检查和角膜地形图检查:帮助了解角膜曲率情况。

(6)调节功能检查:辅助视觉功能判断及视疲劳的诊断。

(7)其他辅助检查:必要时进行,包括眼轴、眼压、眼科 AB 超、OCT、广域眼底照相、视觉诱发电位、FFA 等,帮助排除其他眼病。远近立体视功能检查帮助评估双眼视功能。

3. 诊断标准

(1)两眼视力不相等,一眼视力高于另一眼视力。屈光参差较轻者,两眼视力差异可以不明显。

(2)睫状肌麻痹验光检查显示两眼屈光不正性质或程度不相等,可以明确屈光度数及差异值。

(3)眼前后节检查除外其他疾病造成的视力差异。

(4)依据屈光参差的定义明确诊断。

【鉴别诊断】

1. 其他类型屈光不正　通过进行睫状肌麻痹散瞳验光检查,可以明确两眼屈光不正性质及程度,很容易进行鉴别。

2. 其他眼病　发生于单眼的器质性病变均有可能使单眼视力下降,某些双眼先后发病的器质性病变,或者两眼疾病轻重程度不等时,也可以造成两眼视力不一致。通过进行细致的眼前后节检查,可以帮助鉴别。

【治疗】

1. 光学镜片矫正。单纯近视或远视使用球镜矫正;单纯散光使用柱镜片矫正;复合性和混合性散光使用球柱镜片矫正。

2. 依据视力、眼位、双眼视觉情况、对屈光参差镜片耐受程度等因素决定眼镜处方。儿童对两眼屈光矫正镜片度数差异的耐受力,一般都高于成人,年龄越小耐受力和可塑性越强。对 6.00D 以下的屈光参差,应尽量给予全部矫正。年长儿童不能适应完全矫正时,也可以考虑先选择两眼屈光差异较低,易于被耐受的矫正镜片,以后再逐渐增加度数至完全矫正,使患者逐渐适应。

3. 婴幼儿屈光参差的矫正参照表 13-1 的婴幼儿配镜原则,给予配镜矫正。

4. 屈光参差较大,普通框架眼镜片导致物像差异过大,儿童难于耐受或明显影响双眼单视时,比如单眼无晶体眼,可以视年龄等情况选择配戴角膜接触镜,以利于双眼视觉的建立。有硬性角膜接触镜或软镜。

5. 人工晶体植入手术适用于单眼白内障摘除术后无晶体眼导致的屈光参差,儿童尽早进行人工晶体植入术,有利于消除屈光参差,降低弱视程度及帮助建立双眼视。

表 13-1 婴幼儿屈光不正配镜原则

年龄段	须配镜矫正的屈光不正度数(D)				须配镜矫正的屈光参差(不伴斜视)度数(D)		
	近视	远视(无显性斜视)	远视(伴内斜视)	散光	近视	远视	散光
<1 岁	≥5.00	≥6.00	≥2.00	≥3.00	≥4.00	≥2.50	≥2.50
1~2 岁	≥4.00	≥5.00	≥2.00	≥2.50	≥3.00	≥2.00	≥2.00
>2~3 岁	≥3.00	≥4.50	≥1.50	≥2.00	≥3.00	≥1.50	≥2.00
>3~4 岁	≥2.50	≥3.50	≥1.50	≥1.50	≥2.50	≥1.50	≥1.50

(李晓清)

参考文献

1. Lambert SR, Lyons CJ. Taylor & Hoyt's Pediatric Ophthalmology and Strabismus 5th ed. London, UK: Elsevier Inc, 2017.

2. 李凤鸣. 眼科全书. 北京: 人民卫生出版社, 1996.

3. 汪芳润, 沈华敏, 阮培明, 等. 学龄前儿童眼屈光生理值测定. 中华眼科杂志, 1986, 22(3): 179-181.

4. 瞿佳, 吕帆. 眼视光学. 北京: 人民卫生出版社, 2018.

5. 杨智宽. 临床视光学. 2版. 北京: 科学出版社, 2014.

6. Vanderveen DK, Kraker RT, Pineles SL, et al. Use of Orthokeratology for the Prevention of Myopic Progression in Children: A Report by the American Academy of Ophthalmology, 2019, 126(4): 623-636.

7. Yam JC, Li FF, Zhang X, et al. Two-Year Clinical Trial of the Low-Concentration Atropine for Myopia Progression (LAMP) Study: Phase 2 Report. Ophthalmology, 2020, 127(7): 910-919.

8. Lam CSY, Tang WC, Tse DYY, et al. Defocus Incorporated Multiple Segments (DIMS) spectacle lenses slow myopia progression: a 2-year randomized clinical trial. Br J Ophthalmol, 2020, 104(3): 363-368.

9. Zhang HY, Lam CSY, Tang WC, et al. Defocus Incorporated Multiple Segments spectacle lenses changed the Relative Peripheral Refraction: a 2-year randomized clinical trial. Invest Ophthalmol Vis Sci, 2020, 61(5): 53.

10. 赵堪兴. Harley 小儿眼科学. 6版. 北京: 北京大学医学出版社, 2019.

11. 中华医学会眼科学分会斜视与小儿眼科学组. 中国儿童睫状肌麻痹验光及安全用药专家共识(2019年). 中华眼科杂志, 2019, 55(1): 7-12.

12. 中华医学会眼科学分会斜视与小儿眼科学组. 弱视诊断专家共识(2011年). 中华眼科杂志, 2011, 47(8): 768.

13. 中华医学会眼科学分会斜视与小儿眼科学组. 中国儿童弱视防治临床指南(2021年). 中华眼科杂志, 2021, 57(5): 336-340.

第十四章 眼 外 伤

第一节 概 论

　　眼外伤是由于机械性、物理性、化学性等因素直接作用于眼部，引起眼的结构和功能损害，是致盲的主要原因之一。儿童眼外伤可分为机械性眼外伤、化学性眼外伤、热烧伤和辐射性眼外伤等。儿童眼外伤的主要特点是外伤后儿童往往自觉症状轻微或不能正确表述不适，尤其是单眼眼外伤情况下，即使外伤眼视力完全丧失，儿童仍可用健眼视物，不影响日常活动，也不容易被家长察觉，从而延误诊断和治疗。在众多眼外伤原因中，眼挫伤最为常见。

一、疾病分类

　　1. 机械性眼外伤　分为眼挫伤、眼球穿通伤、眼内异物。

　　2. 化学性眼外伤　分为化学物中毒性眼损害（如铅、汞、锰、砷、二硫化碳、甲醇、三硝基甲苯、二硝基酚、铊、有机磷、一氧化碳、萘、四氯化碳、氢氰酸和氰化物等）和化学性眼烧伤。

　　3. 热烧伤。

　　4. 辐射性眼外伤　紫外线损伤、红外线损伤、微波损伤、激光损伤、电离辐射性损伤。

二、临床表现

（一）机械性眼外伤

最常见，尤其多见于儿童及青年。

1. 眼挫伤

（1）眼睑皮肤擦伤、撕裂、水肿、皮下气肿、皮下瘀斑和上睑下垂。

（2）泪小管可发生断裂、泪点移位，骨折所致的泪囊破裂和泪囊炎。

（3）结膜出血、水肿、撕裂和瘀斑。

（4）巩膜破裂。

（5）角膜上皮擦伤、糜烂，基质混浊，后弹力膜皱褶和撕裂，角膜缘破裂。

（6）虹膜睫状体损伤，出现瞳孔缩小或散大，调节痉挛或麻痹，瞳孔括约肌的实质性撕裂，部分或完全性瞳孔缘撕裂，虹膜睫状体充血、出血和渗出，虹膜睫状体部分或完全撕裂，虹膜根部部分或完全解离，虹膜内翻或外翻，外伤性睫状体劈裂，外伤性虹膜睫状体炎、萎缩、坏死和色素紊乱。

（7）晶状体损伤出现 vossius 环状混浊，白内障，晶状体部分或完全脱位。

（8）脉络膜出血、脱离、破裂和脉络膜炎。

（9）视网膜损伤，出现视网膜震荡、水肿、坏死和萎缩（弥漫性、周边性和黄斑部）。视网膜血管损伤造成出血、栓塞、血栓和血管瘤。视网膜本身也可发生退变，出现裂孔而造成视网膜脱离。

（10）视神经损伤，可发生视神经炎、视神经萎缩、视神经裂开或断裂。

（11）玻璃体损伤，出现液化、混浊、出血、脱离和疝。

（12）外伤性近视或远视。

（13）眼压不稳定，可出现外伤性青光眼或低眼压。

（14）眶骨损伤，触诊时如果有捻发音，即为皮下水肿的特征，说明眶骨和鼻窦间的骨壁已有破坏。此外，还可发生眶内出血，眼球变位、突出、内陷或脱位。眶爆裂伤眶壁骨折，眼球可破裂或萎缩等。

（15）眼外肌在严重挫伤下，可发生出血、断裂，或由于眼运动神经的损伤或伤后瘢痕造成眼球运动障碍，如伤及眶尖可发生眶尖综合征。

2. 眼球穿通伤　眼球穿通伤主要由于锐器或细小金属、矿石碎片飞起击伤眼球所致。按伤口情况将其分为单纯性和并发性两类。单纯性愈合快;并发性可因眼内组织嵌入伤口内,或眼外上皮组织沿伤口向内生长导致伤口愈合不良。穿通伤位置可位于角膜、角巩膜缘或巩膜,在相应部位的眼内组织如色素膜、视网膜和晶状体出现损伤。这种外伤性白内障可为静止性也可为进展性,进展者最终晶状体完全混浊,有时也可遗留下 Soemmering 环状白内障。并发性伤口不但影响伤口愈合且极易发生眼内感染,以致眼球全部被破坏,因此应及时处理。

此外,穿通伤应注意眼内有无异物存在,以防交感性眼炎发生。

3. 眼内异物 根据部位可分为前房内、晶状体内、眼球后段内和眶内。其中以眼球后段内最多见。工业外伤中以钢铁磁性异物常见。

眼内异物根据对组织刺激性反应大小可分为:

(1) 无机物质:如金、银、砂、石英、瓷器和煤炭等。

除导致机械性反应外,并无特殊组织反应。常见渗出和纤维性变化,且渗出纤维性变化常将异物包围。

部分异物可导致化学反应,如铅、铜、铝和铁等。纯铜易引起化脓性改变,铜合金易引起铜质沉着病,也称铜锈病,是铜经过慢性播散沉着在眼内各部组织内,尤其是最易沉着在前界膜处。铁在眼内也可引起直接和间接铁质沉着病,前者是在铁异物附近出现铁锈,后者则是铁氧化后的广泛浸润播散到全眼组织。

(2) 有机物质:主要是动植物,其所引起的眼部组织反应不大,最后形成肉芽组织包裹异物。但容易感染,迅速形成脓肿或全眼球炎,最终可能导致眼球萎缩。如不发生感染,也因眼内肉芽组织的形成而继发青光眼,导致视力丧失。感染可分为原发性、继发性两类,和感染晚期。原发性指伤后立即发生的感染,主要由异物带入细菌,或由结膜囊内病原体随异物进入眼内,此类感染最为常见。继发性是由于伤口未愈合,通过其他污染的手、毛巾等将细菌带入伤口内造成感染。晚期则主要是由于角膜伤口愈合不全形成角膜瘘,或薄弱的角膜葡萄肿,细菌带入后造成的感染。

(二) 化学物眼外伤

1. 化学物中毒性眼损害 有毒的化学物质经呼吸道、消化道、皮肤及黏膜(包括结膜)进入人体,除可引起全身中毒外,也可损害眼部,造成急性或慢性职业中毒性眼病;亦可作用于大脑视中枢、眼球运动中枢等,造成视功能(中心视力及视野)的损害,甚至失明。

毒物包括铅、汞、锰、砷、二硫化碳、甲醇、三硝基甲苯、二硝基酚、铊、有机磷、一氧化碳、萘、四氯化碳、氢氰酸和氰化物等,且表现各异。

2. 化学性眼烧伤　强烈的化学物质接触眼部后,可导致严重的眼部烧伤,主要是强烈的化学气体和化学性粉尘。

(三) 热烧伤

一般分为火烧伤和接触性烧伤。其中,接触性烧伤中,由于直接接触高热固体、液体和气体所致称为烫伤。烫伤和火烧伤最多见。如温度不高、接触时间短、面积小者,仅发生眼睑皮肤和结膜充血水肿以及浅层角膜损伤。严重者可发生凝固性坏死,甚至巩膜坏死穿孔,最严重者则可由于结膜坏死,角膜无血管供给而发生坏死穿孔,眼内容物流出或继发感染而失明。

(四) 辐射性眼损伤

1. 紫外线损伤　由紫外线辐射造成的眼部损害,又称电光性眼炎。在高山、雪地、沙漠、海面等环境中长期接受日光中大量反射的紫外线者,亦引起相似症状,称为雪盲。一般暴露于紫外线时无症状,数小时后才开始出现症状,最短潜伏期半小时,最长可达 24 小时,一般为 6~12 小时,与紫外线强度和照射时间长短有关。轻者仅有眼部异物感或轻度不适,重者眼部烧灼感、剧痛,伴高度畏光、流泪和眼睑痉挛。急性不适症状可持续 6~24 小时,并多在 48 小时内消失,多数病例有短期视力减退。

2. 红外线损伤　红外线可导致白内障和视网膜灼伤,常见于工人。

3. 微波损伤　常导致微波白内障,并分为急性、亚急性和迟发性三种类型。常始于晶状体后极部后囊下皮质,最初为细小点状混浊,进一步发展成圈形或线性混浊,相互套叠,继续发展于后囊下皮质形成蜂窝状,或称"锅巴底状"混浊,间有彩色反光点,同时前囊下皮质出现薄片状混浊,最后整个晶状体完全混浊。

4. 激光损伤　可分为显性和潜伏性两种。前者大都由意外事故所引起,后者主要因为缺乏必要的防护或不遵守操作规定,使眼部反复受到激光照射而逐步造成的损伤,可同时损伤角膜、晶状体、玻璃体及视网膜。

5. 电离辐射性损伤 可导致放射性白内障,又称电离辐射性白内障。

三、诊断及鉴别诊断

通常根据外伤史、症状和眼科专科查体即可诊断。值得注意的是,儿童的外伤史和自觉症状往往不明确,容易漏诊。

四、急救措施

首先要判断受伤的部位、性质和程度,然后根据不同的情况给予不同的处理。

一般来讲,伴局部皮肤开放性伤口,眼部不适感明显、眼球破裂内容物流出、伤眼较对侧眼软、眼球运动障碍、眼内异物和视物障碍者宜立刻送医院就诊,途中注意保持创面清洁,切勿用脏手或不洁的毛巾捂眼,以免引起感染。不能排除眼球破裂者不要对伤眼加压。应限制眼部活动并减少光亮对伤眼的刺激。有时小孩手握竹筷或铅笔奔跑不慎跌倒,竹筷或铅笔扎入眼内,造成眼球贯通伤,对于插入眼球里的异物原则上不应将其硬行拉出,伤口有眼内容嵌顿时不应将嵌顿物送回。只需让患儿躺下,在伤眼上加盖清洁敷料后即可抬送医院抢救。途中劝阻患儿哭闹,尽量减少颠簸以减少眼内容的涌出。

眼外伤治疗原则主要为抗感染及手术修复等。

(一)机械性眼外伤

1. 外眼皮肤及眼球周围软组织 面部顿挫伤者因眼眶周围组织血管分布丰富,皮下出血后往往出现大块青紫。受伤后切不可按揉或热敷以免加重皮下血肿,而应立即冰袋或凉手巾进行局部冷敷,以期消肿止痛。急性期后可改为热敷,以促进局部瘀血的吸收。伴眶壁骨折者,眼眶周围软组织肿胀更为明显,或可见眼睑皮下气肿(常行眼眶 CT 以明确有无骨折)。伴皮肤破损者,医院根据伤口大小等情况清创缝合。较深伤口常局部使用过氧化氢并注射破伤风抗毒素或免疫球蛋白预防感染。怀疑有泪小管断裂者,冲洗泪道明确后,应尽力吻合。球结膜下损伤者,如有较大裂伤口宜缝合,如仅为结膜下出血无其他合并症可自行吸收。眼外肌损伤发生断裂、嵌顿者宜手术修复。眶壁骨折严重时可于伤后 2 周行手术修复。

2. 眼球钝挫伤 如果眼球受到钝性撞击或擦伤后,出现异物感、畏光、流泪、疼痛时,多合并角膜损伤,且常伴有眼睑痉挛、视物模糊和睫状充血。角膜上皮损伤经 48 小时多可自行修复,不留痕迹,如角膜损伤较深,修复较慢,角膜可发生混浊。角膜异物应去除,预防感染。

眼球钝挫伤者可合并外伤性虹膜睫状体炎,裂隙灯检查可见前房闪辉、浮游细胞、角膜后沉着物等。重者可见前房渗出物及眼压改变。通常以散瞳和类固醇皮质激素治疗为主。

睫状体损伤严重时,可合并前房积血、虹膜根部解离、房角后退、瞳孔缘撕裂等。视力可急剧下降仅有光感。大部分患者第一次出血后 1~3 天很快吸收。积血可阻塞前房角引起眼压升高,导致继发性青光眼。在前房积血和眼压升高共同作用下,血液中的含铁血黄素将角膜染成棕黄色,称为"角膜血染"。治疗包括:①使用止血剂及激素;②半坐位使血液下沉;③不缩瞳不散瞳;④降低眼压,如口服醋氮酰胺或局部使用 β-受体阻滞剂;⑤反复前房积血伴眼压升高者行前房穿刺术。

晶状体偏位或震颤者,可能存在晶状体脱位。半脱位者,如较轻不影响视力及无眼压升高时,不需急诊处理。全脱位者,尤其晶状体脱于前房内,应早期取出。

合并眼底黄斑全层裂孔及网脱者,需行手术治疗。

单纯玻璃体积血不合并视网膜脱离者可给予止血药口服,观察随诊 2~4 周后再决定是否需行手术治疗。

视神经损伤者表现为视力急剧下降,甚至无光感,瞳孔直接对光反射减弱或消失。对于意识不清的患者,发现传入性瞳孔阻滞是诊断的关键。伤后(3 天内)可应用激素冲击治疗。骨折所致的视神经伤应行手术松解被压迫的神经。

3. 眼球开放性损伤 开放性眼外伤的处理较为复杂。治疗原则为手术解剖复位,修复闭合眼球,尽可能保留视功能,消除未来可能影响眼球结构和视功能的潜在危险因素,如取出眼内异物应该应用抗生素预防感染等。不能解剖修复和不具备视力恢复可能时,可考虑眼球摘除术预防交感性眼炎。

(二)化学性眼外伤

有机磷中毒者除全身应用解毒剂外,应散瞳。

急性化学性眼烧伤者,一经发生,立即用大量冲洗液冲洗,要彻底,翻转上穹窿,避免残留。冲洗液可为大量的清水、生理盐水,酸性烧伤用 3% 的小苏打水,碱性烧伤用 3% 的硼酸水。冲洗后再送往医院再次冲洗处理。确定化学物酸碱性及检查后,可根据情况应用抗生素预防感染,激素抗炎,以及促进角膜上皮愈合的药物,必要时行手术治疗。

热烧伤者可用抗生素、眼膏预防感染。预防睑球粘连,必要时行手术治疗。

辐射性眼损伤中紫外线损伤者主要为减轻疼痛、预防感染、减少摩擦和促进角膜上皮修复。可局部应用抗生素眼膏及眼液等。

五、治疗

(一)机械性损伤的治疗

首先,完备记录机械性眼外伤的受伤情况、伤害的性质范围,详细记录和检查,对伤口应及时处理。对可疑眼内异物者,应做 X 线、超声检查等确定有无异物及其位置。对角膜擦伤、撕裂伤和眼球穿通伤者,必要时应做结膜囊细菌培养和涂片检查。对于穿孔伤,首先应预防局部感染,应用抗生素(局部或全身)。有异物者应取出。伤口内嵌有眼内组织者(如虹膜、睫状体)应切除或还纳,然后再缝合伤口。眼内有磁性异物,经准确定位,可用磁石将异物取出。

(二)化学性眼损伤的治疗

化学物中毒性眼损害者,有畏光症状的可戴墨镜,如无禁忌,可用阿托品眼药水散瞳,既可使眼睛休息,又便于眼底检查。根据中毒物种类及临床表现对症治疗,包括解毒剂、散瞳药、血管扩张、营养神经药、激素等。

化学性眼烧伤者应紧急处理,即刻用大量冲洗液冲洗受伤部位,要快速,彻底。冲洗后进行下一步检查诊断和治疗。包括确定结膜囊内液体的酸碱性,局部应用麻醉药,详细检查残留物并去除,用蒸馏水、生理盐水或中和液冲洗。滴用荧光素钠,再用生理盐水冲洗,绿色着色区为烧伤的范围,去除已被破坏的组织,局部应用抗感染眼液和眼膏,或消毒液体石蜡以避免角膜和损伤的结膜相接触,预防感染和睑球粘连。

(三)热烧伤的治疗

可用抗生素、化学制剂和软膏防止感染;去除坏死组织,避免角膜和结膜的烧伤面直接接触,防止睑球粘连,必要时行手术治疗。

(四)辐射性眼损伤的治疗

1. 紫外线损伤处理方法以止痛、防止感染、减少摩擦、促进上皮恢复为原则。

2. 红外线损伤如晶体混浊影响视力可施行白内障摘除术,视网膜灼伤可口服维生素 C、维生素 B_1、维生素 B_2、维生素 E 等。

3. 微波损害如晶体混浊影响视力可施行白内障摘除术。

4. 激光损害者对症治疗,晶体混浊影响视力可施行白内障摘除手术。

5. 电离辐射性损伤者,晶体混浊影响视力可施行白内障摘除手术。

六、预后

眼外伤的预后与外伤类型、部位、程度,以及有无继发感染、并发症等密切相关,与外伤后处理时间、方式也有关系。其预后呈多样性。

七、预防

儿童好动,对危险程度及可能造成的伤害缺乏认知和判断。因此,成年人应对儿童给予充分保护,并经常提醒、教育儿童对眼外伤提高防范意识,传授必要的生活常识。在带领儿童游玩时,注意避开危险地段和尖锐物品。把易于引起化学伤、烫伤或锐器伤等的危险物品放置在儿童不能接触的地方。

（马　翔）

第二节　泪小管断裂

【概述】

泪器损伤常与眼睑外伤有关。儿童内眦部狭小,在受到外力作用或撞击后很容易造成眼睑裂伤,内眦部眼睑裂伤往往伴有泪小管离断,尤以泪小管创伤最为常见,且常与眼睑或面部创伤同时存在。泪小管损伤通常是眼部钝挫伤所致,但也可由锐器切割伤所引起。如不能及时有效治疗,不仅可以引起眼部外观畸形,影响美观,还可导致泪道狭窄、阻塞、长期泪溢,影响生活质量及心理健康。对于外伤性泪小管断裂,手术是唯一的治疗方法,而术中寻找泪小管鼻侧断端是手术成功的关键。对于成人,可采用多种方法,而儿童由于组织脆弱,局麻下无法配合,需要全麻下手术等诸多特点,治疗往往比较困难,效果较差,甚至部分会放弃治疗。

【临床表现】

1. 溢泪。
2. 泪小管断裂常伴有颜面部及眼睑损伤。
3. 下泪小管断裂较上泪小管损伤为多见。
4. 伴有内眦韧带断裂时泪点有移位现象。

【诊断】

1. 有外伤史。
2. 溢泪。
3. 眼睑组织损伤。
4. 泪道检查:泪小管离断。

【治疗】

儿童由于局麻下手术不配合,手术难度较成人大,手术成功率较低。对于儿童泪小管断裂,不应该放弃治疗,全麻下,耐心细致寻找,争取一期吻合。

治疗原则

(1) 清创缝合眼睑:创伤性泪小管断裂多合并有眼睑纵形裂伤,直接对位缝合,或者采用"Z"字皮瓣修复术,长期效果良好。皮瓣的转位缝合改原有的纵形睑裂伤为横行和斜形缝合伤口,不仅修补了断裂的泪小管,而且可以避免纵形瘢痕收缩形成的眼睑外翻畸形。改善了面部容貌,是一种较好的方法。

(2) 吻合泪小管:寻找管鼻侧断端是手术成功的关键。寻找鼻侧断端有各种方法,如直视法、上泪小管注水法、注气法、探针法等。对于成人,找到鼻侧断端后可直接通过注水确定是否进入泪囊,而对于儿童,由于须在全麻下手术,因为无法通过直接注水确定是否进入泪道,以免液体进入呼吸道造成窒息,因此准确判断非常重要。儿童泪小管处组织娇嫩,采用探针法等创伤较大,应尽量采用直视法寻找,这样造成假道机会较少,也避免对泪道造成更大损伤。熟悉泪道正确解剖位置非常重要,可先寻找泪阜,泪小管鼻侧断端一定在泪阜附近,避免直接在伤口深处寻找而进入误区。因泪道断裂处往往离泪阜较近,找到泪阜后向内后方滑行,在泪阜下缘或其延长线附近寻找,可先寻找横行红色肌肉组织,其间可看到一乳白色喇叭口样结构,在创面中呈一小白环,即为泪小管鼻侧断端。另外,压迫泪囊,用注射针头自上泪点加压推注空气,可见伤口处有气泡冒出,可协助寻找鼻侧断端。然后置管,管壁三针间断缝合。间断缝合睑缘,皮肤。

(3) 预防感染:术后常规抗炎对症,隔日换药,1周后拆线。术后定期复查随访,2周至1个月复查1次,其间交代患儿注意保持管的位置,避免移位拉出,2个月后拔管冲洗。对创口感染病例,应静滴抗生素。

➤ **附:泪小管断裂的诊治流程图**

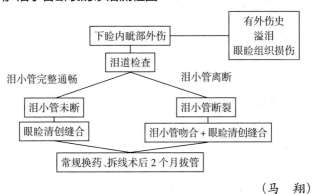

（马　翔）

第三节 外伤性前房积血

【概述】

前房积血(hyphema)是由于眼球损伤,虹膜血管渗透性增加或血管破裂出血,血液积聚在前房称外伤性前房积血,可通过直接检查或裂隙灯检查发现肉眼可见血液。

【病因】

眼挫伤是前房积血的重要致病因素,致伤物有弹弓、投掷、球类、拳肘击伤等。眼穿通伤也可引起外伤性前房积血。

【诊断】

1. 外伤史。

2. 全面的眼科检查。评估潜在的眼球开放或穿透性眼损伤至关重要。

3. 典型表现包括视力下降、畏光及瞳孔不等大。

4. 前房下方有红色液平面或前房充满积血。出血量的评估根据积血占前房的容量分为 3 级:少于 1/3 为Ⅰ级;1/3~2/3 为Ⅱ级;多于 2/3 为Ⅲ级。多量出血也可使前房完全充满血液,呈黑红色。

【鉴别诊断】

1. **单纯疱疹病毒性角膜炎** 由单纯疱疹病毒引起的角膜感染,此病为最常见的角膜溃疡,而且在角膜病重致盲率占第一位。本病的临床特点为反复发作,由于目前尚无有效控制复发的药物,多次发作后角膜混浊逐次加重,最终导致失明。

2. **幼年性黄色肉芽肿** 又称痣性黄色内皮细胞瘤,是好发于皮肤、黏膜和眼的良性播散性黄色肉芽肿性疾病,属于非朗格汉斯组织细胞良性增生性疾病,幼年发病。

3. **镰状细胞病** 镰状细胞病是一类遗传性疾病,是异常血红蛋白 S(HbS)所致的血液病,因红细胞呈镰刀状而得名。表现为慢性溶血性贫血,平时有比较恒定的轻度贫血,伴有巩膜轻度黄染,肝脏轻、中度肿大、婴幼儿可见脾大,随年龄增长脾脏因纤维化而缩小。当寒冷、感染、脱水时贫血症状加重、黄染也加深。

【治疗】

一般少量出血数日即能自行吸收,重的出血应卧床休息,取半卧位,床头抬高至少 30°,可用纱布遮盖双眼限制眼球活动,适当应用镇静剂、止血剂,以及糖皮质激素。当出现虹膜刺激症状时,应及时散瞳。要密切注意眼压变化,适时应用降眼压药物治疗,若积血多,经药物治疗眼压在 5~7 天内仍控制不良,应尽早行前房冲洗术或凝血块切除术,以避免角膜血染和视神经损害。

➢ 附:外伤性前房积血的诊治流程图

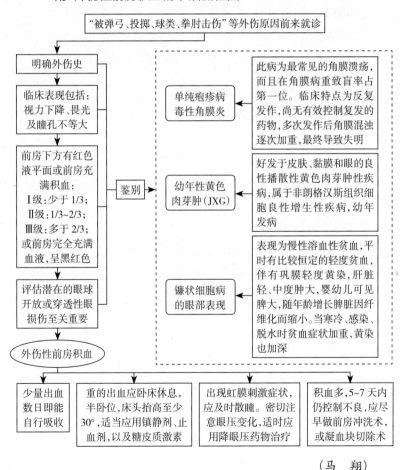

（马　翔）

第四节 眼部热烧伤

【概述】

眼部热烧伤(ocular burns)是高温通过直接传导或辐射所引起的眼组织损伤,是眼外伤中较严重且紧急的一种创伤,可导致毁灭性的视力损害。对于眼部热烧伤的患儿,需要立即给予治疗,以防止进一步的视力损害和丧失。

【病因】

眼部热损伤主要由各种高温液体、固体、气体所引起。由高温液体溅入眼内引起的热烧伤称为接触性热烧伤,由火焰喷射引起的烧伤称为火焰性热烧伤。

【诊断】

1. 有热物质接触眼部病史。

2. 轻度热烧伤 睑皮肤潮红、水肿、结膜水肿和充血、角膜轻度雾样混浊,荧光素染色阳性。

3. 严重热烧伤 睑皮肤有大小不等的水疱、糜烂、坏死,结膜贫血苍白、坏死,角膜混浊、糜烂,甚至溶解。

【鉴别诊断】

根据热物质接触史,可与以下烧伤类型鉴别:

1. 眼化学烧伤 是由化学物品的溶液、粉尘或气体接触眼部所致,其中以酸或碱烧伤多见。在小于 16 岁的化学性烧伤患者中,石灰是最常见的致伤物,其次是洁厕剂。

2. 辐射性眼损伤 由电磁波谱中各种辐射线直接照射眼部造成的损害称辐射性眼损伤,包括微波、各种光线及放射线等,均会引起不同程度的损伤。临床上常见可见光损伤和离子辐射性及微波损伤。

3. 电击性眼损伤 雷电或高压电主要造成全身及皮肤损伤,可出现眼电击伤。电流可致眼表浅组织的烧伤,还会导致眼内组织,包括视神经的损伤,尤以葡萄膜炎为重,可有前房积血、虹膜粘连、继发性青光眼等。

【治疗】

热烧伤处理原则是清洁创面,防止感染,促进创面愈合,预防睑球粘连等并发症。

对于轻度热烧伤,可局部点用散瞳剂及抗生素滴眼液。严重的热烧伤应除去坏死组织,保持创面清洁,局部应用抗生素及其他促进创面愈合的药物。有角膜坏死时,可行羊膜移植、角膜缘干细胞移植或带角膜缘上皮的全角膜板层移植。晚期主要治疗并发症。

➤ 附:眼部热烧伤的诊治流程图

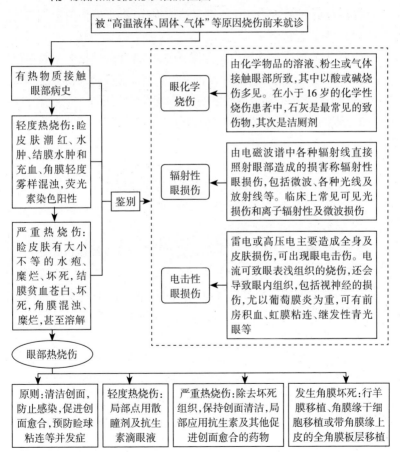

（马　翔）

第五节　视神经及视路损伤

【概述】

视神经和视路外伤时虽然很少有头部外伤的临床表现，但是仍经常联合颅脑损伤、颜面及眼眶损伤。因外伤患者意识状态的改变，而使临床医师在评估患者视功能时变得非常困难。如果确定患者出现视功能损害，那么处理原则可根据外伤定位及损伤机制而定。

外伤可对视觉通路的任何部位造成损伤；对于损伤的定位有赖于全面的眼科检查。

1. 因视放射受深部脑白质支撑，所以闭合性脑外伤时一般不被累及。当枕部受到钝器撞击时也较少造成脑部枕叶的损伤。这些患者常表现为高度的同侧或同象限偏盲，而瞳孔反射正常。

2. 视交叉外伤虽然少见，表现为双颞侧偏盲，但由于联合下丘脑受累，可能伴有内分泌紊乱。

根据治疗目的不同，可将视神经损伤分成三种类型：

1. 视神经撕脱　视神经部分或完全从眼球撕脱。

2. 直接损伤　由穿透性异物、移位的骨片或眶后血肿挤压或嵌塞视神经或视神经鞘导致的损伤。

3. 间接损伤　因力传导至视神经管所导致的视神经损伤。

【诊断】

1. 视神经撕脱　视神经部分撕脱可造成患者不同程度视力下降；视神经完全撕脱后视力无光感。

眼底像随时间而改变。

（1）伤后即刻，因玻璃体积血视盘常看不清。

（2）随着出血的吸收，眼底像越来越清楚，在完全视神经撕脱伤的患者可见撕裂的视盘轮廓，在巩膜管口可见视盘空虚。

（3）撕脱后的空洞由神经胶质填充，这些组织可能延伸入玻璃体。

（4）根据眼底像需要鉴别的疾病，包括葡萄肿，视窝、视盘缺损及牵牛花综合征。

(5) 当外伤患者因玻璃体积血而无法行眼底检查时,眼超声或 CT 平扫可鉴别视神经是否撕脱。

(6) 伴随的眼部表现一般包括结膜下出血、眼球运动障碍、上睑下垂,以及瞳孔散大和固定。

2. 间接视神经损伤 头部外伤后视觉功能的检查非常困难,可能根本无法检查患者视功能。但仍应尽最大努力评估患者视功能情况。

(1) 对于外伤后清醒能言的患者,可在床边评估其视力。视力损害程度从轻度视力减退到无光感均可能出现。在检查时应用双目间接检眼镜在四个象限仔细确认是否无光感。

(2) 瞳孔反射检查十分重要,是评估视神经损伤的客观体征。如果可能,瞳孔反射应根据 neutral density filters 进行分级。

(3) 色觉检查亦可评价视功能。让意识清醒的患者辨认色觉测试目标是有效的床边色觉检查。对于有视神经病的患者会描述颜色"减退"或不能辨别颜色。可使用假性同色表行色觉检查。

(4) 需行双目间接检眼镜检查以排除其他导致视功能丧失原因(如视网膜脱离)。对于后段视神经损伤,眼底可无异常表现。

(5) 应尽可能通过对照法及视野计检查患者视野。视野缺损可分为两大类:中心暗点和弓形暗点。

(6) 电生理检查尽管在头部外伤的情况下应用有限,但对于评价无应答患者有帮助。VEP 检查可应用于昏迷的患者,最终视功能与早期 VEP 检查结果相关。

(7) 行高分辨率 CT 检查时应同时做冠状位及轴位扫描,以确定是否有颜面及视神经管骨折。报道间接视神经损伤视神经管骨折发生率的差异较大,为 1%~92% 不等。视神经管骨折的诊断有利于指导治疗。

尽管 MRI 在探查骨折方面逊于 CT,但有时在诊断管内段和颅内段视神经损伤和出血时与 CT 有相近的参考价值。

(8) 对于前部间接视神经病患者应行眼眶超声检查。进行性视力下降伴视神经鞘扩大应行视神经鞘减压。

3. 直接视神经损伤

（1）外眼检查：无论多么轻微的眼锐器伤都应评估眼眶及眼睑伤口的深度、方位及范围。

（2）影像学分析是评估眼眶和颅内损伤的常规手段。在眶内，MRI 通常探查射线可穿透性异物较优越，而 CT 易于检查眶脂肪和气体。

（3）当怀疑有金属异物时应先行 CT 扫描，因为行 MRI 检查时异物会因磁场作用而发生位移导致进一步损伤。

【治疗】

1. 视神经撕脱 视力预后一般较差。可静脉滴注皮质激素，但到目前为止没有研究证明何种治疗有效。

2. 间接视神经损伤 间接视神经损伤是由多种因素作用造成的，其视力预后很难判断。这样也可以解释其治疗的困难性，有很多患者未经治疗自然好转。

迄今为止，对于间接视神经损伤的治疗没有达成统一共识。以下提出一些治疗指导方针：

（1）闭合性头部外伤患者如诊断间接视神经病且没有禁忌证时，可静脉滴注皮质激素。

（2）如患者行皮质醇治疗时病情恶化或病情先改善后恶化，应考虑做视神经管减压。对于无意识的患者可选择性地行减压术。

（3）如影像学表现有明确的压迫性损伤（如骨折碎片、血肿）可考虑行视神经管减压术。

（4）行视神经管减压术时，经筛骨入路和经颅入路同样有效，但并发症要少。

3. 直接视神经损伤 直接视神经损伤的处理一般是支持性治疗，与间接视神经损伤处理原则基本相似。

对于治疗无反应或反而加重的病例或因骨折或出血造成视神经压迫的患者，可根据经验静脉使用大剂量皮质醇激素，也可考虑手术减压。

> 附:视神经损伤的诊疗流程图

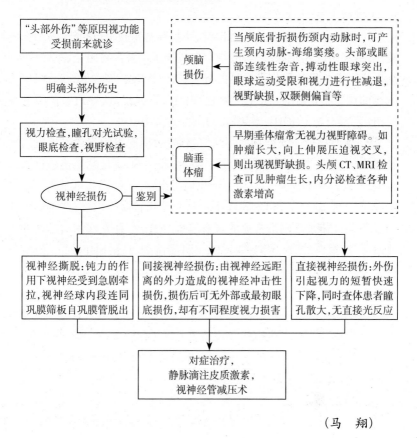

「头部外伤」等原因视功能受损前来就诊

明确头部外伤史

视力检查,瞳孔对光试验,眼底检查,视野检查

视神经损伤　鉴别

颅脑损伤：当颅底骨折损伤颈内动脉时,可产生颈内动脉-海绵窦瘘。头部或眶部连续性杂音,搏动性眼球突出,眼球运动受限和视力进行性减退,视野缺损,双颞侧偏盲等

脑垂体瘤：早期垂体瘤常无视力视野障碍。如肿瘤长大,向上伸展压迫视交叉,则出现视野缺损。头颅 CT、MRI 检查可见肿瘤生长,内分泌检查各种激素增高

视神经撕脱：钝力的作用下视神经受到急剧牵拉,视神经球内段连同巩膜筛板自巩膜管脱出

间接视神经损伤：由视神经远距离的外力造成的视神经冲击性损伤,损伤后可无外部或最初眼底损伤,却有不同程度视力损害

直接视神经损伤：外伤引起视力的短暂快速下降,同时查体患者瞳孔散大,无直接光反应

对症治疗,静脉滴注皮质激素,视神经管减压术

（马　翔）

第六节　化学性眼外伤

【概述】

　　化学性眼外伤是由于化学物质接触眼部引起的眼部组织损伤,最常见为酸性和碱性烧伤。化学物质接触眼部,引起眼部组织损伤的程度与化学物质的性质、浓度、温度、压力和接触时间,以及是否及时处理有关。轻度化学伤经过适当的治疗很快可以恢复,视力不受影响。严重的化学伤使眼组织受到广泛的损伤,受伤眼虽经积极治疗,

预后仍可能较差。

【病因】

1. 酸性物质 酸性物质水溶性,不易穿透角膜上皮组织,其损伤较浅,不易渗入角膜深层,与酸结合形成的组织蛋白可阻止深层组织进一步受损。导致损伤最常见的酸有硫酸(H_2SO_4;最常见原因;汽车电池的成分)、亚硫酸(H_2SO_3)、氟化氢(HF;迅速渗透,导致最严重的损伤)、乙酸(CH_3COOH)、铬酸(Cr_2O_3)及盐酸(HCl)。

2. 碱性物质 碱性物质与组织接触后,引起组织蛋白迅速凝固和细胞坏死,还能通过皂化作用破坏细胞膜结构,碱性物质迅速进入细胞内,使细胞脱水死亡。通过液化周围组织,碱性物质可不断向组织深层扩散。还可引起角膜缘血管网的坏死和血栓形成,严重影响角膜营养。导致损伤最常见的碱有氨水(NH_3;一种家庭用清洁剂的普通成分,损伤较重)、碱液(NaOH;一种干洗剂成分,损伤较重)、氢氧化钾(KOH)、氢氧化镁[$Mg(OH)_2$]、石灰[$Ca(OH)_2$;不易渗透,损伤较轻]。

【诊断】

1. 结膜受损 严重直接导致结膜上皮坏死脱落,眼球筋膜水肿,恢复后期发生结膜囊缩窄,结膜严重瘢痕化和新生血管形成,睑球粘连,杯状细胞减少,引起严重干眼症。

2. 角膜受损

(1) 角膜上皮坏死脱落,再生缓慢,如果角膜缘组织大片受损,经久未愈,产生角膜上皮结膜化。

(2) 角膜基质受损,水肿严重,混浊程度与受伤物质的性质和受伤范围与接触时间有关。随着炎症细胞的浸润,胶原酶的释放会引起角膜持续溃疡,组织降解,严重者可能角膜基质变薄,甚至穿孔。

(3) 角膜内皮受损,角膜短暂或持续的角膜水肿。

3. 虹膜和睫状体受损 可以因为直接损伤或者代谢异常产生萎缩和脱色素,前房角和小梁网的胶原纤维肿胀及纤维增生导致房水流出受阻产生持续的高眼压。

4. 晶状体上皮损伤可产生白内障。

5. 眼睑缘组织受损,瘢痕形成,皮肤挛缩,引起睑裂闭合不全,或眼睑内外翻,泪液脂质层缺乏,干眼症严重。

根据特点进行化学伤临床评估:①上皮缺损程度;②基质混浊程度;③角巩膜缘周围缺血;④眼附属器损伤。根据化学烧伤的临床过程分为 3 个时期:①急性期(0~7 天);②修复早期(1~3 周);③修复晚期(3 周以上)。

【治疗】

1. 处理原则　尽量减少有害物质进入并存留于眼内,减轻炎症反应,促进愈合。

2. 急救处理

(1) 大量水冲洗:尽快处理,就近取水源,至少持续 15 分钟。仔细清除结膜囊异物。平衡盐液或 Ringer 液更佳。

(2) 球结膜切开:如果结膜水肿严重,可以放射状切开球结膜,充分清洗。

3. 药物治疗

(1) 常规使用抗生素眼药水预防感染,严重者可全身使用;避免频率过高点眼而影响上皮再生。

(2) 人工泪液应长期坚持使用。

(3) 睫状肌麻痹剂如阿托品可以减轻虹膜刺激症状。

(4) 类固醇皮质激素治疗,局部治疗有效,伤后早期便用可减轻炎症反应(建议 7 天之内和 3 周以后)。

(5) 胶原酶抑制剂,半胱氨酸和乙酰半胱氨酸可以抑制角膜基质的溶解。

(6) 使用维生素 C 可以降低角膜溃疡和穿孔的发生率,可以局部使用或全身使用。

(7) 降眼压药物:β-受体拮抗剂、碳酸酐酶抑制剂可以抑制房水的生成。

(8) 自体血清或纤维连接蛋白的使用可以促进上皮细胞的再生。

(9) 成纤维细胞生长因子或上皮生长因子可以促进角膜上皮细胞的再生。

（10）抗凝药物如低分子肝素钠的应用有争议。

（11）防止睑球粘连，可以使用角膜巩膜隐形镜或 PMMA 环。

4. 手术治疗

（1）坏死组织清除和 Tenon 囊成形术：可以防止坏死组织范围扩大，并且改善角膜缘的血液循环。可以和羊膜移植和角膜缘上皮移植同时进行。

（2）羊膜手术：受伤早期实行，可以减轻炎症反应，预防溃疡发生和新生血管的长入。

（3）角膜缘上皮（干细胞）移植：促进角膜上皮的恢复，减少结膜新生血管的长入。如受伤眼为单眼，可以采用自体角膜缘上皮移植。如为双眼受伤，可以采用同种异体角膜缘干细胞移植。具体实行时间仍有争议。近来，经组织培养的角膜缘干细胞移植取得不错的效果。

（4）板层角膜移植：如果烧伤程度较深，但后弹力层和内皮细胞正常者可以使用。

（5）穿透性角膜移植术：对于角膜基质瘢痕严重者，或溃疡穿孔或近穿孔者可以使用。

（6）人工角膜：对于多次手术失败，角膜上皮完全结膜化，瘢痕组织增生，但眼内组织良好，有望恢复视力者可以使用。

【并发症及其处理】

1. 角膜感染 抗炎处理，做病原微生物培养及药敏试验，选取敏感药物治疗。

2. 角膜溃疡持续，角膜穿孔 板层角膜移植或穿透角膜移植，如果范围较大，可以使用眼前节重建术。

3. 角膜上皮结膜化 自体或异体角膜缘干细胞治疗。

4. 角膜基质混浊 穿透性角膜移植术或深板层角膜移植术。

5. 干眼症 长期使用人工泪液，泪点栓塞术治疗。

6. 角膜知觉减退 避免外伤。

7. 眼睑内翻或外翻 手术矫正。

8. 睑球粘连 手术分离，术中结膜缺损使用羊膜替代。

9. 并发性白内障 按白内障原则处理。

10. 继发性青光眼 抗青光眼药物使用,如眼压不可控,可以使用滤过手术。

➢ 附:化学性眼外伤的诊治流程图

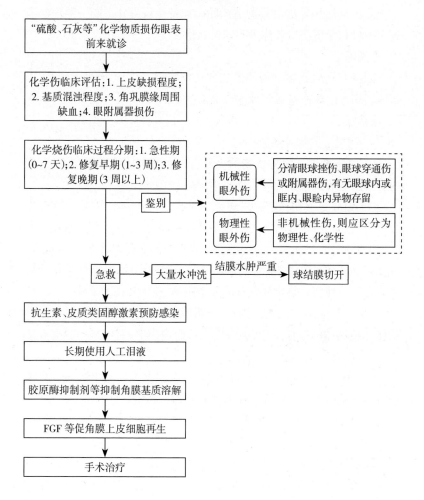

（马 翔）

第七节 眼球穿通伤

【概述】

眼球穿通伤是指由锐器造成的眼球壁全层裂开。同一致伤物有进入伤口和穿出伤口者称为眼球贯通伤。

【病因】

因带有利刃或尖端物体的切割伤或刺伤,异物碎屑进入眼球,以及钝器伤及眼球而造成眼球的破裂。

【诊断】

1. **病史** 异物外伤史。

2. **临床表现** 因致伤物的大小、性质、穿进深度和部位不同,穿通伤对眼球的损害和临床表现也不同。

(1)角膜穿通伤:较常见,单纯的角膜伤口若较小且规则,无眼内容物脱出,常会自行闭合,若伤口不在瞳孔区,视力受损程度较小。复杂性的角膜伤口,伤口大且不规则,常有虹膜脱出及嵌顿,前房变浅,可伴有晶状体破裂及混浊,或玻璃体脱出及视网膜、脉络膜裂伤或脱离等眼后节损伤。临床症状有明显的眼痛、流泪和视力下降。

(2)角巩膜穿通伤:伤口波及角巩膜缘,常合并有虹膜睫状体、晶状体和玻璃体的损伤,可有组织脱出或眼内出血,有明显的眼痛和刺激症状,视力严重下降。

(3)巩膜穿通伤:小的伤口多隐蔽,表面仅见结膜下出血。大的伤口常伴有玻璃体脱出或脉络膜及视网膜出血等,视力预后差。

3. **特殊检查** 眼部 B 超、CT、X 线等检查可协助了解外伤情况,是否有异物。

【鉴别诊断】

1. **眼化学性烧伤** 是由化学物品的溶液、粉尘或气体直接接触眼部所致,多发生在化工厂、实验室或施工场所,其中以酸或碱烧伤最为多见。碱比酸易向深部腐蚀,其视力恢复挽救预后差。

2. **眼球钝挫伤** 是由机械性的钝力直接上伤及眼部,造成眼组织的器质性病变及功能障碍。

3. 眼内异物 是指致伤物穿破眼球壁存留于眼内的损害。其损伤因素包括机械性破坏、化学及毒性反应、继发感染等。眼内异物严重危害视功能。由于异物飞入眼内的方向不同,异物可存留于眼内的不同位置。

【治疗】

眼球穿通伤的适时、恰当处理对预后非常重要,治疗原则:①初期及时清创缝合伤口;②防治伤后感染和并发症;③后期针对并发症选择合适的手术。临床治疗可根据损伤的不同状况,采取相应的治疗措施。

1. 单纯性角膜伤口 前房存在、角膜表面平整时可不缝合,用抗生素眼膏涂眼后包扎。

2. 大于3mm以上的角膜伤口 一般需做显微手术严密缝合,恢复前房。有虹膜嵌顿时,如果是24小时以内的伤口,用抗生素溶液冲洗,争取送还眼内;若有污染不能还纳时,可予以剪除。脱出的睫状体应复位,脱出的晶状体和玻璃体予以切除。

3. 角巩膜伤口 应先固定缝合角巩膜缘一针,再缝合角膜及巩膜。对巩膜伤口,应自前向后边暴露边缝合。术后点散瞳剂及抗生素滴眼剂。

4. 对Ⅰ区及Ⅲ区受伤的复杂病例 多采用两步手术,即初期缝合伤口、恢复前房、控制感染;在1~2周内,再行内眼或玻璃体手术,处理外伤性白内障、玻璃体积血、异物或视网膜脱离等。严重的眼球破裂伤若有明确的手术指征,如晶状体破裂、玻璃体大量积血,可在伤口缝合的同时做玻璃体手术以期挽救。除非眼球不能缝合,不应做初期眼球摘除。

5. 贯通伤有入口和出口 对前部入口即行缝合,后部出口不易发现或缝合有困难时可于伤后1周内做玻璃体手术,清除积血,寻找伤口后清理伤道,切除粘连牵拉的机化组织,术中冷冻或激光封闭视网膜裂孔。

6. 预防外伤后可能发生的炎症或感染 应常规注射破伤风抗毒素注射液,全身及局部应用抗生素及糖皮质激素。

➢ 附:眼球穿通伤的诊治流程图

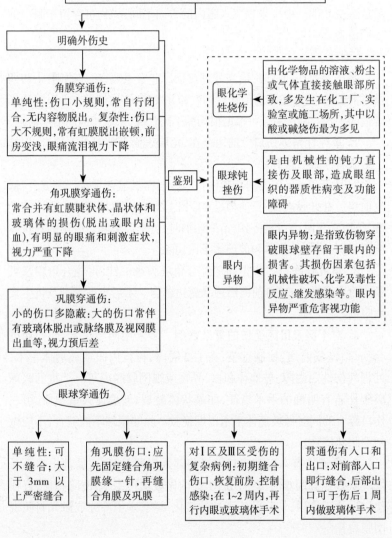

带有利刃或尖端物体的切割伤或刺伤,异物碎屑进入眼球,以及钝器伤及眼球而造成眼球的破裂等原因前来就诊

明确外伤史

角膜穿通伤:
单纯性:伤口小规则,常自行闭合,无内容物脱出。复杂性:伤口大不规则,常有虹膜脱出嵌顿,前房变浅,眼痛流泪视力下降

角巩膜穿通伤:
常合并有虹膜睫状体、晶状体和玻璃体的损伤(脱出或眼内出血),有明显的眼痛和刺激症状,视力严重下降

巩膜穿通伤:
小的伤口多隐蔽;大的伤口常伴有玻璃体脱出或脉络膜及视网膜出血等,视力预后差

鉴别

眼化学性烧伤：由化学物品的溶液、粉尘或气体直接接触眼部所致,多发生在化工厂、实验室或施工场所,其中以酸或碱烧伤最为多见

眼球钝挫伤：是由机械性的钝力直接伤及眼部,造成眼组织的器质性病变及功能障碍

眼内异物：是指致伤物穿破眼球壁存留于眼内的损害。其损伤因素包括机械性破坏、化学及毒性反应、继发感染等。眼内异物严重危害视功能

眼球穿通伤

单纯性:可不缝合;大于3mm以上严密缝合

角巩膜伤口:应先固定缝合角巩膜缘一针,再缝合角膜及巩膜

对Ⅰ区及Ⅲ区受伤的复杂病例:初期缝合伤口、恢复前房、控制感染;在1~2周内,再行内眼或玻璃体手术

贯通伤有入口和出口:对前部入口即行缝合,后部出口可于伤后1周内做玻璃体手术

(马 翔)

第八节　外伤性眼内炎

【概述】

儿童眼外伤并发症复杂多样,其中眼内炎是眼外伤较严重的并发症,其致盲率极高,常造成视功能损害,甚至视力丧失,导致眼球摘除。外伤性眼内炎是眼损伤后眼球壁的一层或多层膜及相邻眼内腔的炎症,临床上指视网膜、脉络膜和玻璃体的潜在破坏性炎症。

【病因】

1. **致伤物**　铁丝、刀具等金属锐器是常见的致伤原因,其次是烟花爆竹等爆炸物。以往研究结果显示注射器针头不再是主要的致伤原因,这应该与近年来对于医疗器械监管加强有关。

2. **致病菌**　当眼球穿孔伤时,病原微生物常被致伤物直接带入眼内,而且玻璃体内无血管组织且富含水分和蛋白质,是细菌等微生物极好的生长基,致病菌一旦侵入,能迅速繁殖产生眼内炎,严重破坏眼内组织。文献报道外伤性眼内炎的致病菌培养阳性率较高,其中93% 以上是球菌,占第 1 位的是表皮葡萄球菌,而以往认为不致病的杆菌已占第 2 位。

【诊断】

1. **病史**　眼外伤病史。

2. **检查**　视力急剧下降、畏光、流泪、疼痛;球结膜充血水肿,角膜水肿,前房和/或玻璃体内有絮状渗出或积脓;眼底镜检查可见玻璃体灰白色混浊,严重者眼底红色反光消失,眼底窥不清。若治疗不及时,炎症可以向巩膜、眼外筋膜和眶内发展,导致全眼球炎和眶蜂窝织炎。

3. **特殊检查**　B 型超声检查能够显示玻璃体混浊程度,以及是否存在眼内异物和视网膜脱离。病原菌检查:房水和玻璃体样本的细菌、真菌涂片和培养对诊断和病原菌鉴定有重要价值。

【鉴别诊断】

1. **玻璃体积血** 多因内眼血管性疾患和损伤引起,也可由玻璃体后脱离、视网膜裂孔及全身性疾患引起。患者常突然出现无痛性视力下降,或眼前黑色漂浮物。眼底检查可见玻璃体腔内血细胞。

2. **内源性眼内炎** 病原微生物由血流或淋巴进入眼内或由于免疫功能抑制、免疫功能缺损而感染。如细菌性心内膜炎、肾盂肾炎等可引起玻璃体的细菌性感染。

【治疗】

儿童认知及运动能力相对较弱,规避危险能力差,且儿童眼部组织相对脆弱,抵抗外界伤害的能力较弱,一旦受伤往往会伴有多组织损伤,并导致眼外伤眼内炎复杂且并发症多发,使其治疗也相对复杂。玻璃体腔注药是眼内炎一种重要的治疗手段,多项研究表明及时的玻璃体腔内注射抗生素能有效治疗儿童外伤感染性眼内炎。常用的玻璃体腔注射用抗生素为 1mg/0.1ml 万古霉素及 2.25mg/0.1ml 头孢他啶,对于明确非真菌感染的患儿可以加用 400μg/0.1ml 地塞米松以减轻炎症反应。对于重度眼内炎患儿往往需要多次注药,由于玻璃体腔内抗生素药物的最低抑菌浓度仅能维持 48 小时,所以玻璃体腔内注药的同时应配合局部及全身用药。

玻璃体切割术是公认治疗眼内炎的有效手段。儿童玻璃体呈高度均一凝胶状,这一特点不仅阻碍了抗生素等药物在玻璃体腔内的弥散,还为病原菌繁殖提供了良好的培养基。尽早进行玻璃体切割术可改善药物在玻璃体内的扩散,有效去除眼内异物,降低眼内细菌等微生物的浓度,去除混浊的屈光介质,利于后续观察及治疗。值得注意的是,相对于成年人,儿童的玻璃体与视网膜内界面连接更为紧密,手术中容易残留玻璃体,且儿童眼成纤维母细胞增生活跃导致玻璃体更易机化,玻璃体-视网膜的粘连牵拉易形成增生性玻璃体视网膜病变,进而引起视网膜裂孔或视网膜脱离,故彻底清除玻璃体是手术成功的关键。

➤ 附:外伤性眼内炎的诊治流程图

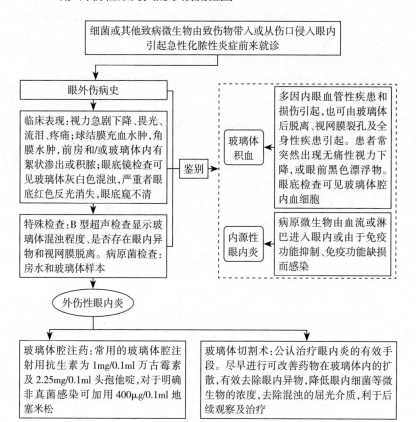

（马　翔）

参考文献

1. Malagola R, Arrico L, Migliorini R, et al. Ocular traumatology in children. A retrospective study. G Chir, 2012, 33 (11-12): 423-428.

2. Tok O, Tok L, Ozkaya D, et al. Epidemiological characteristics and visual outcome after open globe injuries in children. J AAPOS, 2011, 15 (6): 556-561.

3. Choovuthayakorn J, Patikulsila P, PatikulsilA D, et al. Characteristics and

outcomes of pediatric open globe injury. Int Ophthalmol, 2014, 34 (4): 839-844.

4. Liu X, Liu Z, Liu Y, et al. Determination of visual prognosis in children with open globe injuries. Eye (Lond), 2014, 28 (7): 852-826.

5. Kadappu S, Silveira S, Martin F. Aetiology and outcome of open and closed globe eye injuries in children. Clin Exp Ophthalmol, 2013, 41 (5): 427-434.

6. Singh S, Ganguly A, Hardas A, et al. Canalicular lacerations: Factors predicting outcome at a tertiary eye care centre. Orbit, 2017, 36 (1): 13-18.

7. Singh M, Gautam N, Ahir N, et al. Is the distance from punctum a factor in the anatomical and functional success of canalicular laceration repairs. Indian J Ophthalmol, 2017, 65 (11): 1114-1119.

8. Chu YC, Wu SY, Tsai YJ, et al. Early Versus Late Canalicular Laceration Repair Outcomes. Am J Ophthalmol, 2017, 182 (2): 155-159.

9. Kim T, Yeo CH, Chung KJ, et al. Repair of Lower Canalicular Laceration Using the Mini-Monoka Stent: Primary and Revisional Repairs. J Craniofac Surg, 2018, 29 (4): 949-952.

10. Tavakoli M, Karimi S, Behdad B, et al. Traumatic Canalicular Laceration Repair with a New Monocanalicular Silicone Tube. Ophthal Plast Reconstr Surg, 2017, 33 (1): 27-30.

11. Kaštelan S, Gverović AA, Salopek RJ. Traumatic optic neuropathy: case report with discussion on diagnostic procedures and therapy. Acta Clin Croat, 2018, 57 (1): 166-172.

12. Pirouzmand F. Epidemiological trends of traumatic optic nerve injuries in the largest Canadian adult trauma center. J Craniofac Surg, 2012, 23 (2): 516-520.

13. Urolagin SB, Kotrashetti SM, Kale TP. Traumatic optic neuropathy after maxillofacial trauma: a review of 8 cases. J Oral Maxillofac Surg, 2012, 70 (5): 1123-1130.

14. Kumaran AM, Sundar G, Chye LT. Traumatic optic neuropathy: a review. Craniomaxillofac Trauma Reconstr, 2015, 8 (1): 31-41.

15. Yu W, Man P, Griffiths PG. Steroids for traumatic optic neuropathy. Cochrane Database Syst Rev, 2013, (6): CD006032.

16. Bizrah M, Yusuf A, Ahmad S. An update on chemical eye burns.Eye(Lond), 2019,33(9):1362-1377.

17. Aravena C, Yu F, Aldave AJ. Long-Term Visual Outcomes, Complications, and Retention of the Boston Type I Keratoprosthesis. Cornea, 2018, 37(1):3-10.

18. Shah KJ, Cheung AY, Holland EJ. Intermediate-Term and Long-Term Outcomes With the Boston Type 1 Keratoprosthesis in Aniridia. Cornea, 2018, 37(1):11-14.

19. Swain TA, Mcgwin g JR, Griffin R. Laundry pod and non-pod detergent related emergency department visits occurring in children in the USA. Inj Prev, 2016, 22:396-399.

20. 葛坚,王宁利. 眼科学. 北京:人民卫生出版社,2015.

21. Kadappu S, Silveira S, Martin F. Aetiology and outcome of open and closed globe eye injuries in children. Clin Exp Ophthalmol, 2013, 41(5):427-434.

22. Huang JM, Pansick AD, Blomquist PH. Use of intravenous vancomycin and cefepime in preventing endophthalmitis after open globe injury. J Ocul Pharmacol Ther, 2016, 32(7):437-441.

23. Biswas J. Fungal endophthalmitis after a single intravenous administration of presumably contaminated dextrose infusion fluid. Retina, 2001, 21(1):93-94.

24. 贺晓珍,李凤洁,史沛艳,等. 儿童外伤性眼内炎临床特征及转归. 中华实验眼科杂志,2019,37(7):553-558.

25. Zhang M, Xu GZ, Jiang R, et al. Pediatric infectious endophthalmitis: a 271-case retrospective study at a single center in China. Clin Med J, 2016, 129(24): 2936-2943.